하루 6분,
**남자의 힘은
스트레칭에서**
나온다

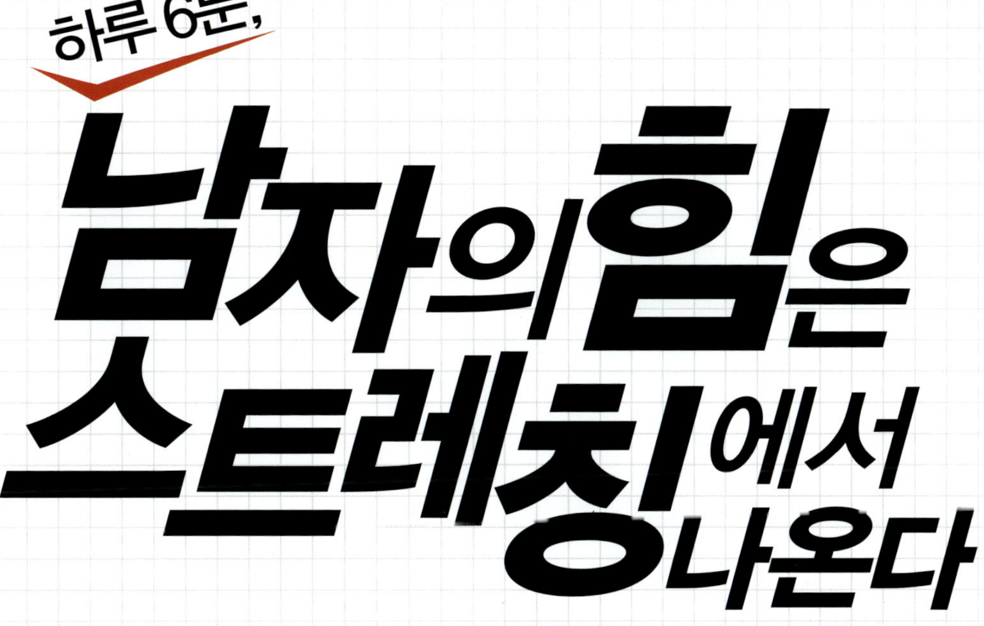

나영무 외 공저

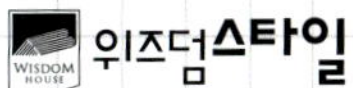

CONTENTS

Introduction 강한 남자, 하루 6분이면 충분하다. 남자의 건강한 움직임을 위한 진짜 스트레칭! 007
Effect 왜 남자 스트레칭인가? 008
Rule 스트레칭 규칙 010
Body Check 스트레칭 전 몸 상태 확인 012

Chapter1
하루 여섯 포즈!
**남자를 위한
부위별 스트레칭**

1. 목 020
2. 어깨·등·가슴 032
3. 팔·손 050
4. 복부·허리 068
5. 엉덩이·허벅지 086
6. 종아리·발 114

Chapter2
강한 남자로
**거듭나는
컨디셔닝 운동**

1. 탄력 넘치는 복근 132
배꼽 당기기 운동(드로우 인) | 복부 수축 운동(크런치) | 몸통 버티기 운동(플랭크)

2. 유연하고 부드러운 허리 139
고양이 낙타 자세 운동 | 코브라 자세 운동 | 네발 자세로 팔다리 들기 운동(새 사냥개 자세)

3. 탄탄한 가슴 145
어깨 안쪽 및 바깥쪽 회전 운동 | 가슴 벌렸다 모으기 운동(밴드 플라이) | 팔굽혀펴기 운동

4. 넓은 어깨와 등 152
천사 날개 운동 | 어깨 4방향 운동 | 등 복합 운동(로윙과 백플라이)

5. 건강한 팔뚝 158
위팔 앞뒤 강화 운동 | 아래팔 앞뒤 강화 운동 | 위팔 강화 운동(벤치 딥스)

6. 튼튼한 골반과 엉덩이 164
누워서 다리 펴 올리기 운동(SLR) | 다리 안쪽 및 바깥쪽 회전 운동 | 누워서 교각 자세 만들기 운동(브리지 익스텐션)

7. 든든한 허벅지 170
앉아서 무릎 누르기 운동(쿼드 셋) | 바디웨이트 스쿼트 운동 | 바디웨이트 런지 운동

8. 매끈한 종아리와 단단한 발목 175
발목 4방향 운동 | 종아리 강화 운동 | 한 발 서기 운동

Chapter3

일상생활 속의
스트레칭

1. 기상 스트레칭: 우리 몸을 깨우는 스트레칭 182
2. 출퇴근 스트레칭: 자가용을 이용할 때 184
3. 출퇴근 스트레칭 : 대중교통을 이용할 때 1 186
4. 출퇴근 스트레칭 : 대중교통을 이용할 때 2 188
5. 사무실 의자 스트레칭 190
6. 휴식 시간 스트레칭 192
7. 졸음 예방 스트레칭 194
8. 식후 스트레칭 196
9. TV 시청 스트레칭 198
10. 숙면을 위한 스트레칭 200

Chapter4

통증 해소
스트레칭

1. 목의 통증 · 두통 해소 스트레칭 204
2. 어깨 결림 해소 스트레칭 206
3. 팔꿈치 · 손목 통증 해소 스트레칭 208
4. 허리 통증 해소 스트레칭 210
5. 허벅지 · 무릎 통증 해소 스트레칭 212
6. 종아리 · 발 통증 해소 스트레칭 214

Chapter5

운동 전
꼭 필요한
스트레칭

1. 걷기 · 조깅 전 스트레칭 218
2. 자전거 타기 전 스트레칭 220
3. 수영 전 스트레칭 222
4. 축구 전 스트레칭 224
5. 골프 전 스트레칭 226
6. 야구 전 스트레칭 228
7. 테니스 · 배드민턴 전 스트레칭 230
8. 등산 전 스트레칭 232

부록 소도구를 이용한 마사지 236
브로마이드 강한 남자가 되는 스트레칭 4주 플랜

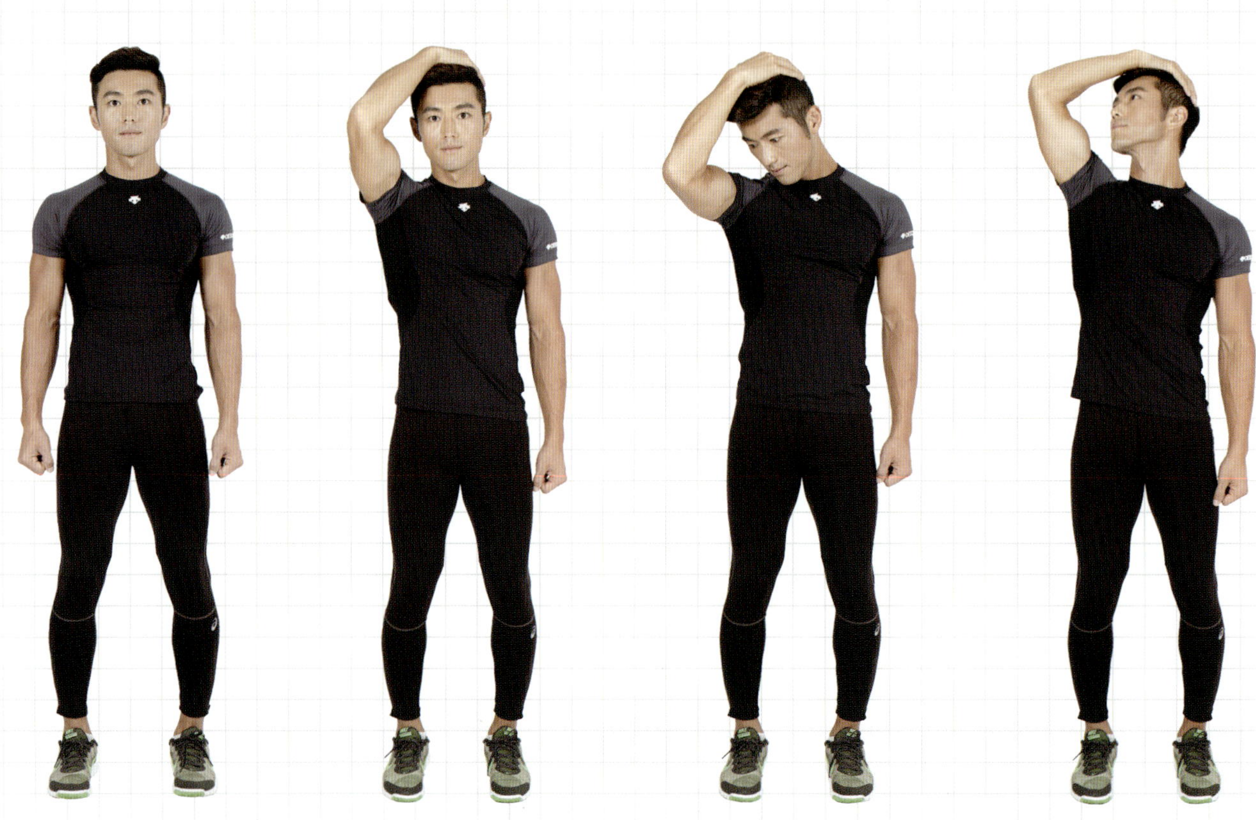

Introduction
강한 남자, 하루 6분이면 충분하다
남자의 건강한 움직임을 위한 진짜 스트레칭!

대한민국 남자들, 몸에 좋다는 건 물불을 가리지 않고 챙겨 먹는다. 한 해 한 해 나이가 들수록 내 몸, 내 건강에 더 집착한다. 먹는 것만큼이나 운동도 중요하다는 사실을 머리로는 알지만, 실천하지는 않는다. 보양식은 찾아 먹어도 막상 몸을 움직이는 것은 귀찮고, 큰마음 먹고 등록한 헬스클럽은 야근과 회식에 밀려 기억 저편으로 사라진다.

거창한 운동을 해야 한다는 강박에서 벗어나 간단한 스트레칭부터 시작하자. 하루 24시간 중 6분만 투자하면 된다. 심지어 그 6분도 몰아서 할 필요가 없다. 아침, 점심, 저녁에 짬짬이 1~2분씩 몸을 가볍게 늘여주자. 하루 6분을 시작으로 조금씩 시간과 강도를 늘려 나가자. 꾸준히만 실천하면 몸은 분명 변한다. 항상 뻐근했던 몸이 가벼워지고, 뻣뻣하기만 했던 움직임이 부드러워진다. 하루 6분 투자로 24시간 내 몸의 컨디션이 달라진다. 부담 없이 지금부터 스트레칭을 시작해보자!

Effect
왜 남자 스트레칭인가?

매일 운동으로 몸을 관리하는 남자들이야 모르겠지만 일반적으로 남자가 30대에 접어들면 내 몸이 예전만 못하다는 것을 느낀다. 아침에 눈을 뜨면 온몸이 찌뿌둥하고, 어깨나 허리를 돌리는 작은 움직임도 비끗거리기만 한다. 앉아서 출퇴근을 하고, 일을 하고, 밥을 먹고, 쉬는, 하루 종일 앉아 있는 현대인의 생활 패턴은 해부학적으로 서서 활동하는 것에 맞추어 만들어진 남자의 몸을 점점 더 굳게 한다. 근육, 힘줄, 인대, 근막이 유연해야 부드럽고 효율적인 움직임이 가능하지만 나이가 들수록 근육을 비롯한 요소들이 점점 굳어지고 유착된다. 이로 인해 신체의 움직임도 뻣뻣해지는 것이다. 뻣뻣해진 몸은 일상생활이나 운동 중 부상 위험이 더 높을 뿐만 아니라 갖은 통증을 유발하여 결국 병원을 찾게 만든다.

스트레칭은 운동이 되지 않는다고 생각하거나 여자의 운동이라 여기는 남자들이 많다. 하지만 스트레칭은 남자에게 더 필요한 운동이다. 더 이상 세월 탓을 하며 앉아만 있지 말자! 하루 6분 스트레칭 습관을 갖는다면 지금보다 더 건강한 움직임과 좋은 컨디션으로 삶의 질을 높일 수 있다.

1. 남자의 움직임에 좋다

같은 체형의 남자라도 움직이는 모습은 사람마다 다르다. 생활 속 모든 움직임이 물 흐르듯 자연스러운 사람이 있는가 하면, 움직임이 딱딱 끊어지고 부자연스러운 사람도 있다. 이는 몸통과 팔을 연결하는 어깨관절, 몸통과 다리를 잇는 고관절(엉덩관절)의 유연성이 다르기 때문이다. 관절이 유연하게 움직이려면 관절을 연결하는 근육과 힘줄, 인대, 근막이 부드러우면서 좋은 탄력을 가지고 있어야 한다. 만약 근골격계 조직인 근육, 힘줄, 인대, 근막이 뻣뻣하게 굳으면, 움직임에 제한이 생긴다. 또한 조직에 상처나 염증이 발생하면, 늘어나야 하는 조직이 흉터처럼 딱딱하게 굳은 유착 상태가 된다. 그렇게 유착된 조직을 과하게 움직이면 근육이 찢어지기도 하고, 근육을 제대로 쓸 수 없게 된다. 하지만 스트레칭을 하면 근골격계 조직이 유연해지면서 탄력을 갖게 되어 관절이 움직일 수 있는 범위가 넓어진다. 그로 인해 활동하는 양이 늘어나고 자연스럽게 근육의 사용량 또한 증가하면서 근력이 향상된다.

2. 남자의 컨디션에 좋다

항상 좋은 컨디션을 유지하려면 근골격계 조직이 균형을 이루며 유연하고, 근신경 시스템(근육과 신경의 상호작용)이 안정적이어야 한다. 그래야 스트레스와 피로를 덜 받고 신진대사와 혈액 순환이 원활하여 호흡도 편안하다. 하지만 몸이 굳어져 근육이 긴장하면 근신경 시스템이 불안정해지며 근육 사이의 압력이 높아져 통증이 나타난다. 신진대사와 혈액 순환 역시 느려져 쉽게 피로를 느끼고 컨디션이 나빠질 수밖에 없다. 하루 6분 스트레칭 습관을 갖게 되면 근신경 시스템이 안정적으로 유지되며 스트레스와 몸의 긴장도 완화된다. 또한 숨을 쉴 때 사용하는 가슴과 코어 근육이 편안해지면서 수면의 질도 높아진다. 신진대사와 혈액 순환 역시 원활해지므로 혈관이 건강해지고 면역력이 높아지며 피부까지 좋아져 자연스럽게 젊은 몸을 유지할 수 있다.

3. 남자의 부상을 예방할 수 있다

운동을 하다 보면 예상치 못한 돌발 상황을 맞닥뜨리기도 한다. 이때 몸이 유연해야 갑작스러운 상황에 대처하여 부상을 예방할 수 있다. 이를 위해서는 강한 근골격계 조직을 가지고 신체의 균형을 유지해야 한다. 몸이 굳고 유착되어 통증이 발생하면 근골격계가 틀어지고 균형이 무너지면서 근신경에도 문제가 발생한다. 그러므로 하루 6분 스트레칭으로 유연한 몸을 유지하여 부상 가능성을 낮추자. 또한 스트레칭을 통해 균형 있는 몸을 유지해야 신진대사와 혈액 순환이 원활하여 부상을 입었다 할지라도 회복 속도도 빠르다.

Rule
스트레칭 규칙

1. 한 부위 1분씩, 여섯 부위! 하루 6분으로 몸 전체를 풀어주자

스트레칭처럼 강도가 낮은 운동은 꾸준히 습관처럼 해야 효과가 나타난다. 우리 몸을 여섯 부위로 나누어(① 목, ② 어깨·등·가슴, ③ 팔·손, ④ 복부·허리, ⑤ 엉덩이·허벅지, ⑥ 종아리·발) 매일 한 부위당 한 포즈로 1분씩 총 여섯 부위를 운동하면 하루 6분으로 몸 전체를 풀어줄 수 있다. 한 번에 모두 실천해도 좋고, 출퇴근을 할 때나 휴식 시간 등 언제 어디서든 짬짬이 1~2분씩만 움직이면 된다. 또한 한 동작을 할 때는 최소한 30초 이상 지속하는 것이 좋다. 너무 짧게 하면 반사적으로 근육이 더 짧아지게 되고 반동으로 인한 부상의 위험도 높아진다.

2. 스트레칭 전에도 준비 운동이 필요하다

스트레칭 자체를 준비 운동이라고 인식하여 바로 무리한 스트레칭에 들어가는 사람도 있다. 하지만 따뜻한 혈액을 돌게 하여 몸을 데워야 몸이 부드러워지기 때문에 스트레칭 전에도 준비 운동은 필수이다. 차갑거나 뻣뻣하고 유착된 조직은 쉽게 찢어지거나 다칠 수 있지만 조직이 따뜻하면 몸을 잘 휠 수 있다. 그러므로 스트레칭 전에 관절을 천천히 돌려주거나 가벼운 체조(스트레칭은 한 자세로 30초 이상 유지하는 것으로 체조와는 조금 다르다), 마사지 등으로 준비운동을 하자. 그래야 혈액 순환이 촉진되고 신경 기능이 향상되어 근육이 활성화될 수 있다.

3. 통증이 느껴지지 않는 정도까지만 스트레칭을 하자

아파야 몸이 제대로 늘어나는 것이라 생각하고 통증을 참아가며 스트레칭을 하는 사람도 있다. 하지만 너무 강한 스트레칭으로 근육이 찢어지거나 흉이 져서 유착이 일어나기도 한다. 그러므로 뻣뻣한 몸을 반동을 이용하여 강하게 돌리거나 늘이고 비틀기보다는 통증이 느껴지기 전까지 최대한 늘이고 비튼 정점에서 30초 이상 버티도록 한다. 단, 너무 뻣뻣하거나 과체중으로 동작이 나오지 않는다면 스트레칭 범위를 3단계로 나누어 10초씩 점진적으로 늘리는 것도 좋다.

4. 참지 말고 편안하게 숨을 쉬자

스트레칭을 하다 보면 최대 정점에서 호흡까지 멈추기도 한다. 이는 잘못된 방법으로, 스트레칭을 하는 동안 최대한 편안하게 숨을 코로 들이마시고 입으로 내쉬도록 하자. 편안하고 깊은 호흡은 자율신경을 안정적으로 유지하여 몸의 긴장을 풀어준다. 그러므로 숨은 참지 말고 편안하게 쉬도록 하자.

5. 스트레칭과 함께 컨디셔닝 운동을 하자

매일 스트레칭만 하다 보면 지루해지기도 하고 남자라면 더 강한 효과의 운동을 찾게 된다. 준비운동과 스트레칭으로 내 몸이 충분히 풀리고 유연해졌다면 근력과 움직임을 더욱 향상시켜주는 컨디셔닝conditioning 운동을 실천해보자. 2장에 소개된 부위별 컨디셔닝 운동을 통해 더 강하고 힘이 넘치는 남자가 될 수 있다.

Body Check
스트레칭 전 몸 상태 확인

스트레칭 전에 먼저 내 몸의 상태부터 확인하자. 평소 내 자세가 바른 자세인지, 유연하지 못한 부위나 움직임이 불편한 부분이 어디인지 체크해야 한다. 단, 우리 몸은 모두 연결되어 있으므로 한 부위만 집중적으로 풀기보다는 스트레칭으로 전신을 풀면서 불편하거나 동작이 잘 되지 않는 부위를 추가로 스트레칭해야 한다.

1. 자세 확인
- 의자에 앉았을 때

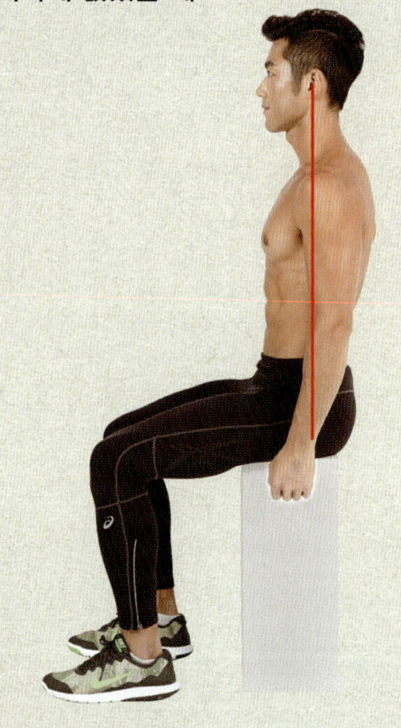

옆모습 의자에 편하게 앉았을 때 귀, 어깨, 골반까지 일직선으로 곧은지 확인한다.

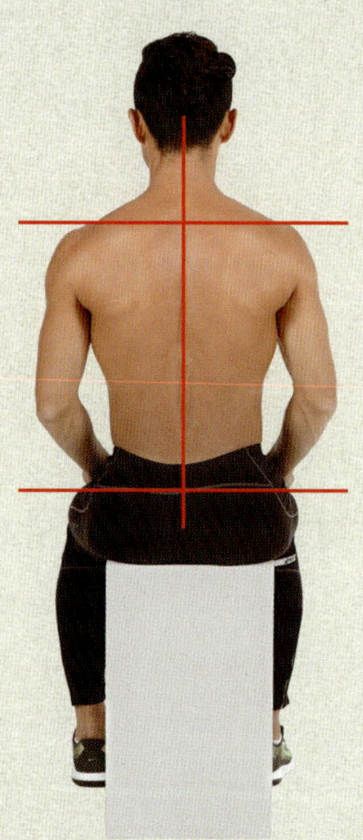

뒷모습 의자에 편하게 앉았을 때 머리부터 엉덩이까지 척추를 연결하는 선이 일직선인지, 양쪽 어깨는 평행을 이루는지 확인한다.

上	中	下
옆모습과 뒷모습이 모두 바르다.	옆모습과 뒷모습 중 한 자세가 틀어졌다.	옆모습과 뒷모습이 모두 틀어졌다.

• 서 있을 때

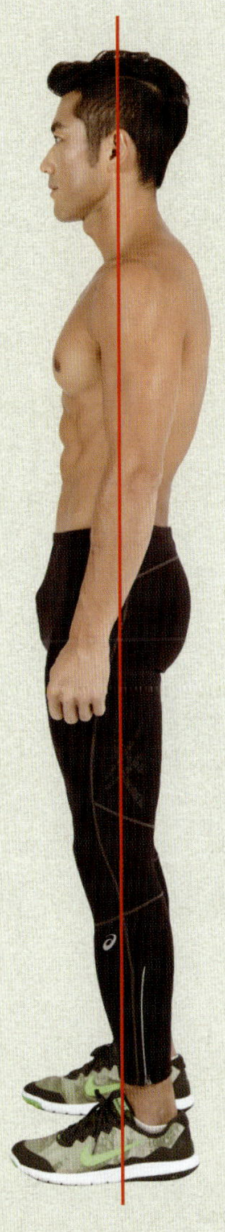

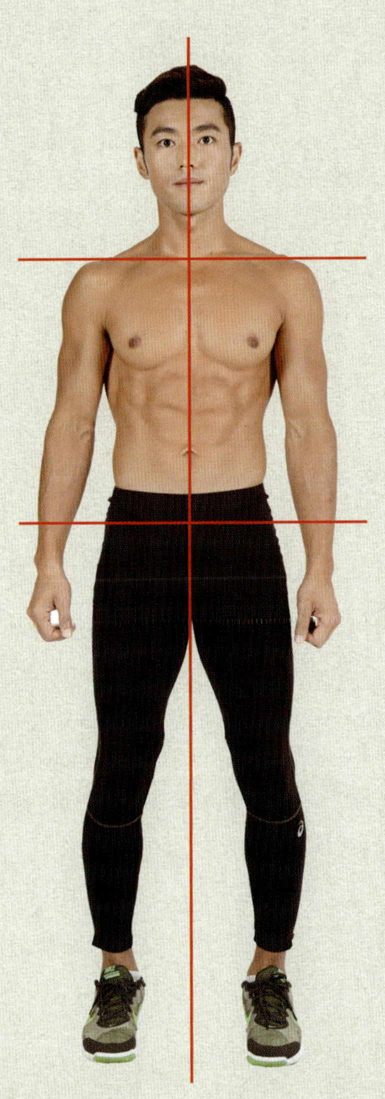

옆모습 편하게 서 있을 때 귀, 어깨, 골반, 무릎, 발목, 복숭아뼈까지 일직선을 이루는 지 확인한다.

앞모습 편하게 서 있을 때 머리부터 발까지 일직선을 이루며 어깨 라인과 골반 라인이 수평인지 확인한다.

上	中	下
옆모습과 앞모습이 모두 바르다.	옆모습과 앞모습 중 한 자세가 틀어졌다.	옆모습과 앞모습이 모두 틀어졌다.

• 목

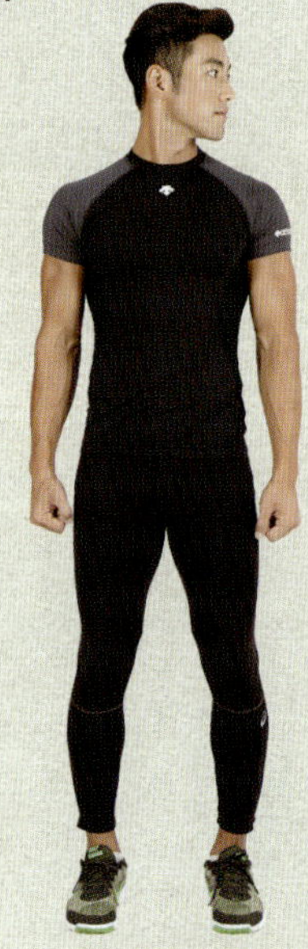

머리 왼쪽 돌림 어깨너비로 바로 서서 머리만 돌려 왼쪽 어깨를 쳐다본다.

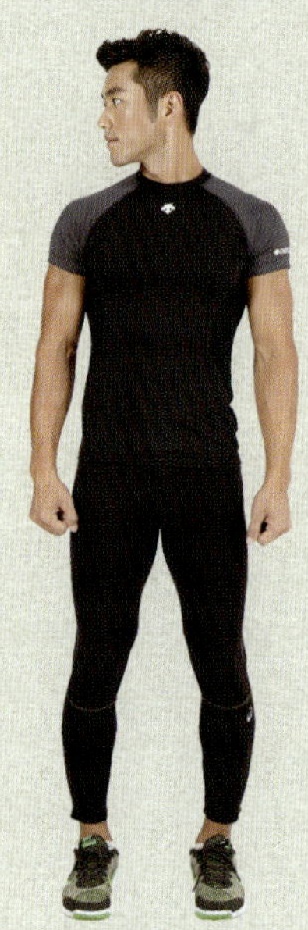

머리 오른쪽 돌림 어깨너비로 바로 서서 머리만 돌려 오른쪽 어깨를 쳐다본다.

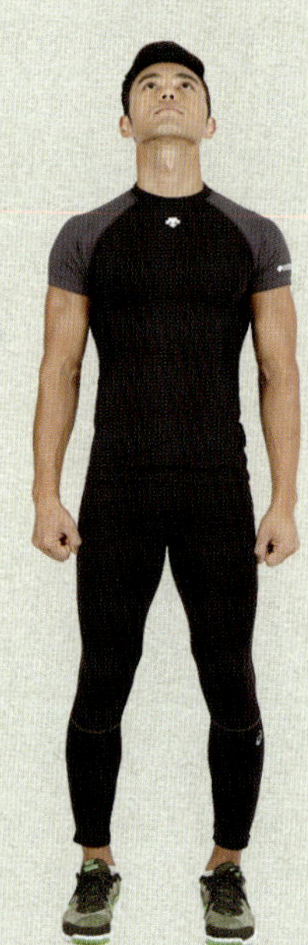

머리 위로 젖히기 어깨너비로 바로 서서 머리만 젖혀 위를 쳐다본다.

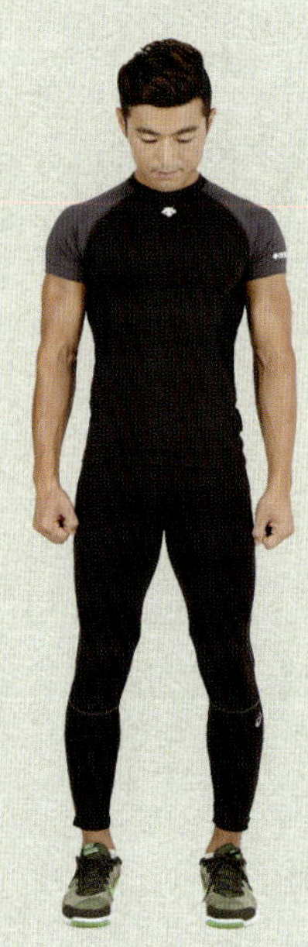

머리 아래로 숙이기 어깨너비로 바로 서서 머리만 숙여 아래를 쳐다본다.

上	中	下
머리를 상하좌우로 모두 불편함 없이 움직일 수 있다.	머리를 상하좌우로 모두 움직일 수 있지만 통증이 약간 느껴지며 불편하다.	상하좌우 중 유연하게 움직일 수 없는 방향이 있고 통증이 느껴진다.

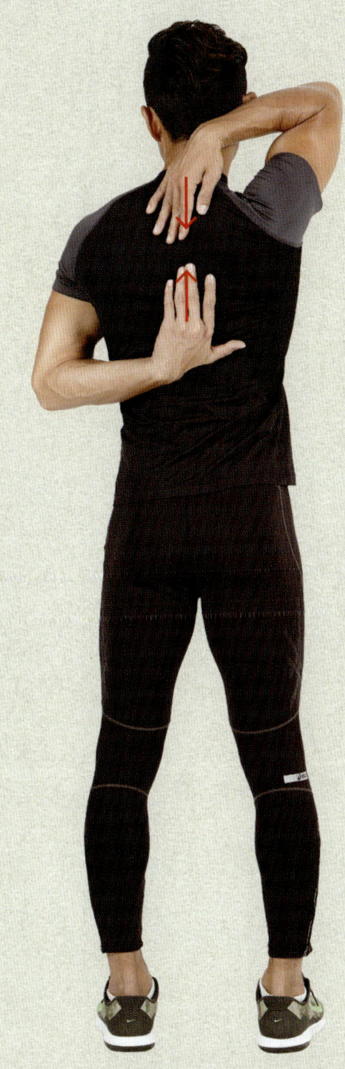

양손 등 뒤에서 맞닿게 하기 어깨너비로
바로 선 다음 양팔을 굽혀 등 뒤에서 양손
손가락끼리 맞닿게 한다.

上	中	下
동작을 편하게 할 수 있다.	동작을 할 수 있지만 통증이 약간 느껴진다.	동작을 할 수 없고 통증이 느껴진다.

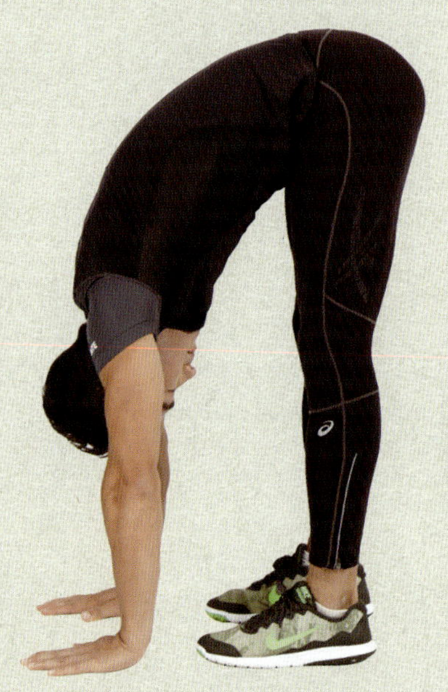

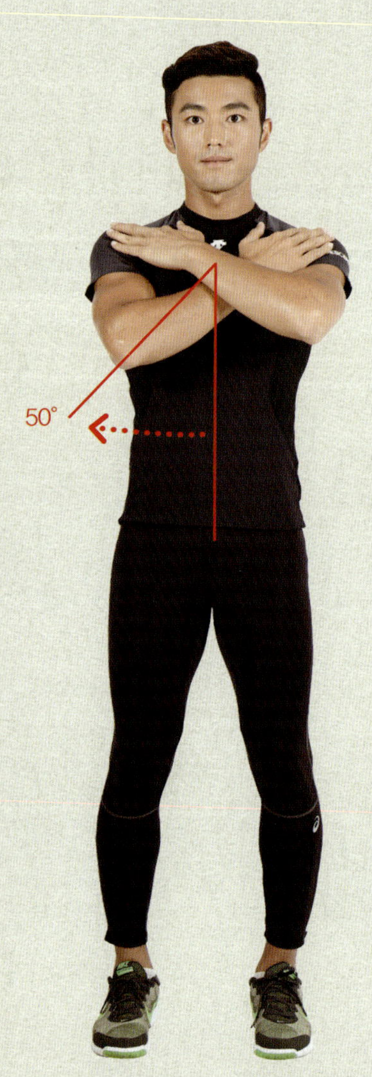

서서 허리 굽히기 다리를 모아 바로 선다. 다리를 편 상태로 상체를 굽혀 양손으로 바닥을 짚는다.

상체 회전하기 바로 서서 양팔을 가슴 앞에 교차하여 모은다. 상체만 50도 정도 회전한다.

上	中	下
허리 굽히기와 상체 회전이 모두 가능하고 불편함이 없다.	허리 굽히기와 상체 회전이 모두 가능하지만 통증이 약간 느껴진다.	허리 굽히기와 상체 회전이 모두 불가능하며 통증이 느껴진다.

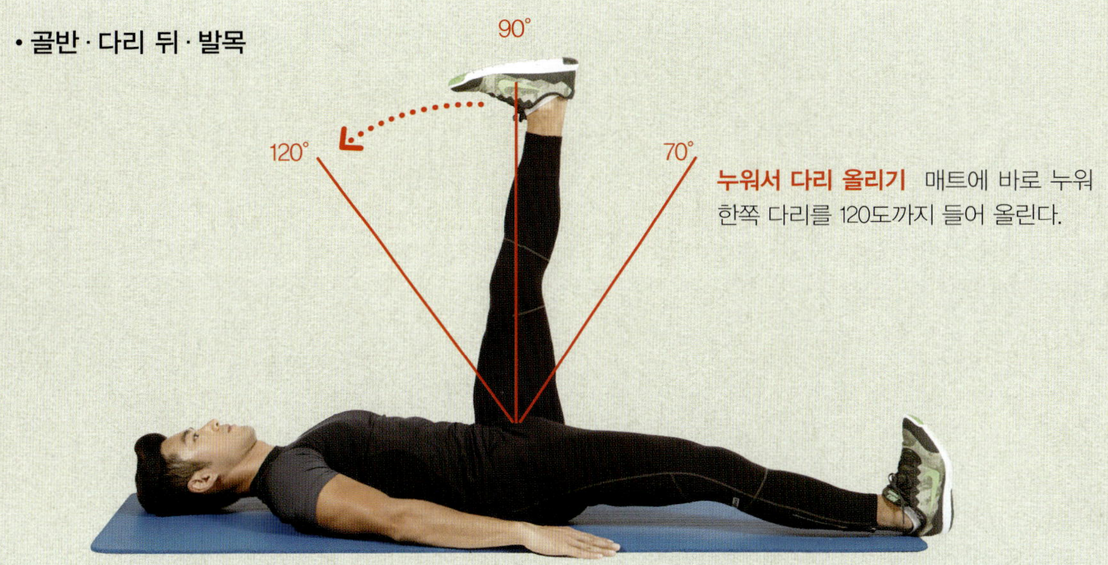

누워서 다리 올리기 매트에 바로 누워 한쪽 다리를 120도까지 들어 올린다.

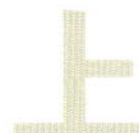 上	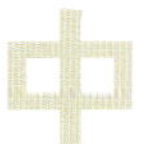 中	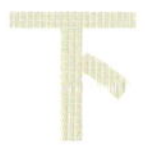 下
다리가 120도까지 올라가며 불편함이 없다.	다리가 120도까지 올라가지만 통증이 약간 있다.	다리를 120도까지 들어 올릴 수 없고 통증이 있다.

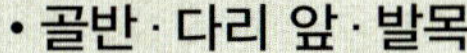

• 골반 · 다리 앞 · 발목

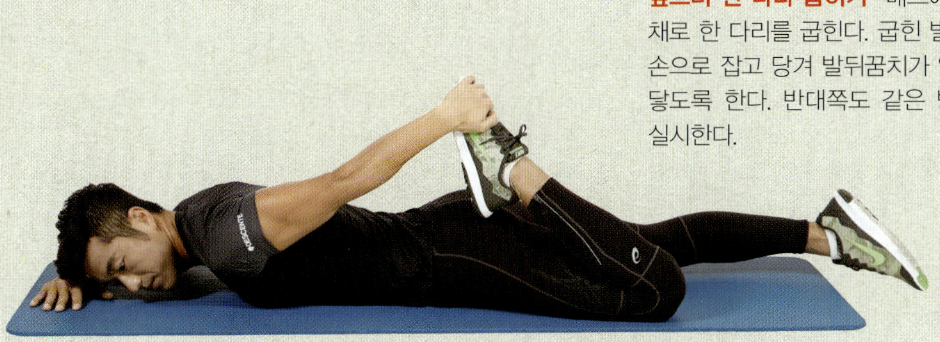

엎드려 한 다리 굽히기 매트에 엎드린 채로 한 다리를 굽힌다. 굽힌 발끝을 한 손으로 잡고 당겨 발뒤꿈치가 엉덩이에 닿도록 한다. 반대쪽도 같은 방법으로 실시한다.

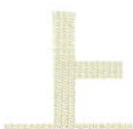 上	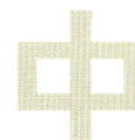 中	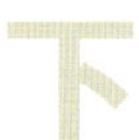 下
양쪽 다리 모두 엉덩이에 닿고 불편함이 없다.	양쪽 다리 모두 엉덩이에 닿지만 불편하고 통증이 약간 있다.	양쪽 다리 중 엉덩이에 닿지 않는 다리가 있고 통증이 있다.

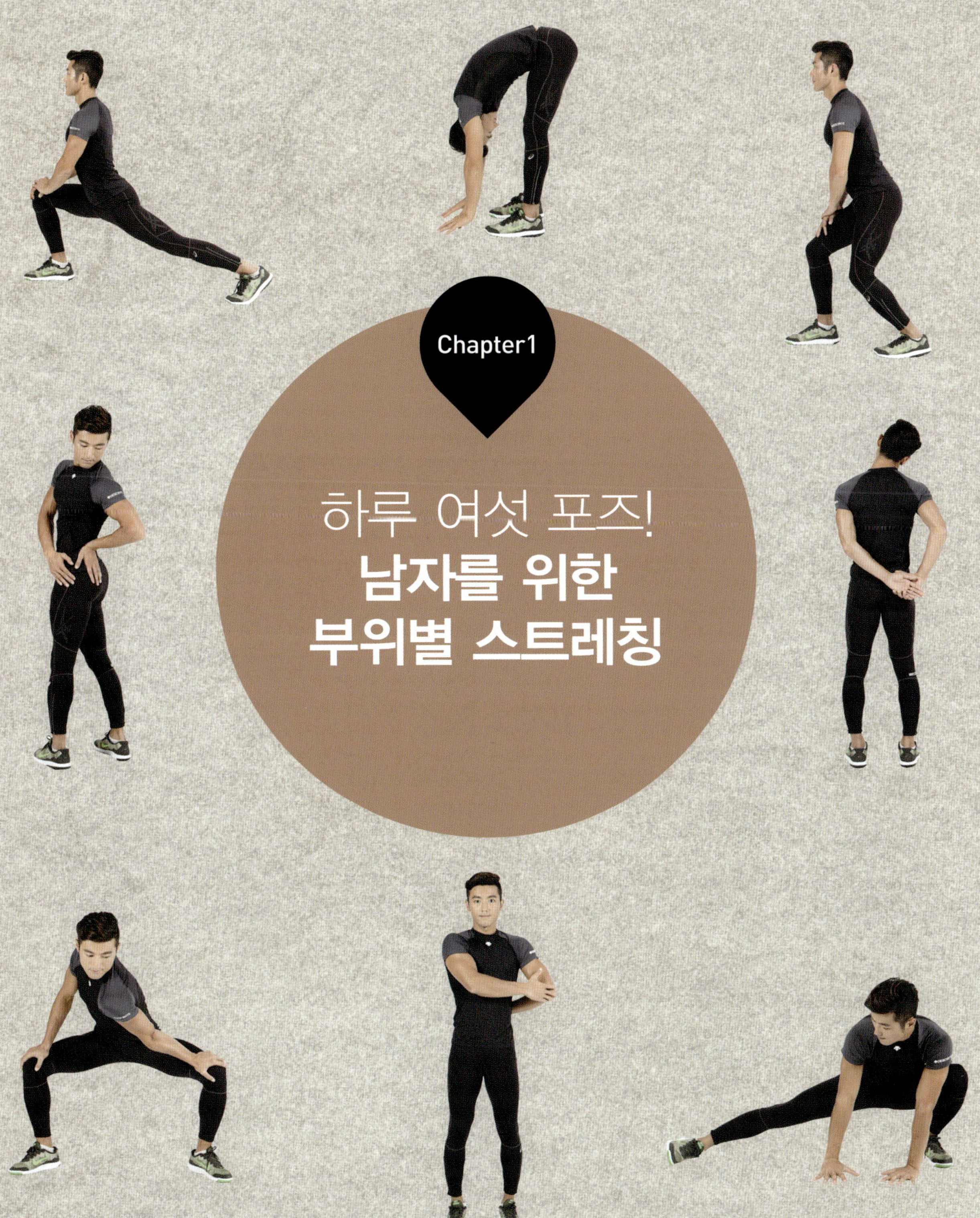

하루 여섯 포즈!
남자를 위한
부위별 스트레칭

01
목

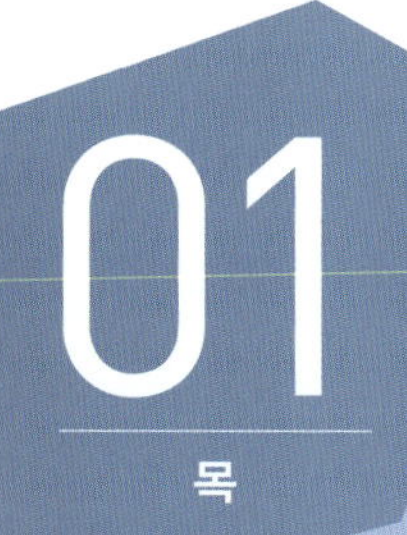

머리 크게 돌리기

시계 방향 · 반시계 방향 각각 10회 X 3세트

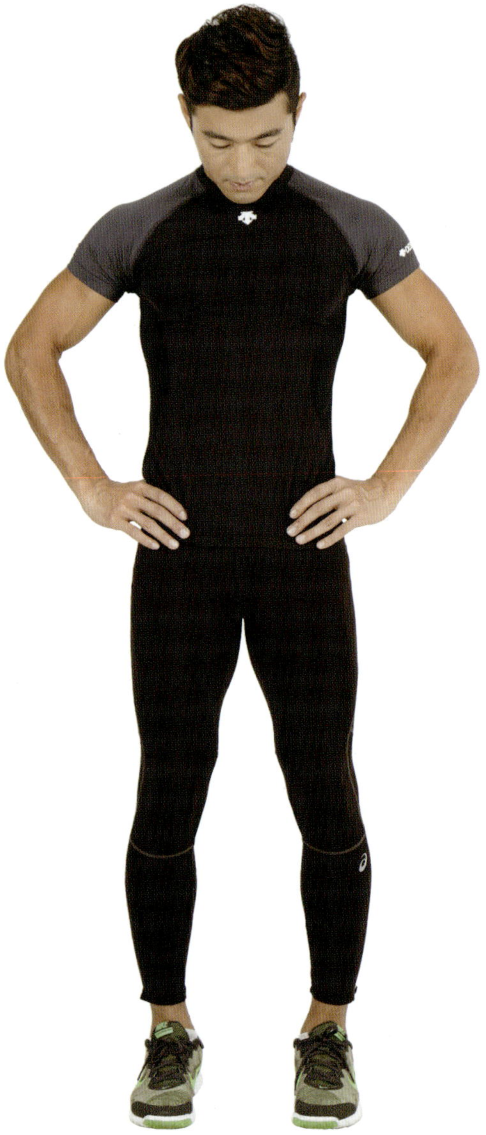

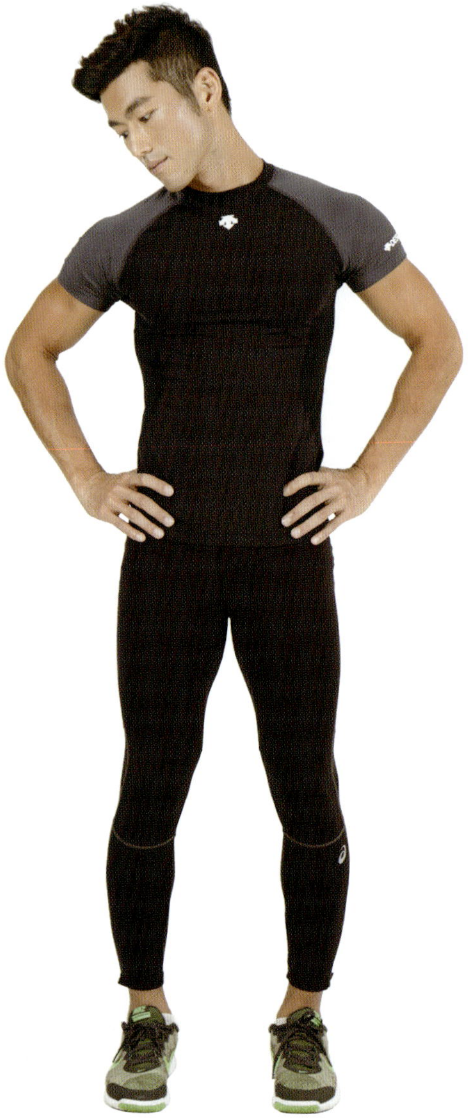

1 다리를 골반 너비로 벌리고 상체는 바로 세운 상태에서 턱을 당겨 얼굴을 아래로 향하게 한다.

2 정수리로 원을 그리듯 머리를 천천히 '3시 방향'으로 돌린다.

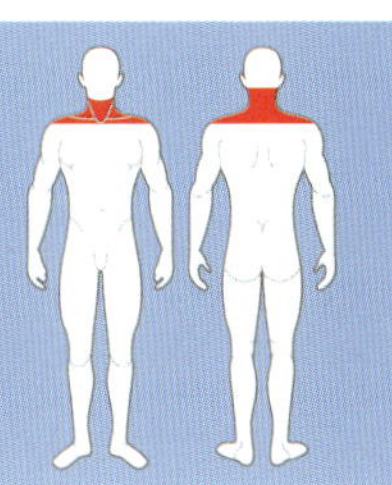

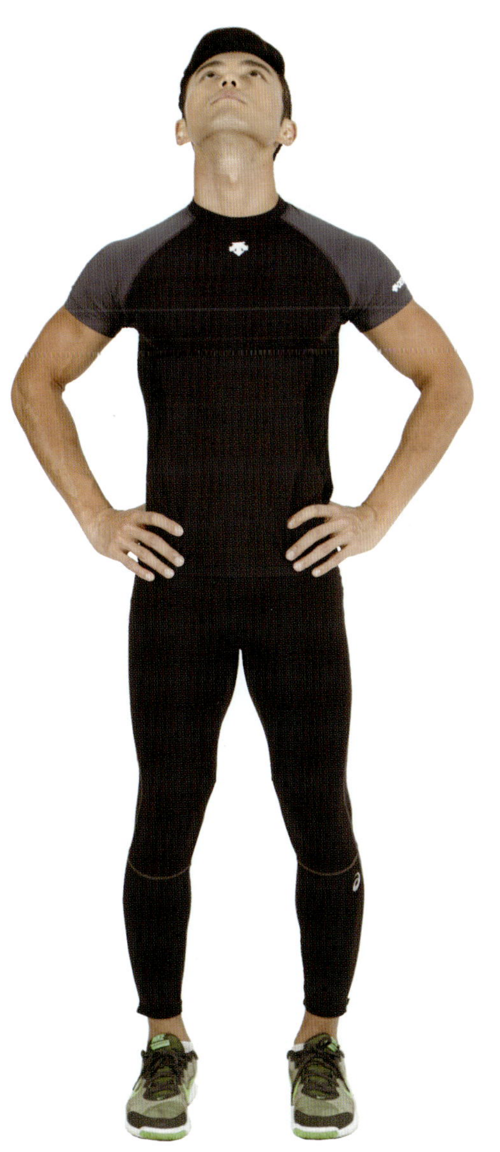

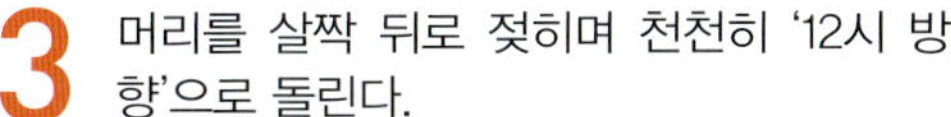

3 머리를 살짝 뒤로 젖히며 천천히 '12시 방향'으로 돌린다.

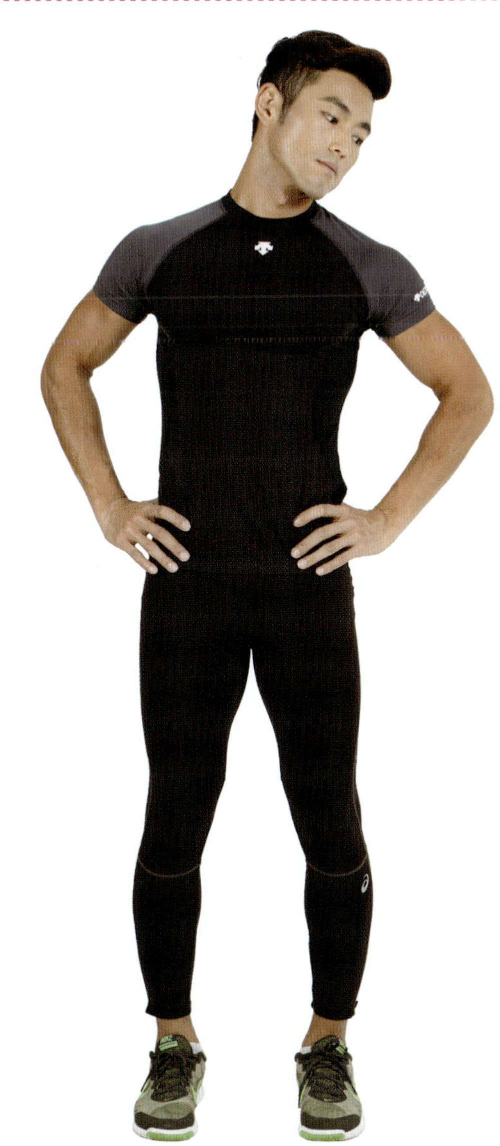

4 계속해서 머리를 '9시 방향'으로 돌리며 시작 위치로 돌아온다. 반대 방향도 같은 방법으로 실시한다.

02

목

머리 숙이고 젖히기

위아래 각각 30초씩 X 2회

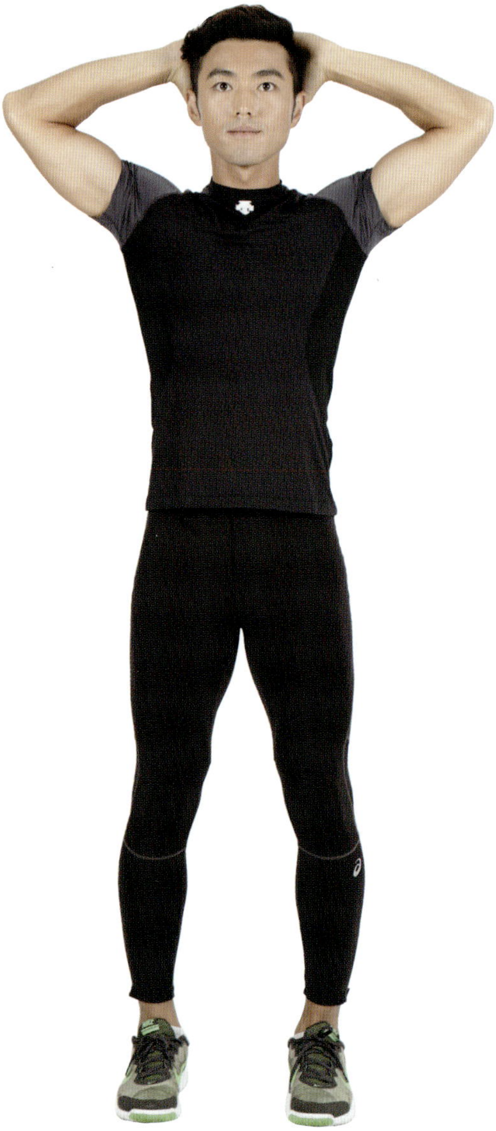

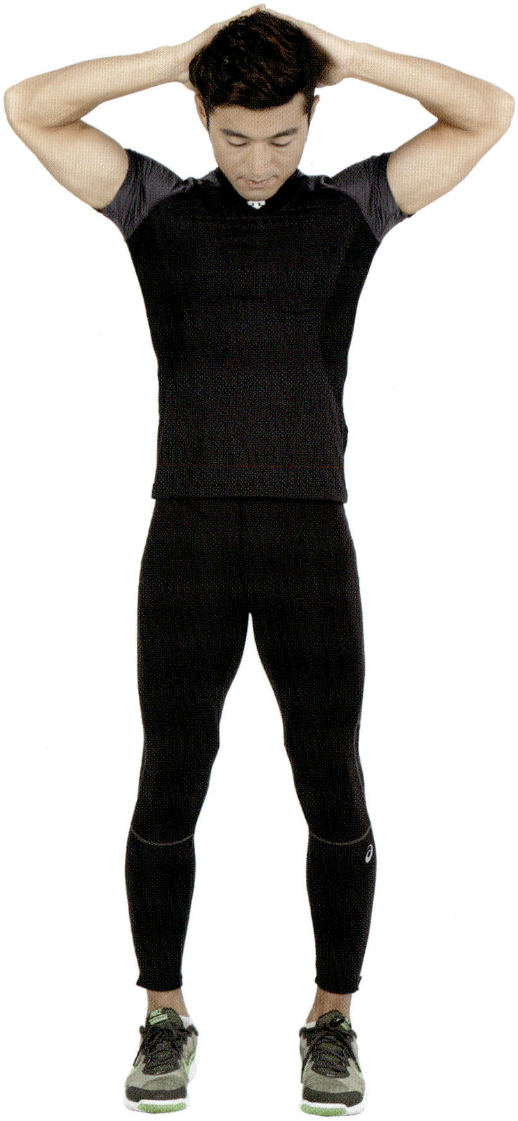

1 바로 서서 양손을 머리 뒤에 댄다.

2 턱을 아래로 당기고 머리를 숙여 뒷목을 길게 늘여준다. 이 자세를 30초간 유지한다.

잘못된 자세로 스마트폰이나 모니터를 종일 들여다보면 목뒤 근육은 늘어나고 어깨는 굳어져 통증이 발생한다. 머리를 숙이고 젖혀 목뒤와 목 옆을 풀어주자. 머리를 숙이면 목뒤부터 어깨에 걸쳐 펼쳐지는 근육(등세모근 위, 머리가장긴근, 머리반가시근, 머리널판근)을, 머리를 뒤로 젖히면 귀 뒤부터 쇄골까지 목 옆을 지나는 근육(목빗근, 목갈비근)을 풀 수 있다.

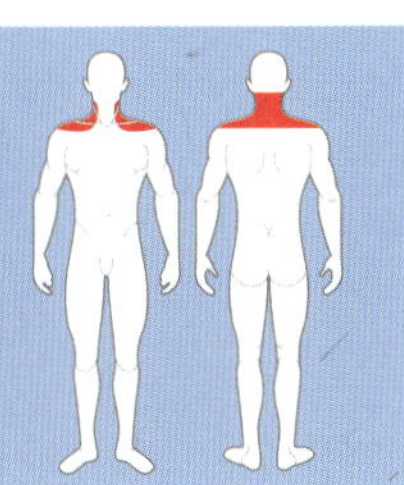

Tip
· 무리하게 손으로 힘을 주지 않고 통증이 없는 범위까지만 움직인다.
· 숨은 편안하게 쉬면서 움직이는 범위를 점점 늘리도록 한다.

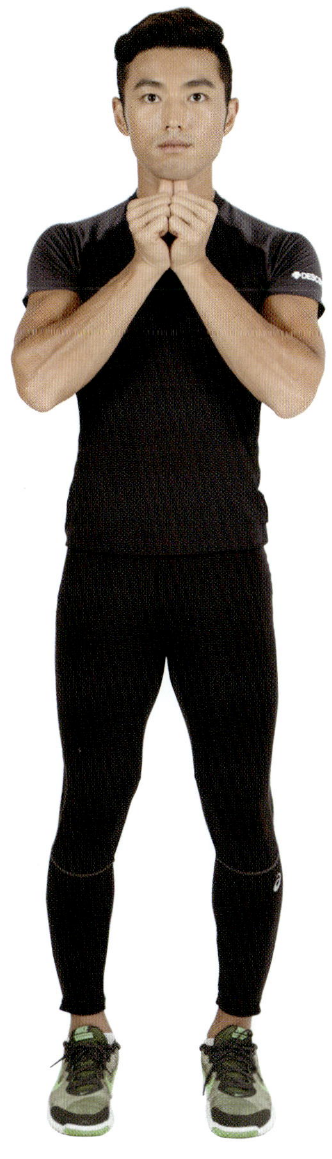

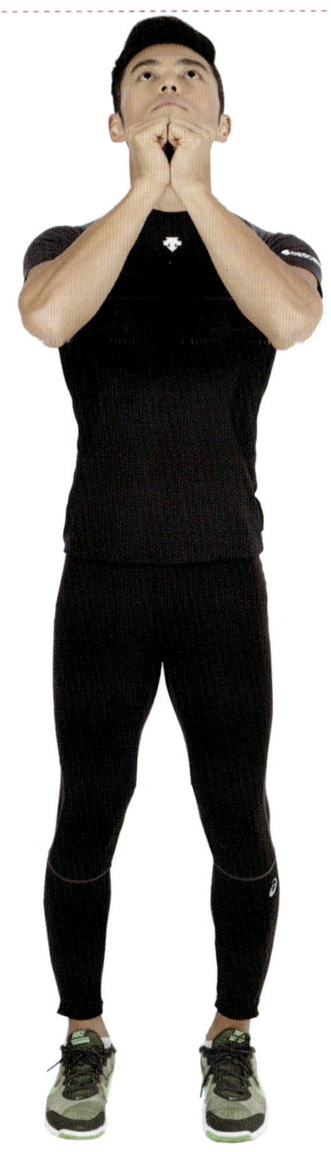

3 바로 서서 양손은 주먹을 쥐고 엄지손가락을 펴서 턱 아래에 둔다.

4 머리를 뒤로 젖혀서 앞목을 길게 늘여준다. 이 자세를 30초간 유지한다.

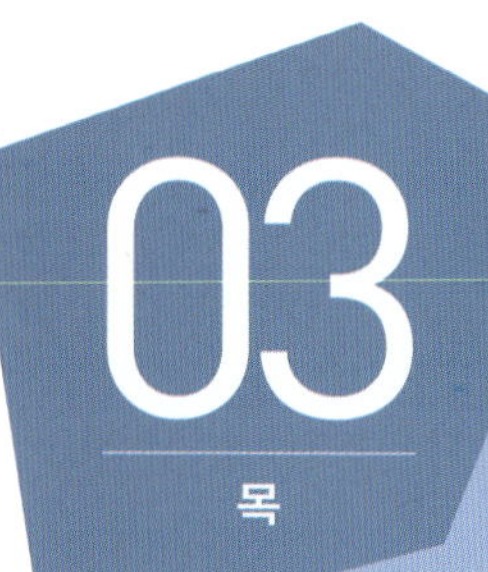

03 머리 옆으로 굽혀 당기기

좌우 각각 30초씩 X 2회

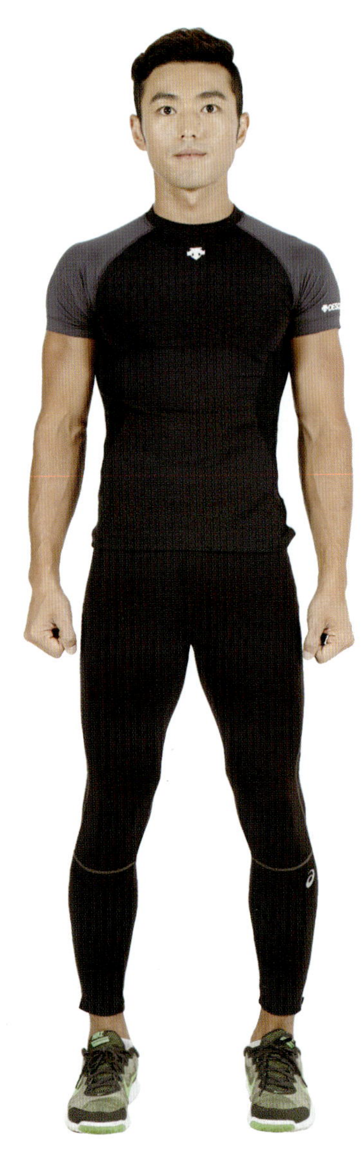

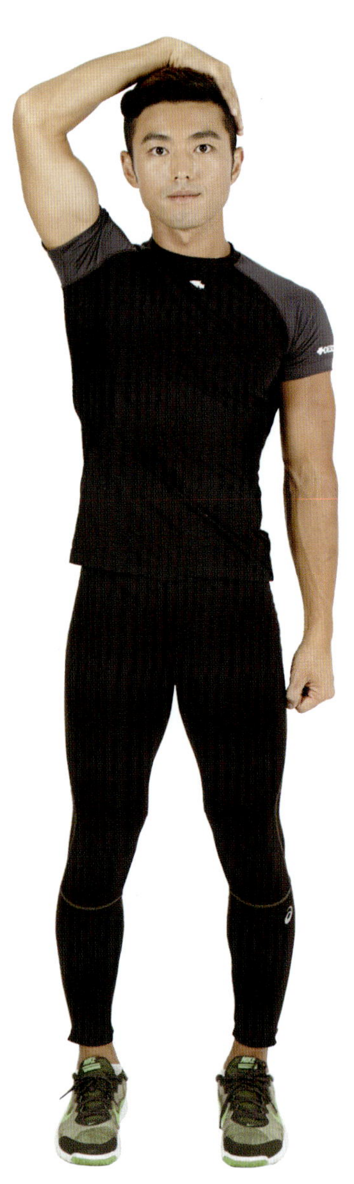

1 골반 너비로 다리를 벌리고 바로 서서 준비한다.

2 팔을 들어 한 손을 반대쪽 머리 옆에 댄다.

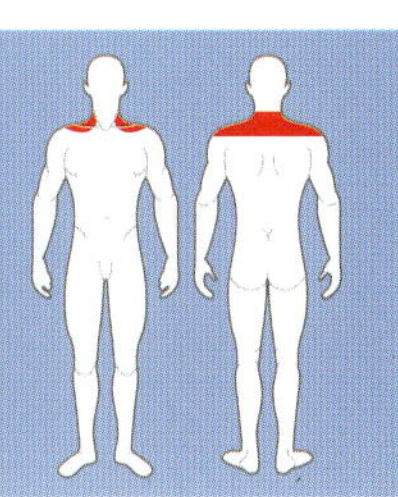

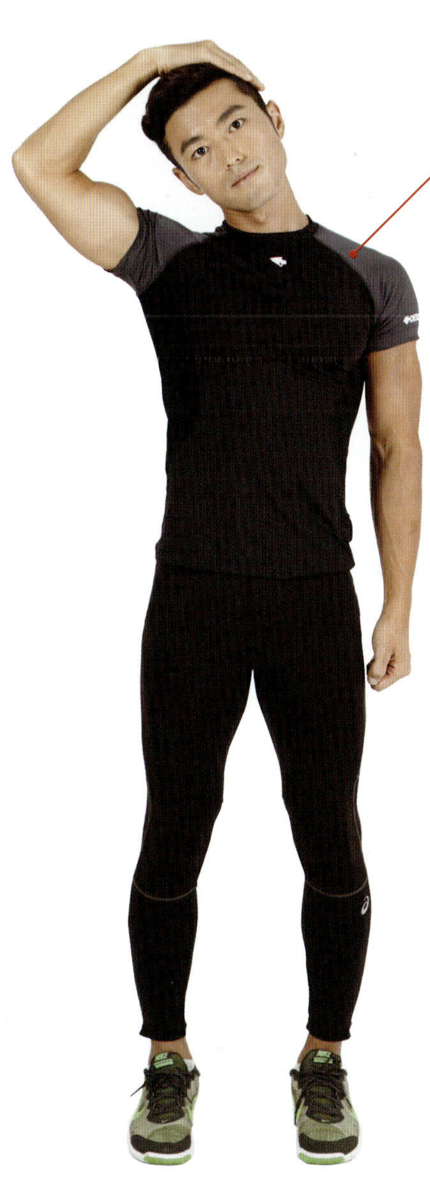

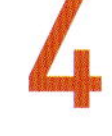

3 턱을 몸 쪽으로 당기고 머리를 옆으로 굽히면서 30초 동안 손으로 당긴다.

4 반대쪽도 같은 방법으로 실시한다.

머리 좌우로 돌리며 밀기

좌우 각각 30초씩 X 2회

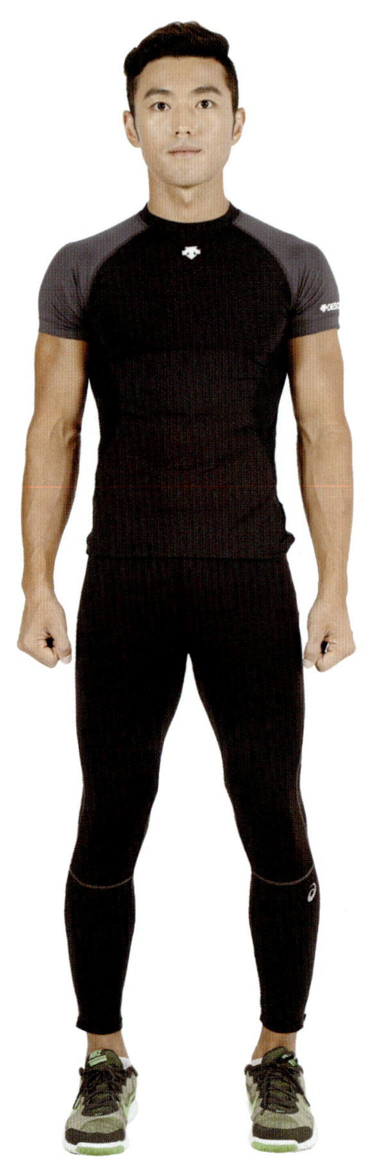

1 골반 너비로 다리를 벌리고 바로 서서 준비한다.

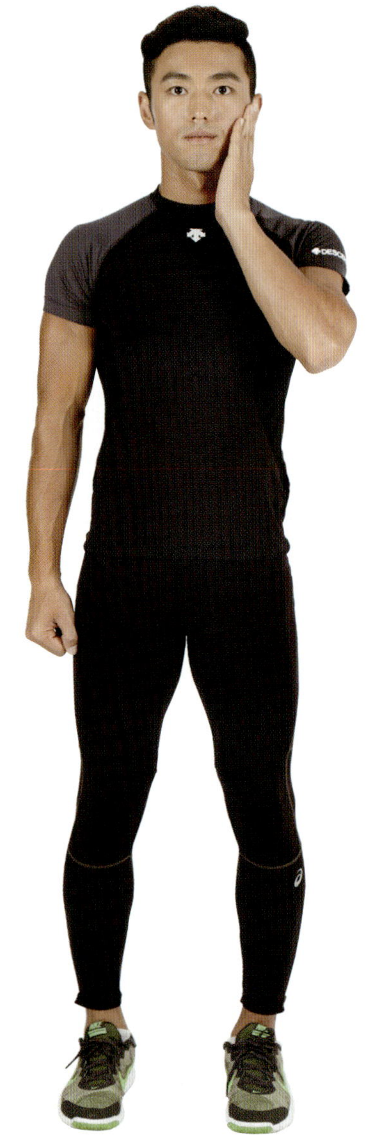

2 왼쪽 손바닥을 왼뺨에 댄다.

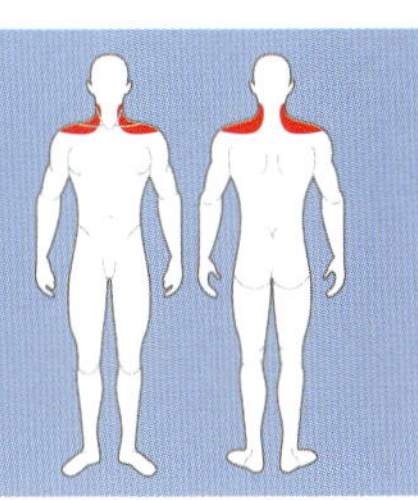

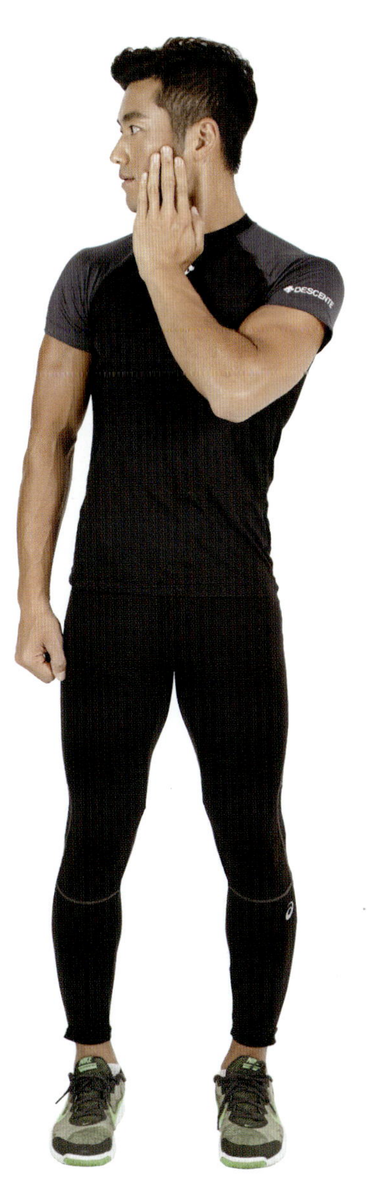

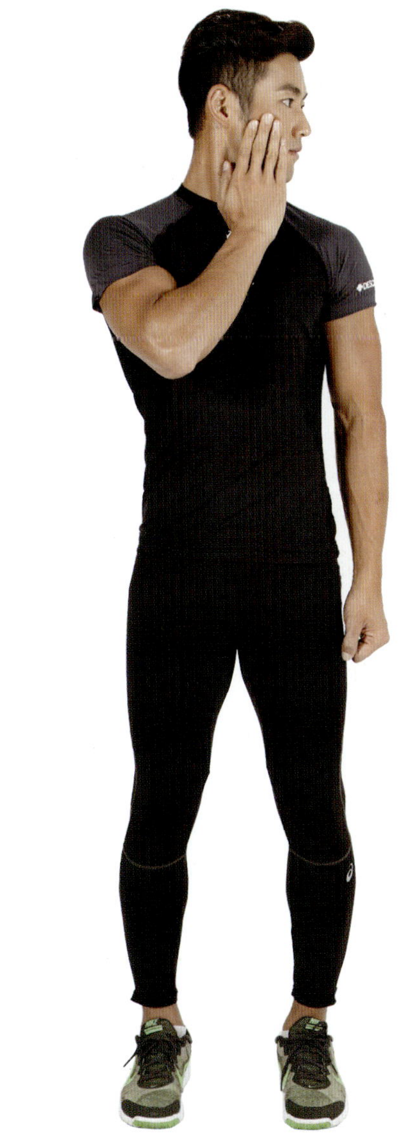

3 왼손으로 뺨을 가볍게 밀어서 고개를 오른쪽으로 돌린다. 고개를 최대한 돌린 상태를 30초 동안 유지한다.

4 반대쪽도 같은 방법으로 실시한다.

05 머리 대각선 방향으로 당기기

대각선 위아래 각각 30초씩 X 2회

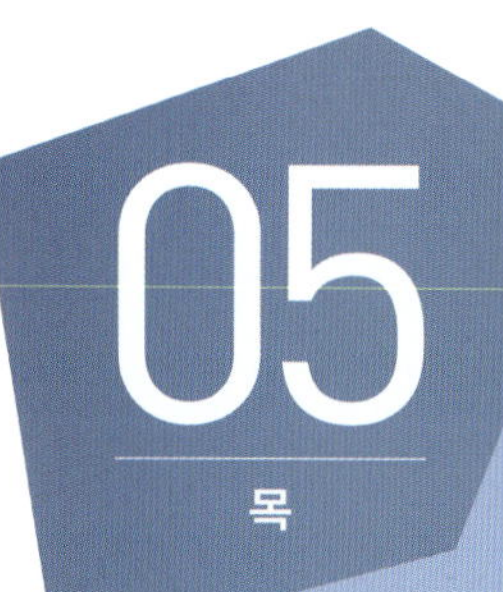

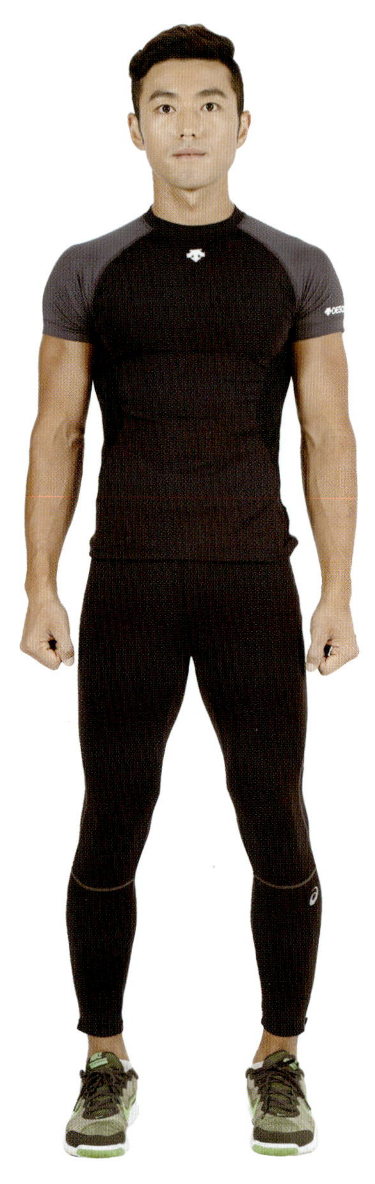

1 골반 너비로 다리를 벌리고 바로 선다.

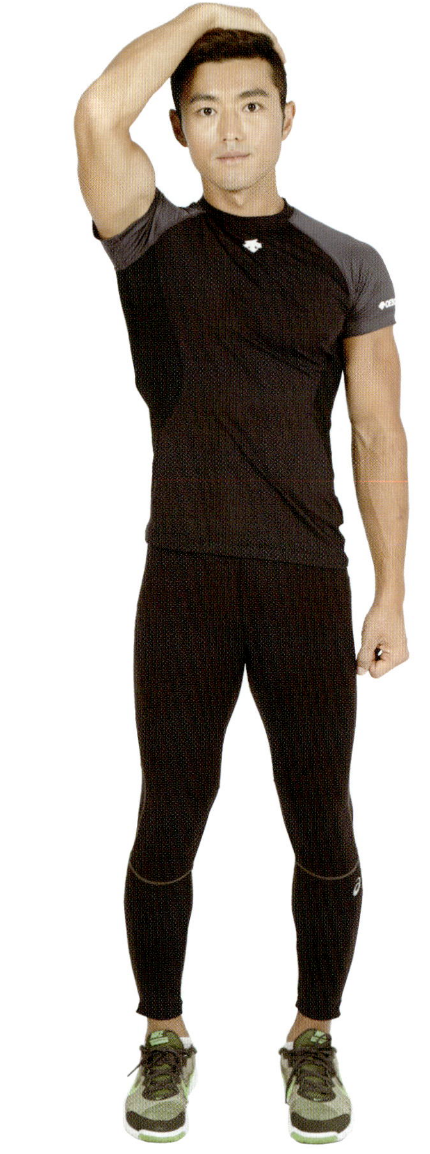

2 오른팔을 들어 손을 머리 왼쪽 뒤편에 댄다.

 머리는 다양한 각도의 움직임이 동시에 일어날 수 있는 부위이므로 근육을 여러 방향으로 풀어주는 것이 중요하다. 이 스트레칭은 목 옆과 뒤의 근육(목갈비근의 앞뒤. 목빗근)을 풀어 주어 대각선 방향으로 고개를 숙이거나 젖히는 움직임이 부드러워진다.

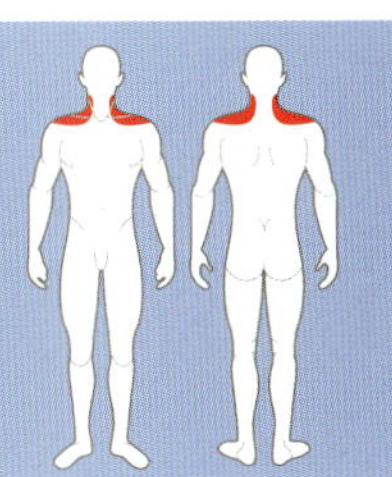

Tip
- 머리를 당길 때 반대쪽 어깨가 딸려 올라가지 않도록 한다.
- 숨은 편안하게 쉬며 움직이는 범위를 점점 더 늘린다.

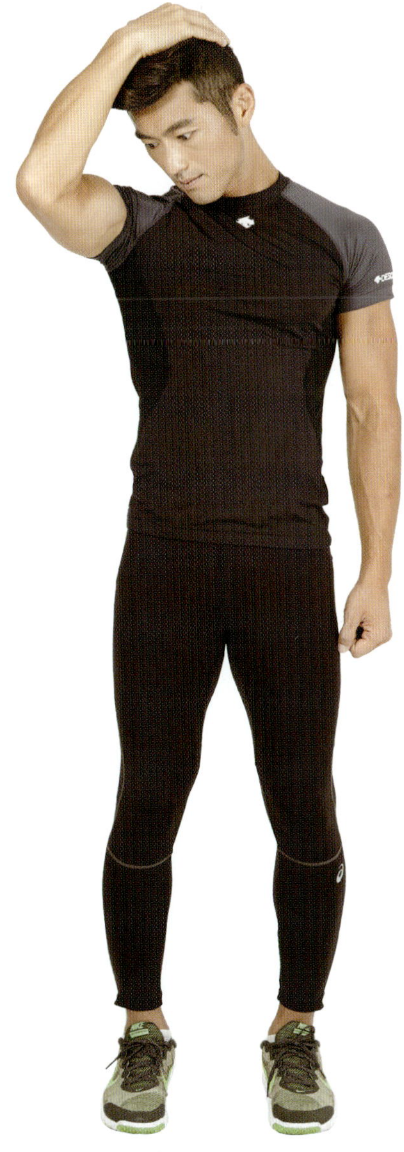

3 머리를 오른쪽 대각선 아래로 당기며 고개를 숙인다. 이 상태를 30초간 유지한다.

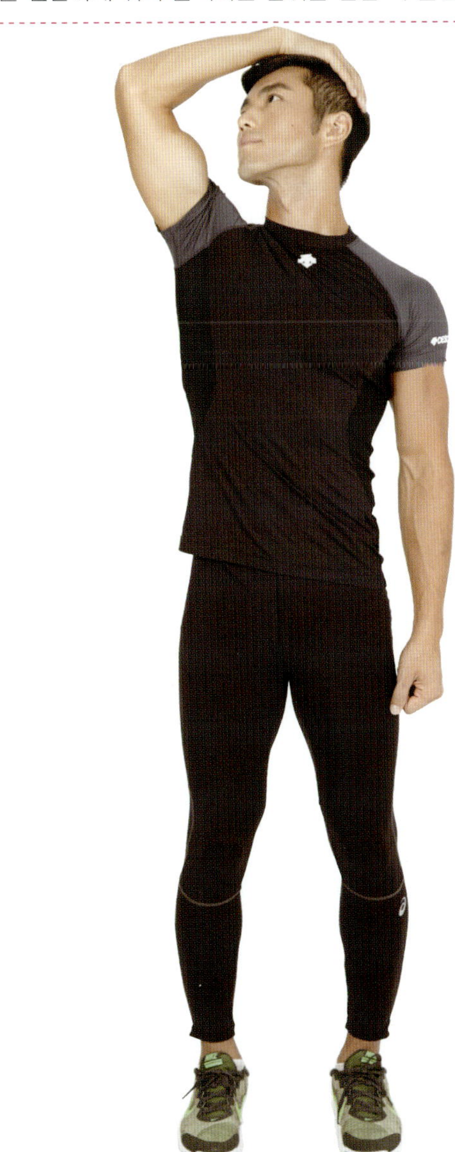

4 머리를 오른쪽 대각선 위로 젖히면서 손으로 당긴다. 이 상태를 30초간 유지한다. 반대쪽 도 같은 방법으로 실시한다.

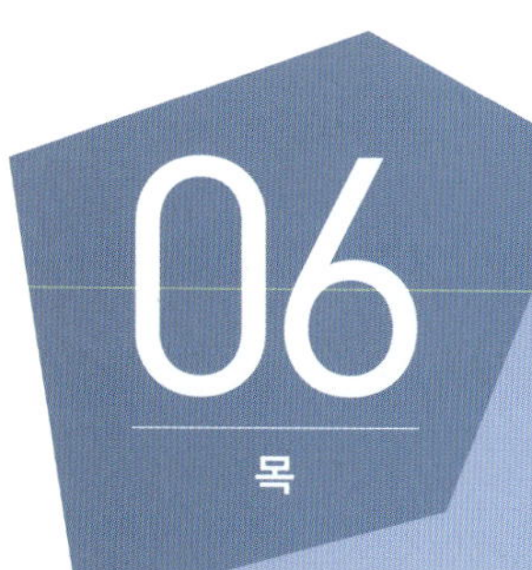

06

턱 당기기

10초씩 6회 X 3세트

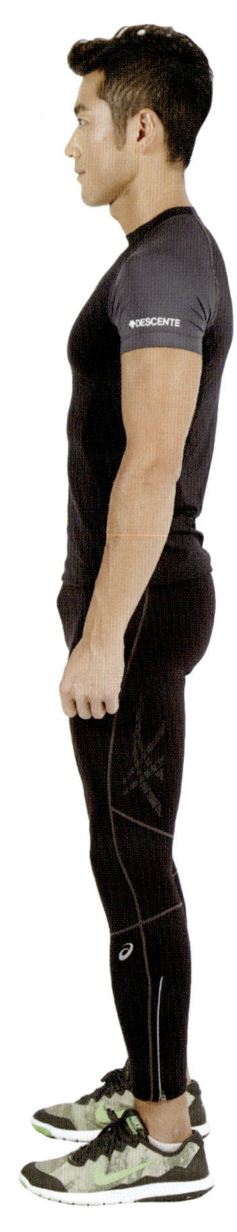

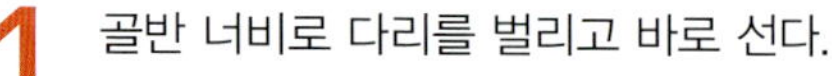

1 골반 너비로 다리를 벌리고 바로 선다.

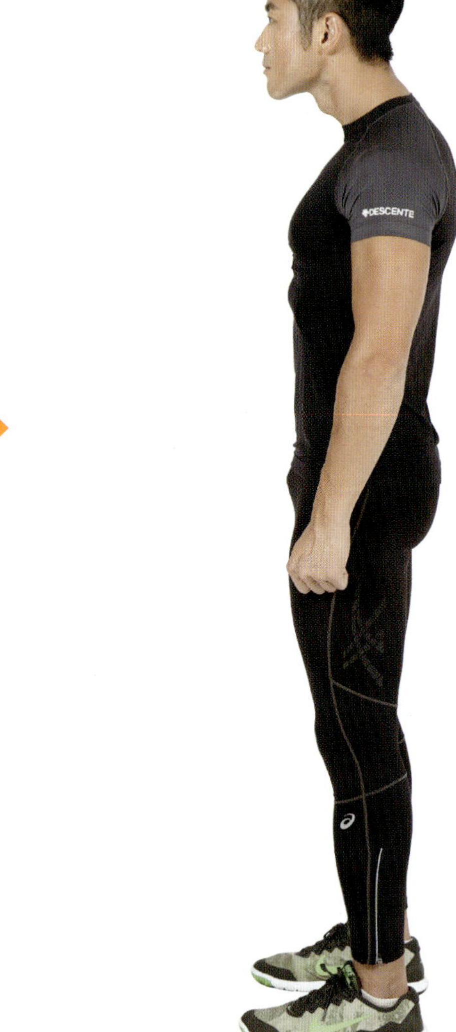

2 정면을 주시하고 턱을 앞으로 살짝 뺀다.

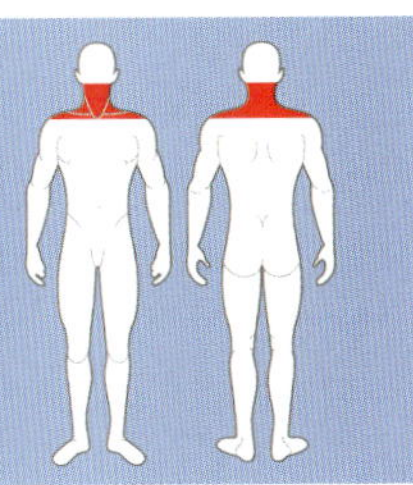

Tip 숨은 참지 말고 편안하게 쉬면서 움직이는 범위를 점점 늘린다.

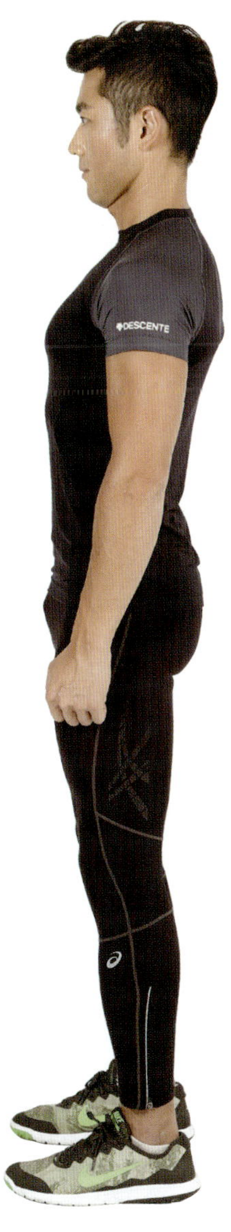

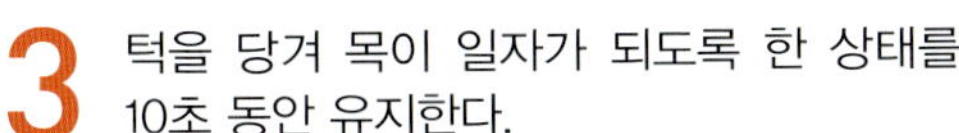

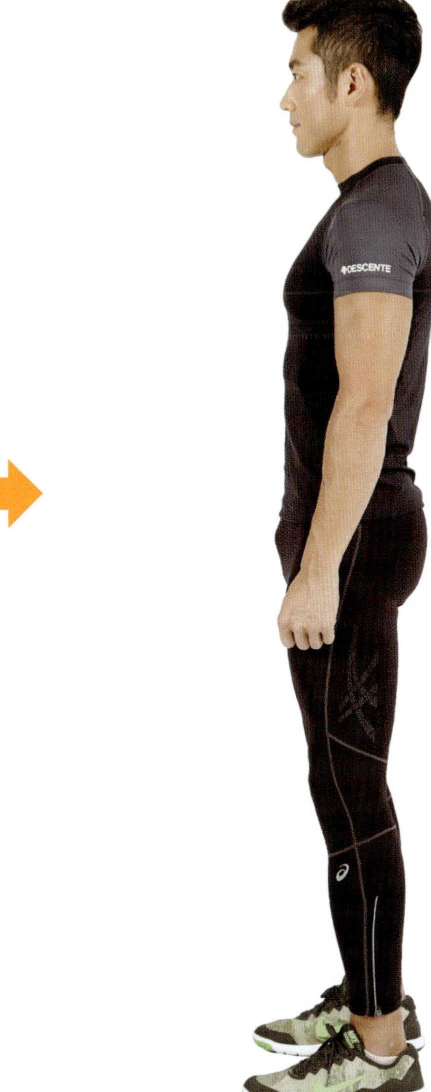

3 턱을 당겨 목이 일자가 되도록 한 상태를
10초 동안 유지한다.

4 시작 위치로 되돌아온다.

01

어깨 · 등 · 가슴

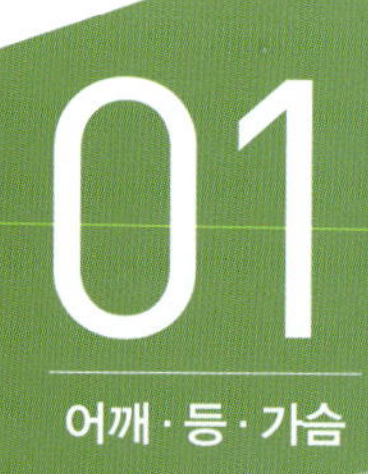

양팔 굽혀 크게 돌리기

안쪽 · 바깥쪽 각각 10회 X 3세트

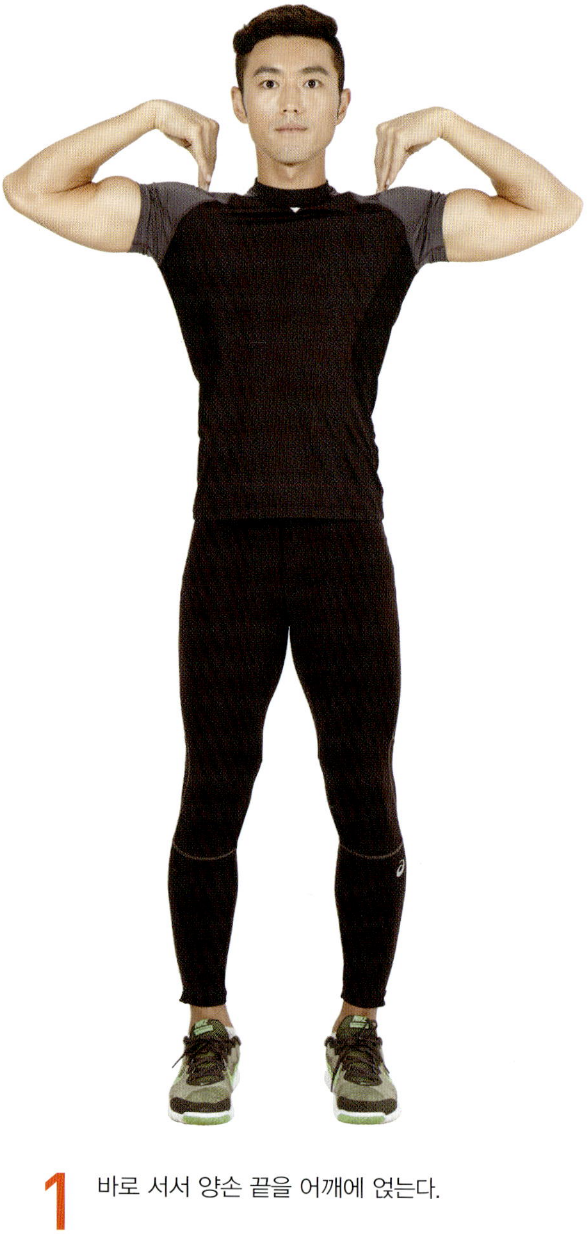

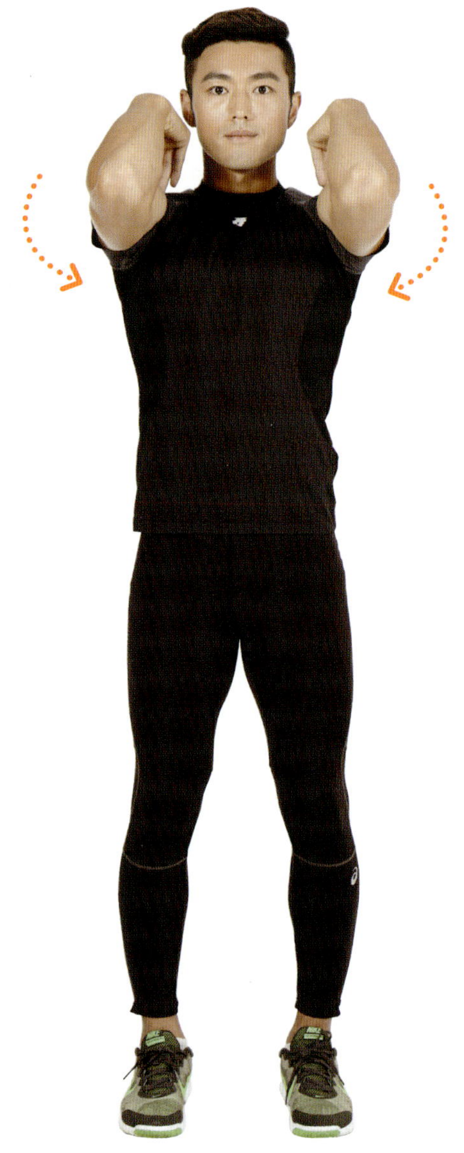

1 바로 서서 양손 끝을 어깨에 얹는다.

2 팔꿈치가 안쪽 아래로 가도록 천천히 크게 돌린다.

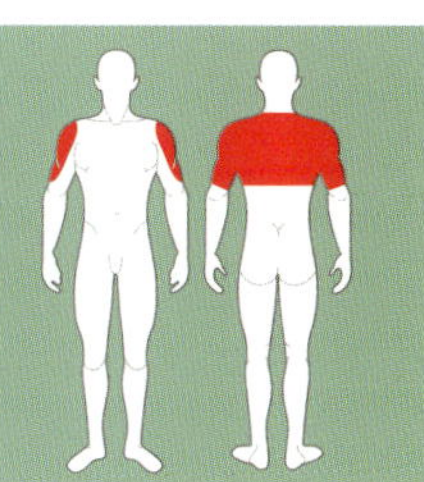

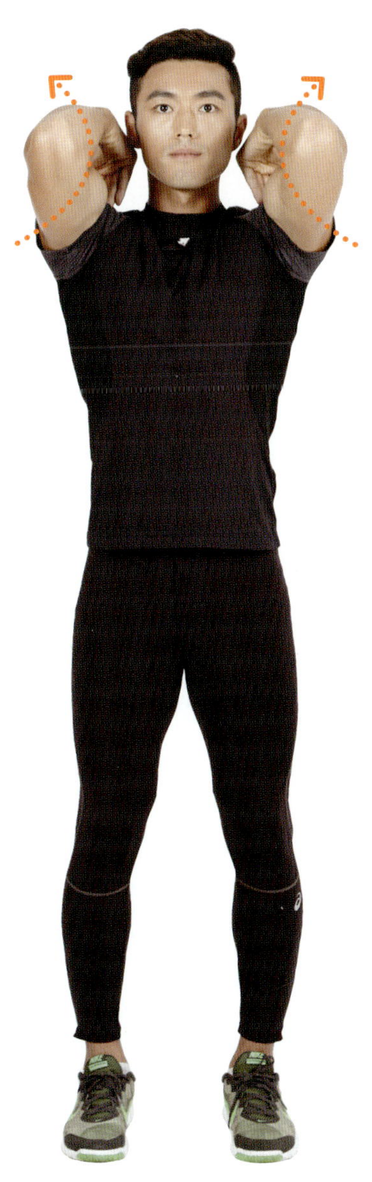

3 팔꿈치가 얼굴 옆을 향하도록 천천히 크게
돌린다.

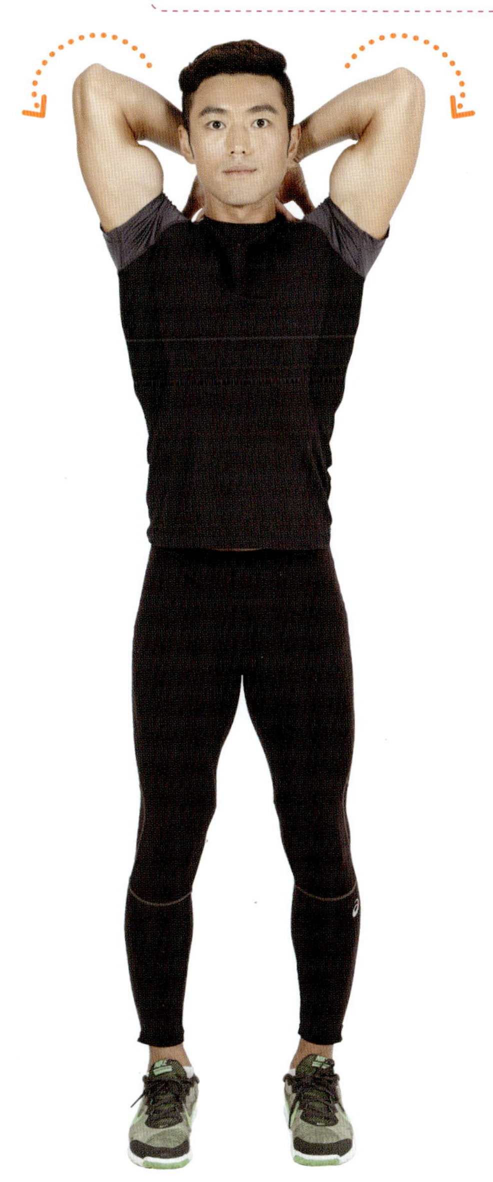

4 팔꿈치가 바깥쪽을 향하도록 천천히 크게
돌린다.

어깨 뒤와 아래 늘이기

좌우 각각 30초씩 X 2회

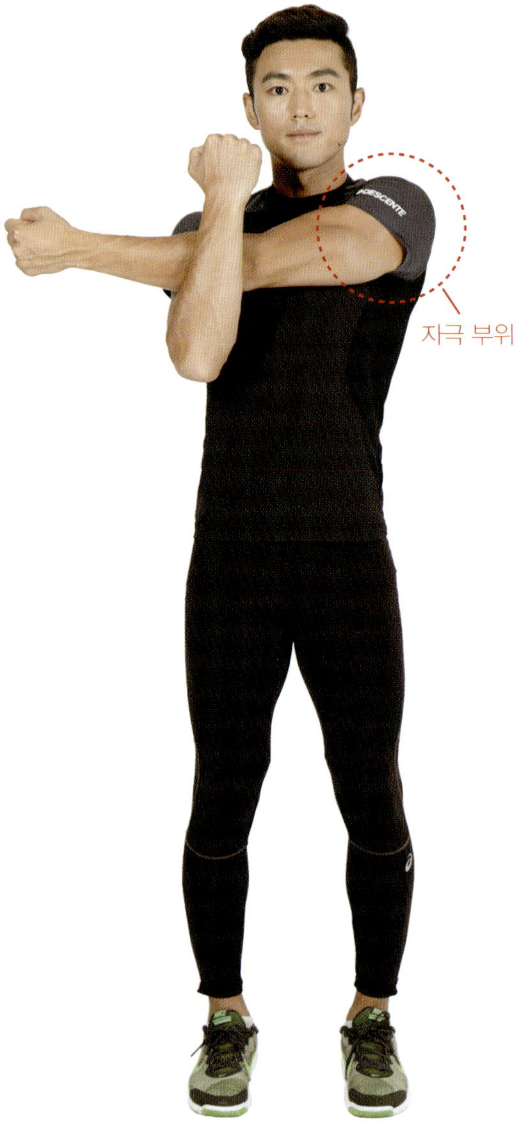

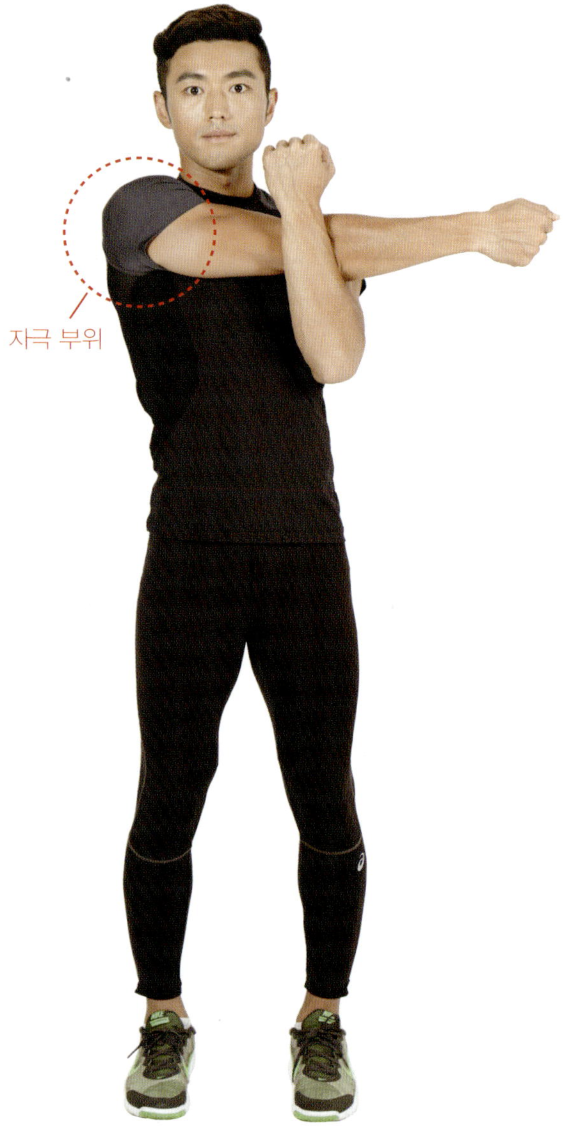

1 왼팔을 수평을 유지하며 안으로 뻗는다. 오른쪽 팔을 수직으로 굽혀 왼쪽 팔꿈치를 30초 동안 누른다.

2 오른팔을 수평을 유지하며 안으로 뻗는다. 왼팔을 수직으로 굽혀 오른쪽 팔꿈치를 30초 동안 누른다.

효　　과 어깨 관절과 어깨 아래 근육을 풀어주어 팔을 수평으로 모으거나 안쪽으로 회전하는 움직임, 팔을 위로 올리는 움직임이 좋아진다. 어깨 뒤쪽 근육(어깨세모근)과 등 중간 근육(넓은등근, 등세모근), 위팔 뒤쪽 근육(위팔세갈래근)을 자극한다.

Tip 자극 부위는 힘을 빼야 한다.

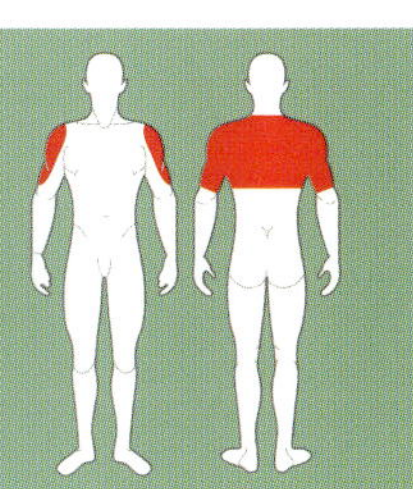

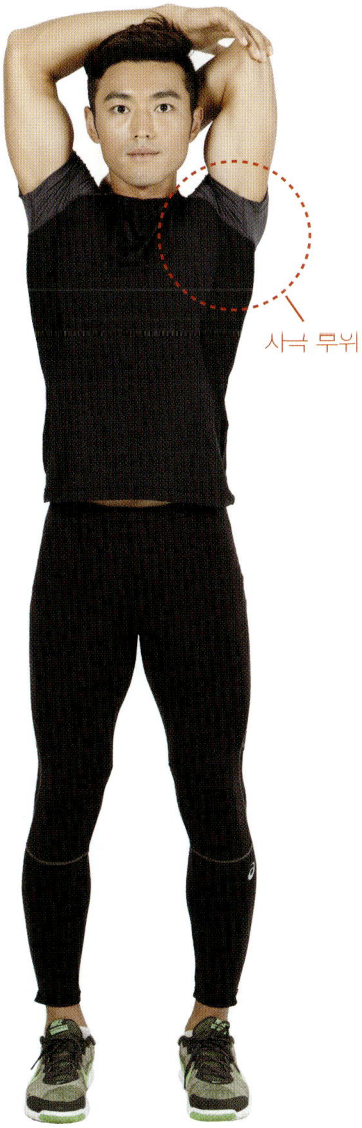

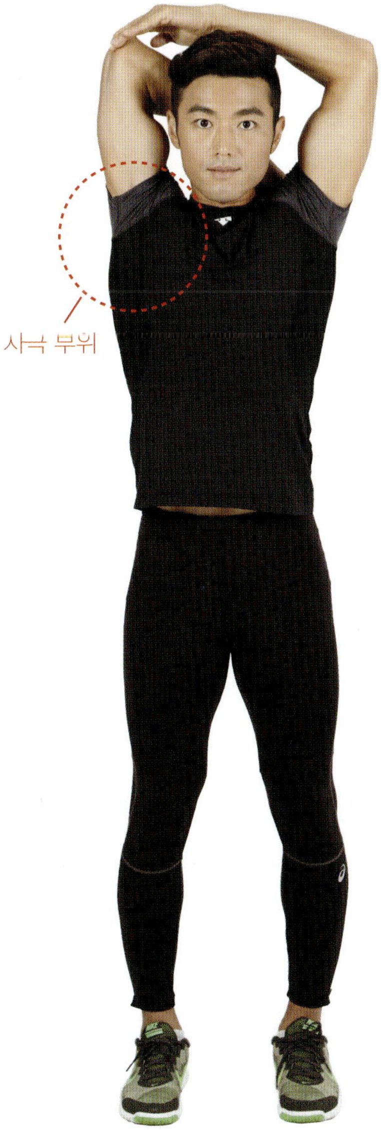

3 왼팔을 들어 머리 뒤로 수직으로 접는다. 오른팔을 들어 손으로 왼쪽 팔꿈치를 잡고 30초 동안 아래로 당긴다.

4 오른팔을 들어 머리 뒤로 수직으로 접는다. 왼팔을 들어 손으로 오른쪽 팔꿈치를 잡고 30초 동안 아래로 당긴다.

03

어깨·등·가슴

어깨 앞과 가슴 늘이기

좌우 각각 30초씩 X 2회

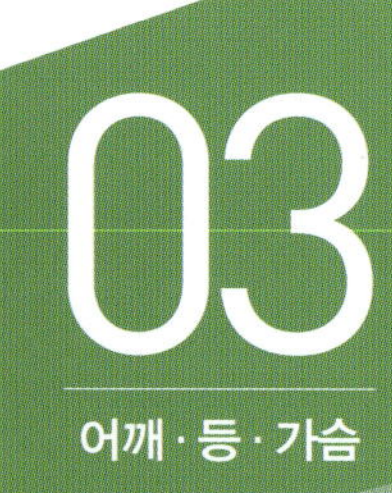

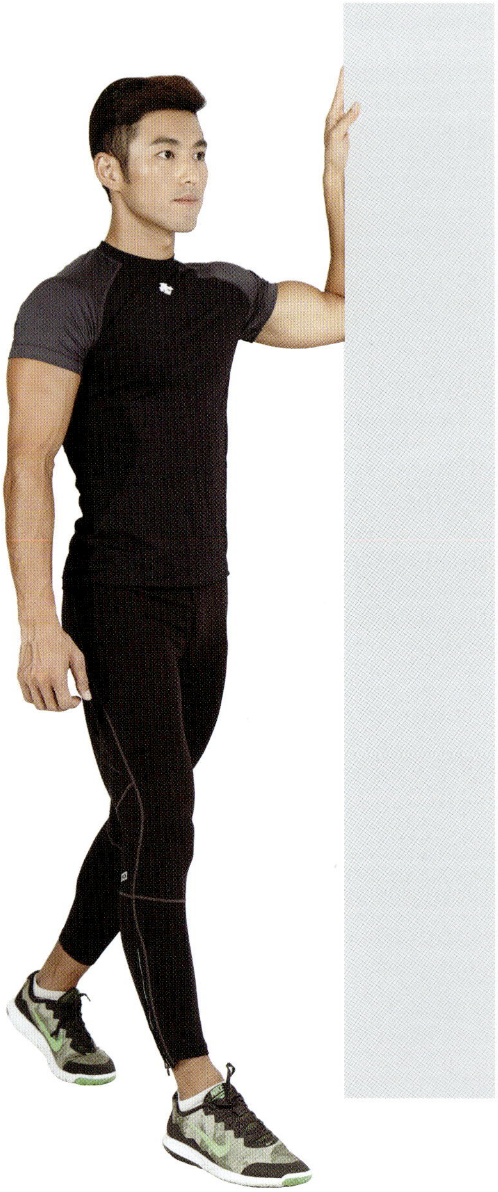

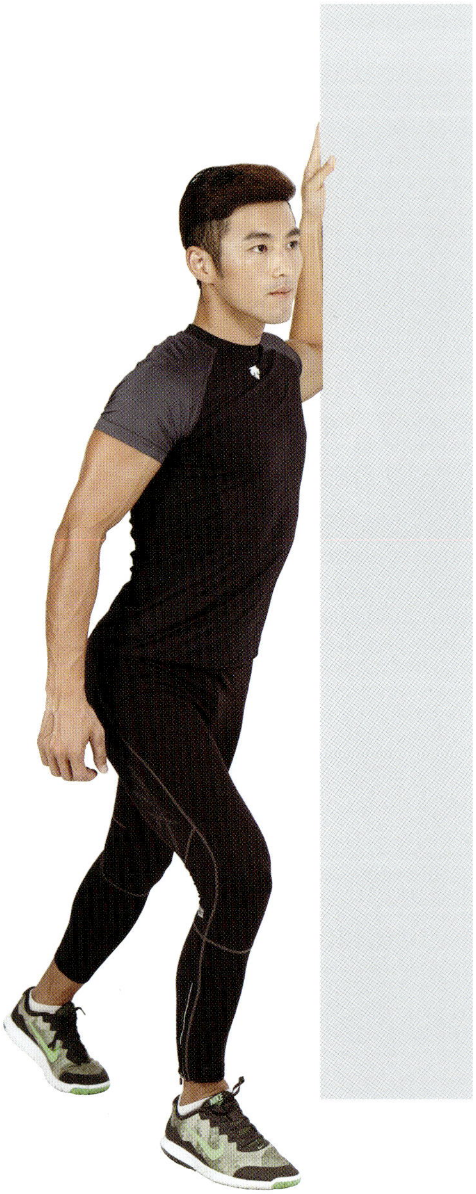

1 문틀 옆에 다리를 앞뒤로 어깨너비만큼 벌려 선 다음 팔꿈치를 직각으로 접어 문틀에 걸친다.

2 상체를 앞으로 이동하며 어깨와 가슴을 늘인다. 이 자세를 30초 동안 유지한다. 반대쪽도 같은 방법으로 실시한다.

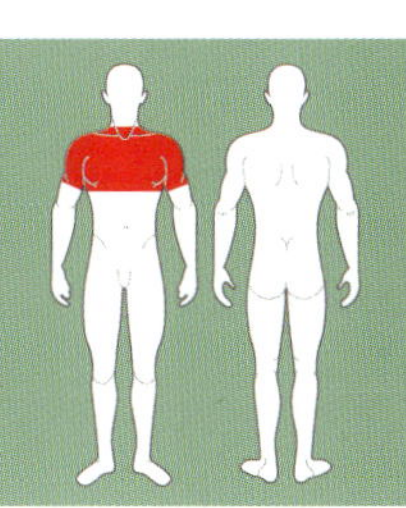

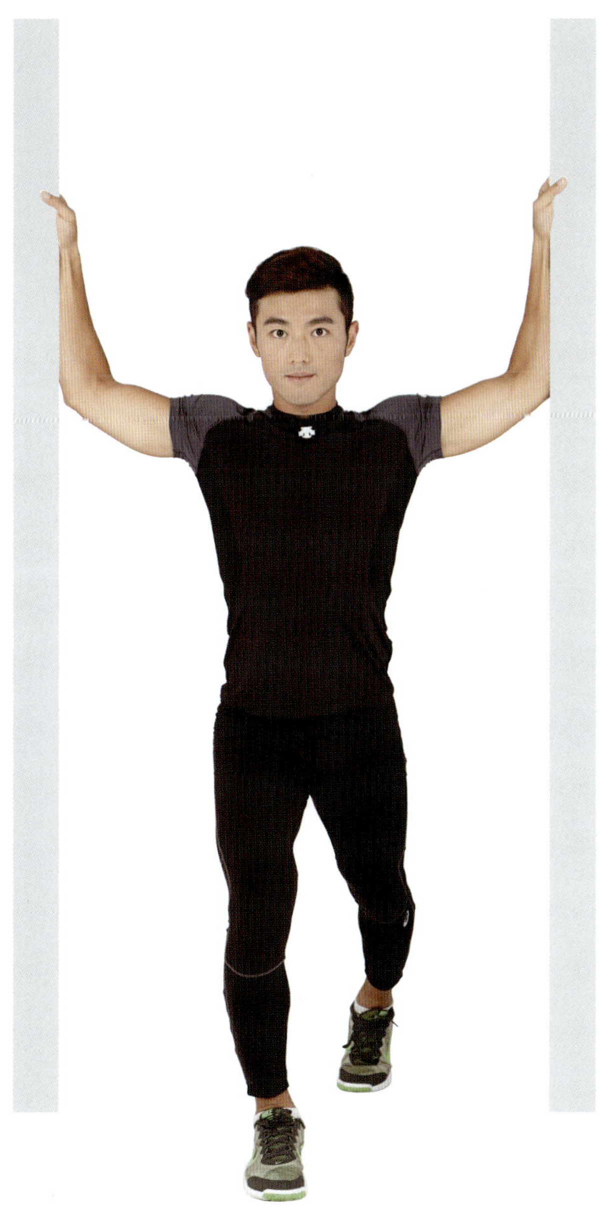

응용 **1** 문틀 가운데 다리를 앞뒤로 벌리고 서서 양팔을 문틀에 수직으로 걸치고 상체를 앞으로 이동하여 어깨와 가슴을 늘인다.

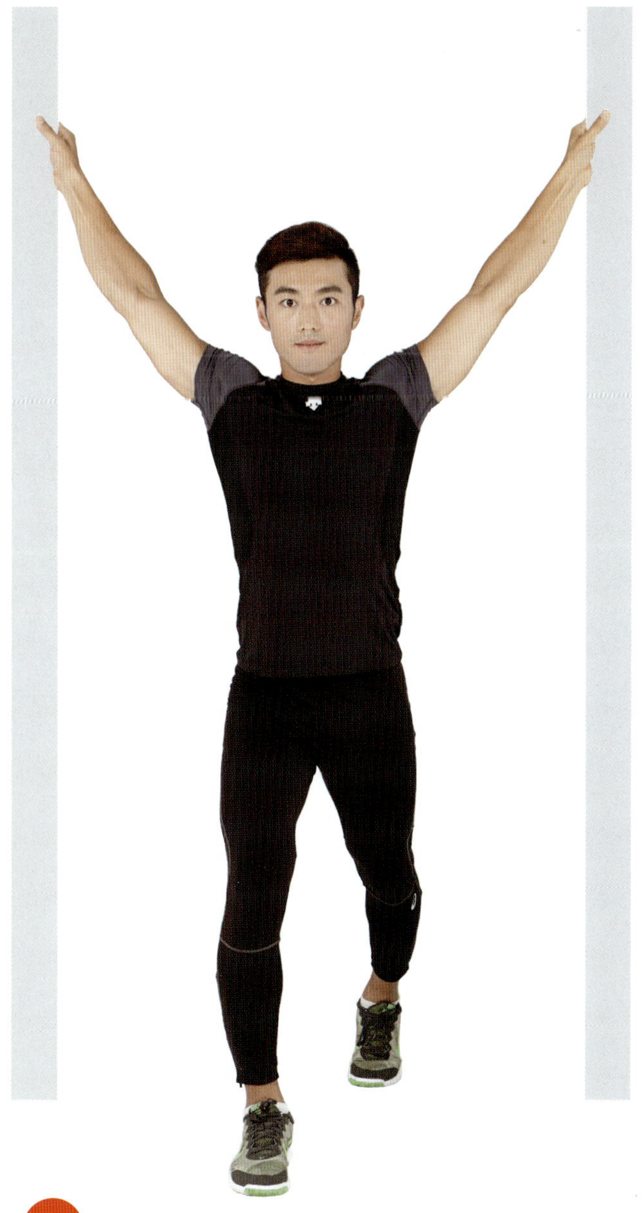

응용 **2** 문틀 가운데 다리를 앞뒤로 벌리고 서서 양팔을 문틀에 11시 방향으로 걸치고 상체를 앞으로 이동하여 어깨와 가슴을 늘인다.

04 어깨 뒤와 등 늘이기

좌우 각각 30초씩 X 2회

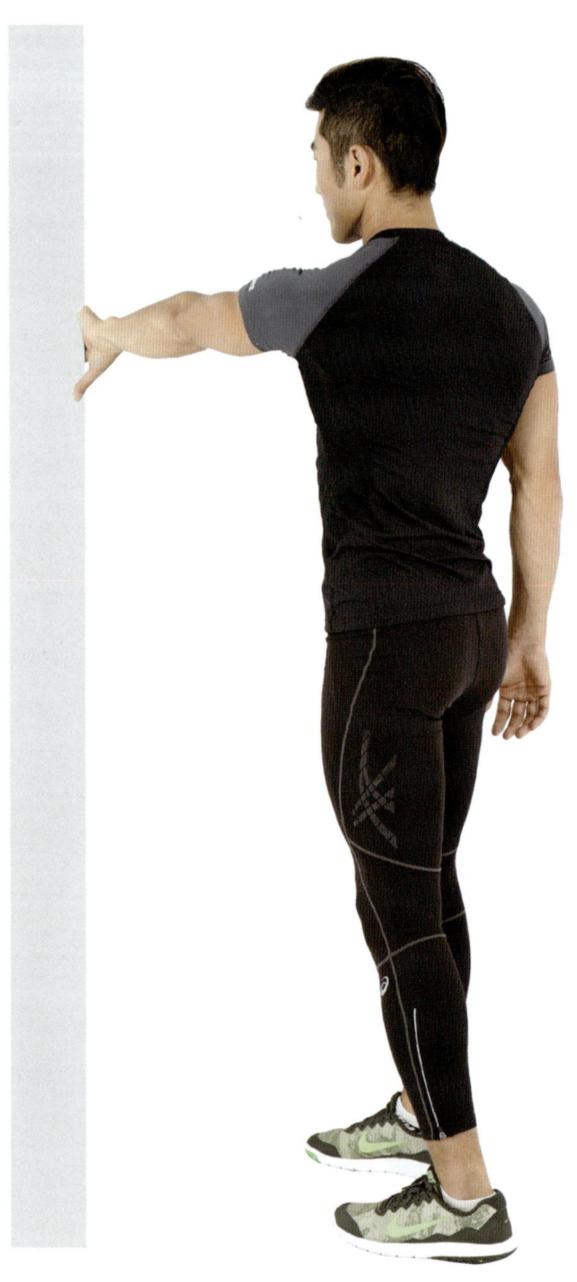

1 어깨너비로 다리를 벌리고 문틀 옆에 사선
으로 선 다음 한 팔로 문틀을 잡는다.

어깨 옆쪽과 뒤쪽 근육(어깨세모근), 등 중간 근육(넓은등근, 등세모근), 위팔 뒤쪽 근육(위팔세 갈래근), 어깨뼈와 척추 사이의 근육(마름근)을 풀어주어 팔을 수평으로 모으거나 등을 펴는 움직임이 부드러워지는 스트레칭이다.

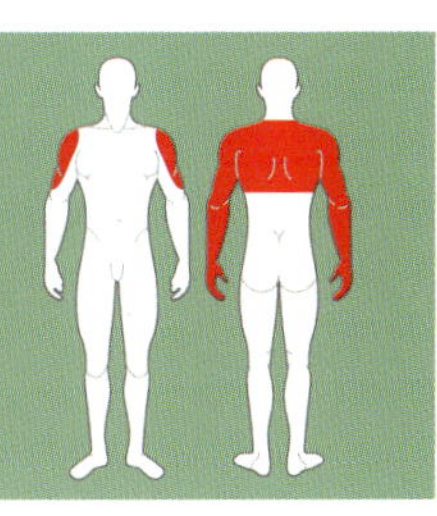

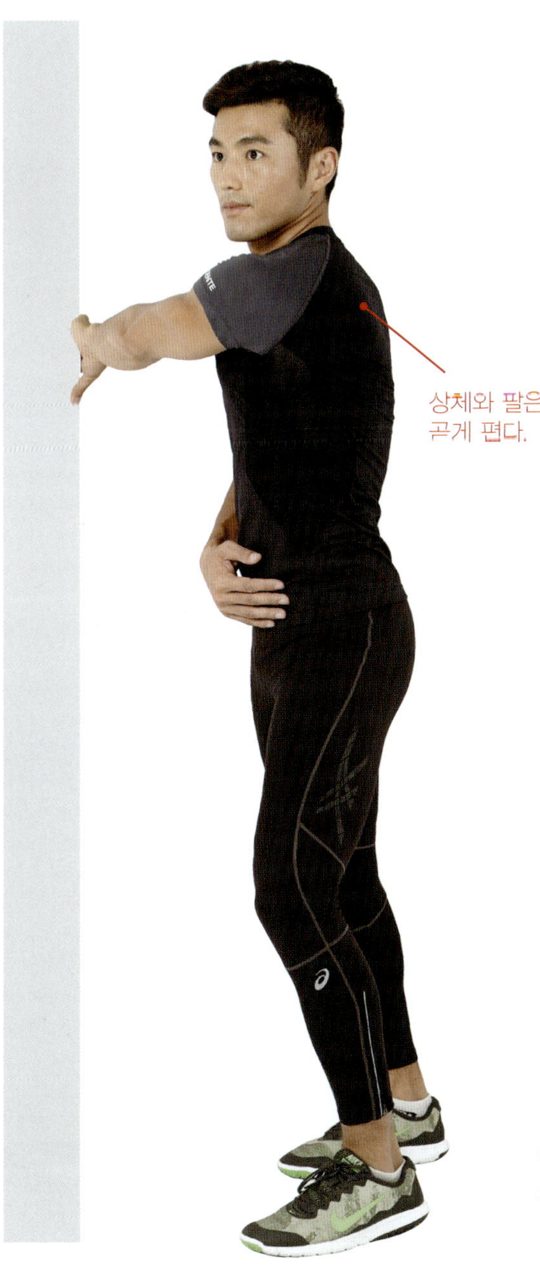

2 몸을 문틀 방향으로 비틀어 어깨 뒤와 등을 늘여준다. 이 자세를 30초 동안 유지한다. 반대쪽도 같은 방법으로 실시한다.

05

어깨 · 등 · 가슴

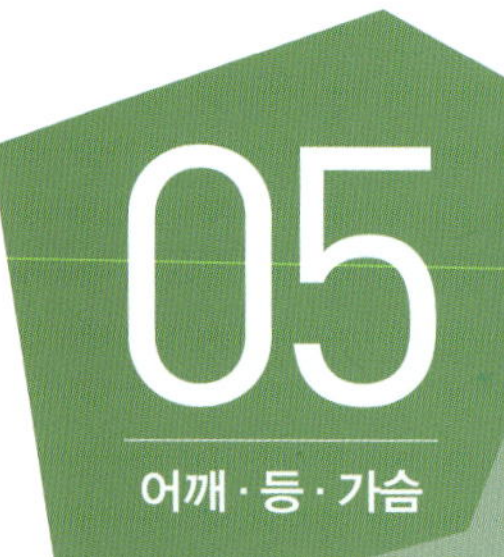

양팔 앞으로 밀어 등 늘이기

30초씩 X 2회

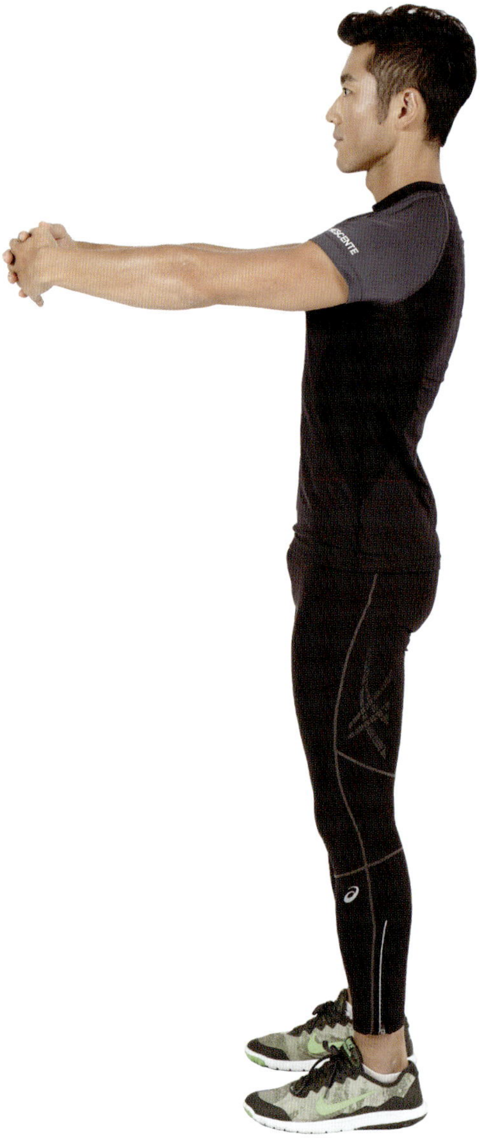

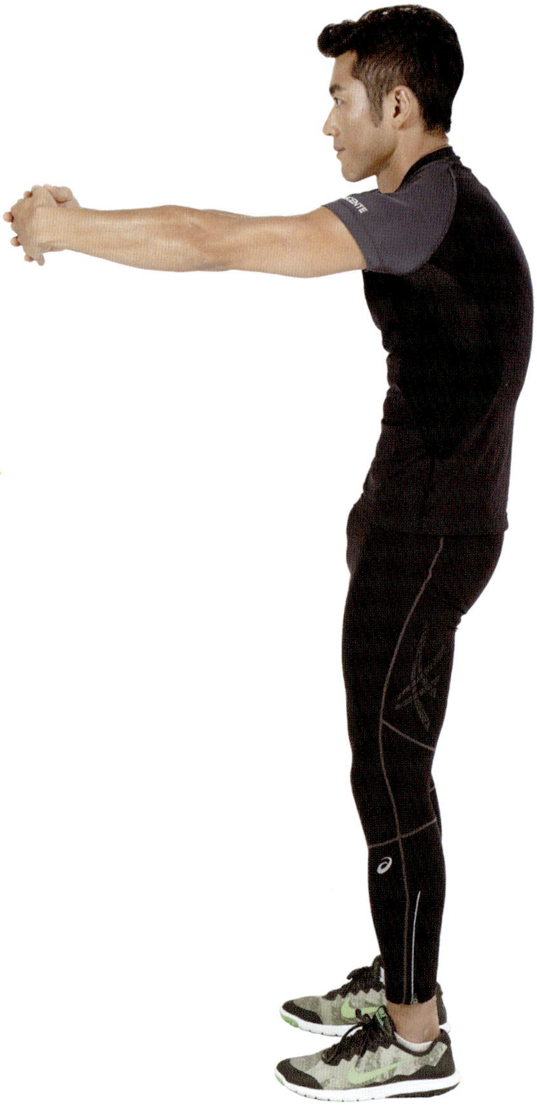

1 바로 서서 양손은 깍지를 끼고 팔을 어깨 높이까지 들어 올린다.

2 양손은 앞으로 밀고 등은 뒤로 당기며 30초 동안 버틴다.

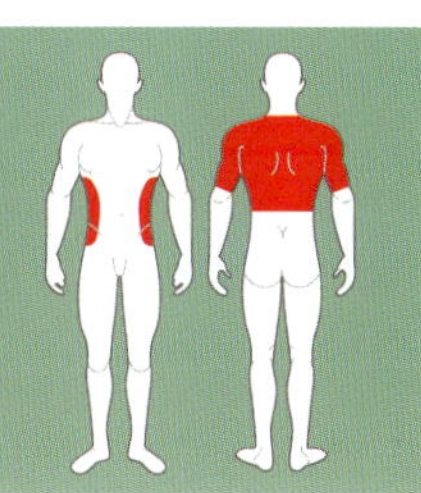

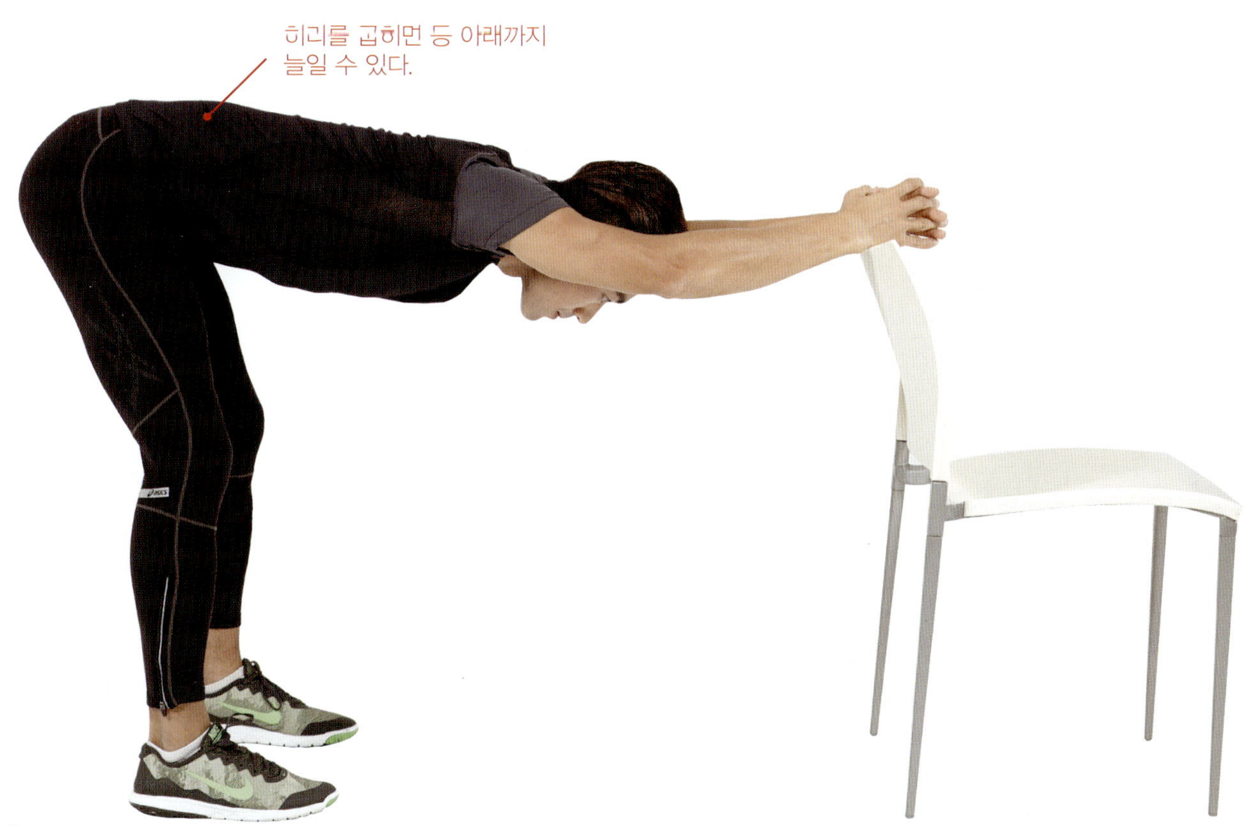

응용 1 어깨너비로 다리를 벌리고 양손은 의자 등받이를 잡은 채
허리를 굽힌다. 등을 아래로 당기며 늘여준다.

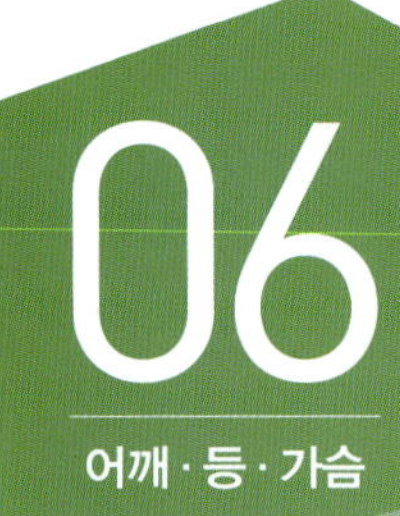

양손 등 뒤로 잡고 가슴 늘이기

30초씩 X 2회

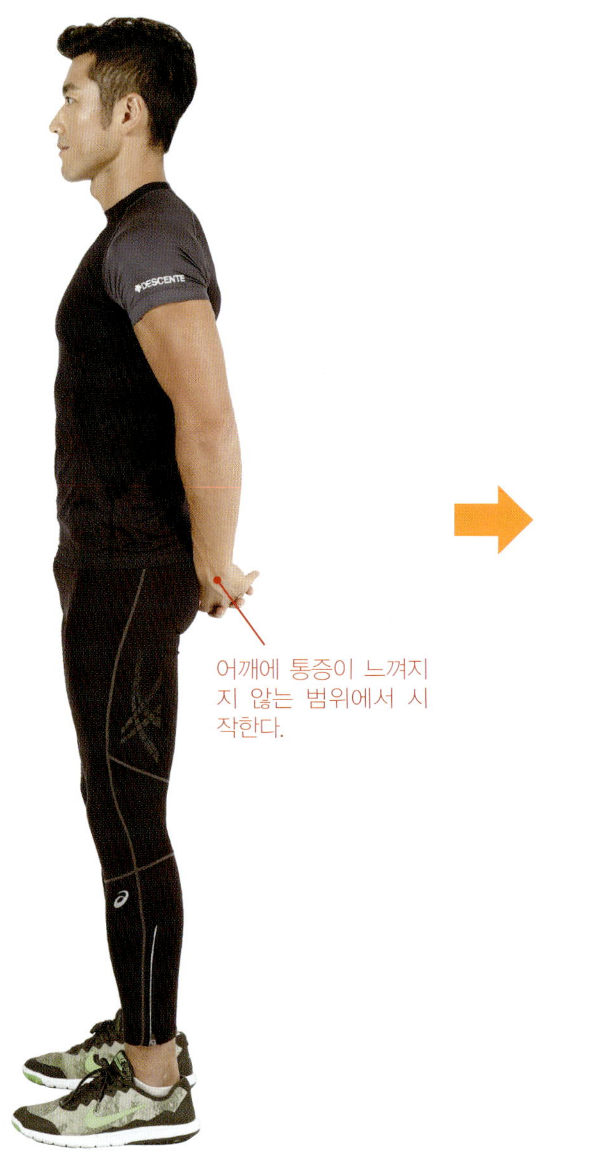

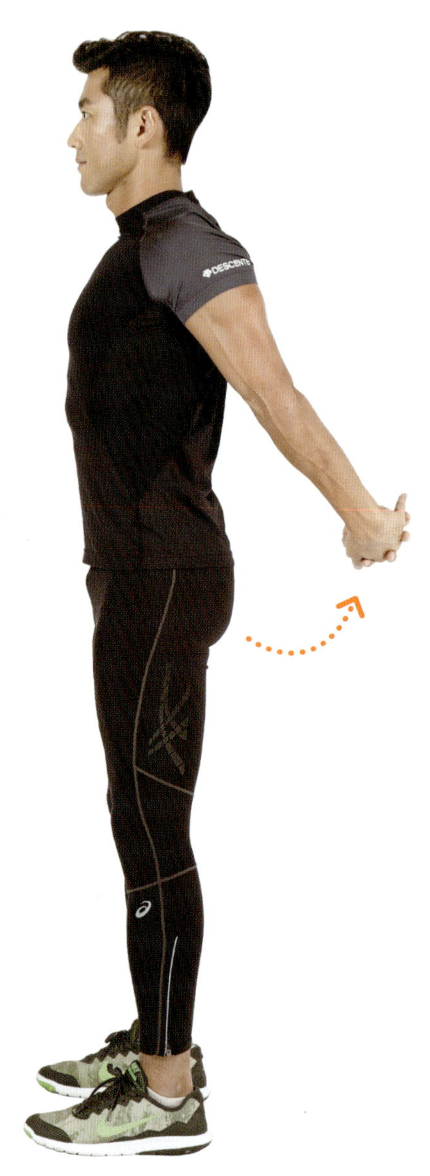

1 바로 서서 등 뒤로 깍지를 낀다.

2 깍지 낀 손을 위로 올리며 가슴을 벌린다.
이 자세를 30초 동안 유지한다.

효　　과　잘못된 자세로 굳어진 구부정한 상체와 둥근 어깨를 교정해주는 동작이다. 가슴과 어깨 앞쪽 근육(어깨세모근), 위팔 앞쪽 근육(위팔두갈래근)을 풀어주고 어깨뼈와 척추 사이의 근육(마름근)과 어깨뼈의 근육(가시아래근)을 수축시켜 곧은 상체를 만들어준다.

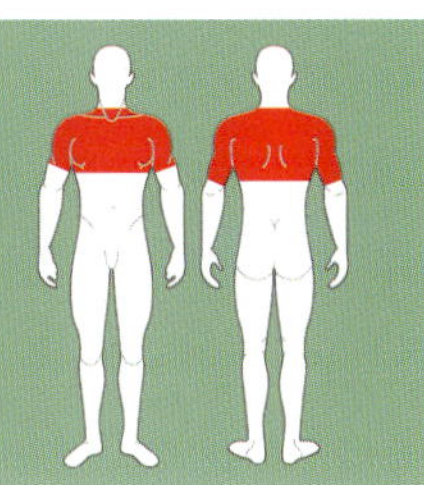

Tip　몸이 좌우로 기울지 않도록 거울을 보면서 실시한다.

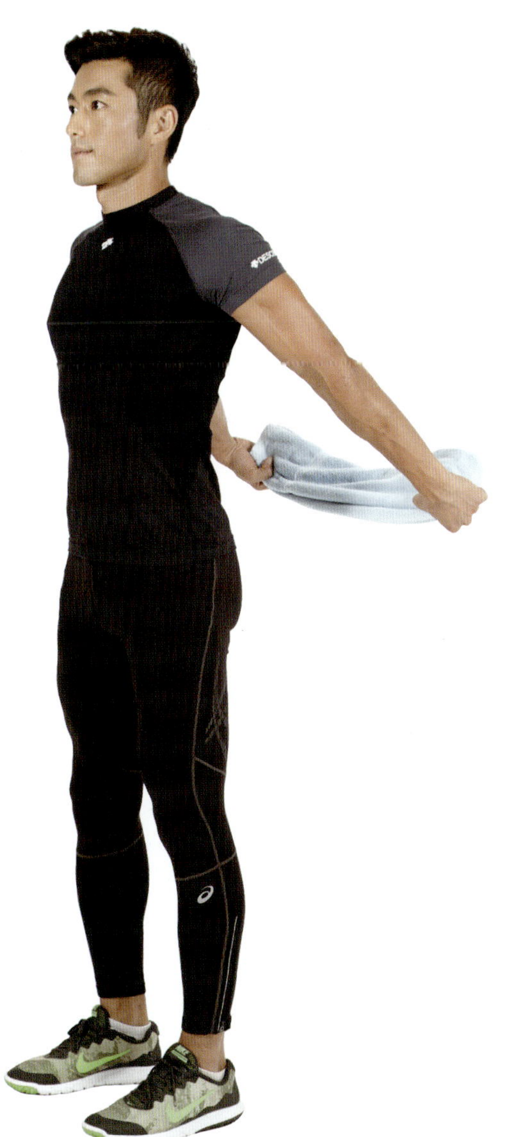

응용 1　깍지 대신 수건을 이용해도 좋다.

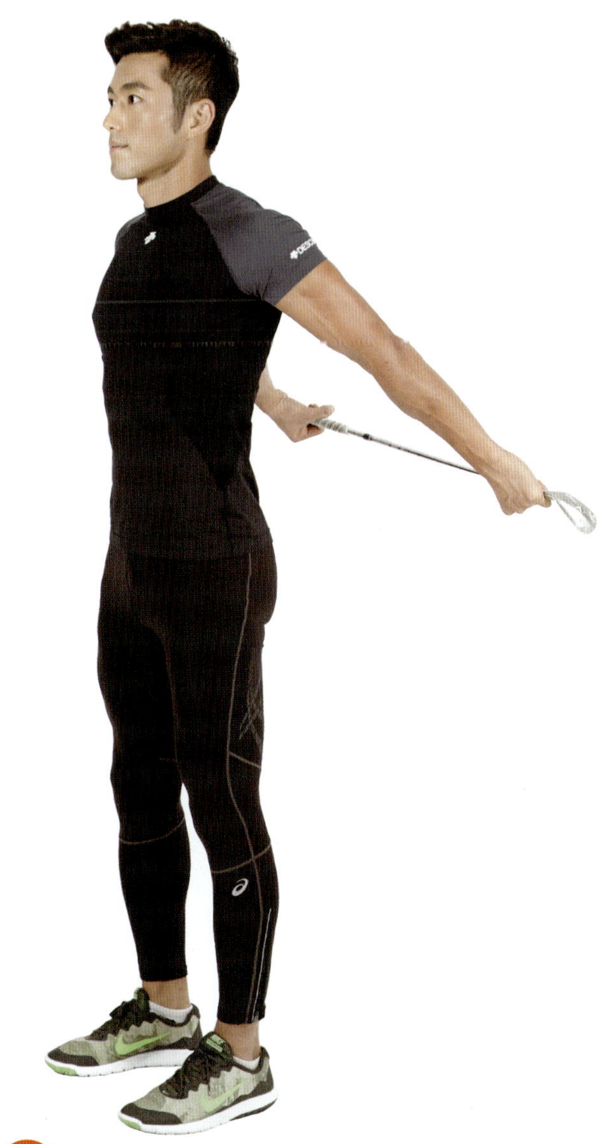

응용 2　깍지 대신 골프채를 이용해도 좋다.

팔 안쪽 회전하여 늘이기

좌우 각각 30초씩 X 2회

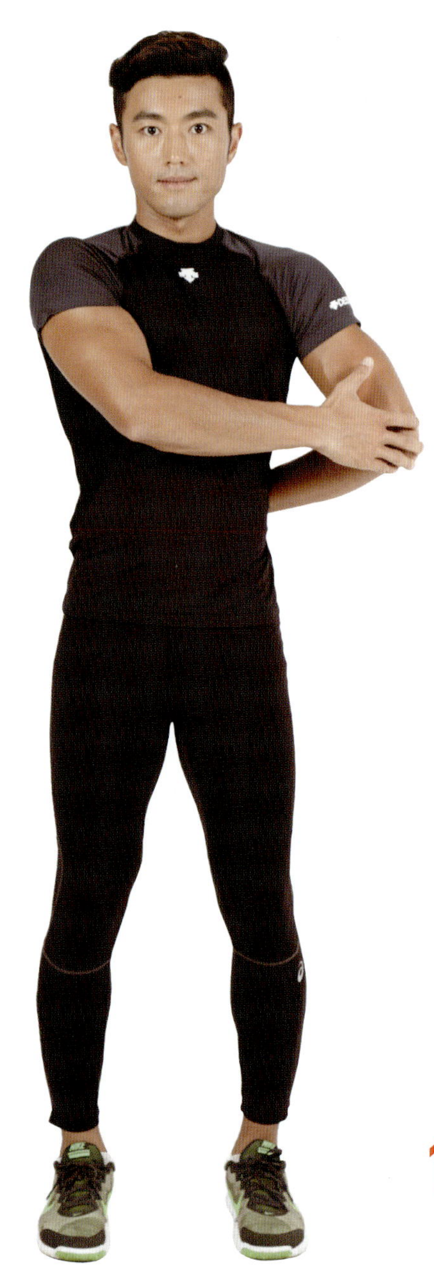

1 바로 서서 왼쪽 팔꿈치를 구부려 손등을 허리에 댄다. 오른손은 왼쪽 팔꿈치를 잡는다.

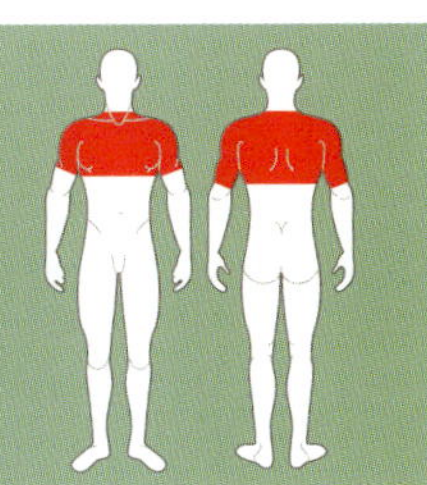

Tip   어깨나 손목에 통증이 느껴지면 손을 엉덩이에 댄다.

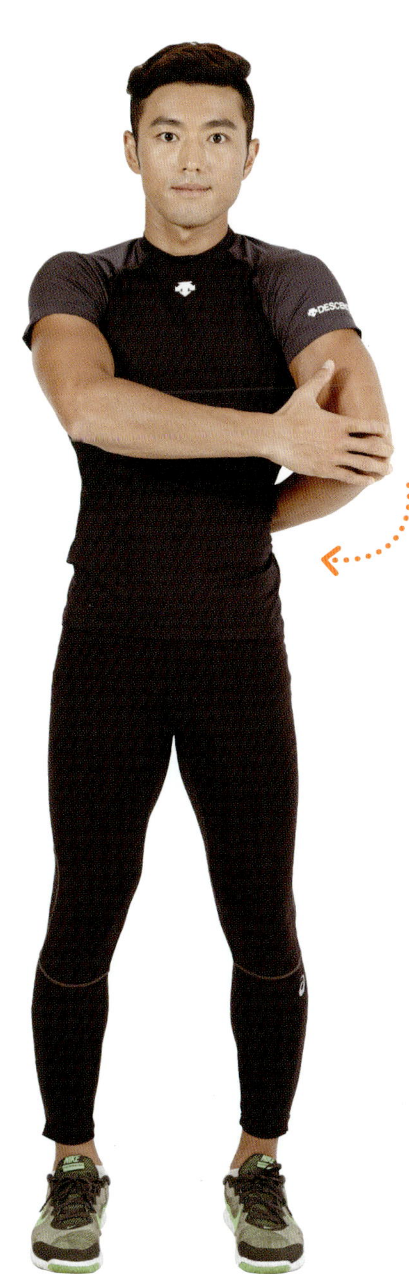

2 오른손으로 왼쪽 팔꿈치를 30초 동안 안으로
당긴다. 반대쪽도 같은 방법으로 실시한다.

08 팔 바깥쪽 회전하여 늘이기

30초씩 X 2회

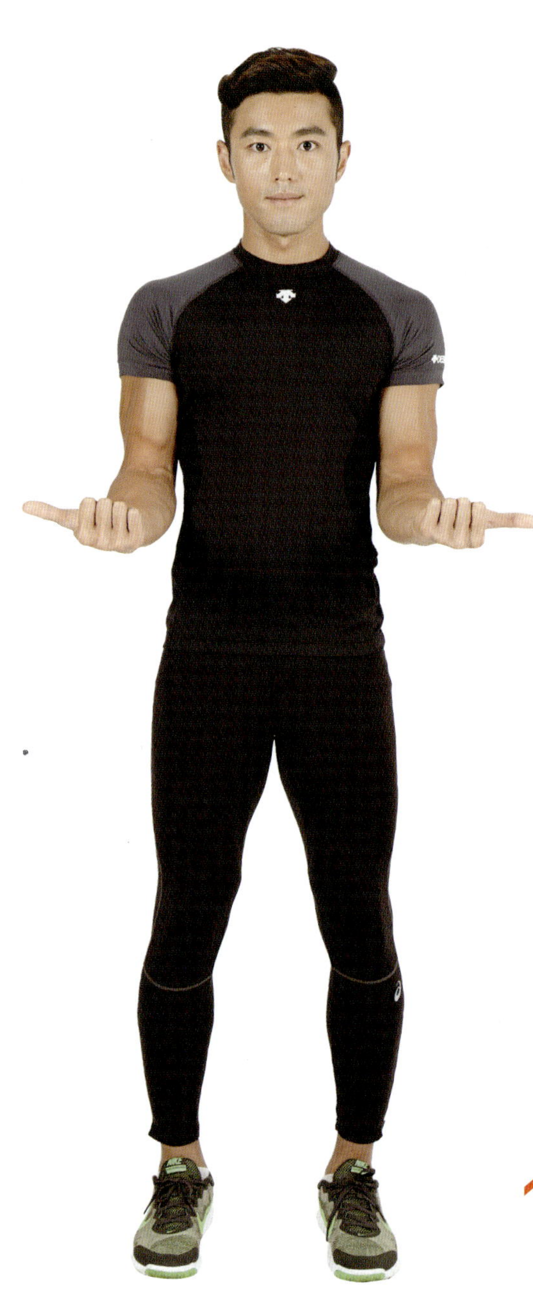

1 바로 서서 엄지손가락을 펴고 주먹을 쥔다.
양팔을 직각으로 접어 어깨부터 팔꿈치까지
가슴 옆에 붙인다.

효 과 잘못된 자세로 공을 던지거나 라켓을 휘두르면 어깨와 가슴 앞쪽 근육들이 뭉쳐 통증이 발생하기 쉽다. 이런 통증을 해소하는 스트레칭으로 어깨 관절과 어깨 앞쪽 근육(어깨세모근), 가슴 근육(큰가슴근), 등 중간 근육(큰원근, 넓은등근)과 어깨뼈 밑의 근육(어깨밑근)을 풀어 주어 팔을 바깥쪽으로 회전하는 움직임이 부드러워진다.

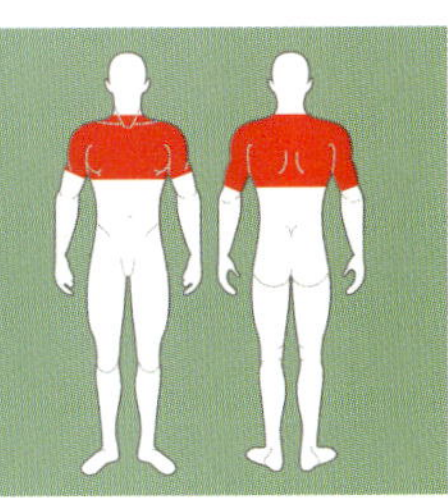

양팔의 회전 범위가
같은지 확인한다.

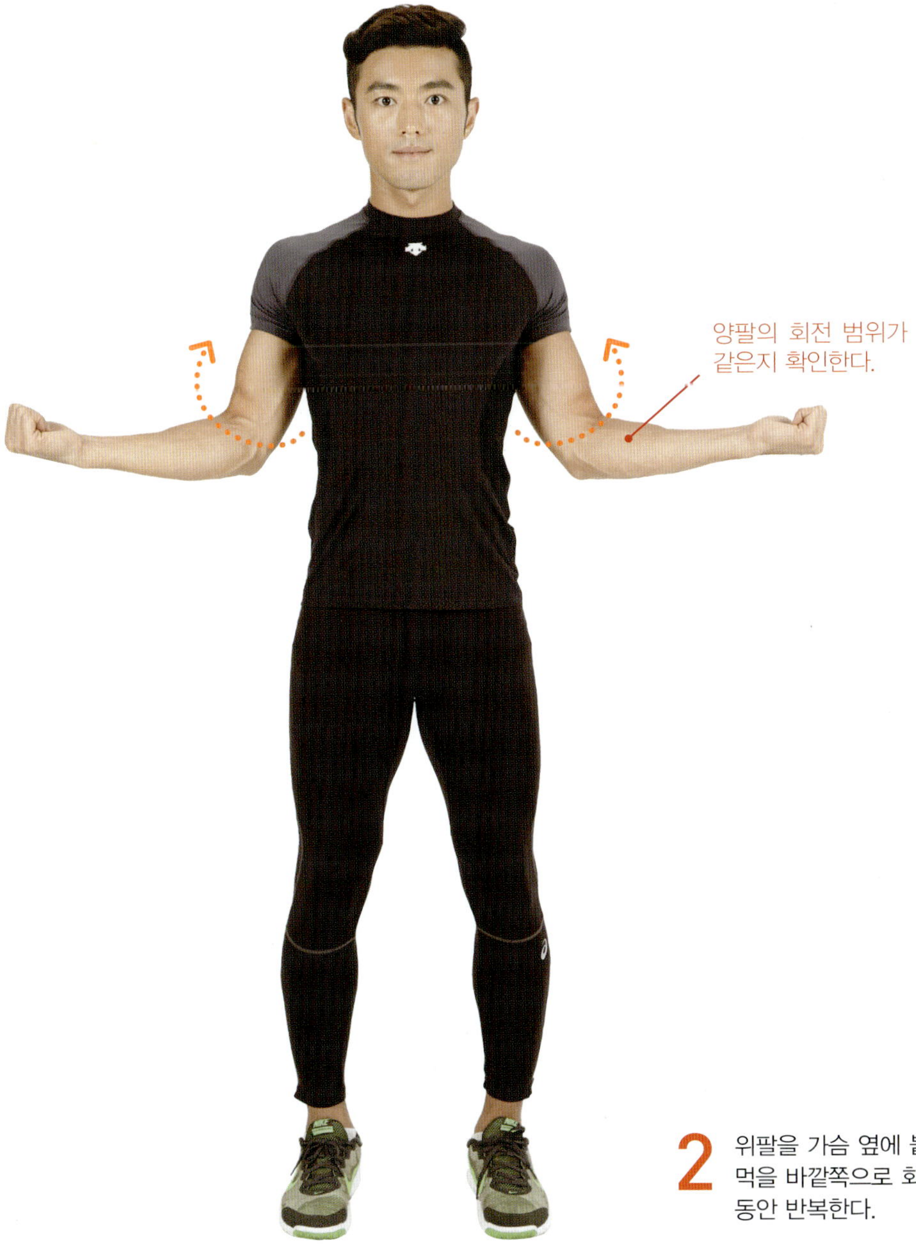

2 위팔을 가슴 옆에 붙인 상태를 유지하며 주먹을 바깥쪽으로 회전한다. 이 동작을 30초 동안 반복한다.

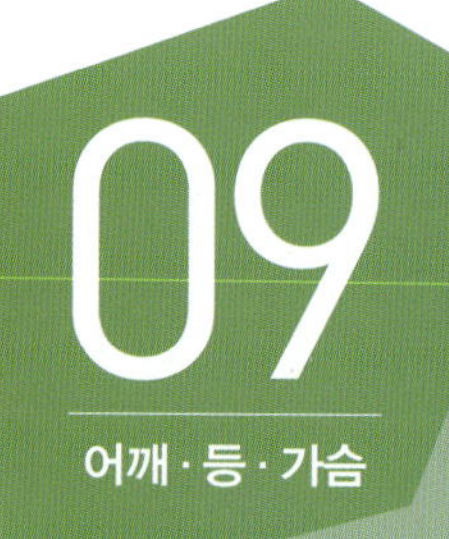

09 어깨 위 늘이기

좌우 각각 30초씩 X 2회

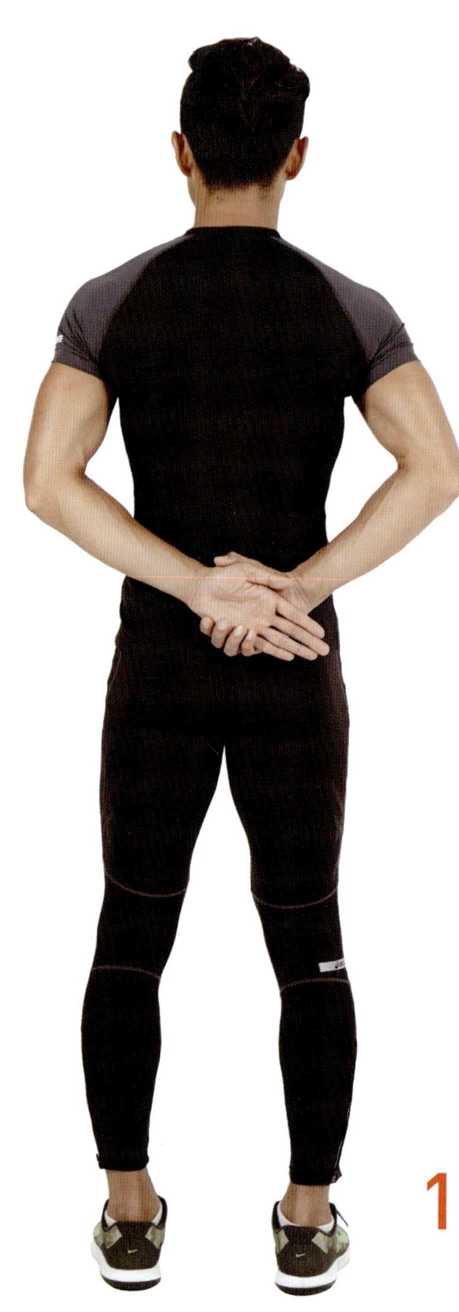

1 바로 서서 왼손을 엉덩이 뒤로 보내고 오른손으로 왼손을 잡는다.

어깨를 과도하게 많이 사용하거나 자세가 구부정하면 어깨 관절이 굳어지거나 관절 사이가 좁아진다. 이로 인해 연골끼리 충돌하여 상처가 나거나 어깨 통증이 발생하기도 한다. 이 스트레칭은 어깨 위쪽 근육(가시위근, 어깨올림근)과 목과 어깨 뒤쪽 근육(등세모근), 목 옆 근육(목빗근, 목갈비근)을 풀어주어 어깨 관절 사이의 간격을 유지하고 어깨와 목의 움직임을 부드럽게 해준다.

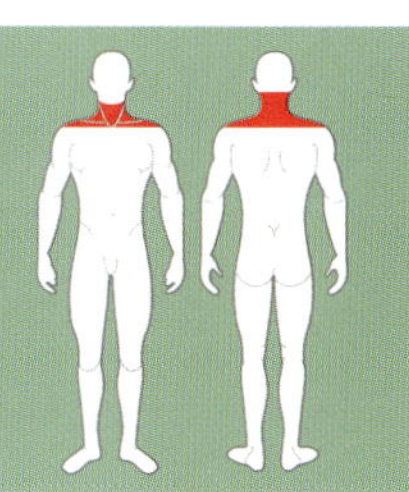

Tip 엉덩이 뒤에서 양손을 잡을 수 없다면 수건이나 골프채를 이용해도 좋다.

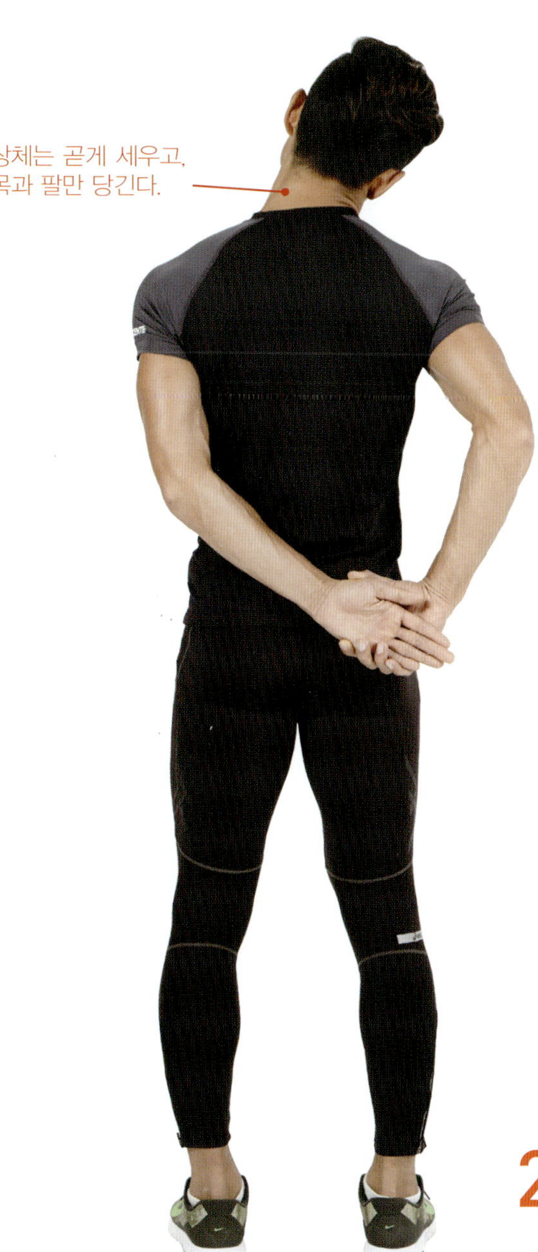

2 머리를 오른쪽으로 굽히며 왼손도 오른쪽으로 당긴다. 이 자세를 30초 동안 유지한다. 반대쪽도 같은 방법으로 실시한다.

01

팔·손

팔꿈치와 손목 돌리기

안쪽 · 바깥쪽 각각 30회 X 2세트

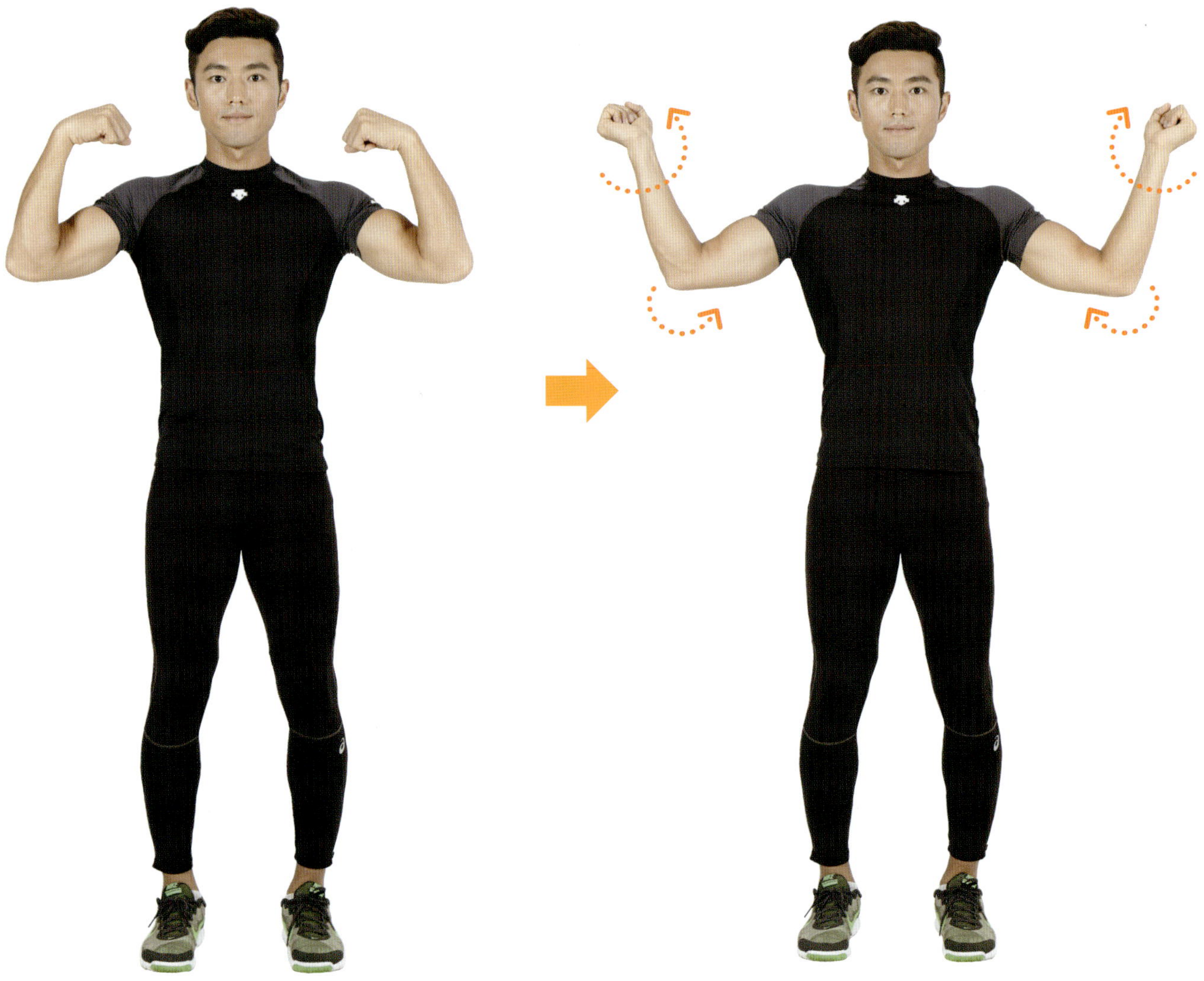

1 골반 너비로 다리를 벌리고 바로 서서 양팔을 수평으로 들어 올리고 팔꿈치를 접는다.

2 팔꿈치와 손목을 함께 안으로 돌린다.

팔꿈치와 손목 관절은 위팔과 아래팔, 아래팔과 손을 연결하는 지렛대로 사용 빈도가 높은 만큼 무리한 움직임에 쉽게 손상된다. 이 스트레칭은 팔과 손 부위 조직들을 스트레칭하기 전에 부상을 예방하고 움직임을 활성화하는 준비운동이다. 이 동작을 통해 팔꿈치와 손목 관절에 연결된 근육, 힘줄, 인대 등의 조직들이 부드러워진다.

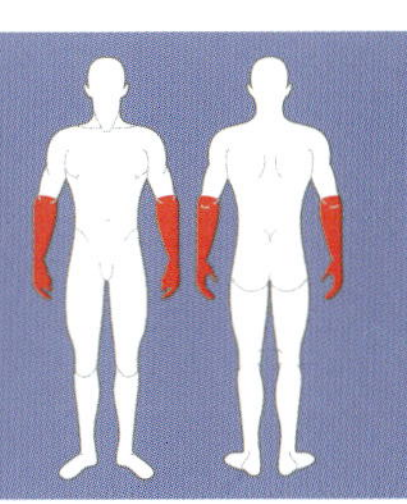

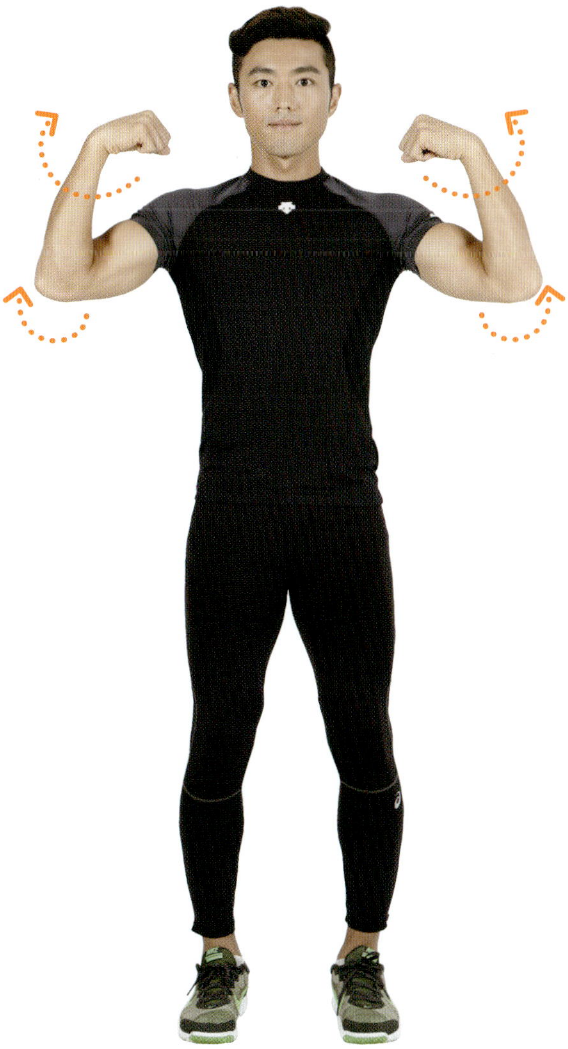

3 팔꿈치와 손목을 함께 밖으로 돌린다.

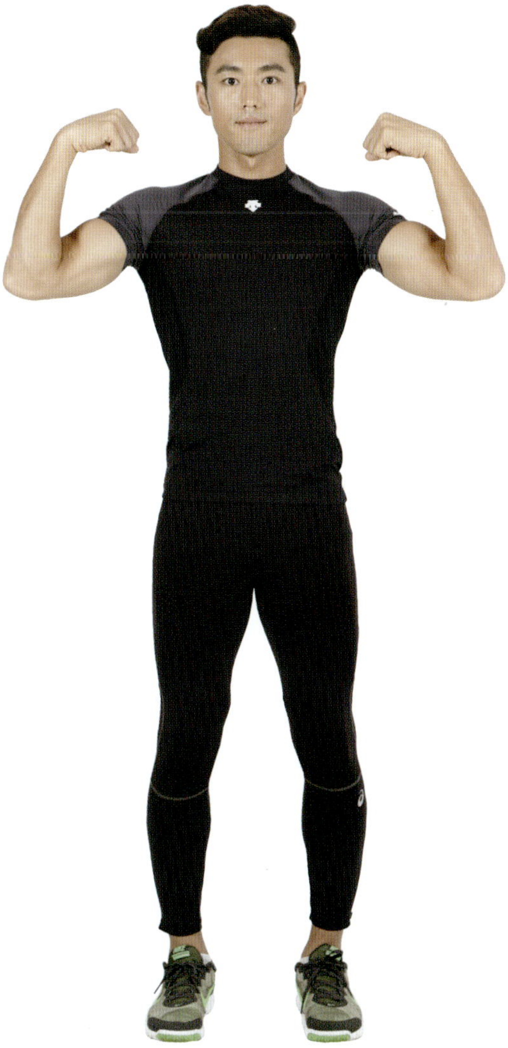

4 시작 위치로 되돌아온다.

02 위팔 안쪽 늘이기

좌우 각각 30초씩 X 2회

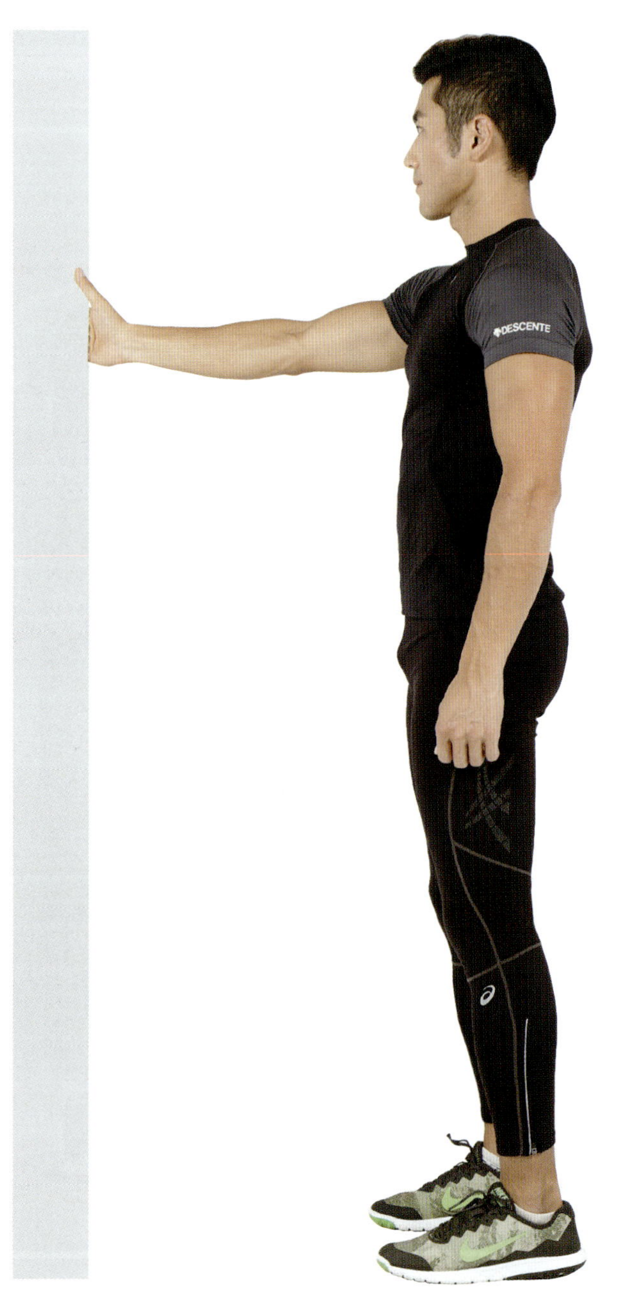

1 어깨너비만큼 다리를 벌리고 벽 앞에 바로
선다. 오른팔이 바닥과 수평을 이루도록 오
른손으로 벽 가장자리를 잡는다.

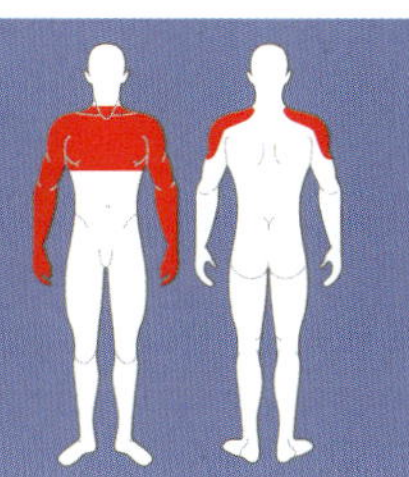

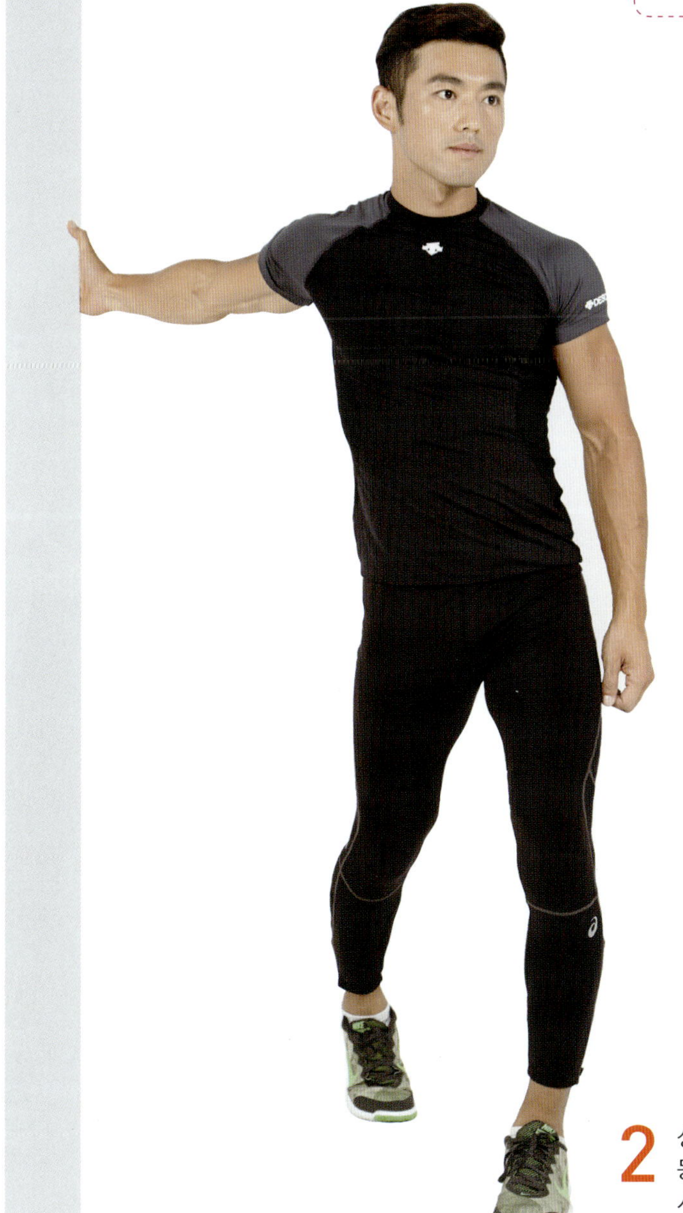

2 상체를 왼쪽으로 비틀어 위팔 안쪽을 30초
동안 늘여준다. 반대쪽도 같은 방법으로 실
시한다.

위팔 뒤쪽 늘이기

좌우 각각 30초씩 X 2회

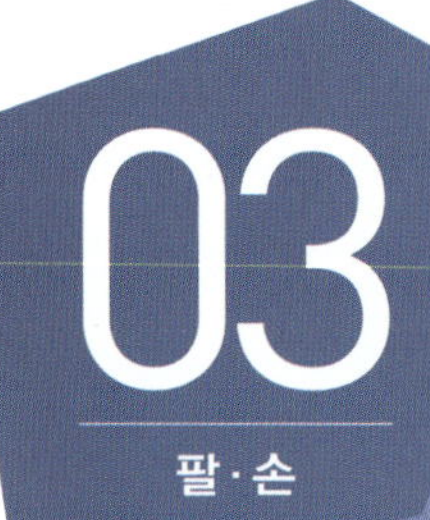

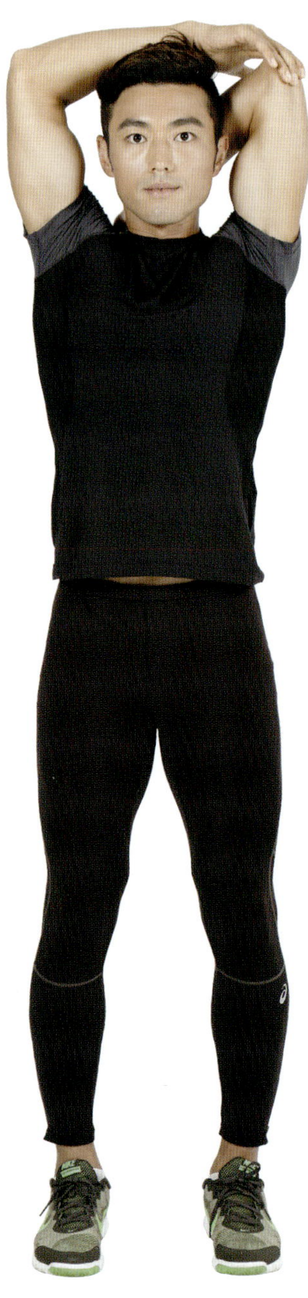

1 왼팔을 머리 뒤로 들어 수직으로 접는다.
오른손으로 왼쪽 팔꿈치를 잡고 30초 동안
아래로 당긴다.

효　　과　'어깨 뒤 늘이기'(어깨02, 35쪽)와 같은 동작으로 팔 뒤쪽을 늘이는 데도 효과적이다. 위팔 뒤쪽 근육(위팔세갈래근), 어깨 근육과 관절을 풀어주어 팔을 위로 올리거나 굽히는 움직임, 어깨 관절의 움직임이 유연해진다.

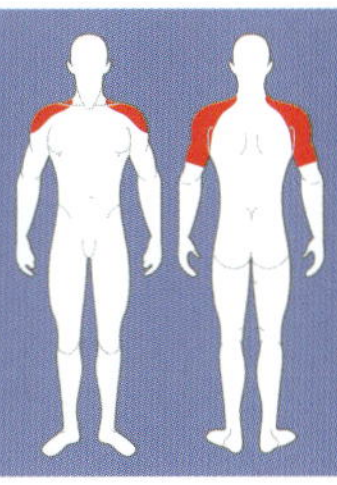

Tip 통증이 없는 범위까지만 팔을 당긴다.

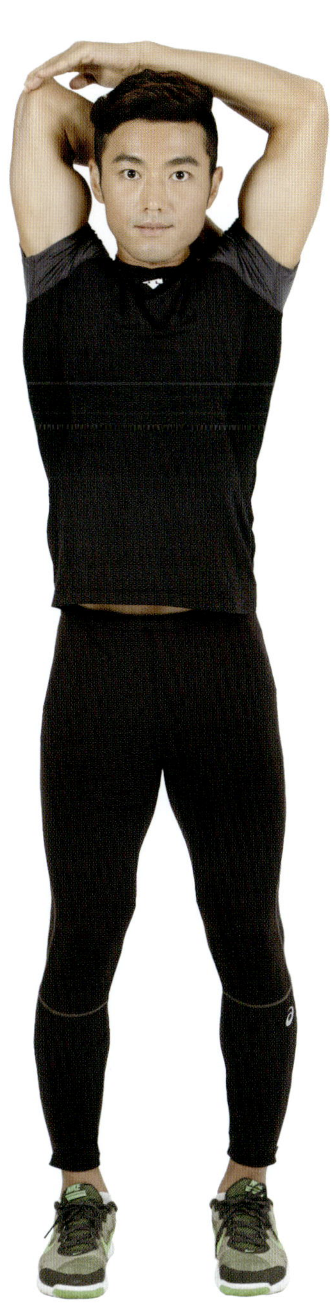

2 오른팔을 머리 뒤로 들어 수직으로 접는다. 왼손으로 오른쪽 팔꿈치를 잡고 30초 동안 아래로 당긴다.

아래팔 바깥쪽과 안쪽 비틀기

바깥쪽·안쪽 각각 30초씩 X 2회

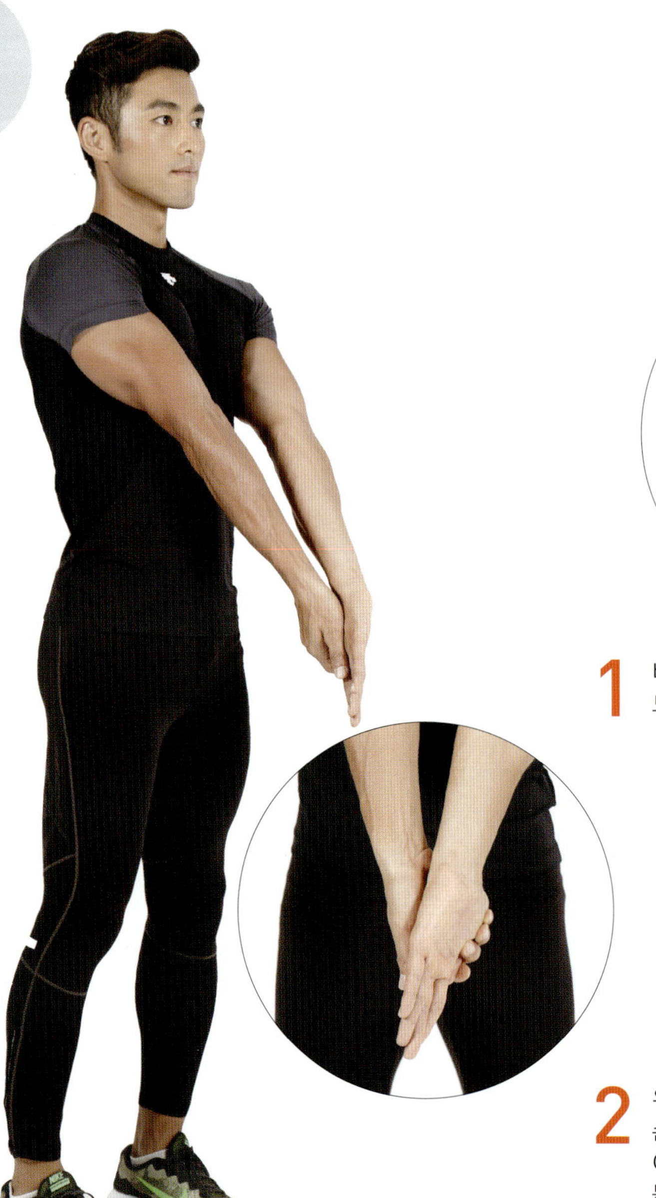

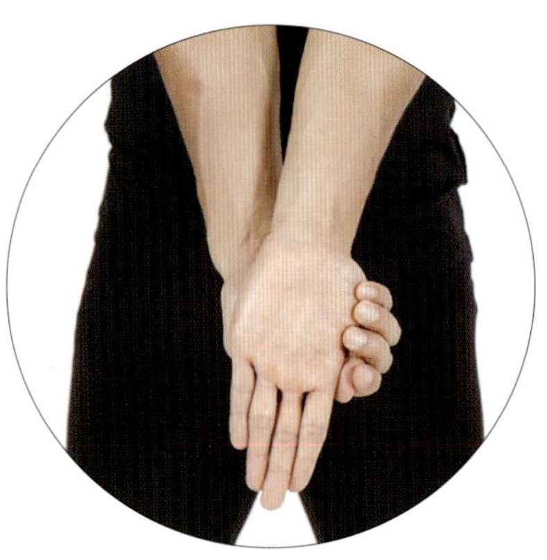

1 바로 서서 손바닥이 위를 향하도록 양손을 모아 팔을 앞으로 뻗는다.

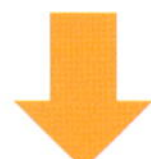

2 위에 놓인 손을 몸 바깥쪽으로 돌리고 아래 손은 위 손을 30초 동안 바깥쪽으로 민다. 이때 팔꿈치는 완전히 편 채로 아래팔을 비틀어야 한다. 반대쪽도 같은 방법으로 실시한다.

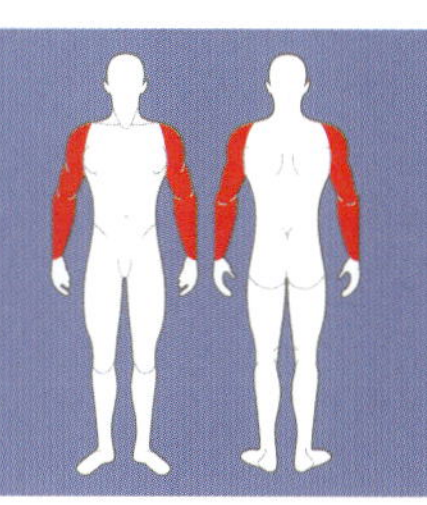

안쪽
비틀기

1 바로 서서 손바닥이 아래를 향하도록 양손
을 모아 팔을 앞으로 뻗는다.

2 아래에 놓인 손을 안쪽으로 돌리고 위에 놓
인 손은 아래 손을 30초 동안 안으로 당긴
다. 이때 팔꿈치는 완전히 편 채로 아래팔
을 비틀어야 한다. 반대쪽도 같은 방법으로
실시한다.

05

팔·손

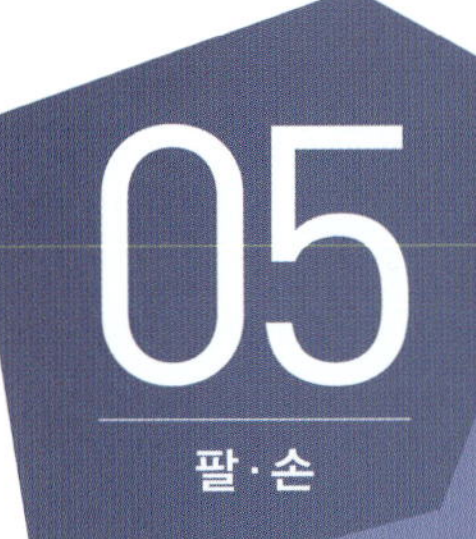

아래팔 바깥쪽 늘이기

좌우 각각 30초씩 X 2회

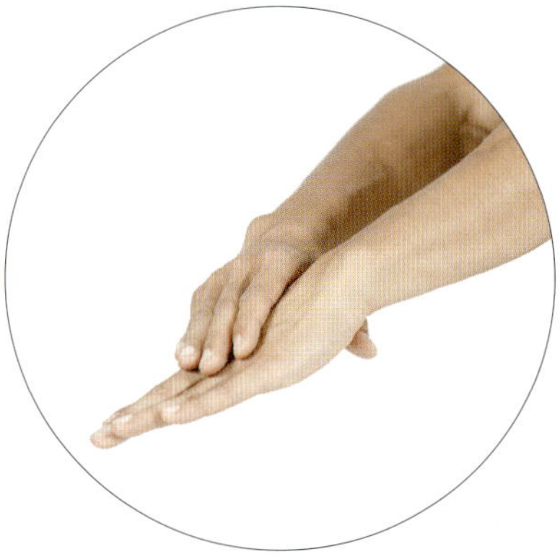

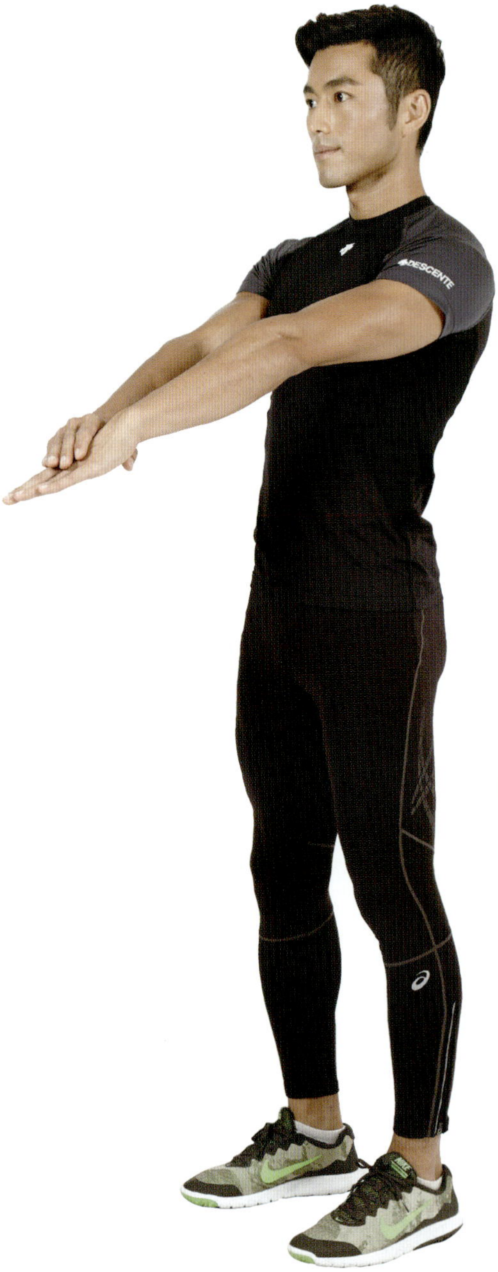

1 바로 서서 양손을 포개어 팔을 앞으로 뻗고 손바닥이 아래를 향하게 준비한다.

효　과 테니스나 배드민턴 같은 라켓 스포츠를 하기 전에 실시하는 기본 스트레칭 중 하나로 테니스 엘보tennis elbow 환자들에게 좋다. 아래팔 바깥쪽 근육(노쪽손목폄근, 자쪽손목폄근, 손가락폄근)을 풀어주어 손목을 안쪽으로 굽히는 움직임이 부드러워진다.

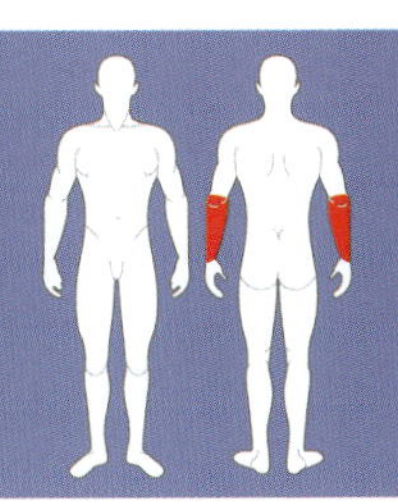

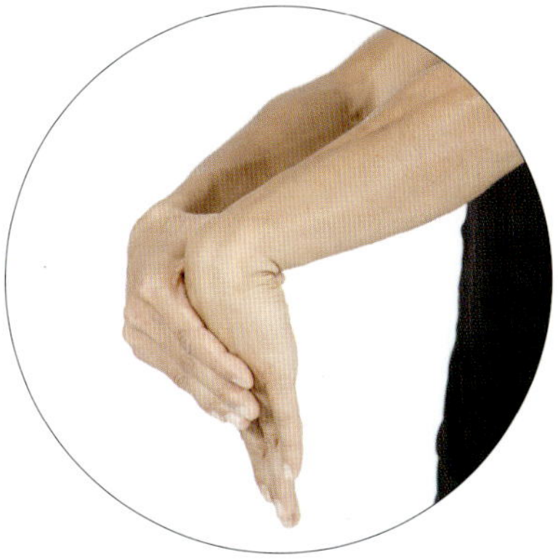

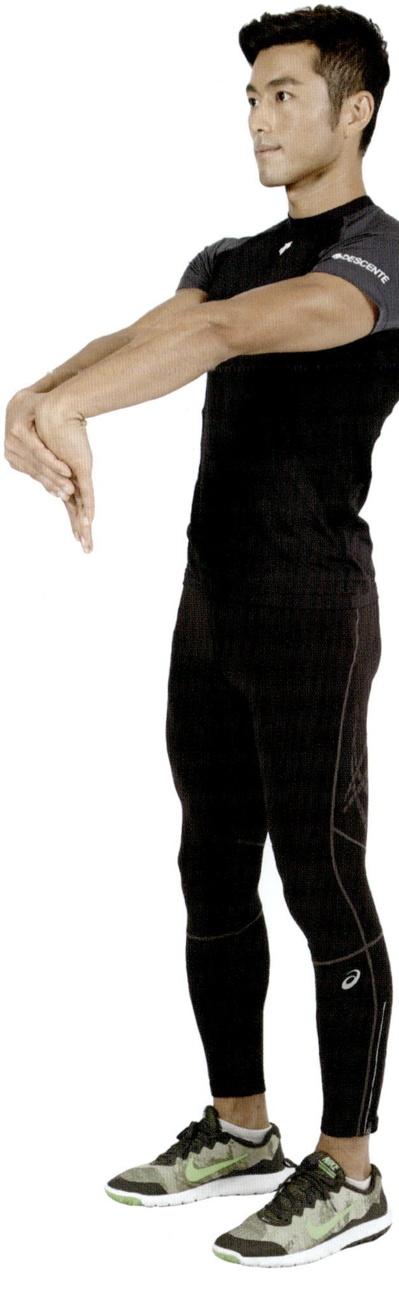

2 아래에 놓인 팔의 손목을 직각으로 굽히면서 위에 놓인 손바닥으로 아래 손목을 안으로 더 눌러준다. 이때 팔꿈치는 완전히 펴고 손목만 굽힌다. 이 동작을 30초 동안 유지한다. 반대쪽도 같은 방법으로 실시한다.

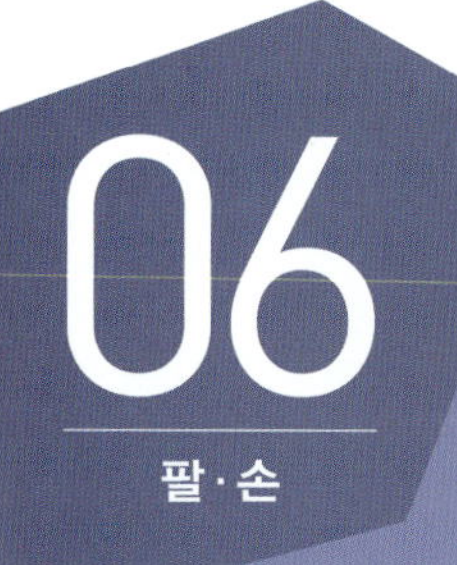

아래팔 안쪽 늘이기

좌우 각각 30초씩 X 2회

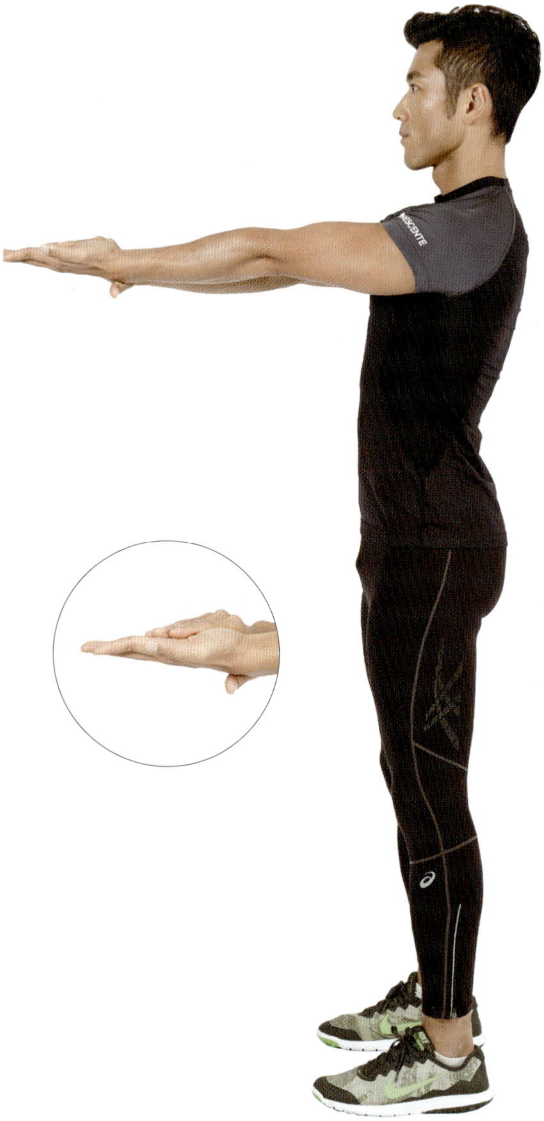

1 왼쪽 손바닥이 위를 향하게 팔꿈치를 편 채 팔을 수직으로 들어 올린다.

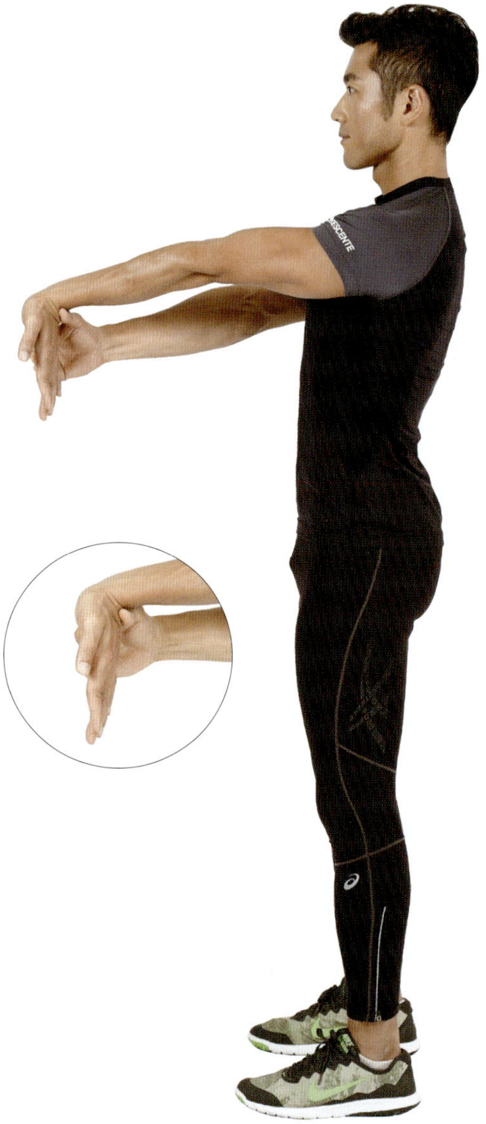

2 왼쪽 손목을 수직으로 굽히고 오른손으로 왼손을 안으로 30초 동안 잡아당긴다. 반대쪽도 똑같은 방법으로 실시한다.

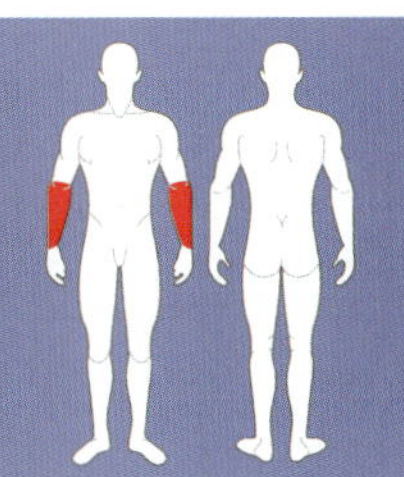

아래팔 안쪽 근육(노쪽손목굽힘근, 자쪽손목굽힘근, 긴손바닥근, 손가락굽힘근)을 풀어주어 손목을 바깥으로 굽히는 움직임이 좋아진다. 아래팔 바깥쪽 늘이기(팔05, 58쪽)와 함께 라켓 스포츠를 하기 전에 해야 하는 기본 스트레칭이다.

응용 2 양손을 합장하듯 가슴 앞에 모은 후 아래로 당긴다. 이 자세를 30초 동안 유지한다.

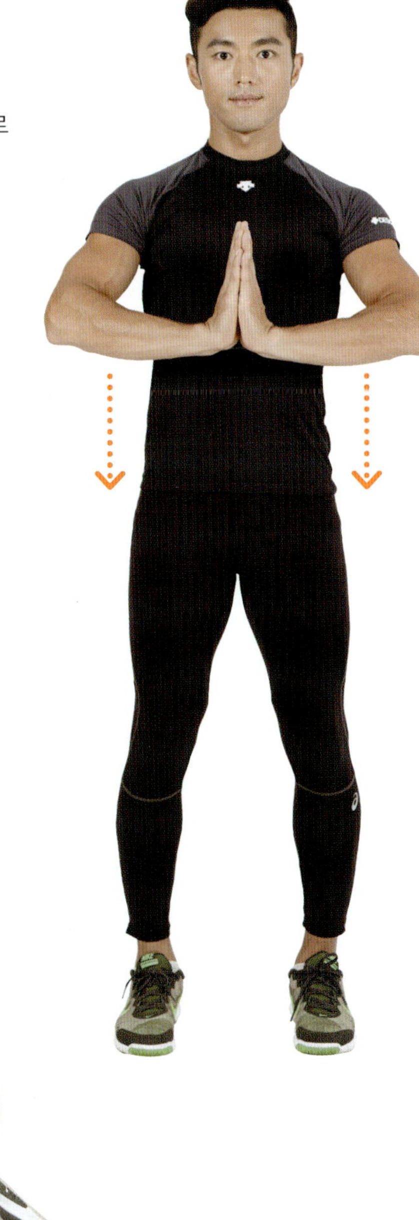

응용 1 매트에 앉아 무릎을 꿇고 손끝이 몸을 향하도록 손바닥을 내려놓는다. 상체의 체중으로 양팔을 30초 동안 가볍게 누른다.

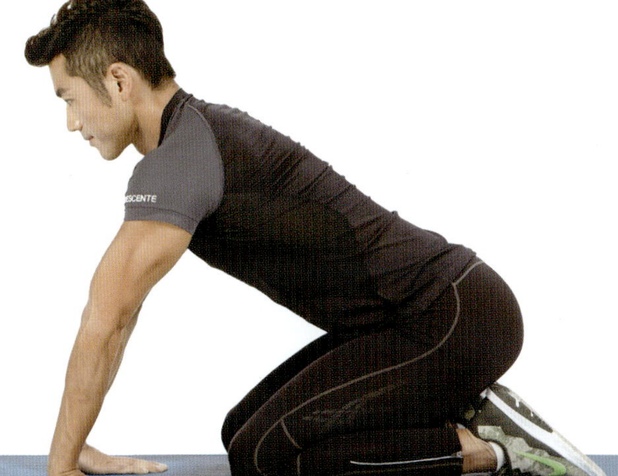

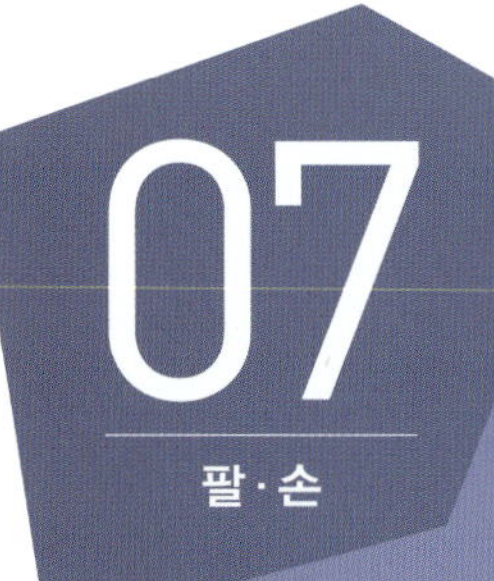

07 아래팔 양쪽 옆 늘이기

팔·손

좌우 각각 30초씩 X 2회

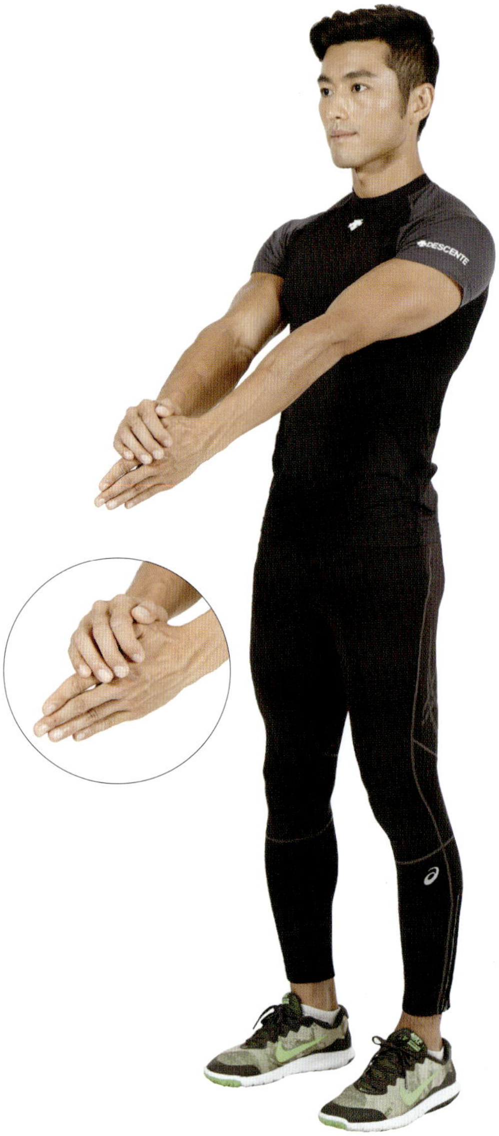

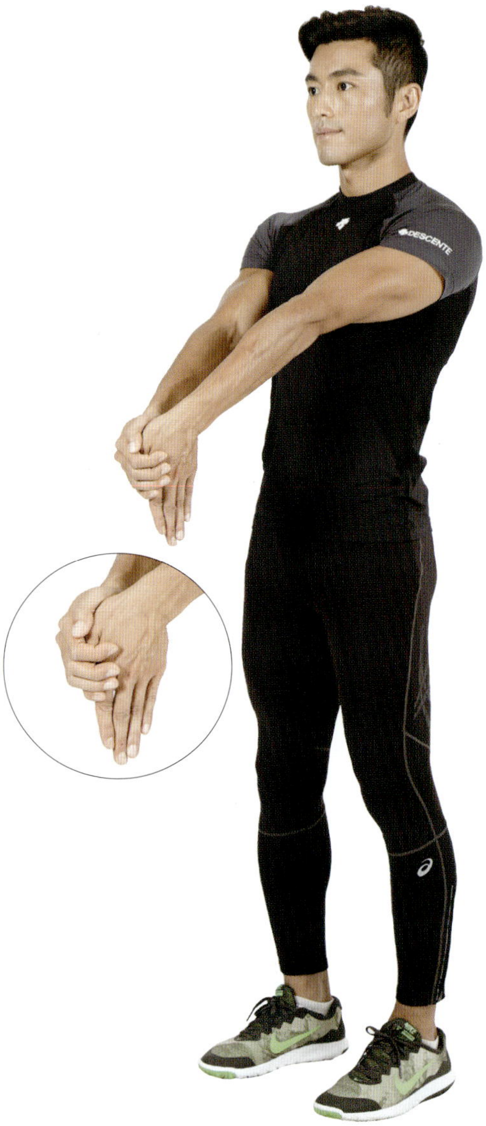

1 어깨너비로 바로 서서 양손 손바닥을 마주 댄 다음 팔꿈치는 완전히 펴고 팔을 45도 정도 들어 올린다. 오른손으로 왼손 위를 감싼다.

2 팔은 고정하고 왼쪽 손목만 90도 아래로 굽혀 손끝을 바닥으로 향하게 한다. 이 자세를 30초 동안 유지한다. 반대쪽도 같은 방법으로 실시한다.

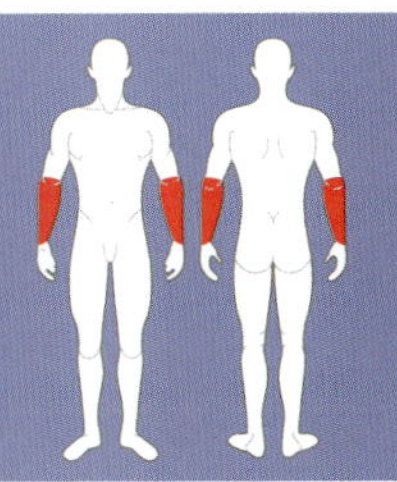

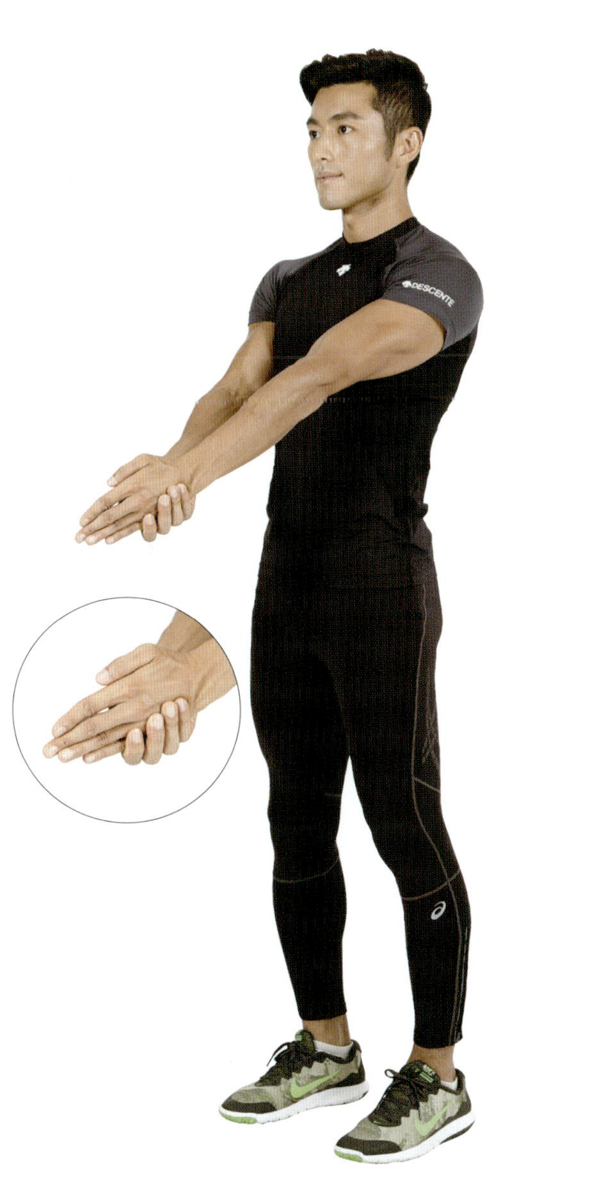

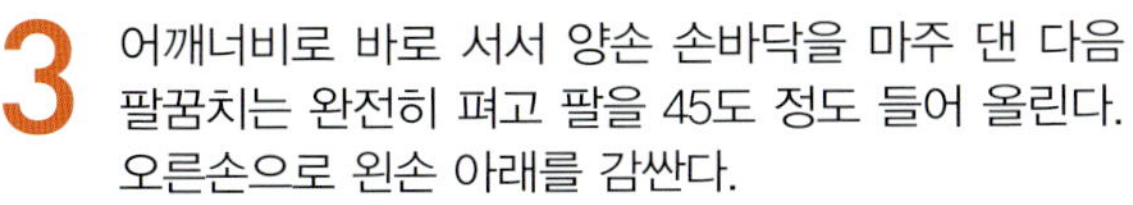

3 어깨너비로 바로 서서 양손 손바닥을 마주 댄 다음 팔꿈치는 완전히 펴고 팔을 45도 정도 들어 올린다. 오른손으로 왼손 아래를 감싼다.

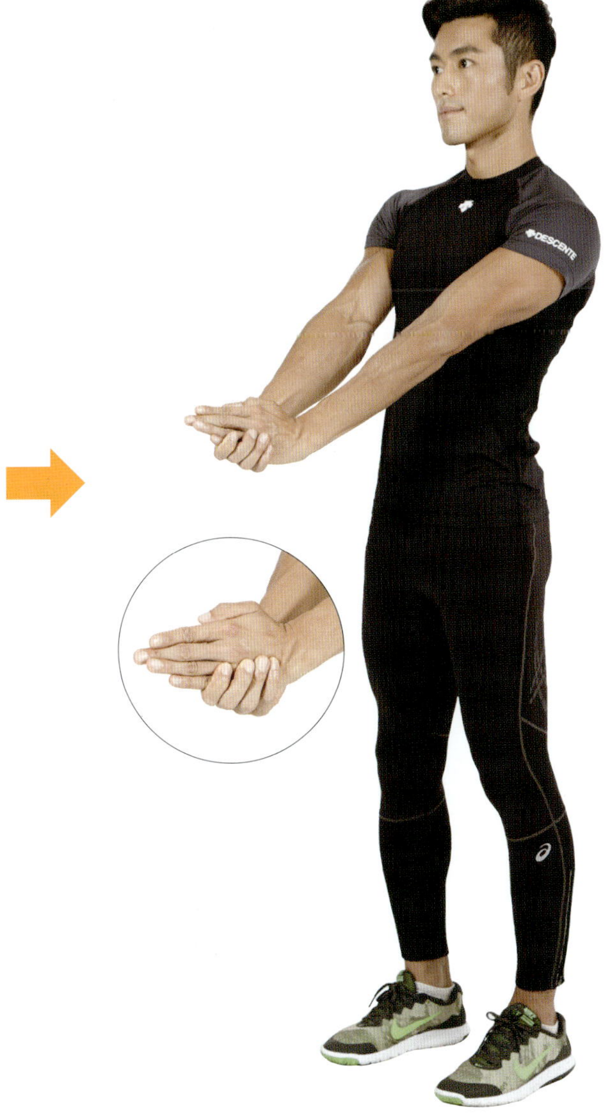

4 팔은 고정하고 왼쪽 손목만 90도 위로 굽혀 손끝을 천장으로 향하게 한다. 이 자세를 30초 동안 유지 한다. 반대쪽도 같은 방법으로 실시한다.

손가락 늘이기
좌우 각각 30초씩 X 2회

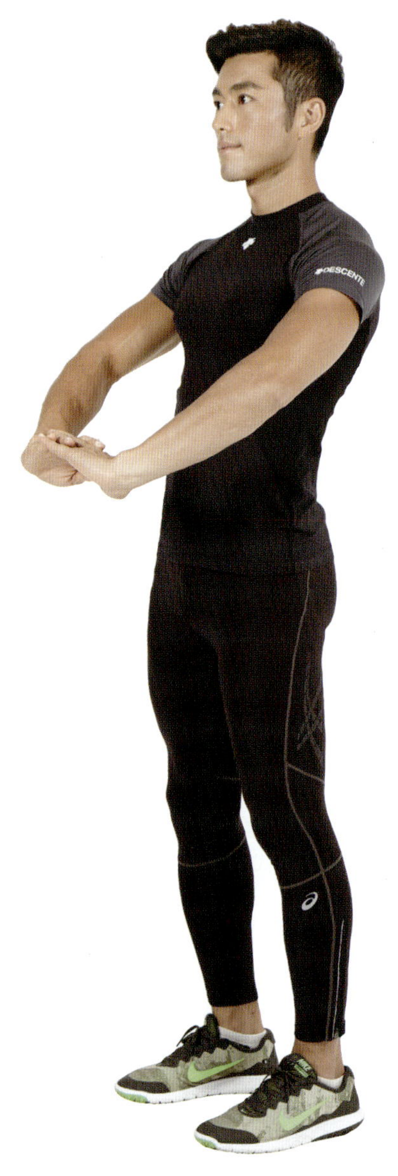

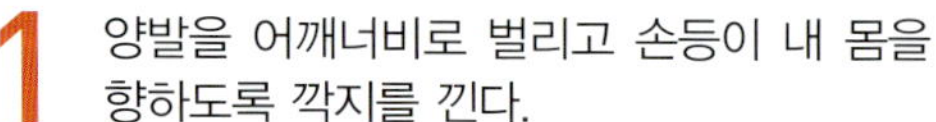

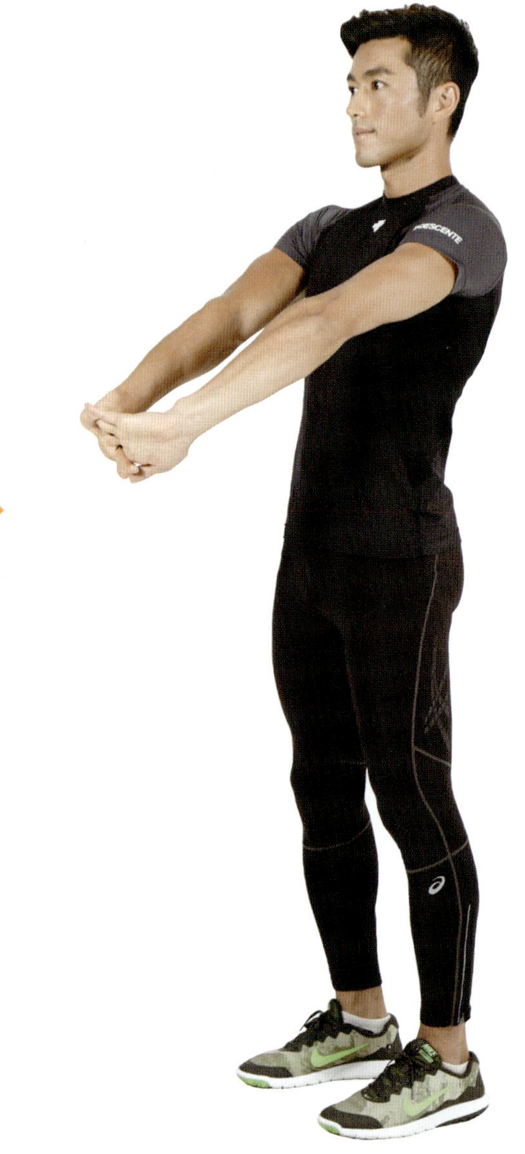

1 양발을 어깨너비로 벌리고 손등이 내 몸을 향하도록 깍지를 낀다.

2 양손과 양팔을 기지개 펴듯 앞으로 밀어 손가락을 늘인다. 이 자세를 30초 동안 유지한다.

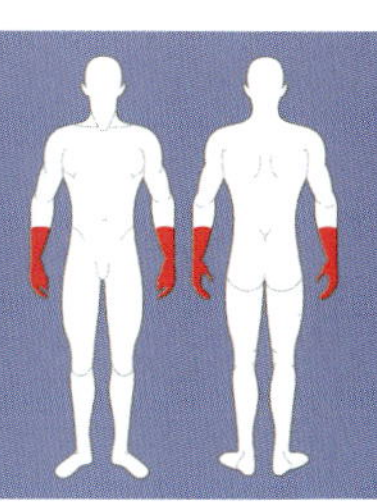

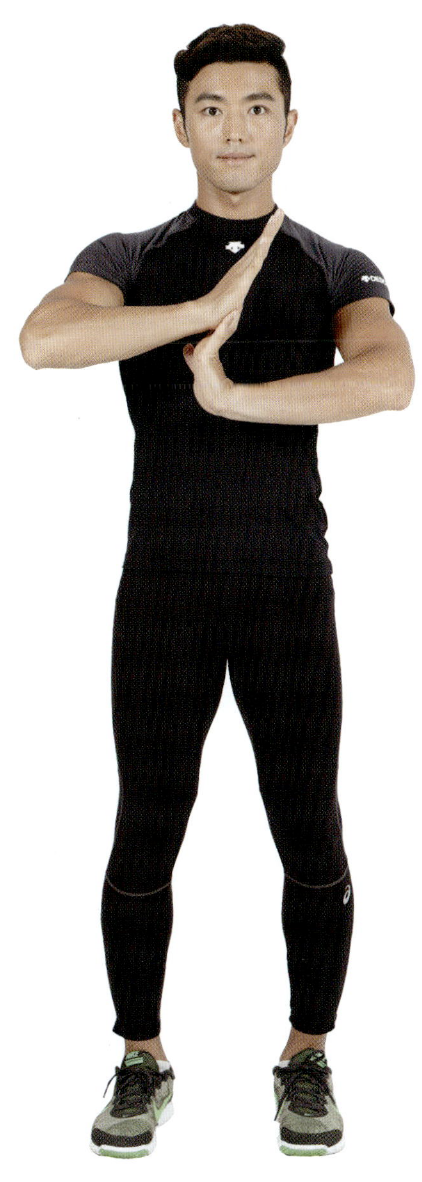

응용 1

합장하듯 양손을 모은 다음 왼손 네 손가락을 오른손 손
바닥 아래에 댄다. 30초 동안 오른손으로 왼쪽 손가락
을 밀어 늘여준다. 반대쪽도 같은 방법으로 실시한다.

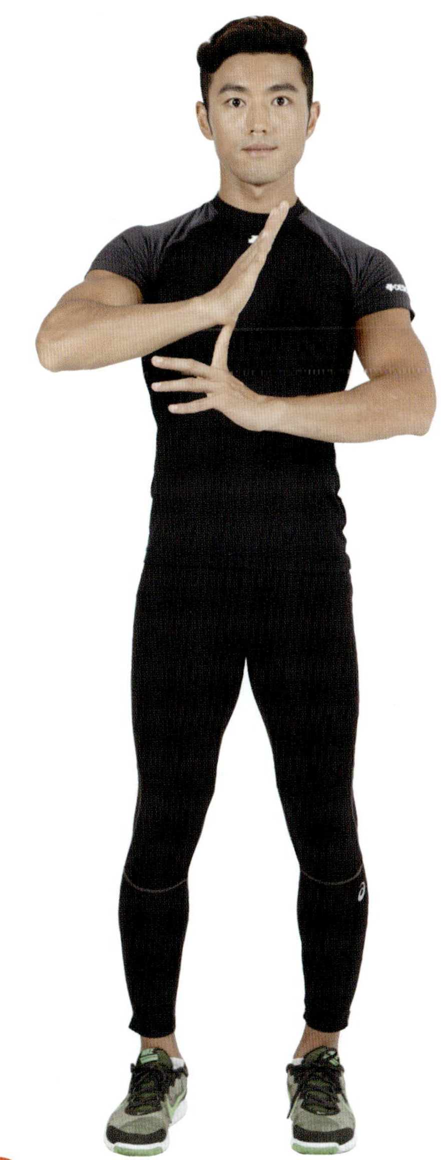

응용 2

응용1과 같은 방법으로 실시하되 한
손가락만 반대쪽 손바닥 아래에 대
고 늘여 30초 동안 유지한다.

09
팔·손

손가락 접기

좌우 각각 30초씩 X 2회

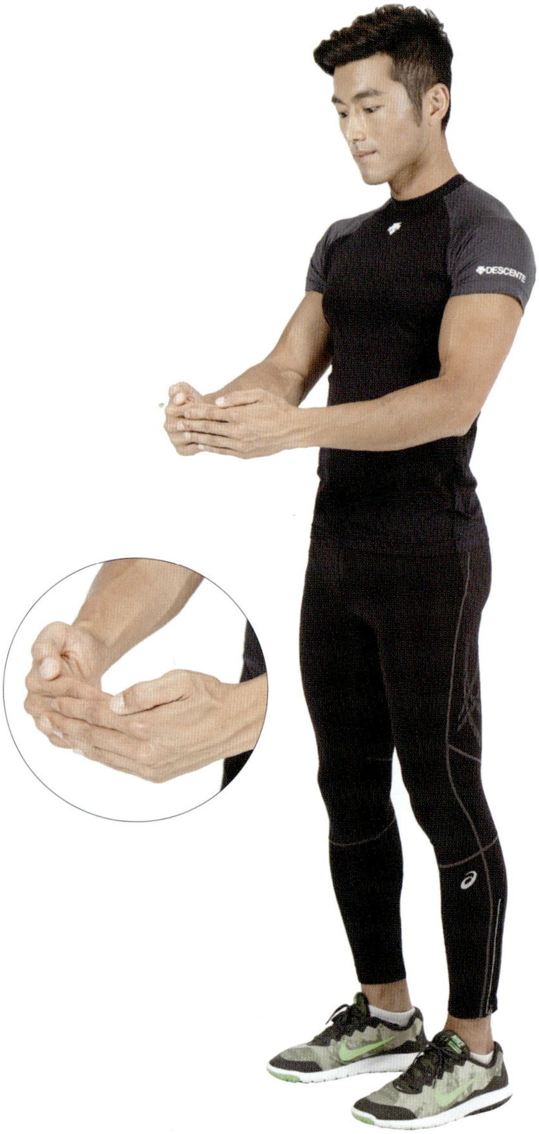

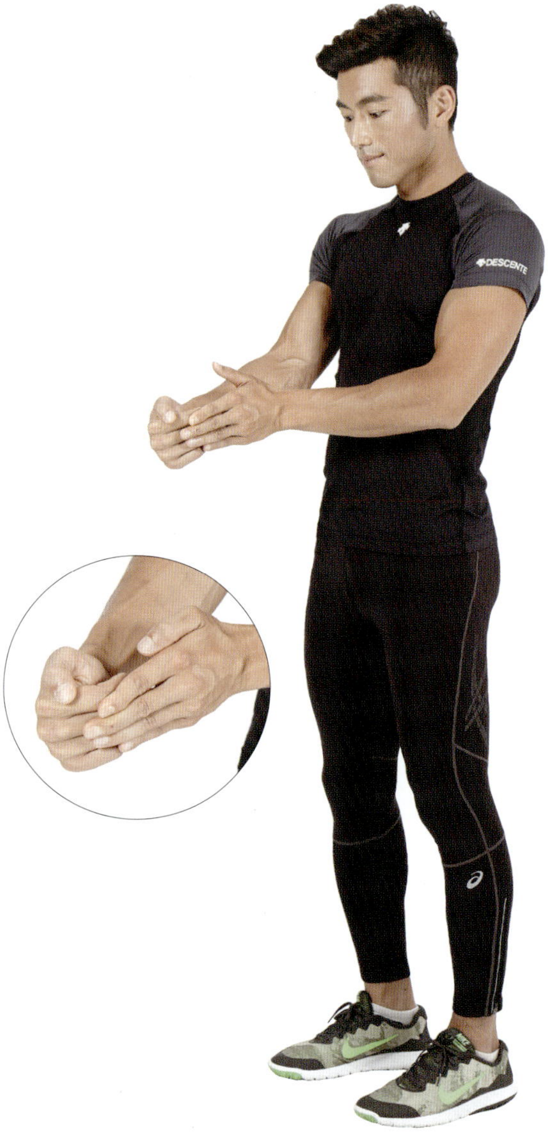

1 양손 손가락을 모아서 준비한다.

2 오른손의 네 손가락을 모두 접고 왼손으로 30초 동안 누른다. 반대쪽도 같은 방법으로 실시한다.

효　　과　손등에 있는 손가락을 펴는 근육과 손목을 바깥으로 굽힐 때 쓰는 근육을 풀어주어 손가락의 움직임. 손목을 안쪽으로 굽히는 움직임이 부드러워지는 스트레칭이다.

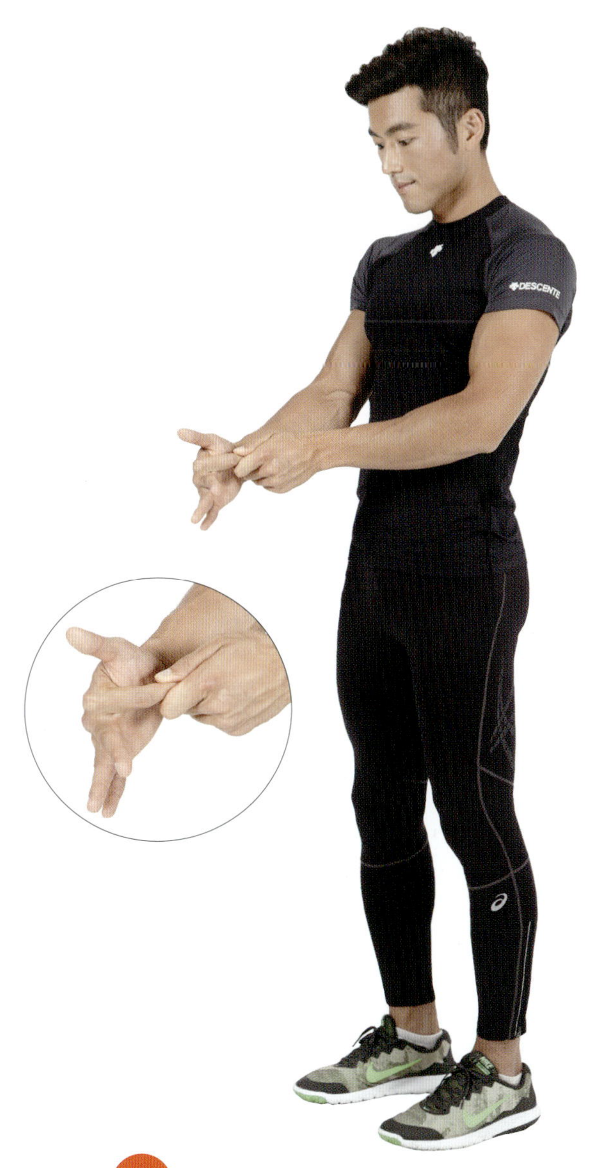

응용　오른쪽 손목을 안으로 굽히며 손가락 하나를 접는다. 접은 손가락을 왼손으로 잡고 30초 동안 늘인다.

01 서서 허리 돌리기

좌우 각각 30회 X 2세트

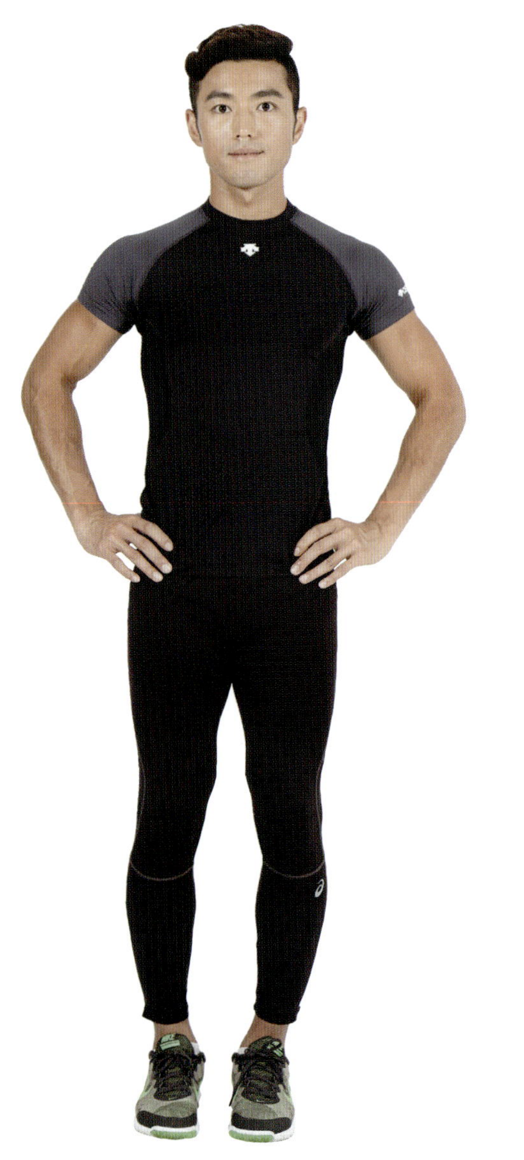

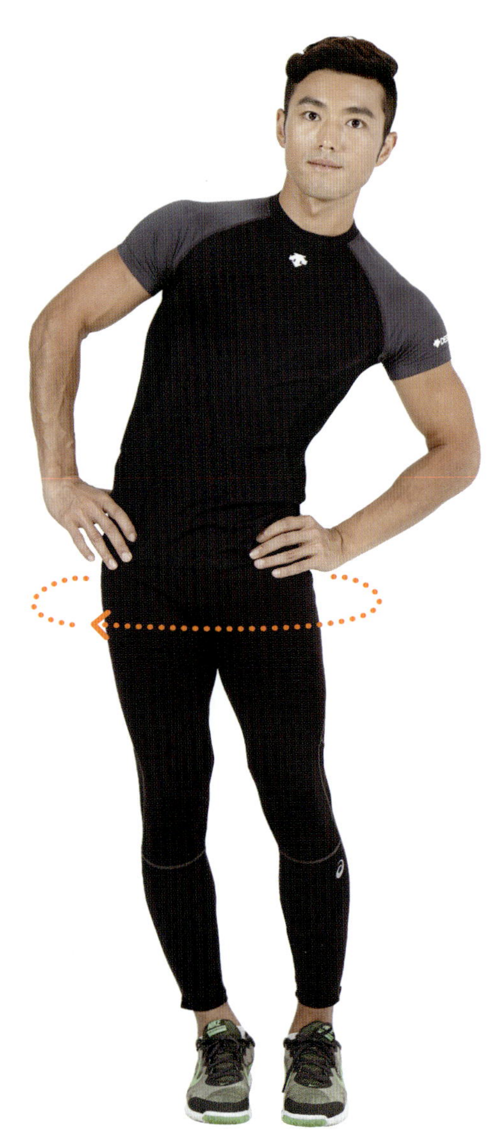

1 다리를 모으고 바로 서서 양손은 허리에 걸친다.

2 크게 원을 그리듯 허리를 오른쪽으로 천천히 돌린다. 반대쪽도 같은 방법으로 실시한다.

효 과 복부, 척추, 골반 부위는 우리 몸의 중심으로 코어core라고 불린다. 코어 근육은 배가로근, 다열근, 골반기저근, 횡경막으로 구성되어 몸의 중심을 잡아주고 안정적인 움직임이 가능하도록 한다. 이 스트레칭은 복부와 허리 부위를 본격적으로 자극하기 전에 하는 준비운동으로 복부와 허리에 연결된 근육, 힘줄, 인대 등의 신체 조직들이 부드러워진다.

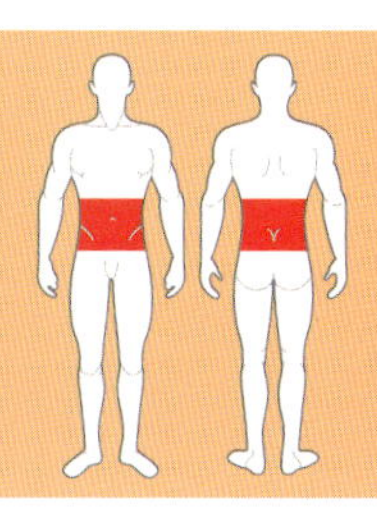

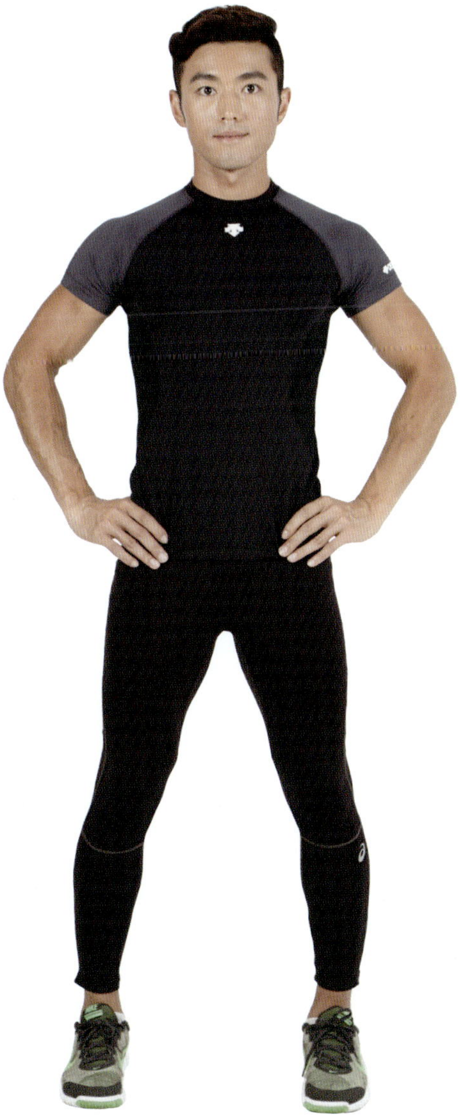

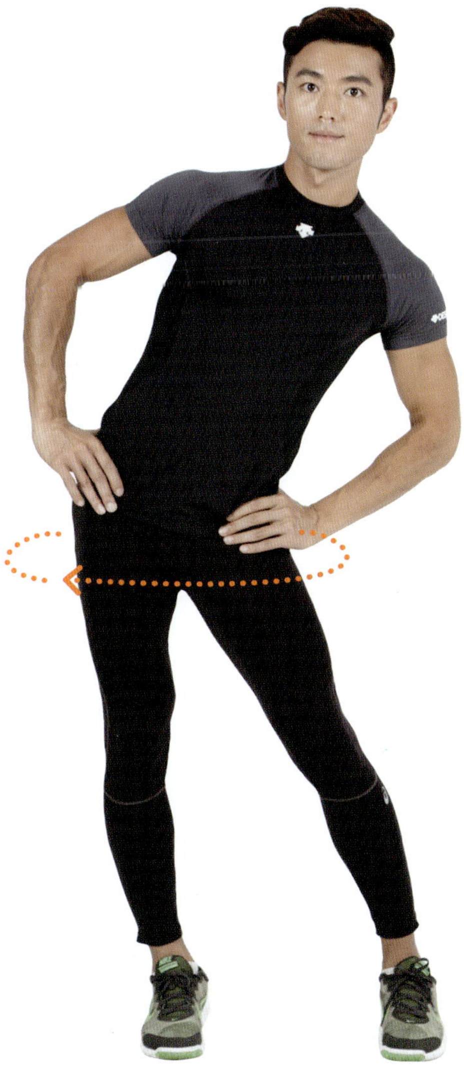

1 다리를 어깨너비로 벌리고 바로 서서 양손은 허리에 걸친다.

2 크게 원을 그리듯 허리를 오른쪽으로 천천히 돌린다. 반대쪽도 같은 방법으로 실시한다.

복부 옆 늘이기

좌우 각각 30초씩 X 2회

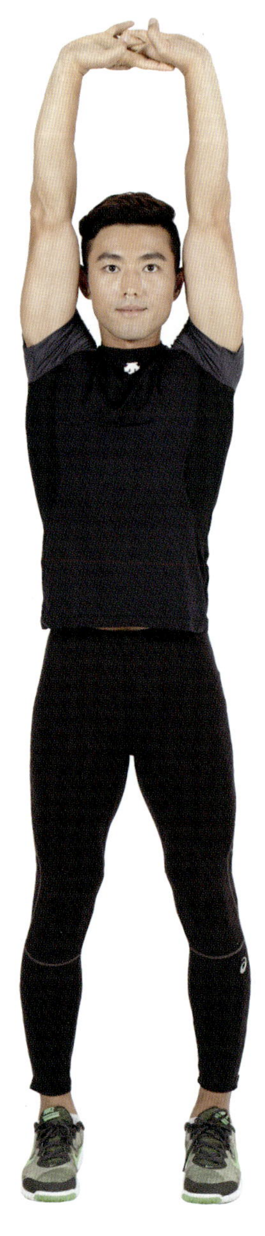

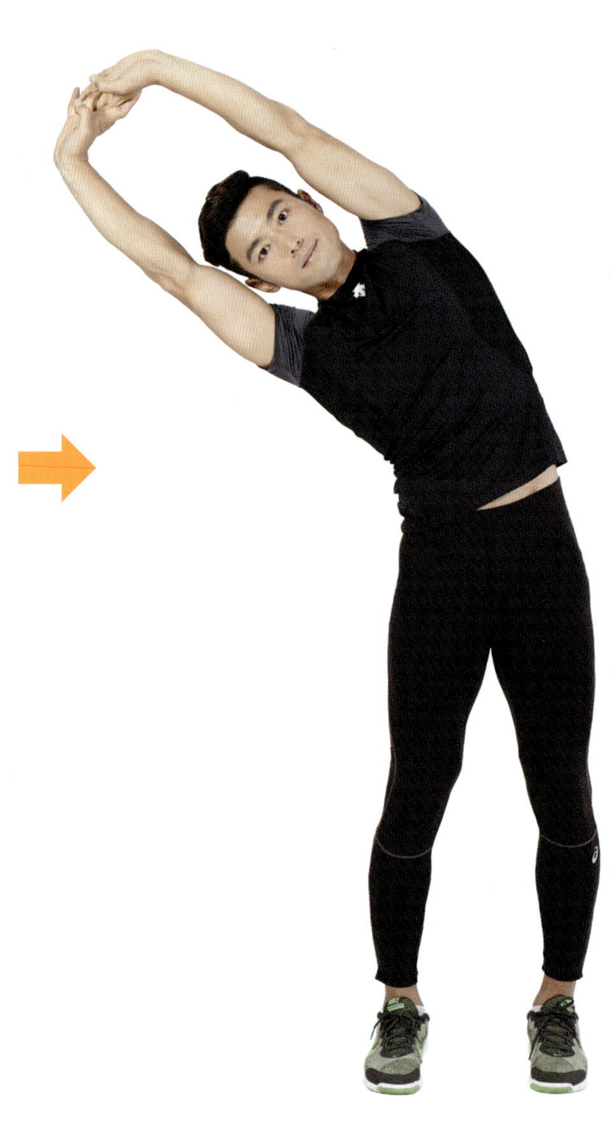

1 어깨너비로 다리를 벌리고 바로 선다. 양손을 머리 위로 올리고 깍지를 낀다.

2 다리와 골반은 정면을 바라본 상태를 유지하며 상체만 오른쪽으로 굽힌다. 이 자세를 30초 동안 유지한다. 반대쪽도 같은 방법으로 실시한다.

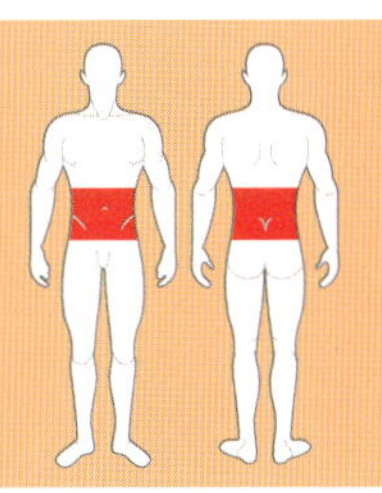

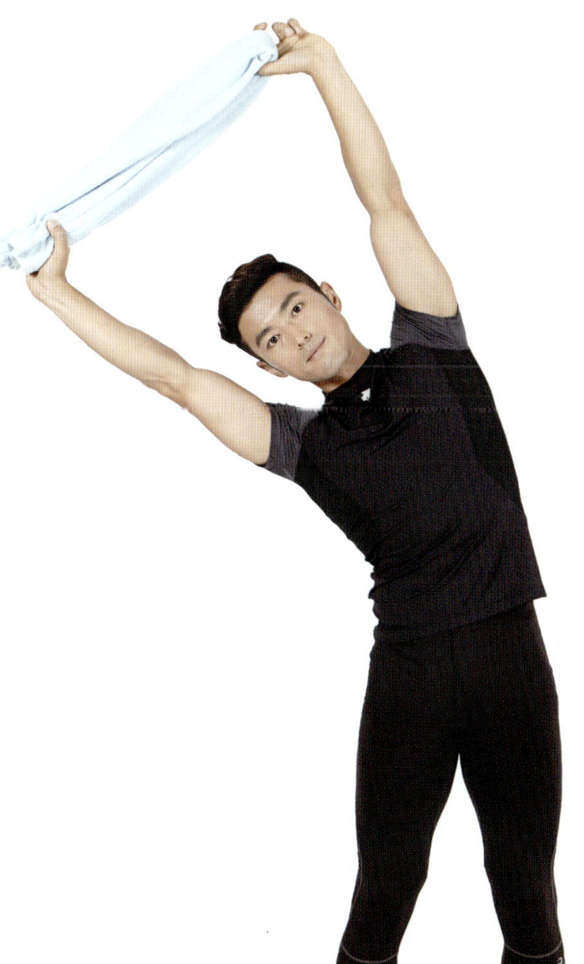

응용 **1** 깍지를 끼는 대신 수건이나 봉을 이용해도 좋다.

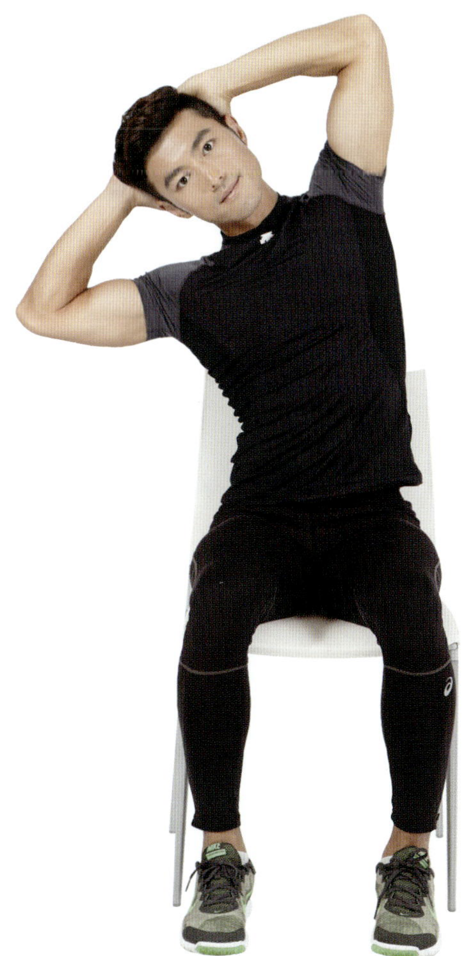

응용 **2** 의자에 앉은 채 양손을 머리 뒤에 대고 상체만 오른쪽으로 굽히고 30초 동안 유지한다. 반대쪽도 같은 방법으로 실시한다.

03 척추 늘이기

각 구간별로 5초, 10초, 15초씩 X 2회

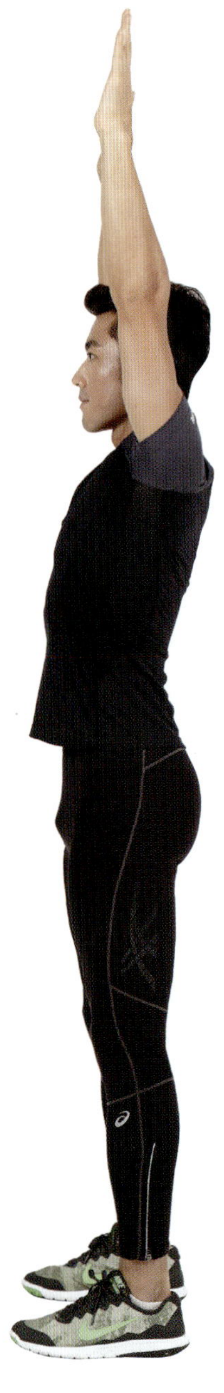

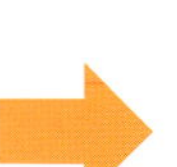

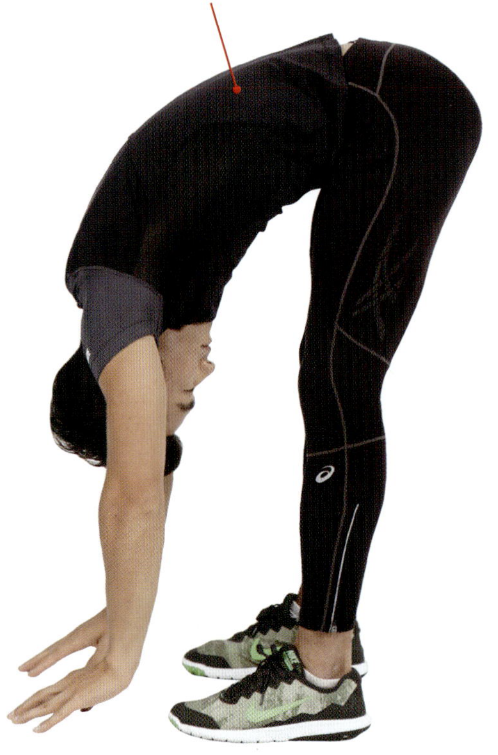

1 바로 서서 양팔을 머리 위로 든다.

2 다리는 펴고 상체에 힘을 뺀 채 허리를 굽혀 가능한 지점까지 5초 동안 천천히 내려간다. 그다음 허리를 최대한 굽히고 10초 동안 유지한다.

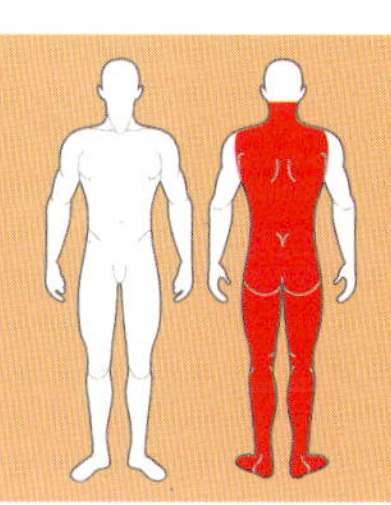

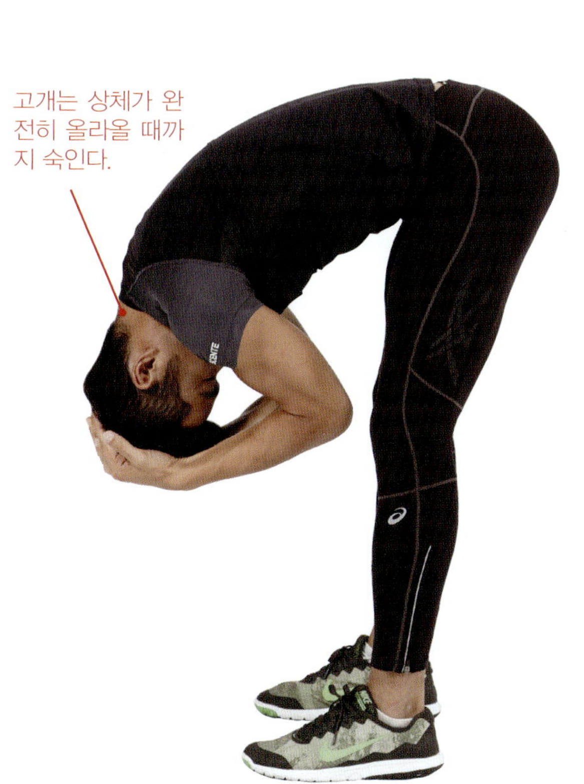

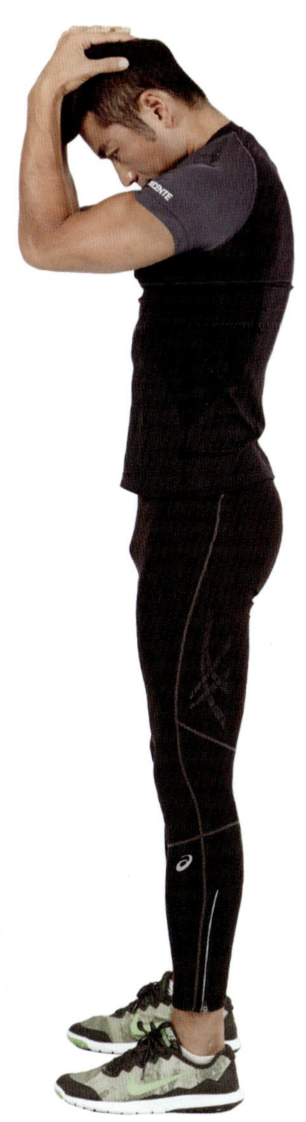

3 양손으로 머리 뒤를 잡고 척추뼈 마디를 하나씩
펴면서 15초 동안 천천히 상체를 일으킨다.

4 상체를 천천히 일으켜 허리를 완전히 편다.

서서 복부 늘이기

초기에는 10초씩 X 2회, 익숙해지면 30초씩 X 2회

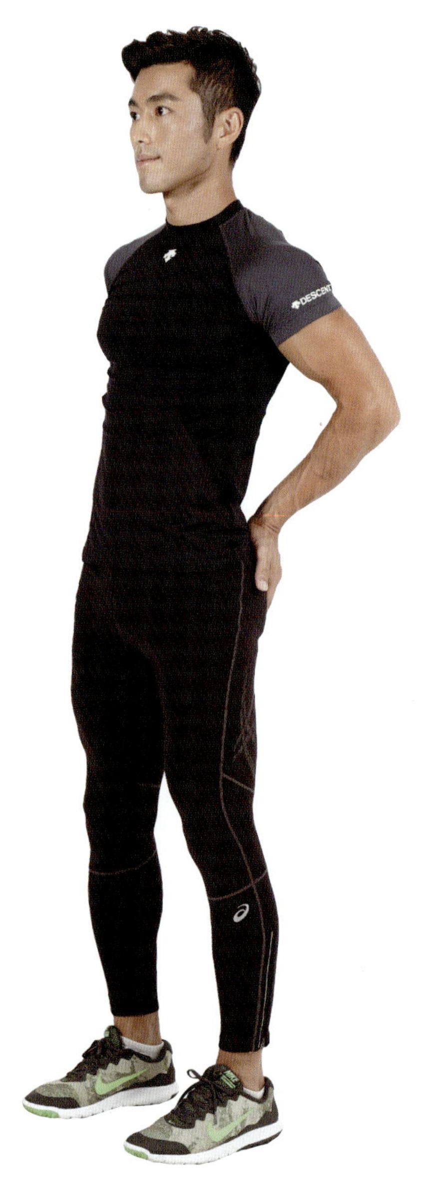

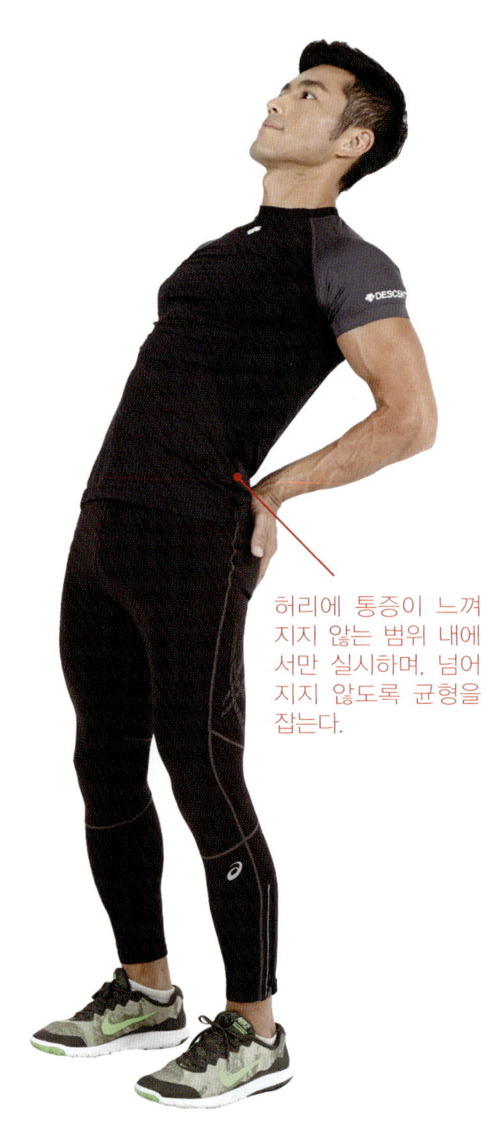

1 다리는 골반 너비로 벌리고 바로 서서 엉덩이에 양손을 얹는다.

2 다리와 골반은 정면을 유지하고 상체만 뒤로 젖힌다. 이 자세를 30초 동안 유지한다.

상체를 펴거나 돌릴 때 사용하는 복부 주변 근육을 풀어주는 스트레칭이다. 뻣뻣한 상체를 유연하게 만들어주고, 과도한 복근 운동으로 짧아진 근육을 늘리는 데 도움이 된다. 복부 앞 근육(배곧은근), 복부 옆 근육(배빗근), 척추와 골반뼈 주변 근육(허리네모근, 허리근), 척추 주변 근육(돌림근)을 풀어준다.

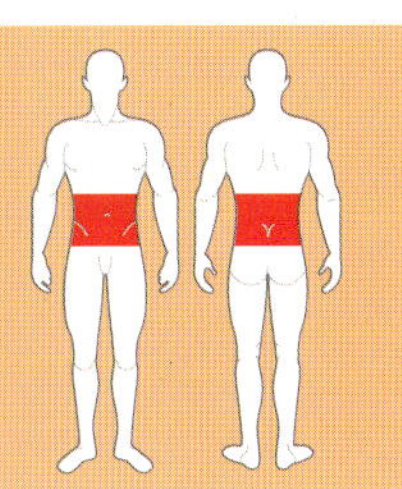

Tip
- 척추만곡증, 측만증, 디스크, 협착증 등 척추 질환이 있는 사람은 하지 않는다.
- 엉덩이에 힘을 주어야 허리에 무리가 가지 않는다.

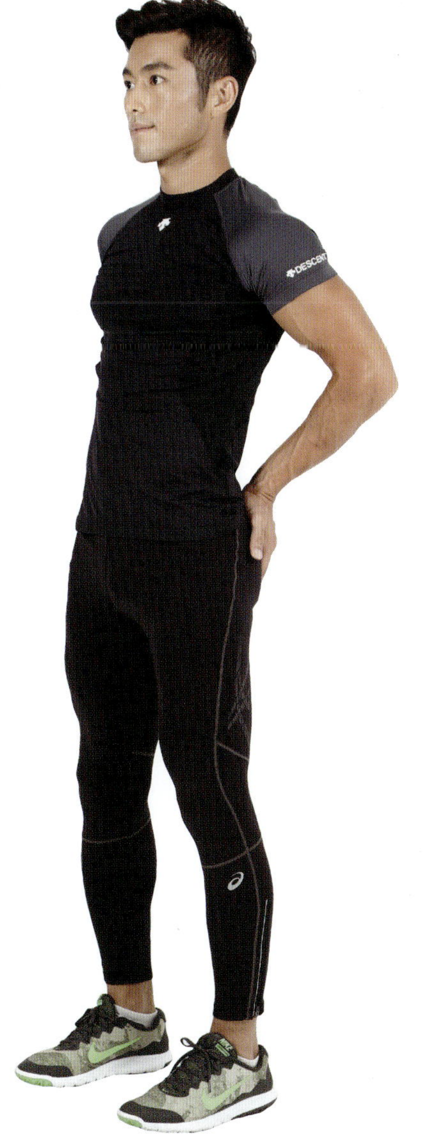

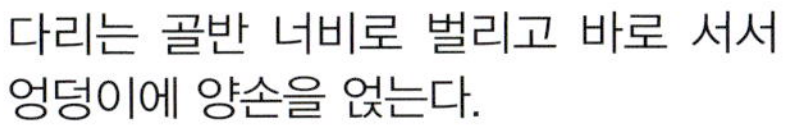

1 다리는 골반 너비로 벌리고 바로 서서 엉덩이에 양손을 얹는다.

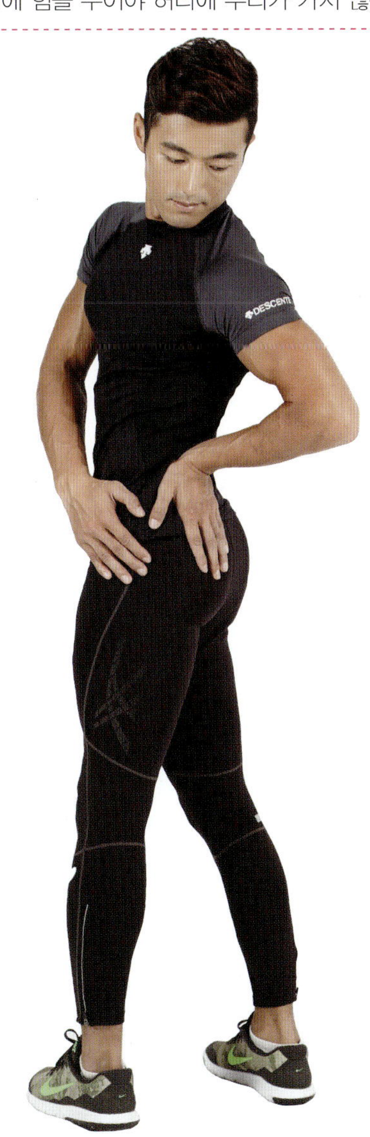

2 허리를 뒤로 살짝 젖히면서 상체를 왼쪽으로 돌린다. 양손을 엉덩이에 대고 30초 동안 버틴다. 반대쪽도 같은 방법으로 실시한다.

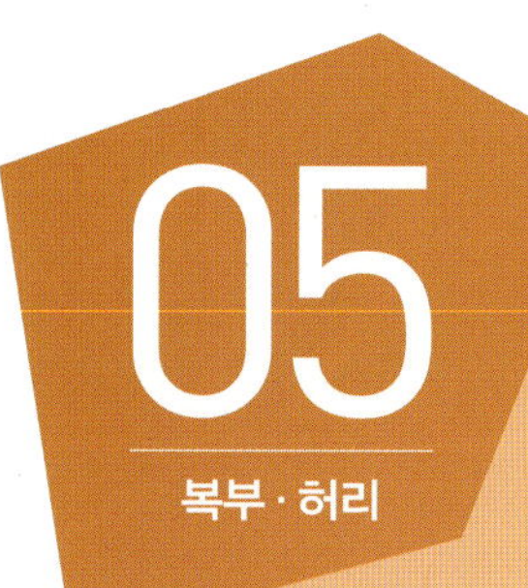

05

등 늘이기
30초씩 X 2회

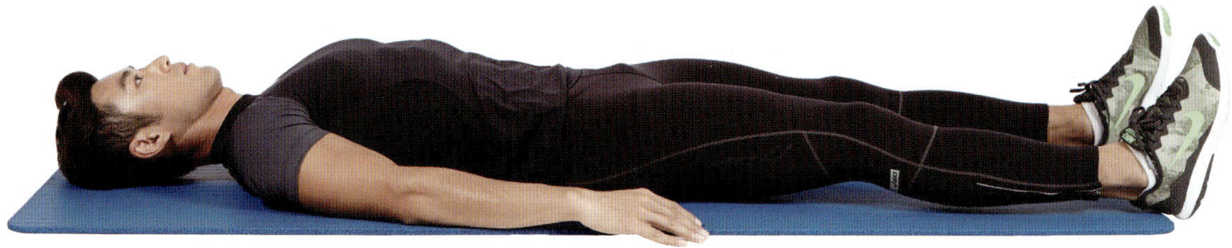

1 매트에 바로 눕는다.

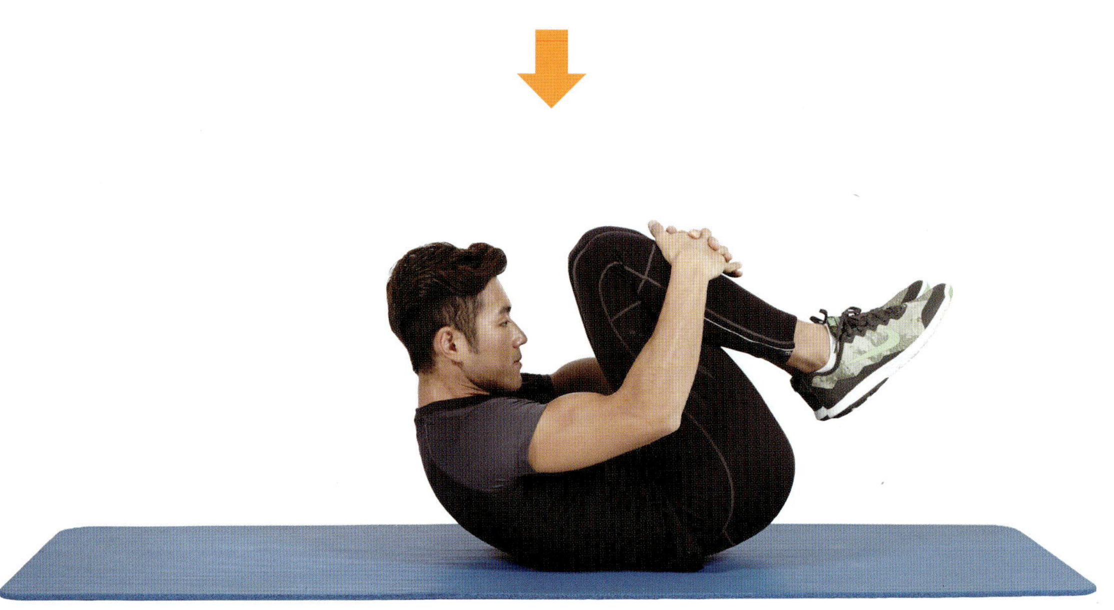

2 양 무릎을 접어 팔로 감싸 안으며 가슴 쪽으로 당긴다. 이 자세를 30초 동안 유지한다.

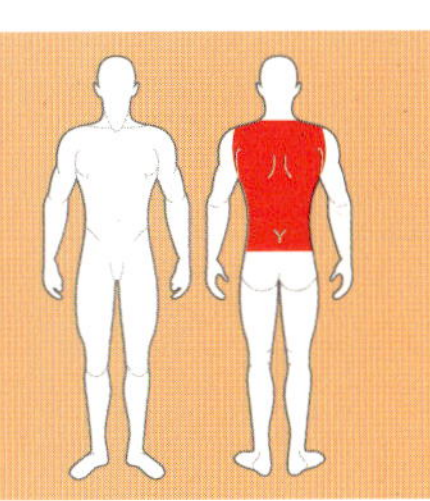

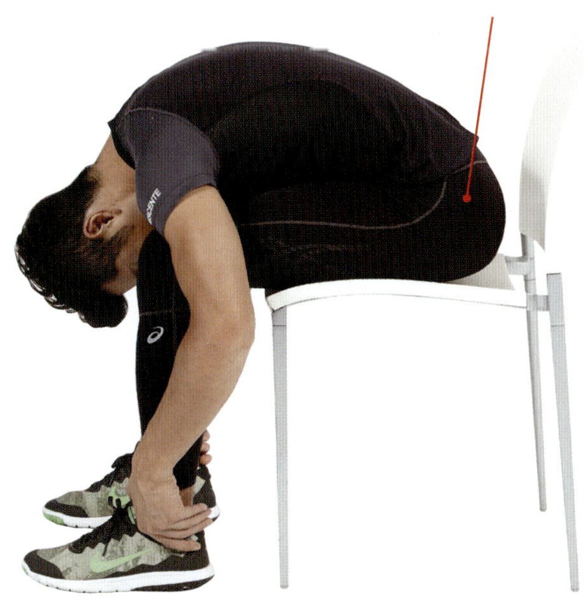

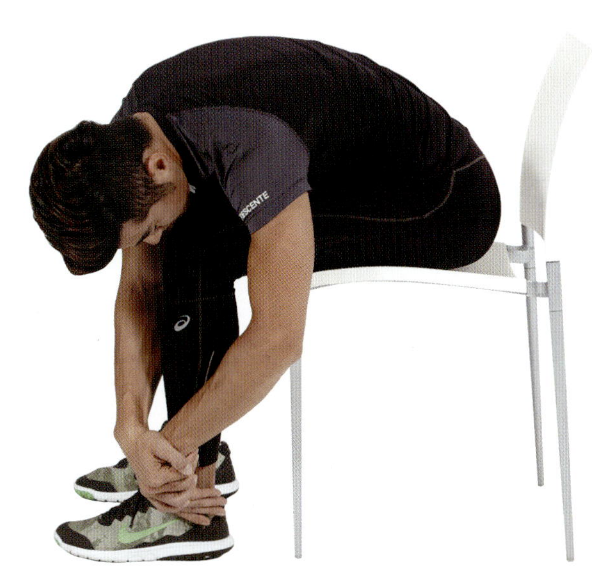

응용 **1** 의자에 앉아서 허리와 머리를 정면 아래로 굽혀 등을 늘여준다. 이때 양손은 양쪽 발목을 잡는다.

응용 **2** 의자에 앉아서 양손으로 왼쪽 발목을 잡으며 허리와 머리를 왼쪽 대각선 아래로 굽힌다. 반대쪽도 같은 방법으로 실시한다.

06 엎드려서 복부 늘이기

30초씩 X 2회

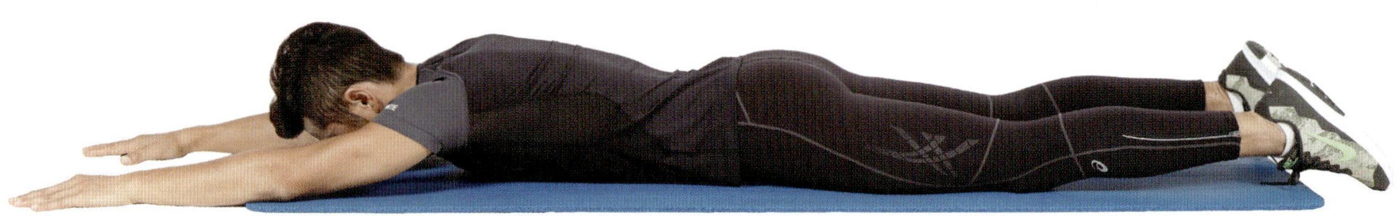

1 양팔을 위로 뻗은 채 매트에 엎드린다.

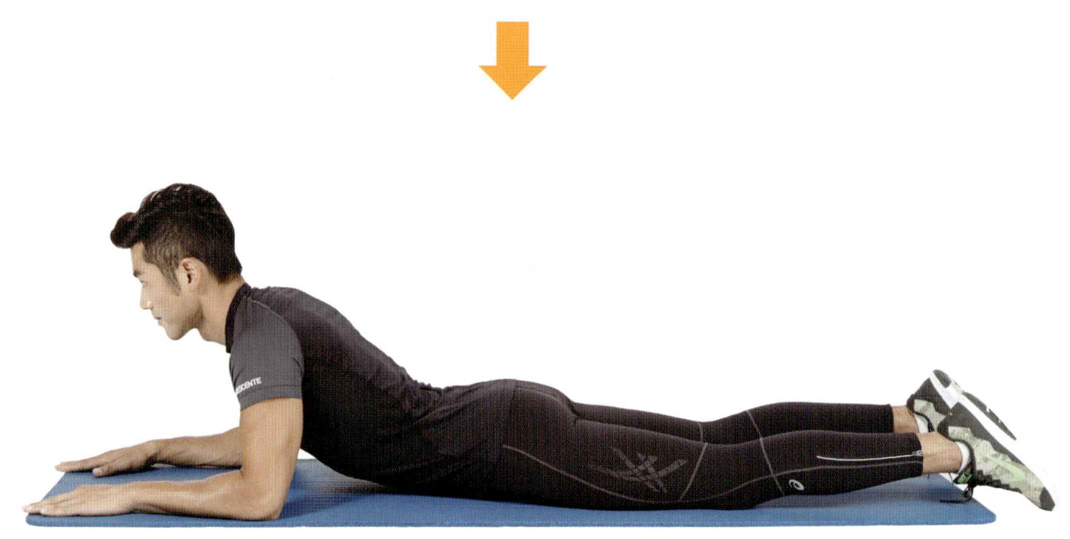

2 위팔이 바닥과 수직을 이루도록 양 팔꿈치를 접는다. 30초 동안 팔꿈치로 상체를 지지한다.

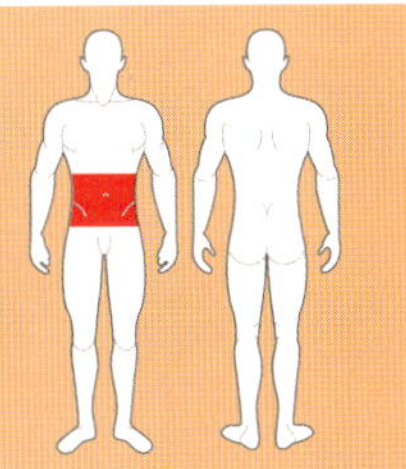

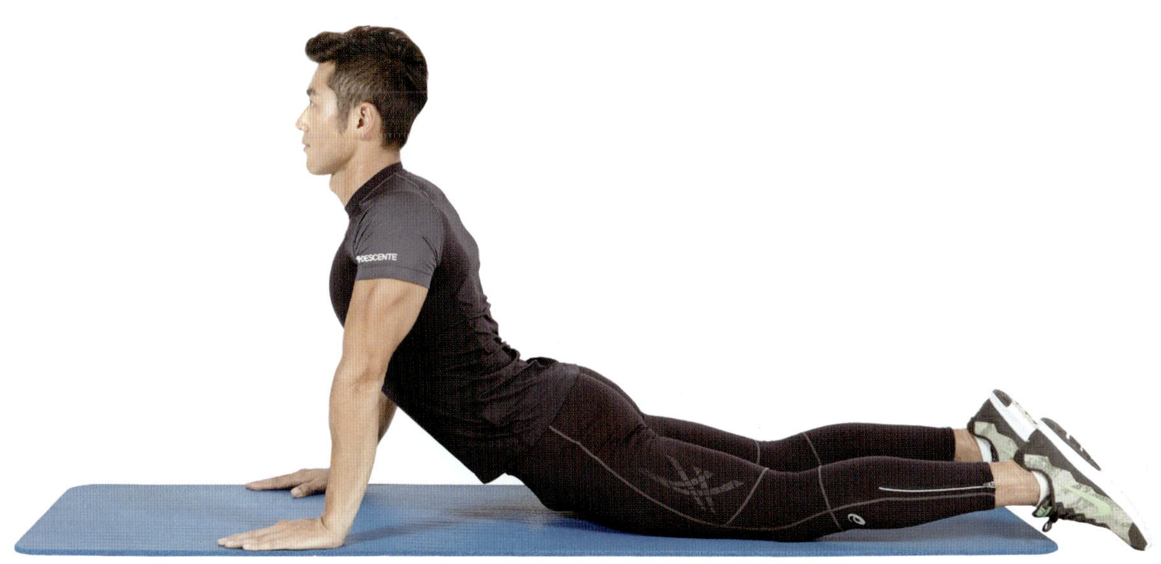

응용 2에서 통증이 느껴지지 않고 복부를 더 늘일 수 있다면 손바닥을 매트에 대고 팔을 완전히 펴서 바닥과 팔이 수직을 이루도록 한다. 30초 동안 팔로 상체를 지지한다.

07 몸통과 엉덩이 비틀기

좌우 각각 30초씩 X 2회

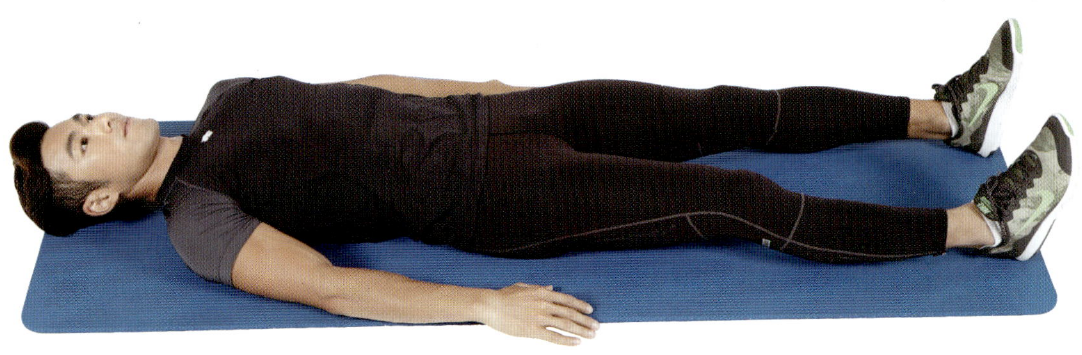

1 매트에 바로 눕는다.

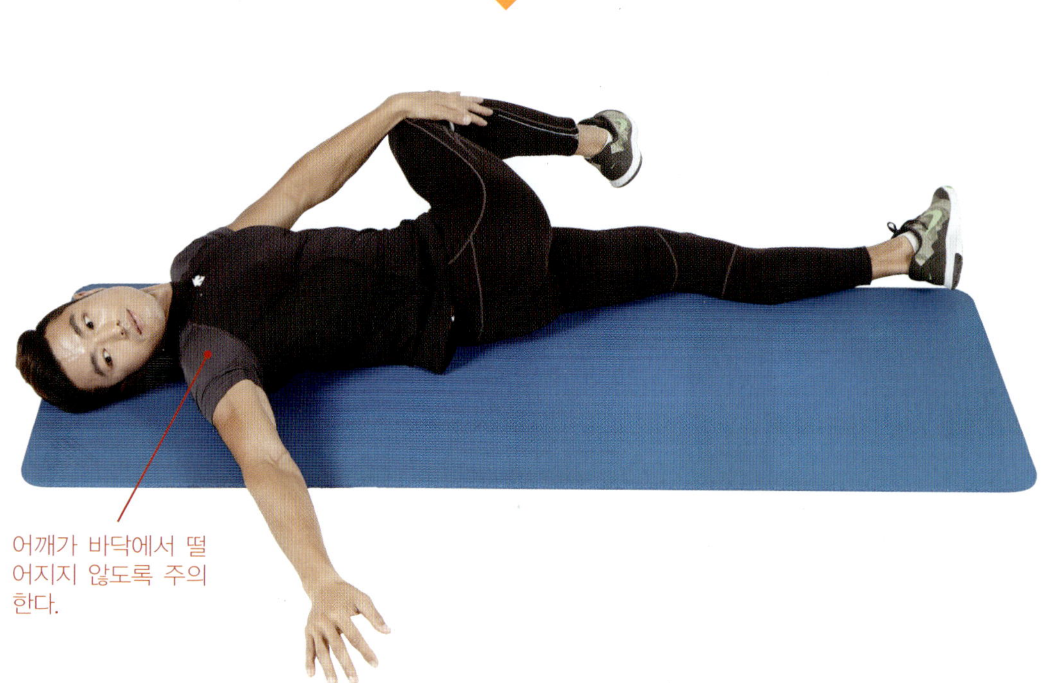

2 오른쪽 무릎을 90도로 접어 올린 다음 왼손으로 오른쪽 무릎을 눌러 왼쪽 바닥으로 보낸다. 이때 머리는 오른쪽으로 돌려 몸을 비튼다. 이 상태를 30초 동안 유지한다. 반대쪽도 같은 방법으로 실시한다.

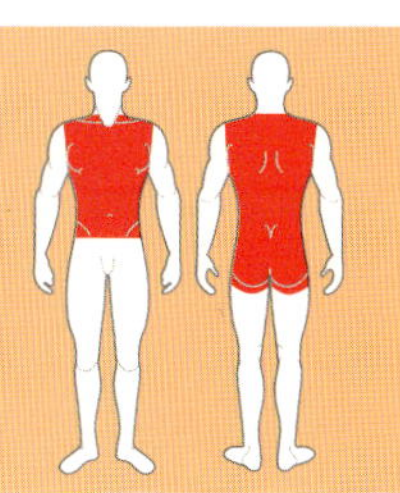

Tip 척추 질환이 있는 사람은 주의해야 하는 동작으로
허리 통증이 없는 범위까지만 움직인다.

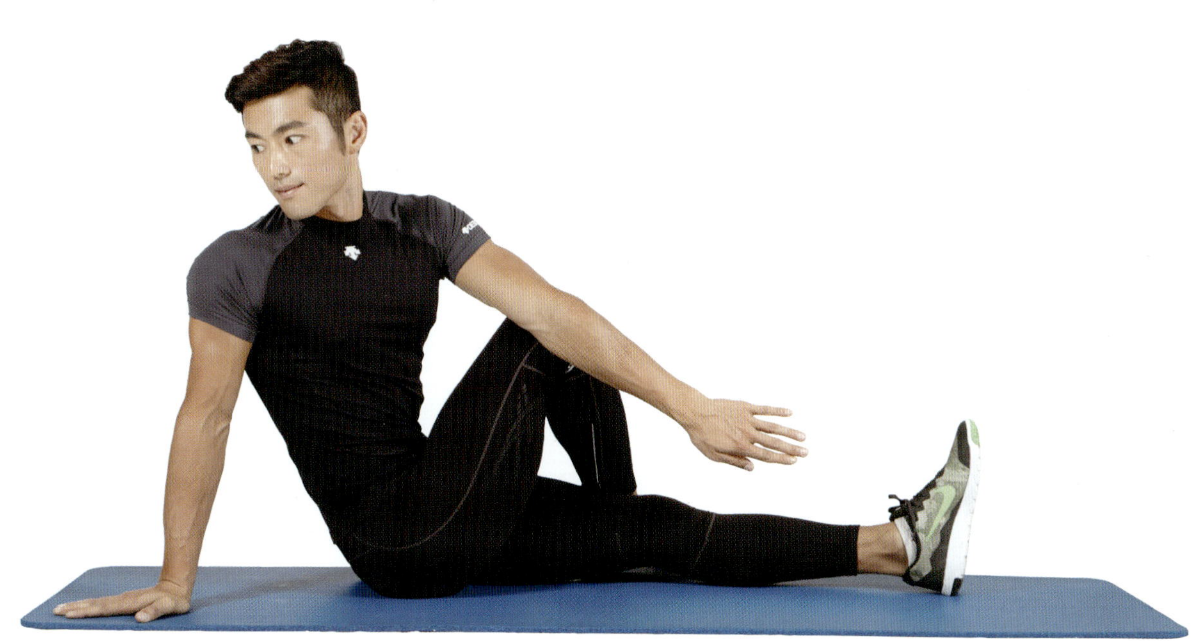

응용 매트에 앉은 채 오른쪽 다리를 접어 왼쪽 다리 너머에 둔다. 30초 동안
왼쪽 팔꿈치로 오른쪽 무릎을 밀면서 고개도 오른쪽으로 돌린다. 반대
쪽도 같은 방법으로 실시한다.

고양이와 낙타 자세
각각 30초씩 X 2회

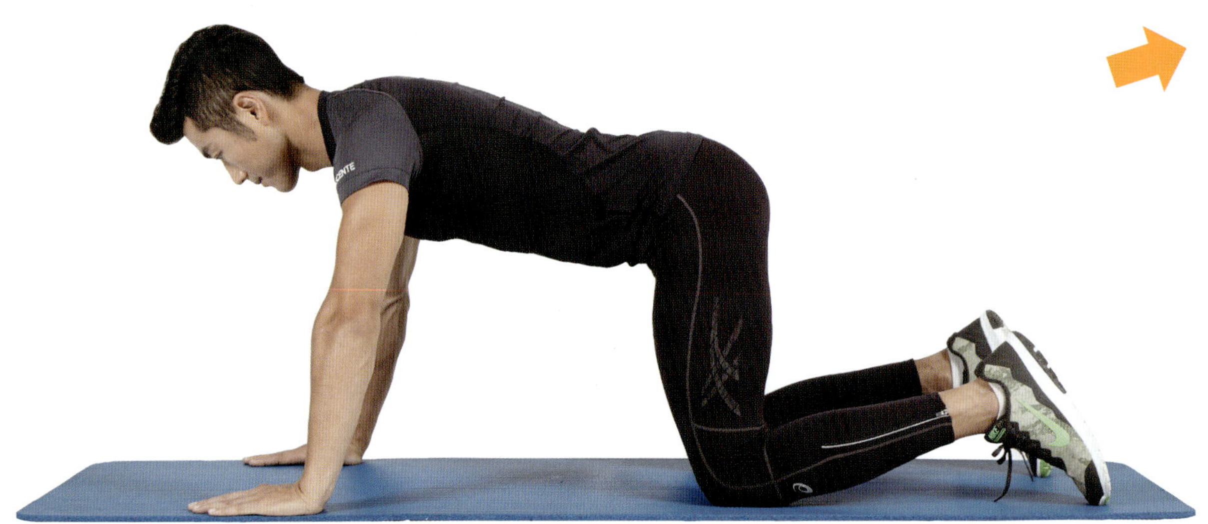

1 매트 위에 무릎과 양 손바닥을 대고 엎드린다. 이때 양 손바닥을 어깨 너비로 벌리고 팔은 편다.

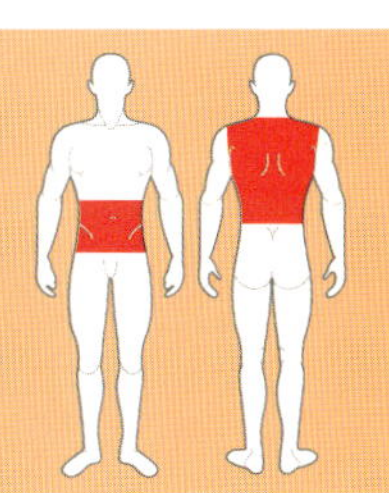

Tip 허리 통증이 없는 범위에서 실시하며, 몸이
한쪽으로 기울지 않도록 균형을 잡는다.

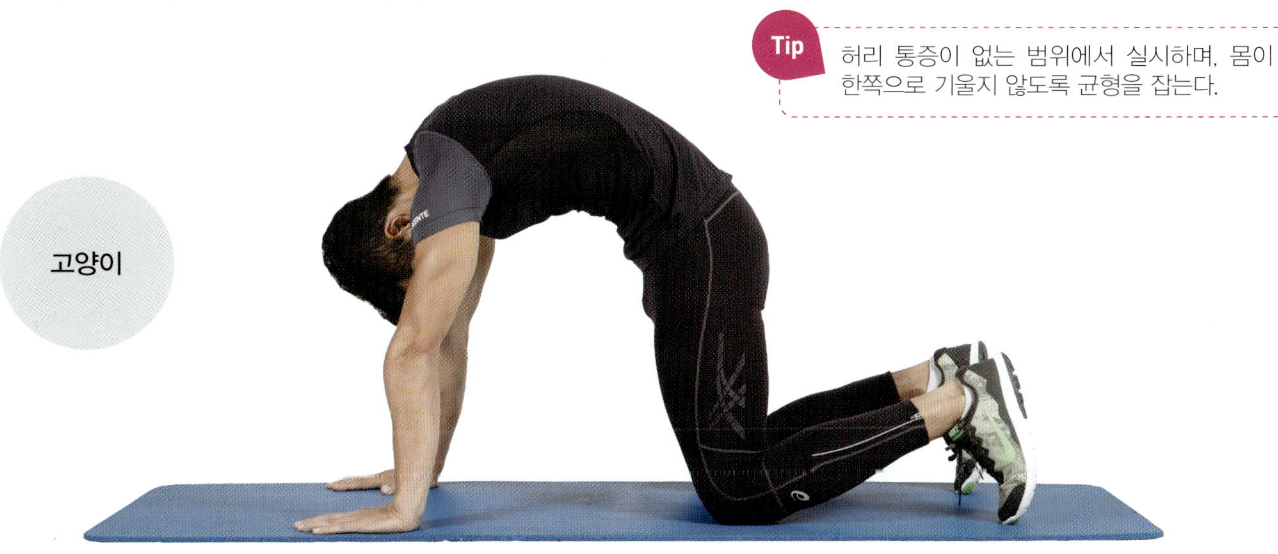

2 머리를 숙이면서 등을 위로 말아 올린 고양이 자세를 30초 동안 유지
한다.

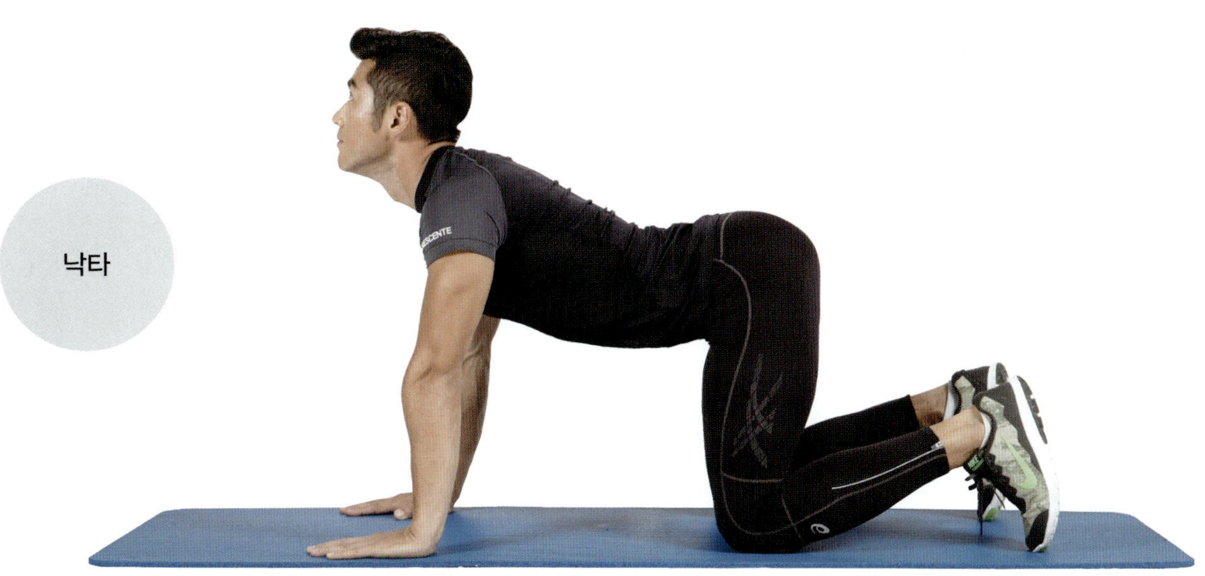

2 머리를 뒤로 젖히면서 허리를 평평하게 늘인 낙타 자세를 30초 동안
유지한다.

09

복부·허리

기마 자세로 몸통 비틀기

좌우 각각 30초씩 X 2회

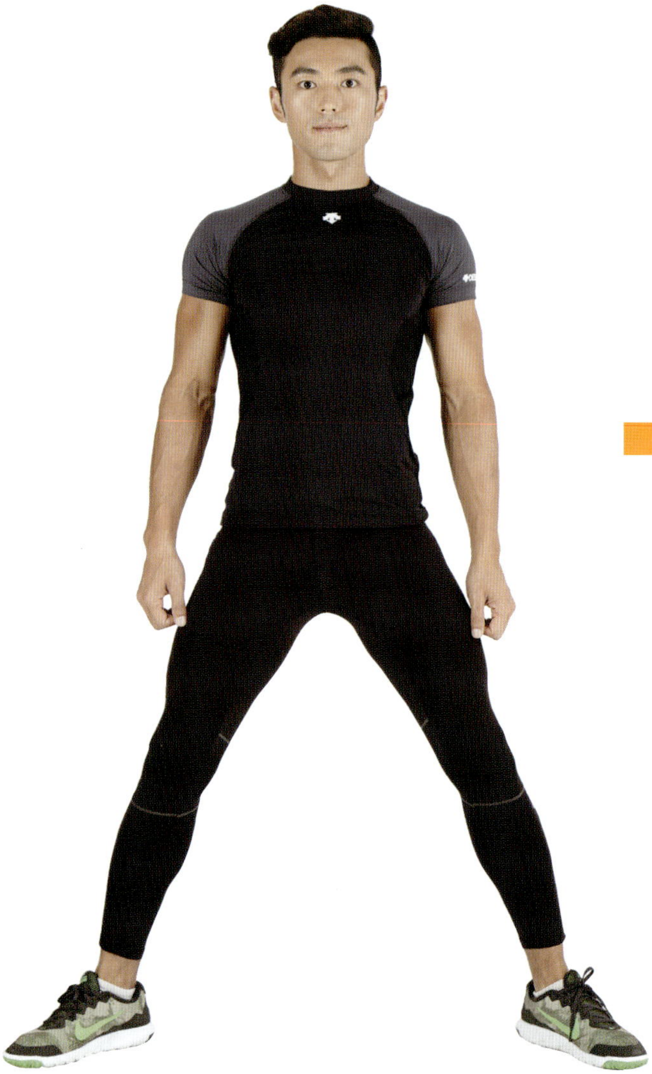

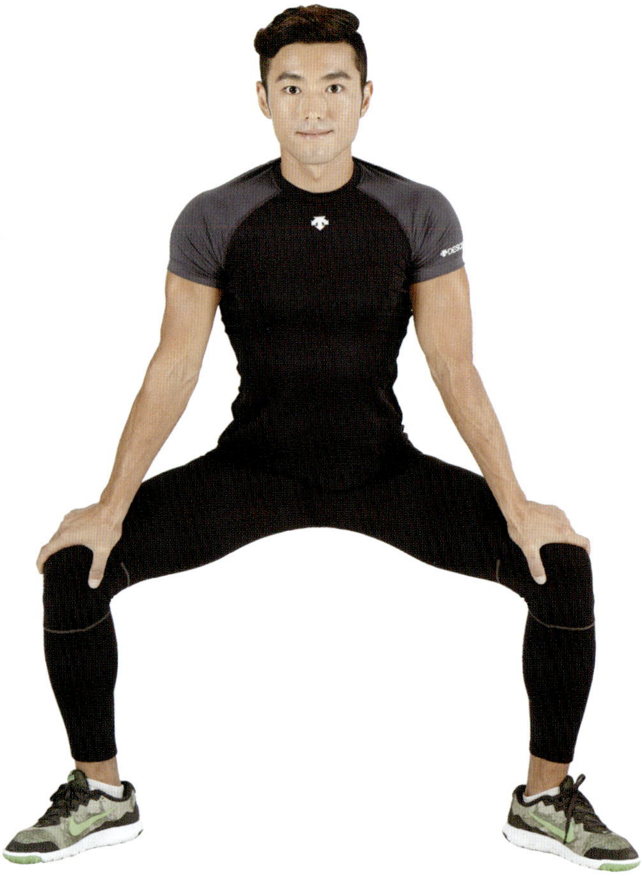

1 다리를 어깨너비보다 더 많이 벌리고 바로 선다.

2 무릎을 수직으로 굽히고 양손을 무릎 위에 걸친다. 이 자세를 30초 동안 유지한다.

효 과 상체와 하체를 연결하는 움직임이 유연해지는 스트레칭으로 거의 모든 스포츠를 하기 전에 준비운동으로 하면 좋다. 척추 근육(척추세움근, 뭇갈래근, 돌림근)과 복부 근육(배빗근), 척추와 어깨뼈 사이의 근육들, 허벅지 안쪽 근육들을 풀어주어 목과 몸통, 골반의 움직임이 부드러워진다.

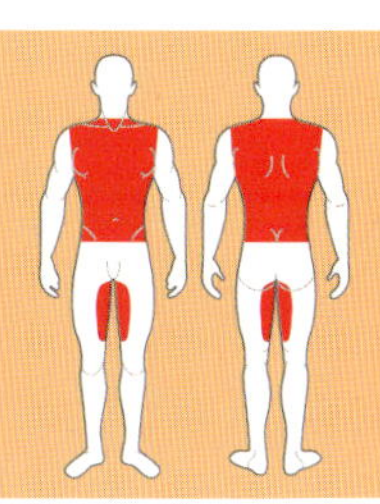

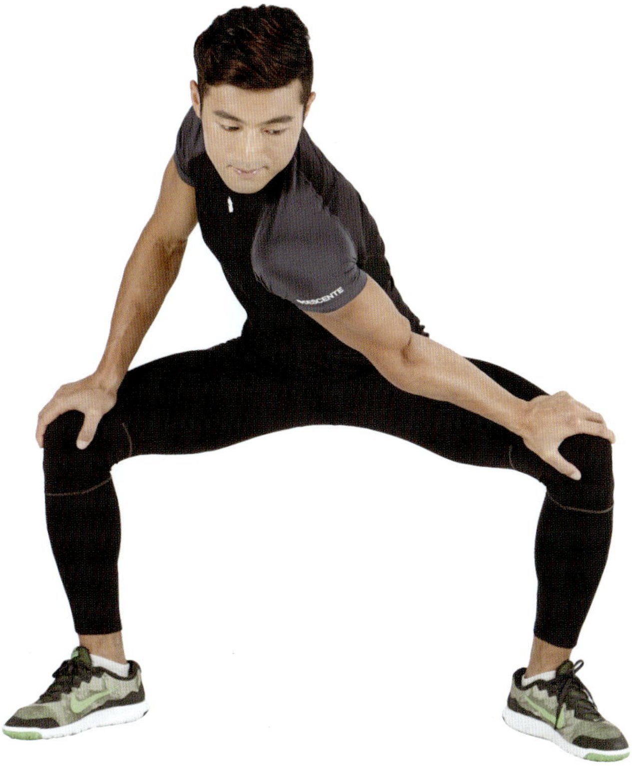

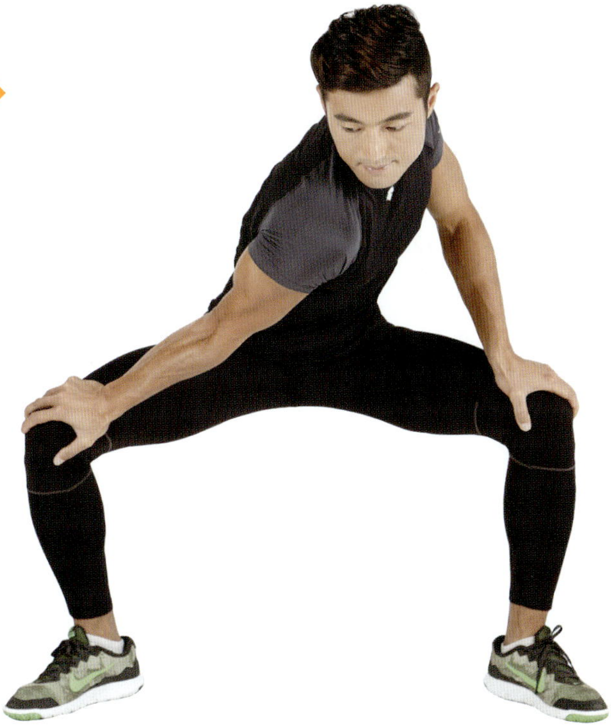

3 상체를 오른쪽으로 비틀면서 왼쪽 무릎을 민다. 이 자세를 30초 동안 유지한다.

4 상체를 왼쪽으로 비틀면서 오른쪽 무릎을 민다. 이 자세를 30초 동안 유지한다.

서서 골반과 무릎 돌리기
좌우 각각 30회 X 2세트

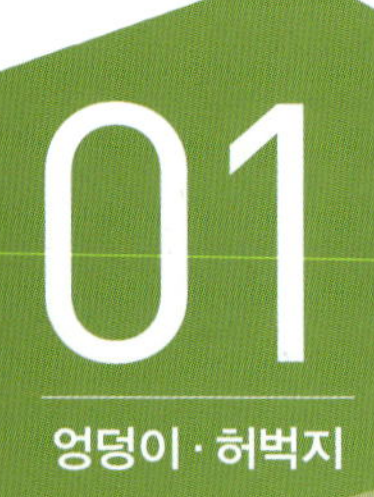

골반
돌리기

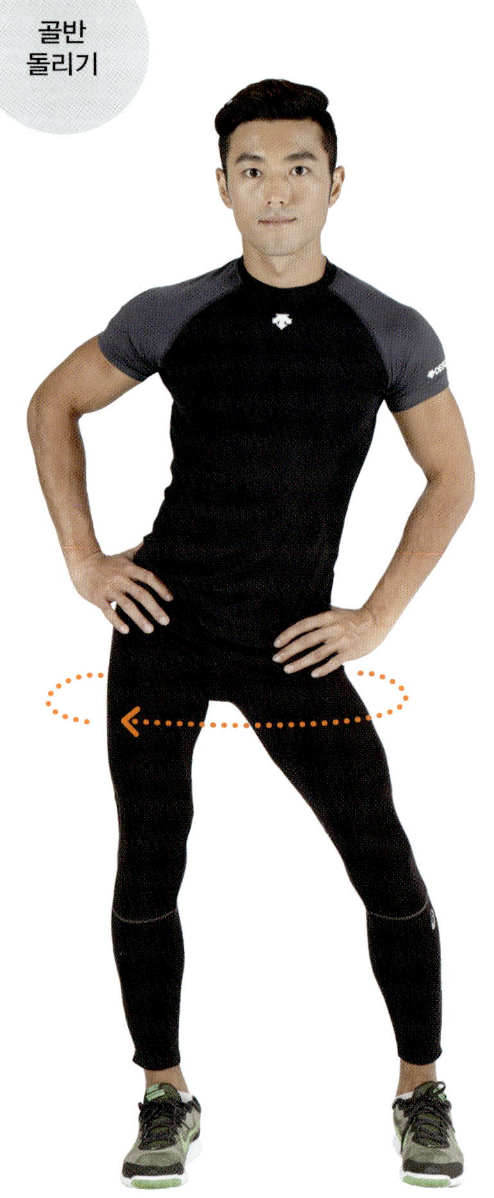

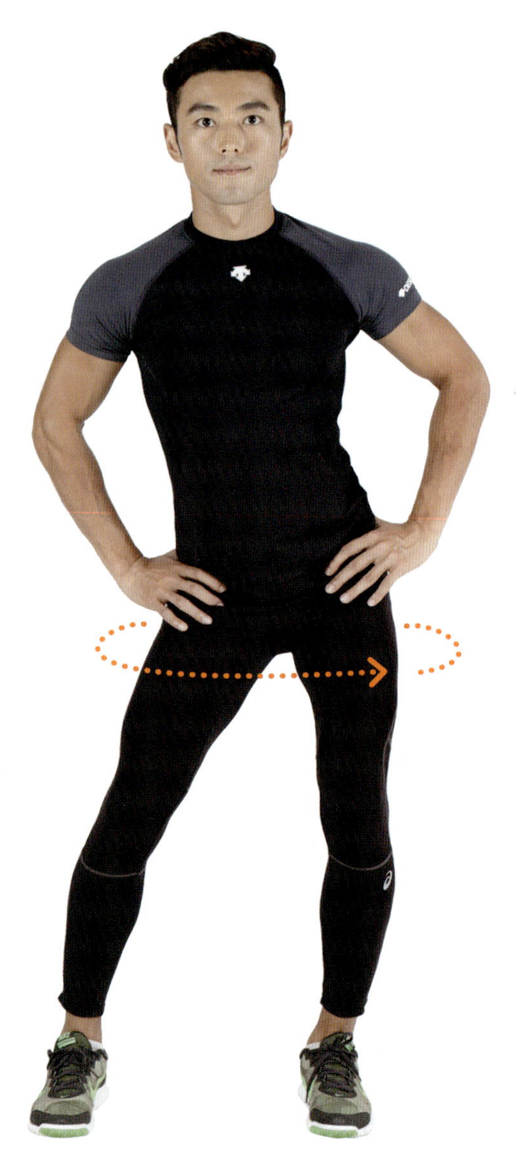

1 어깨너비로 다리를 벌리고 서서 무릎을 살짝 굽힌다. 원을 그린다는 느낌으로 골반을 오른쪽으로 돌린다.

2 원을 그린다는 느낌으로 골반을 왼쪽으로 돌린다.

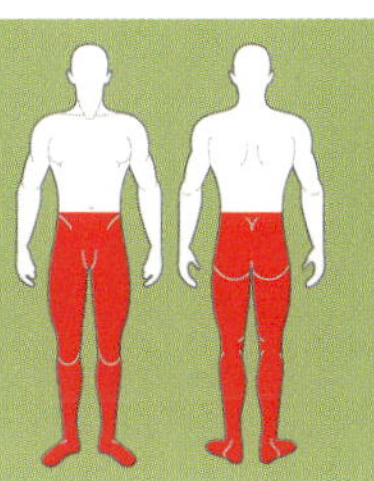

무릎
돌리기

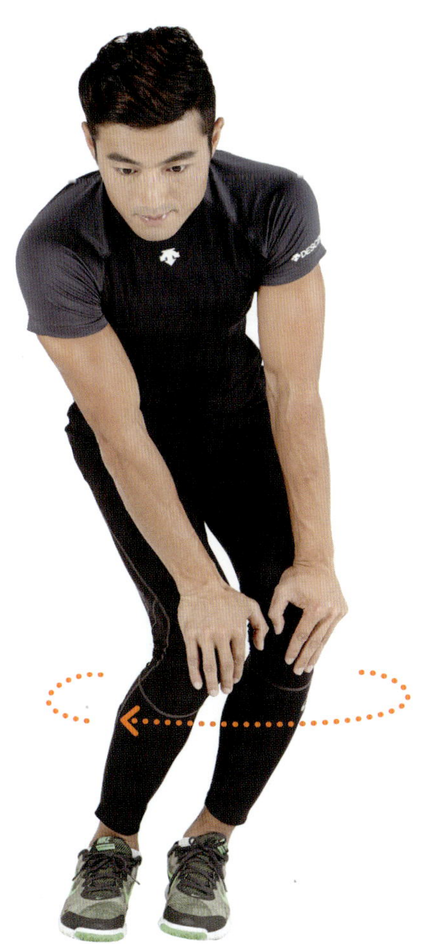

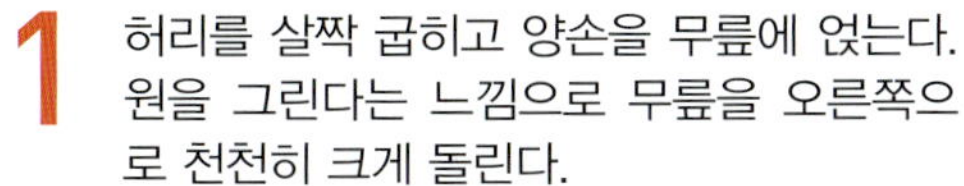

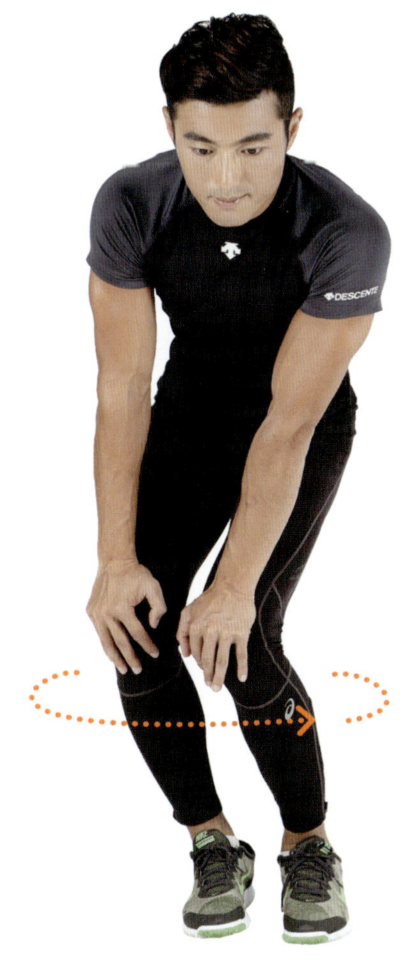

1 허리를 살짝 굽히고 양손을 무릎에 얹는다.
원을 그린다는 느낌으로 무릎을 오른쪽으
로 천천히 크게 돌린다.

2 원을 그린다는 느낌으로 무릎을 왼쪽으로
천천히 크게 돌린다.

다리 교차하여 엉덩이 늘이기

좌우 각각 30초씩 X 2회

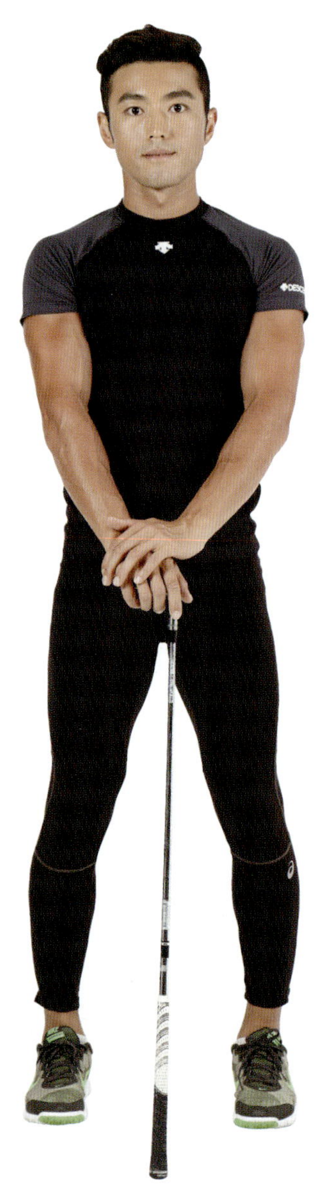

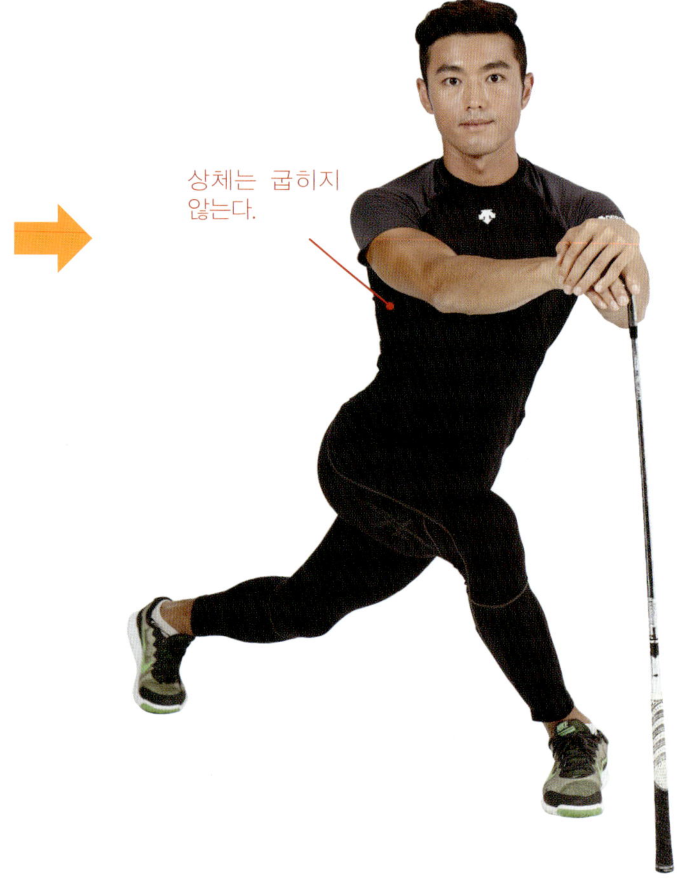

1 몸을 지지할 수 있는 기둥이나 봉, 골프채 등
을 준비한다. 기둥 앞에서 어깨너비로 발을
벌리고 바로 선다.

2 상체는 곧게 세우고 왼쪽 다리를 오른쪽 다리 뒤로 교차하며
45도 뒤로 뻗는다. 이때 오른쪽 무릎은 90도를 유지한다. 엉
덩이와 허벅지의 자극을 느끼며 30초 동안 버틴다.

효　과 과한 운동을 하거나 긴 시간 앉아 있다 보면 엉덩이 바깥쪽이 뭉치는 경우가 많다. 이를 바로 풀어주지 않으면 허벅지 바깥쪽 근육까지 굳어버릴 수도 있다. 이 스트레칭은 엉덩이 뒤와 옆쪽 근육(둔근, 넙다리근, 막긴장근), 허벅지 바깥쪽 근육까지 풀어주어 다리를 펴고 모으는 움직임이 유연해진다.

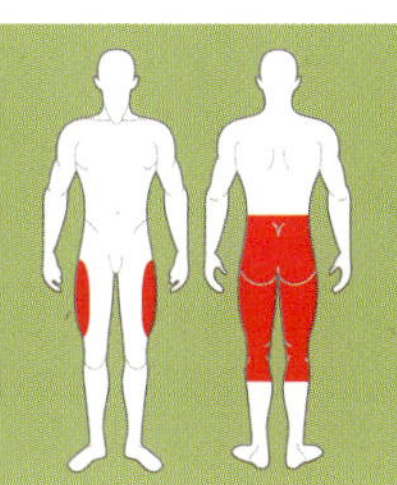

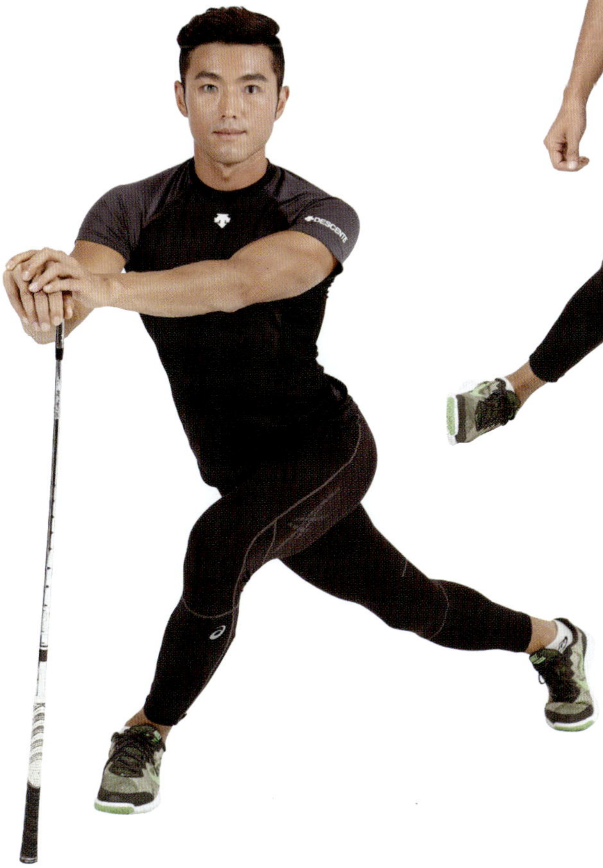

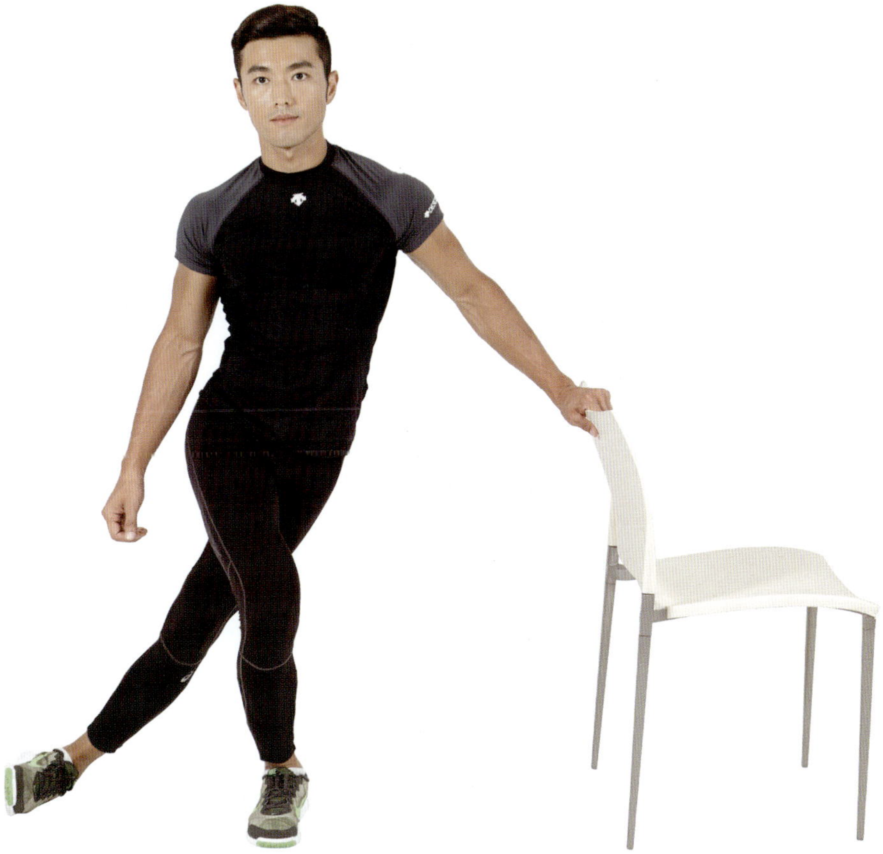

응용 같은 방법으로 의자를 이용한 스트레칭도 가능하다.

3 상체는 곧게 세우고 오른쪽 다리를 왼쪽 다리 뒤로 교차하며 45도 뒤로 뻗는다. 이때 왼쪽 무릎은 90도를 유지한다. 엉덩이와 허벅지의 자극을 느끼며 30초 동안 버틴다.

03 허벅지 앞 늘이기

엉덩이 · 허벅지

좌우 각각 30초씩 X 2회

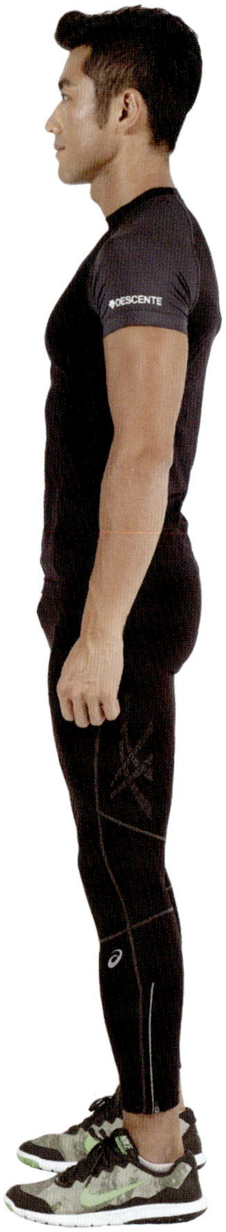

무릎을 많이 굽히기 보다는 골반 앞쪽을 펴도록 한다.

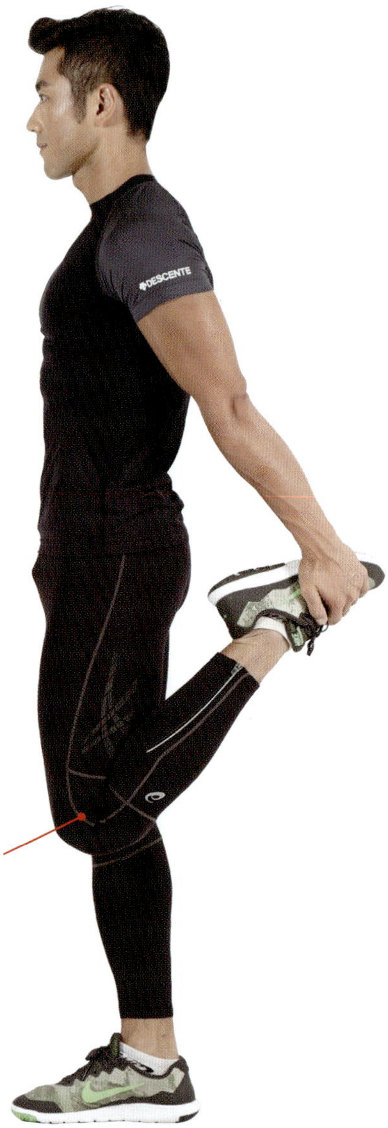

1 다리를 골반 너비로 벌리고 바로 선다.

2 왼쪽 무릎을 뒤로 접는다. 30초 동안 왼손으로 발등을 잡고 뒤로 당기며 허벅지 앞쪽으로 오는 자극을 느낀다. 반대쪽도 같은 방법으로 실시한다.

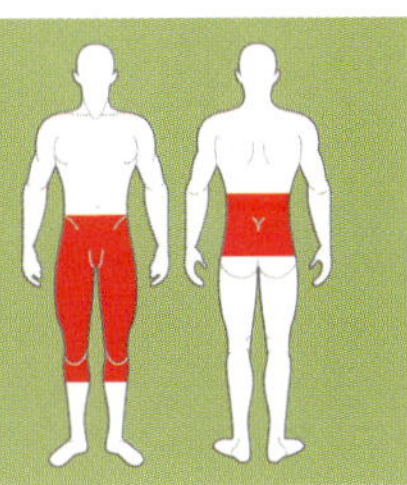

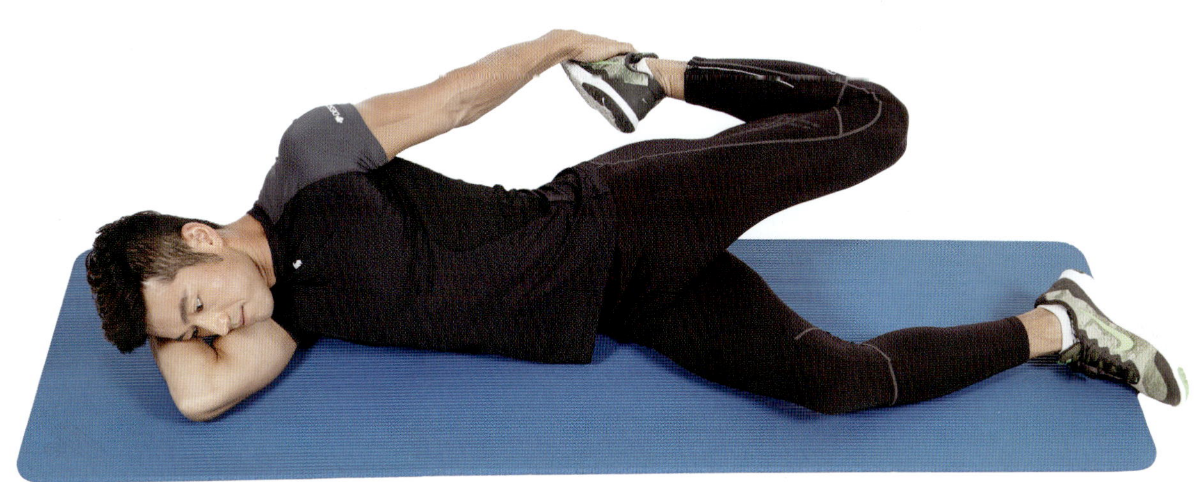

응용 매트에 옆으로 누워 아래쪽 팔로 머리를 벤다. 아래쪽 다리는 무릎을 살짝 굽혀 바닥에 대고, 위쪽 다리는 뒤로 접는다. 30초 동안 위쪽 팔로 발등을 잡고 뒤로 당긴다. 반대쪽도 같은 방법으로 실시한다.

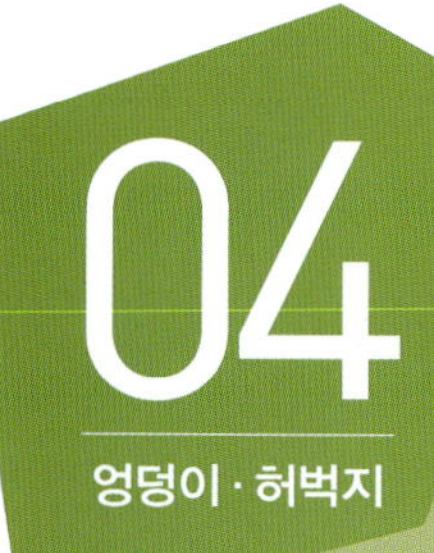

04 스모 자세 엉덩이 늘이기

30초씩 X 2회

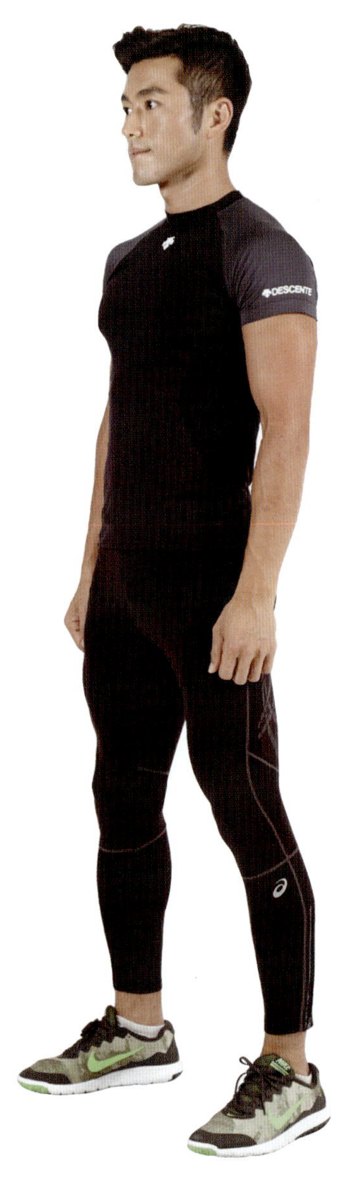

1 어깨너비로 다리를 벌리고 바로 선다.

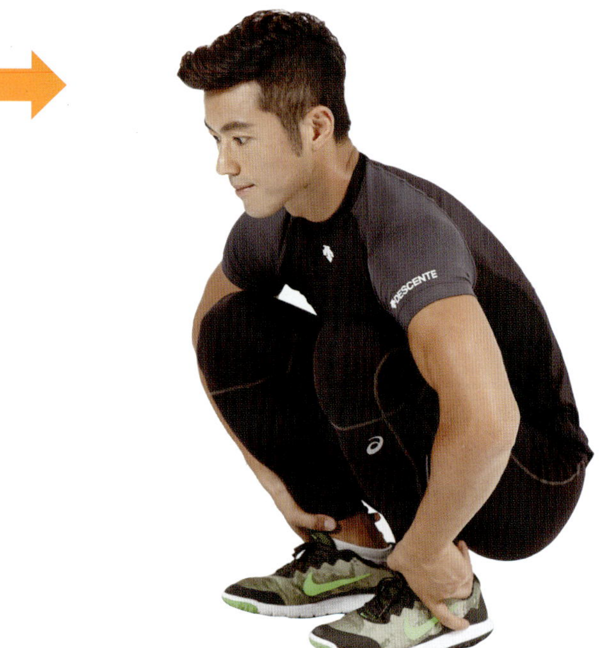

2 양손으로 발목을 잡고 엉덩이를 뒤로 빼며 깊게 앉는다. 이 자세를 30초 동안 유지한다.

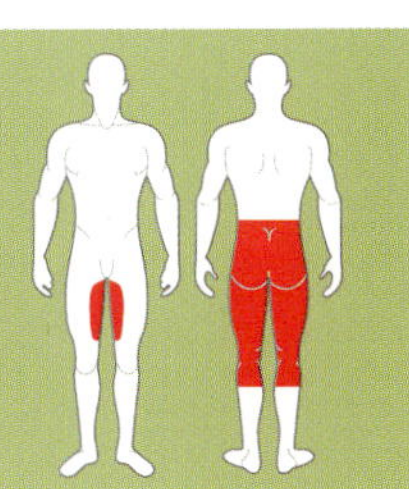

Tip 허리와 무릎에 통증이 있을 경우, 응용 동작은 피하고 통증이 없는 범위까지만 앉는다.

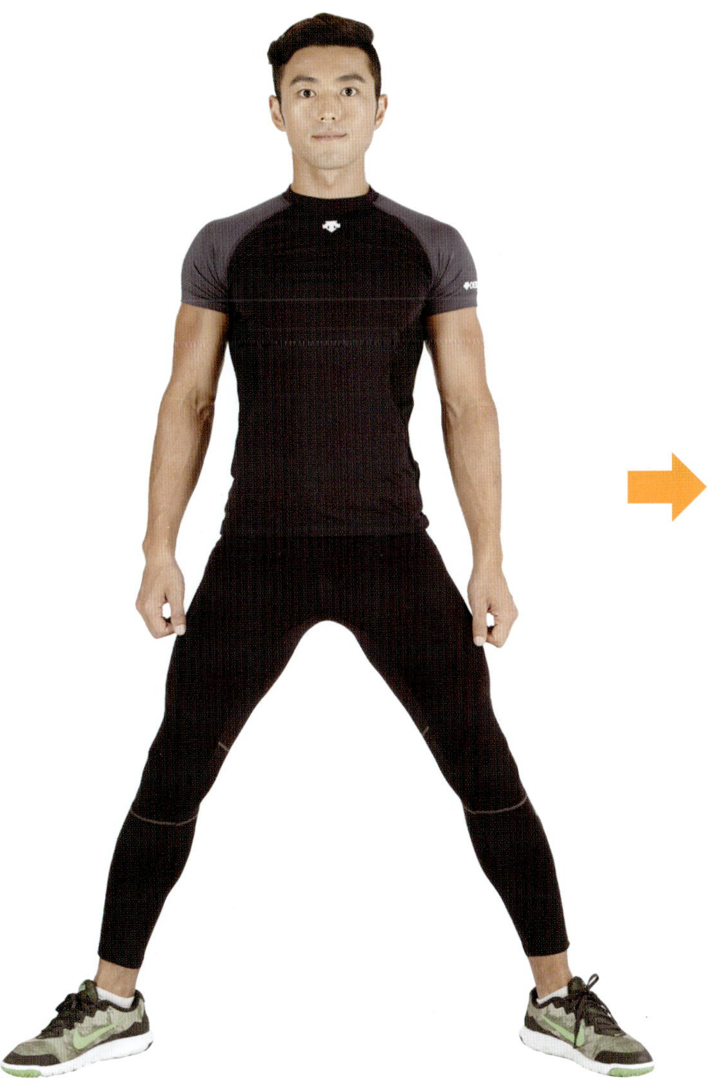

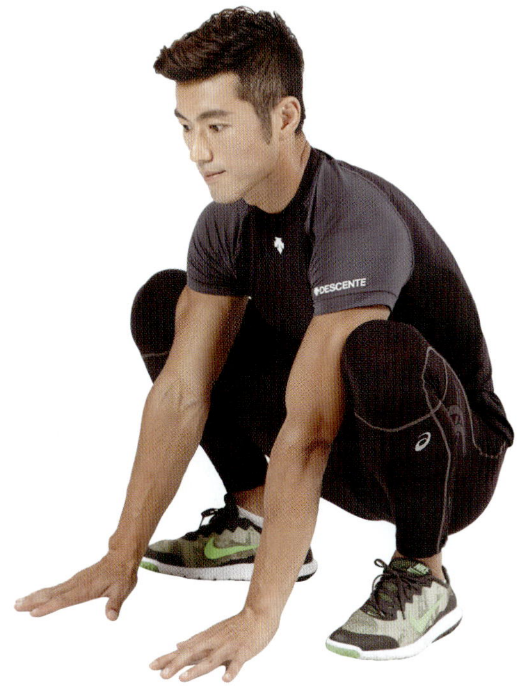

응용

1 어깨너비보다 다리를 살짝 더 벌리고 바로 선다.

2 양손으로 바닥을 짚으며 2보다 좀더 깊게 앉는다. 이 자세를 30초 동안 유지한다.

05 허벅지 뒤와 엉덩이 늘이기

좌우 각각 30초씩 X 2회

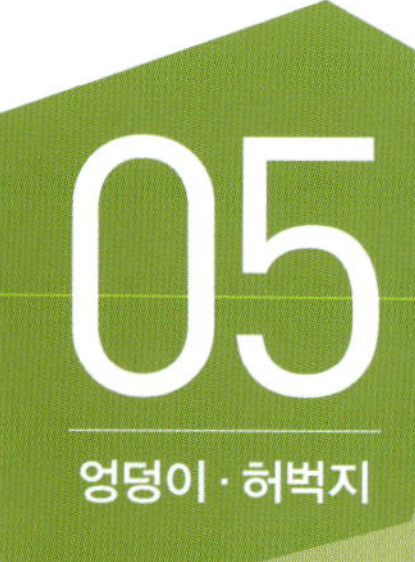

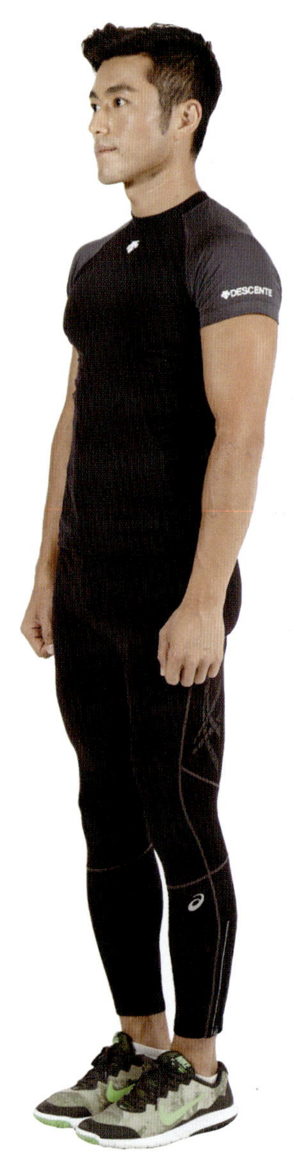

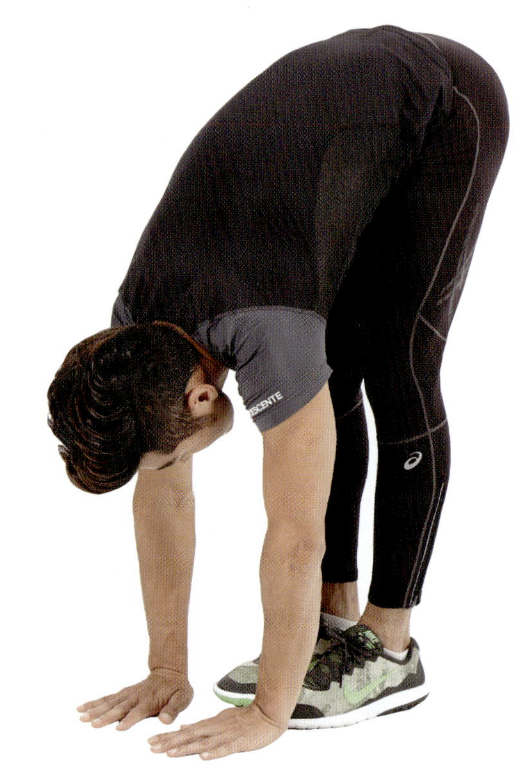

1 양발을 모으고 바로 선다.

2 양팔을 완전히 뻗은 채 허리를 굽혀 손바닥이 바닥에 닿도록 내려간다. 이 상태를 30초 동안 유지한다.

효 과 | 허벅지 뒤쪽 근육은 걷거나 무릎을 굽힐 때 자주 사용된다. 이 부위 근육들은 지나치게 사용되거나 골반의 뒤틀림으로 인해 빈번하게 뭉친다. 이 스트레칭은 허벅지 뒤쪽 근육(반힘줄모양근, 반막모양근, 넙다리두갈래근)과 엉덩이 근육(둔근), 종아리 근육(장딴지근), 허리 근육(척추기립근)을 풀어주어 다리를 펴거나 허리를 굽히는 움직임을 원활하게 해준다.

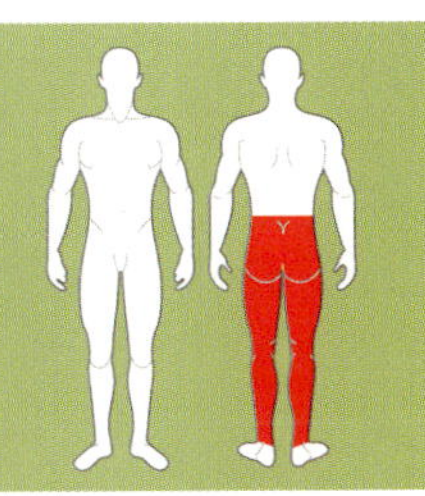

Tip
- 허리만 굽히고 무릎은 굽히지 않는다.
- 허리를 무리하게 굽히면 허벅지 뒤쪽 근육이 파열될 수 있으므로 주의한다.
- 척추만곡증, 측만증, 디스크, 협착증 등 척추 질환이 있는 사람은 하지 않는다.

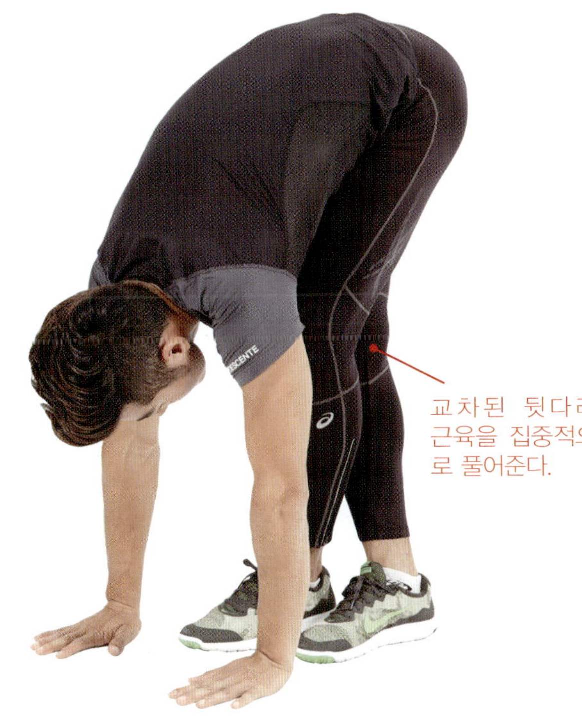

응용 1
한 다리를 반대 다리 뒤로 교차한 상태에서 허리를 굽혀 바닥까지 내려간다. 이 상태를 30초 동안 유지한다. 반대쪽도 같은 방법으로 실시한다.

응용 2
매트에 다리를 뻗고 앉아 허리를 굽혀 양손으로 발목을 잡는다. 서서 하는 것보다 안전하며 전달되는 자극에 더 집중할 수 있다.

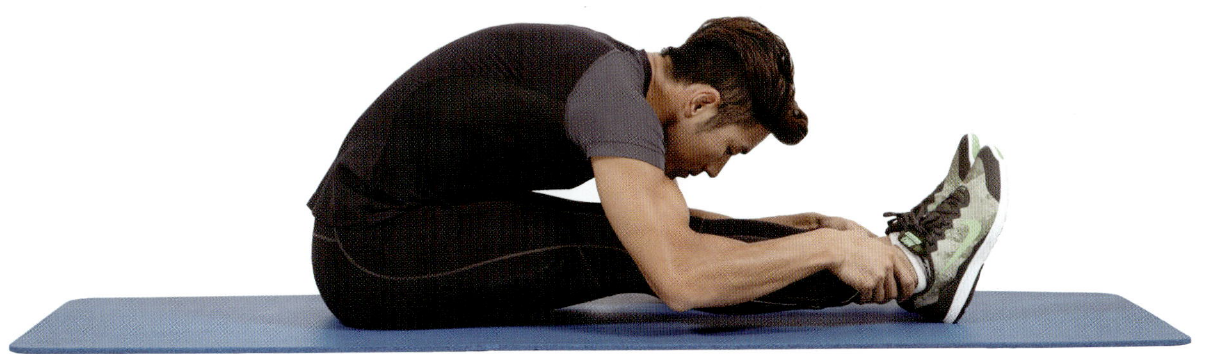

06

엉덩이 · 허벅지

허벅지 뒤와 안쪽 늘이기

좌우 각각 30초씩 X 2회

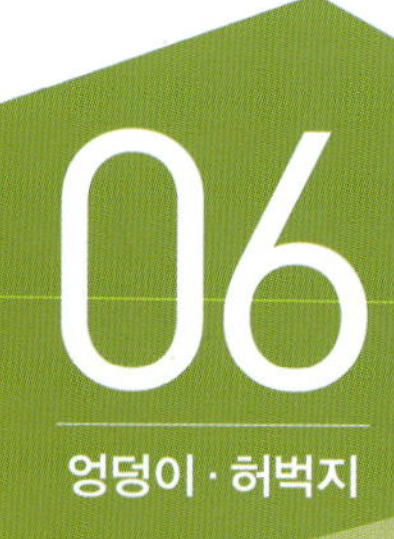

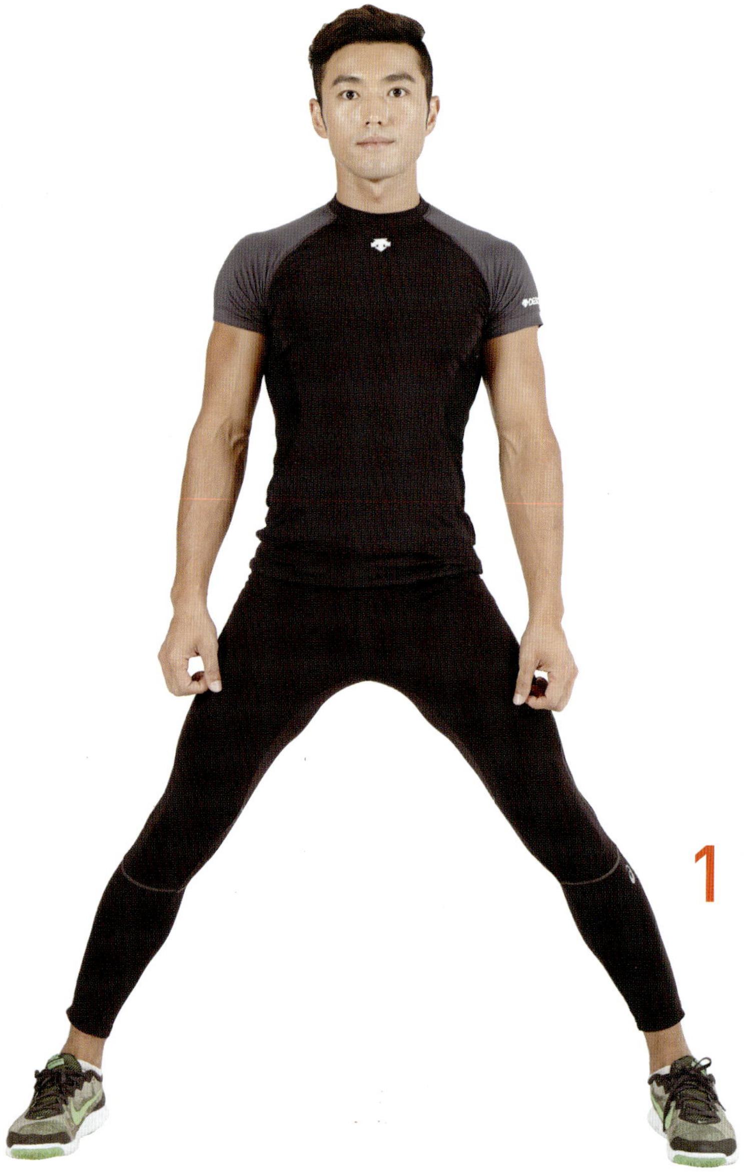

1 다리를 어깨보다 넓게 벌리고 바로 선다.

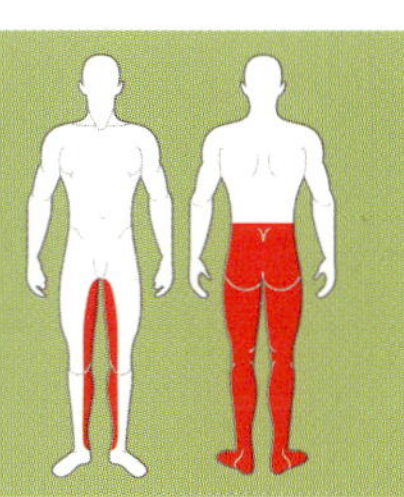

Tip 다리를 제대로 풀지 않고 무리하게 펴면 근육이
파열될 수 있으니 주의한다.

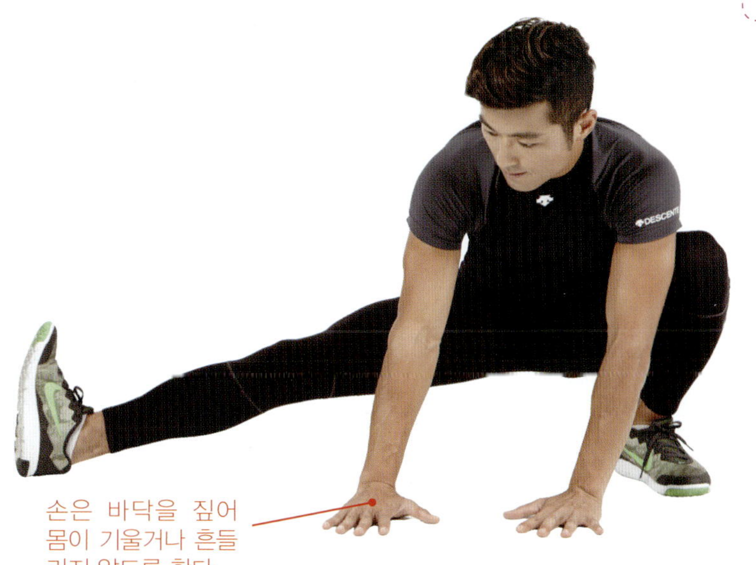

2 오른쪽 다리는 발꿈치를 바닥에 대고 완전히 뻗고 왼쪽 다리는 무릎을 굽혀 깊게 앉는다. 이 자세를 30초 동안 유지한다.

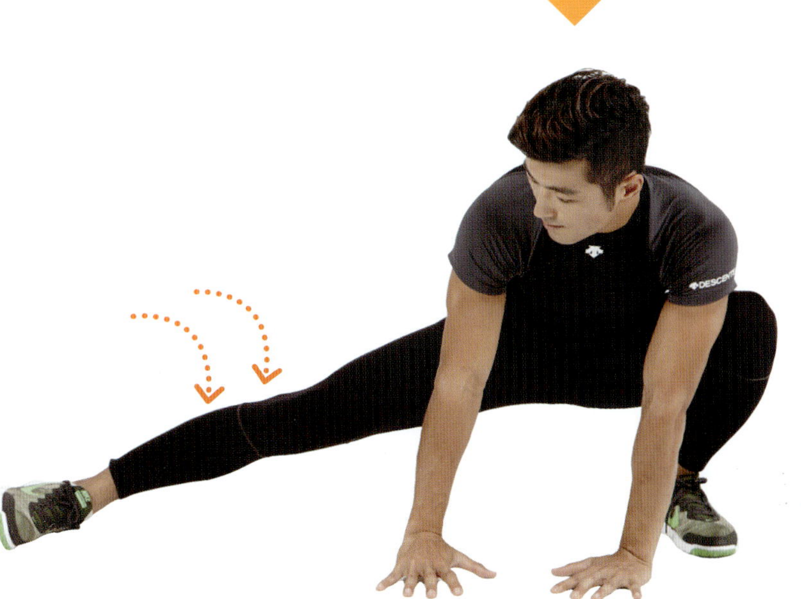

3 오른발을 안쪽으로 돌려 엄지발가락이 바닥에 닿도록 한다. 허벅지 안쪽에 가해지는 자극을 느끼며 30초 동안 유지한다. 반대쪽도 같은 방법으로 2와 3을 실시한다.

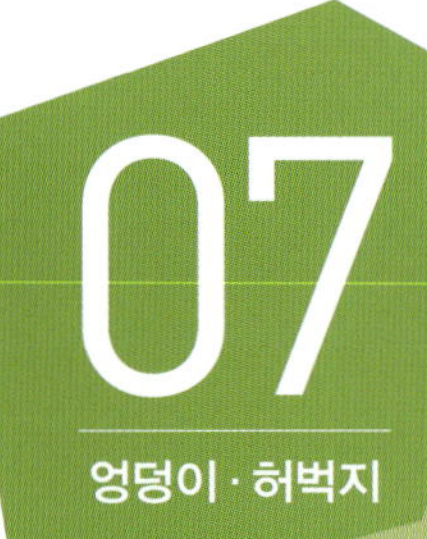

07

엉덩이 · 허벅지

허벅지 안과 뒤쪽 늘이기

30초씩 X 2회

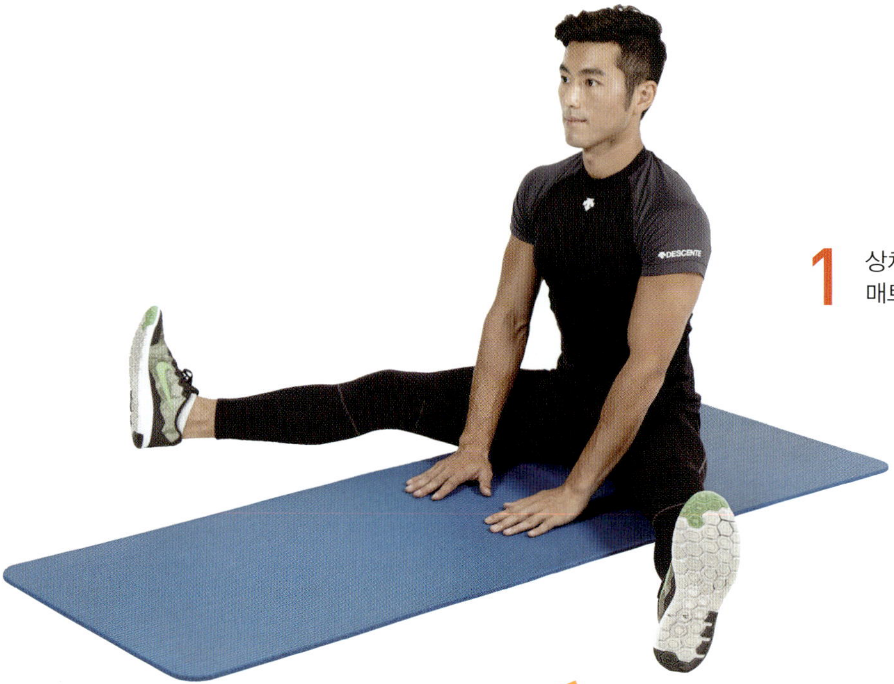

1 상체를 곧게 세우고 다리를 벌려 매트에 앉는다.

2 양팔을 앞으로 뻗으며 팔꿈치를 접어 매트에 기댄다. 허리를 굽혀 허벅지를 최대한 늘인 자세를 30초 동안 유지한다.

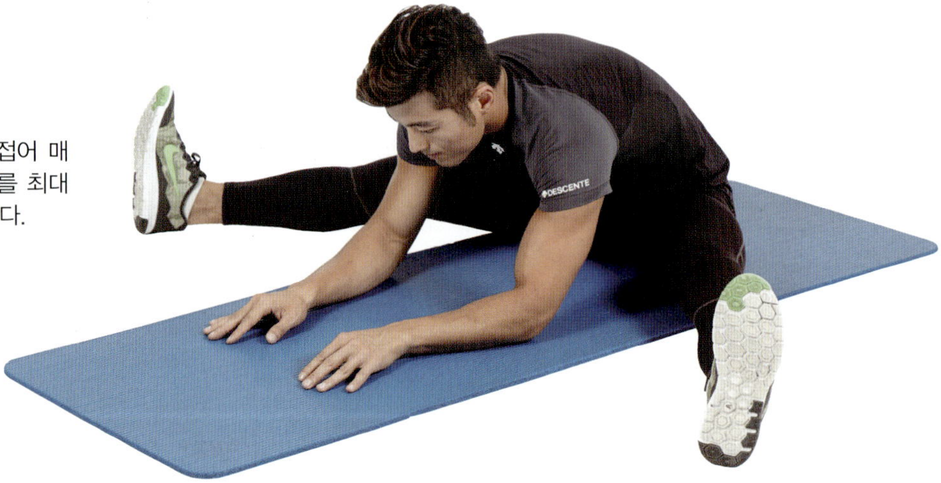

골반에서 허벅지, 허벅지에서 종아리로 연결되는 근육들은 매우 복잡하고 정교하게 이어져 있어 수시로 풀어주지 않으면 근육이 쉽게 뭉치고 약해진다. 이 스트레칭은 허벅지 안쪽 근육(모음근, 두덩정강근, 두덩근)과 허벅지 뒤쪽 근육(반힘줄모양근, 반막모양근), 허리를 세우는 근육, 종아리 근육을 풀어주어 다리를 펴고 벌리는 움직임, 허리를 굽히는 움직임이 좋아진다.

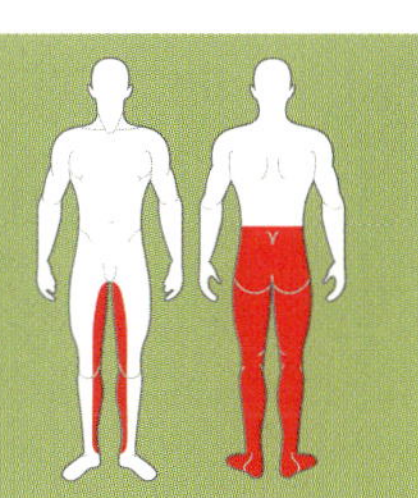

Tip
- 2를 할 때 허리와 허벅지에 통증이 있다면 응용 동작을 실시한다.
- 다리를 제대로 풀지 않고 무리하게 펴면 근육 파열이 발생할 수 있으니 주의한다.

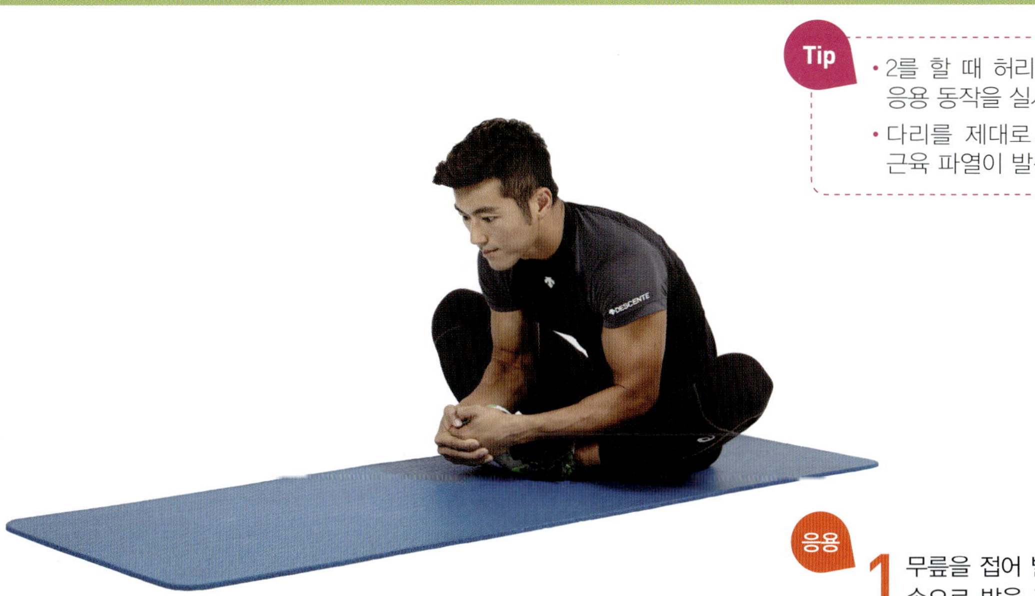

응용 1 무릎을 접어 발바닥을 마주하고 앉는다. 양손으로 발을 감싸고 허리를 굽혀 허벅지를 늘인다. 이 자세를 30초 동안 유지한다.

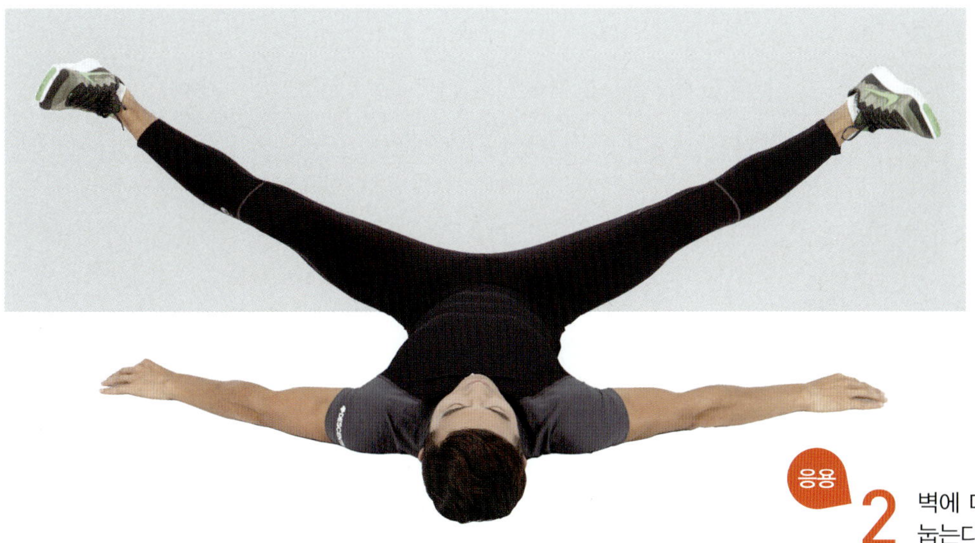

응용 2 벽에 다리를 기대고 양팔은 바닥에 벌린 채 눕는다. 허벅지 안쪽이 충분히 풀릴 정도로 다리를 벌리고 30초 동안 유지한다.

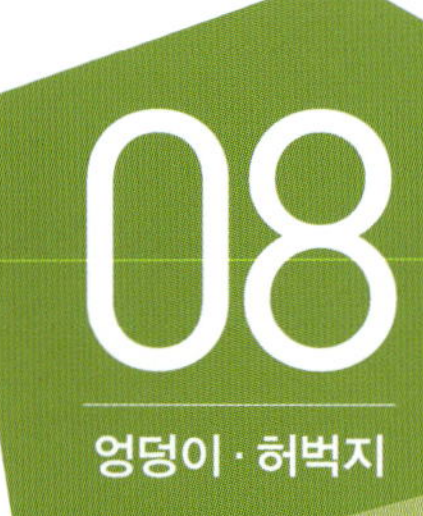

08 다리 뒤와 엉덩이 늘이기

좌우 각각 10회 X 3세트

1 매트에 누워서 오른쪽 발바닥에 수건을 걸치고 양손으로 잡는다. 수건을 당기면서 오른쪽 다리를 90도로 들어 올린다. 이 자세를 30초 동안 유지한다.

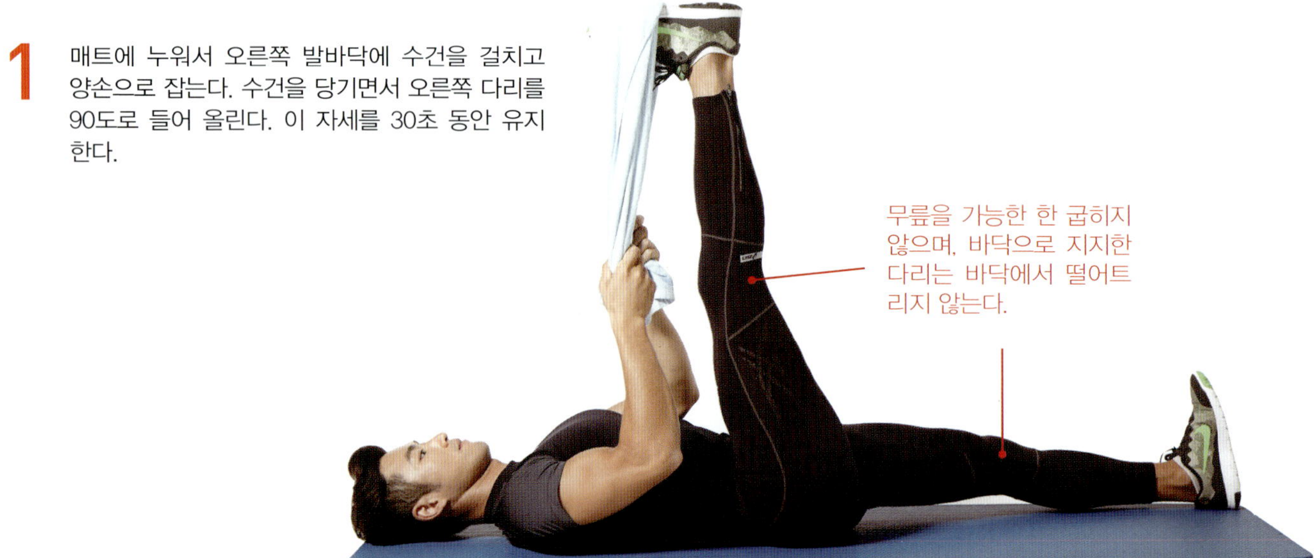

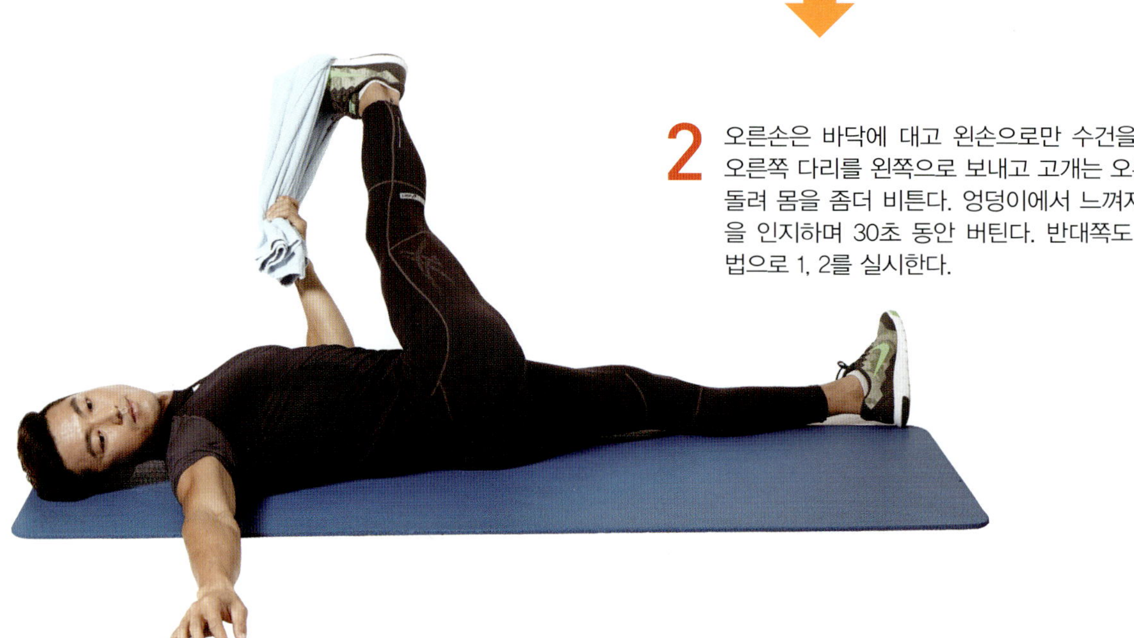

2 오른손은 바닥에 대고 왼손으로만 수건을 잡는다. 오른쪽 다리를 왼쪽으로 보내고 고개는 오른쪽으로 돌려 몸을 좀더 비튼다. 엉덩이에서 느껴지는 자극을 인지하며 30초 동안 버틴다. 반대쪽도 같은 방법으로 1, 2를 실시한다.

효　　과 다리 뒷부분과 엉덩이 근육을 전반적으로 풀어주는 스트레칭이다. 허벅지 뒤쪽 근육(반힘줄모양근, 반막모양근, 넙다리두갈래근)과 엉덩이 근육(둔근), 종아리 근육(장딴지근)을 풀어주어 다리를 펴거나 올리는 움직임이 부드러워진다.

Tip

- 허리가 약하고 통증이 있는 경우 본 동작 대신 응용 동작을 실시한다.
- 다리가 너무 뻣뻣하여 통증이 느껴진다면 다리를 60도 정도로만 올린 후 차츰 늘려나간다.

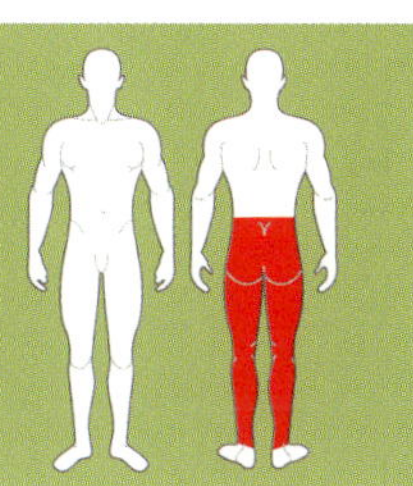

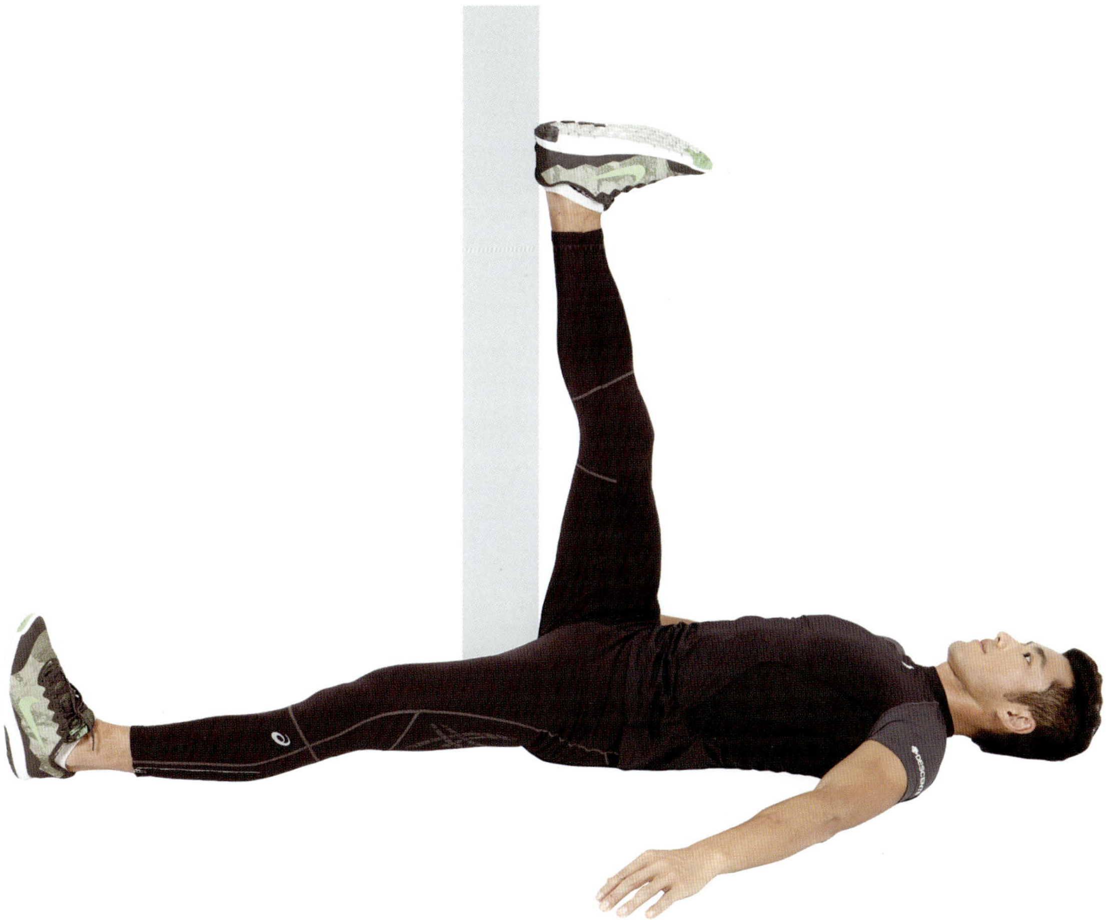

응용

한쪽 다리만 벽에 90도로 기대고 30초 동안 유지한다. 반대쪽도 같은 방법으로 실시한다.

다리 회전근 늘이기

좌우 각각 30초씩 X 2회, 의자에 앉아서 할 경우 10초씩 X 6회 X 2세트

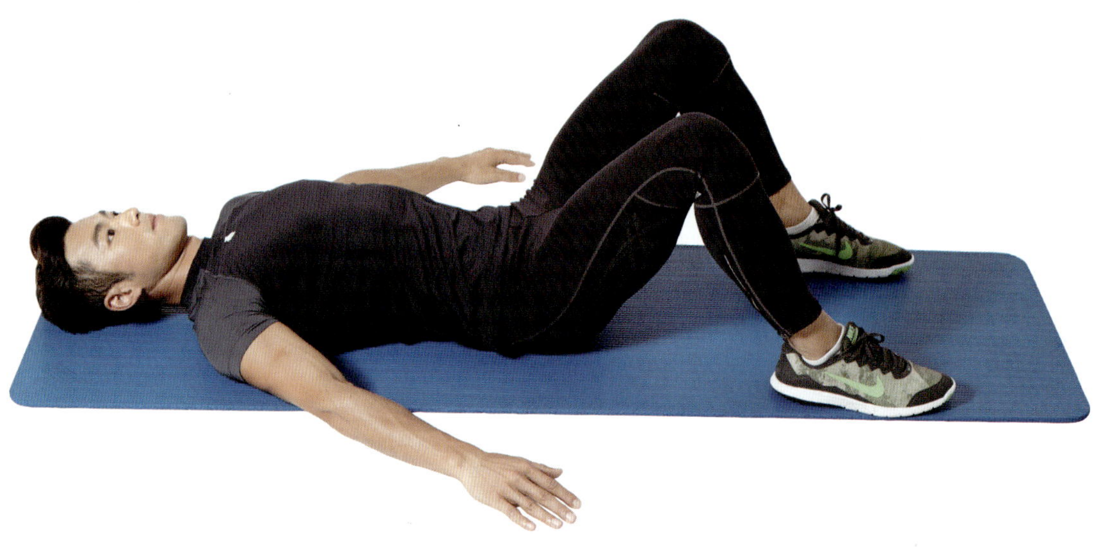

1 매트에 누워 다리는 무릎을 접어 산 모양으로 만들고 양팔은 45도로 벌려 바닥에 둔다.

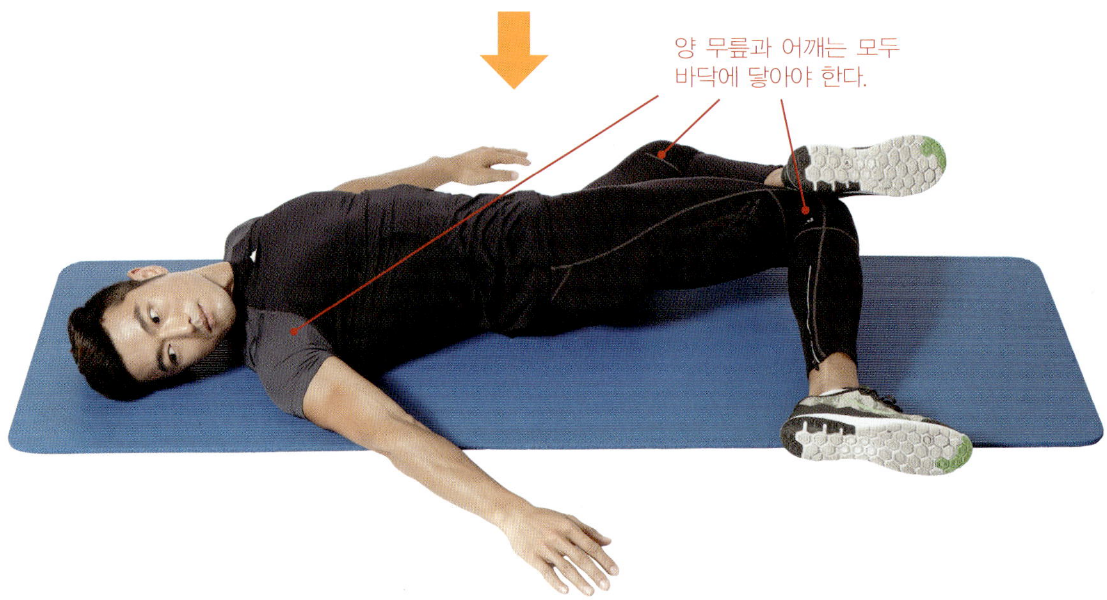

2 왼쪽 발목을 오른쪽 무릎 위에 올린 후 양다리를 모두 왼쪽 바닥으로 당겨 내린다. 이때 고개는 오른쪽으로 돌려 몸을 좀더 비튼다. 이 자세를 30초 동안 유지한다. 반대쪽도 같은 방법으로 실시한다.

다리를 돌릴 때 사용하는 엉덩이, 골반, 허벅지 부위 근육을 풀어주는 스트레칭이다. 엉덩이 근육(둔근, 궁둥구멍근, 쌍둥이근, 폐쇄근)과 허벅지 근육(반힘줄모양근, 반막모양근, 넙다리근막긴장근, 넙다리네갈래근, 넙다리두갈래근, 모음근, 두덩근, 두덩정간근, 넙다리빗근)을 풀어주어 다리를 안팎으로 회전하는 움직임이 원활해진다.

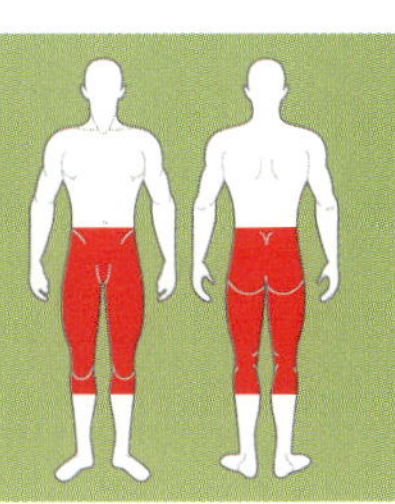

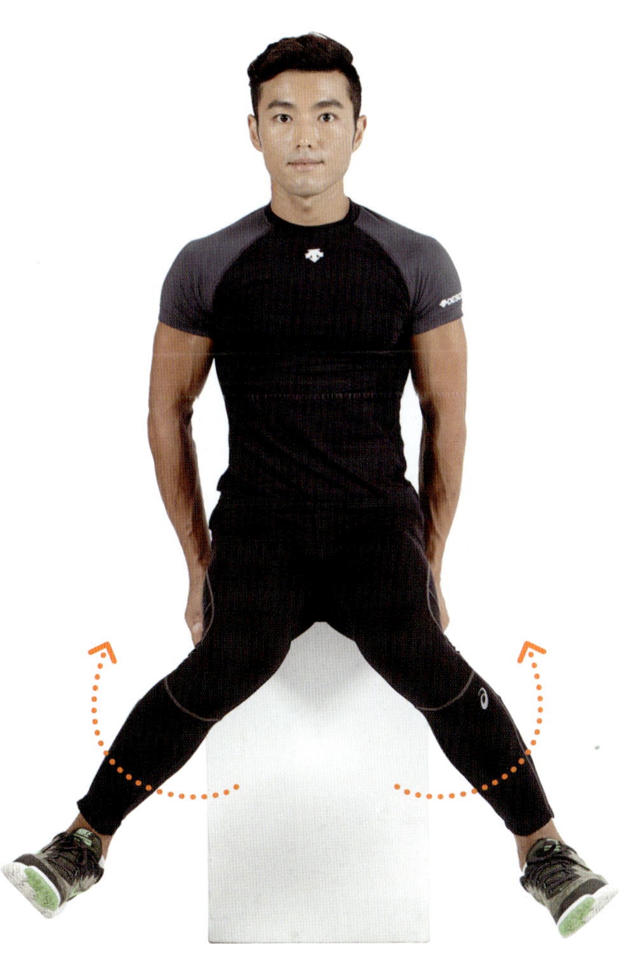

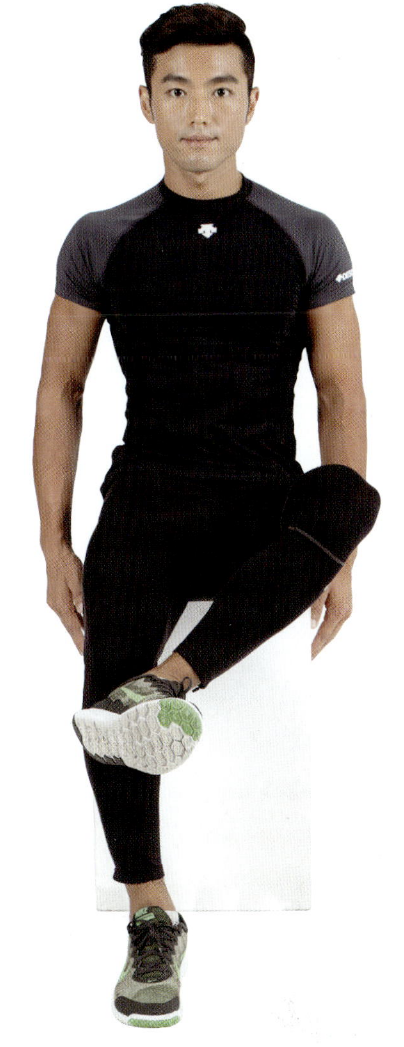

의자에 앉아서 두 다리를 모은다. 아래 다리를 벌리고 허벅지는 붙인 상태를 10초 동안 유지한다. 이 동작을 6회 반복한다.

의자에 앉아서 두 다리를 어깨너비만큼 벌린다. 한쪽 뒤꿈치를 반대쪽 무릎 앞에 갖다 대고 올린 다리의 허벅지를 바깥쪽으로 돌린다. 이 상태를 10초 동안 유지하며 6회 반복한다. 반대쪽도 같은 방법으로 실시한다.

10

엉덩이 · 허벅지

누워서 한 다리 3방향으로 당기기

각각 30초씩 X 2회

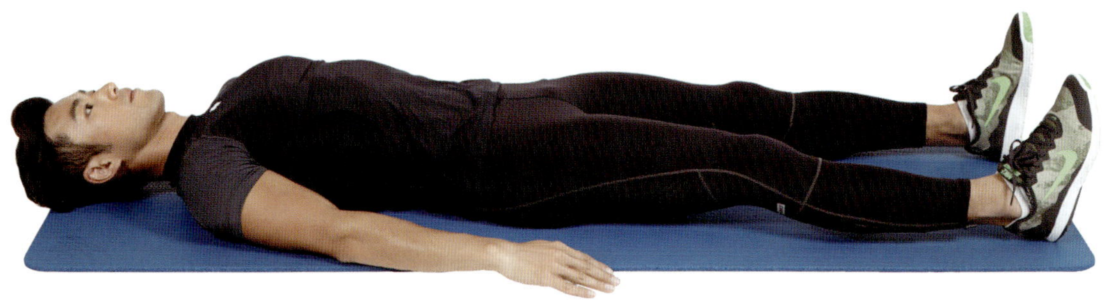

1 매트 위에 바로 눕는다.

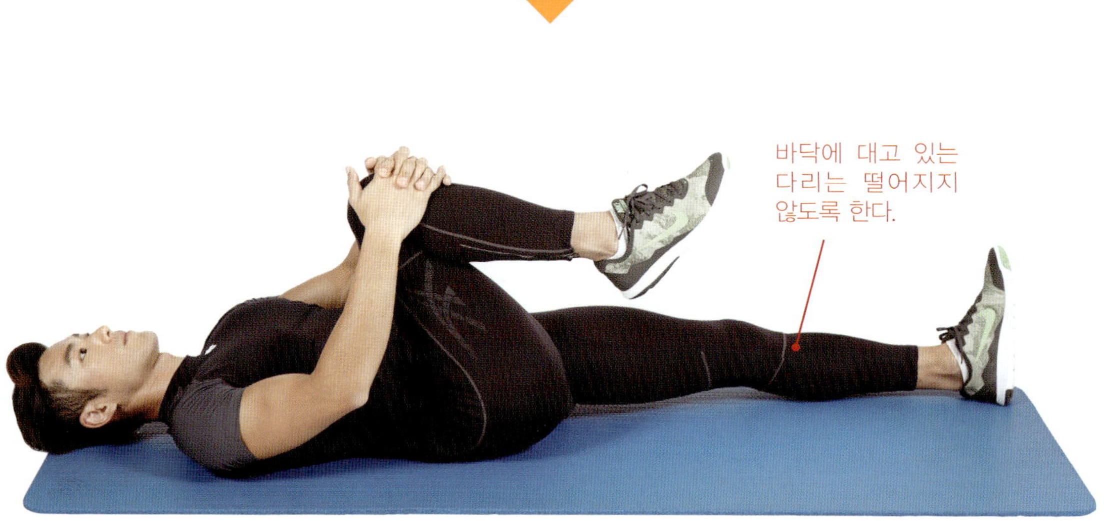

2 왼쪽 다리는 바닥에 일직선으로 놓고 오른쪽 무릎을 90도로 접어 올린다. 양손으로 오른쪽 무릎을 잡고 가슴 쪽으로 최대한 당긴다. 이 자세를 30초 동안 유지한다.

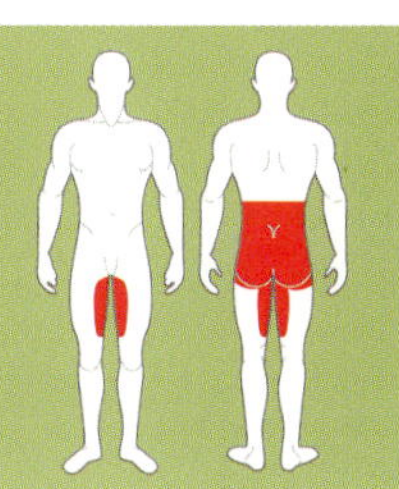

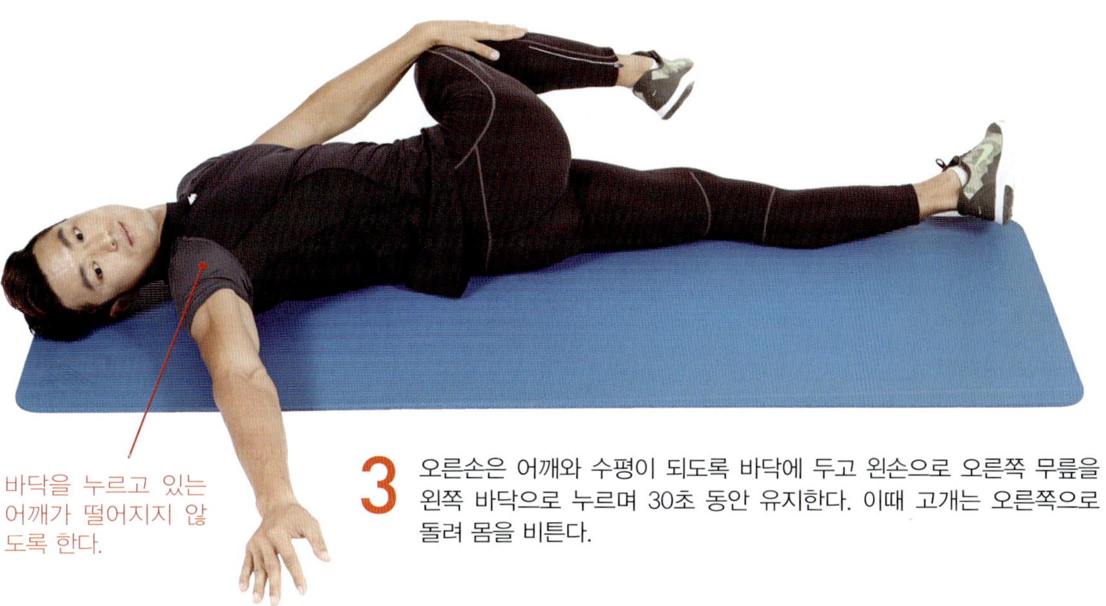

3 오른손은 어깨와 수평이 되도록 바닥에 두고 왼손으로 오른쪽 무릎을 왼쪽 바닥으로 누르며 30초 동안 유지한다. 이때 고개는 오른쪽으로 돌려 몸을 비튼다.

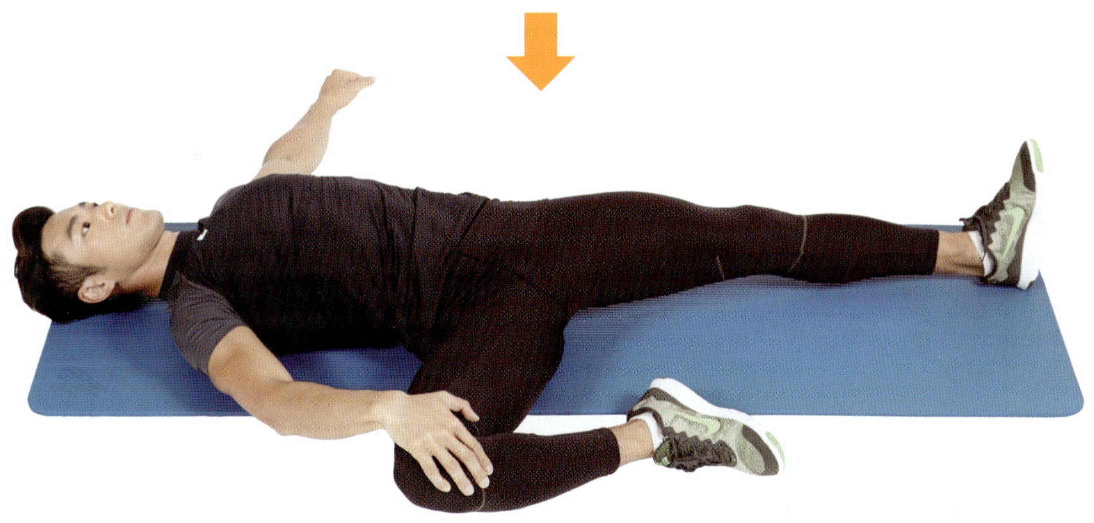

4 왼손은 어깨와 수평이 되도록 바닥에 두고 오른손으로 오른쪽 무릎을 바닥으로 누르며 30초 동안 유지한다. 반대쪽도 같은 방법으로 2, 3, 4를 실시한다.

누워서 다리 걸치고 엉덩이 늘이기
좌우 각각 30초씩 X 2회

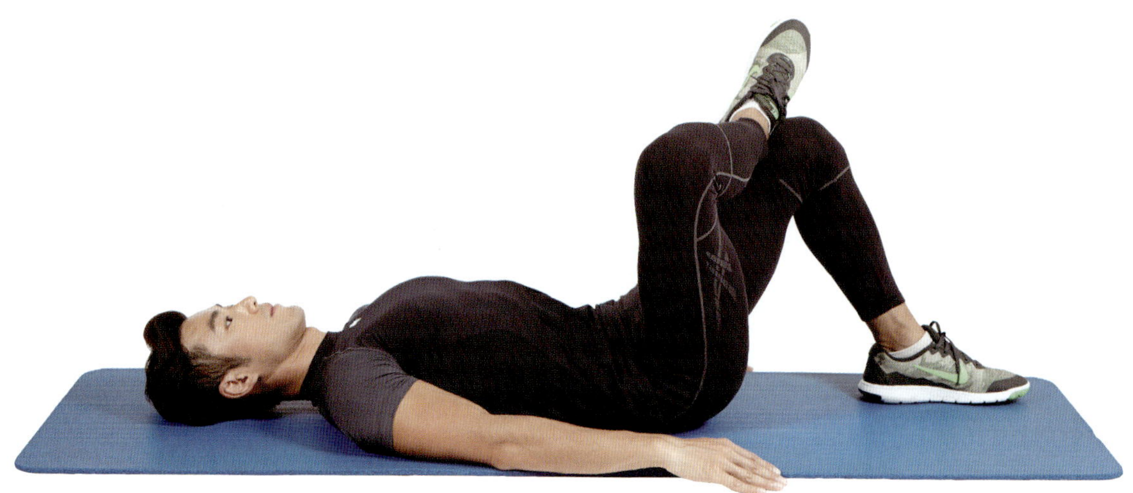

1 매트에 누워 왼쪽 다리를 직각으로 접고 오른쪽 발목을 왼쪽 무릎에 걸쳐놓는다.

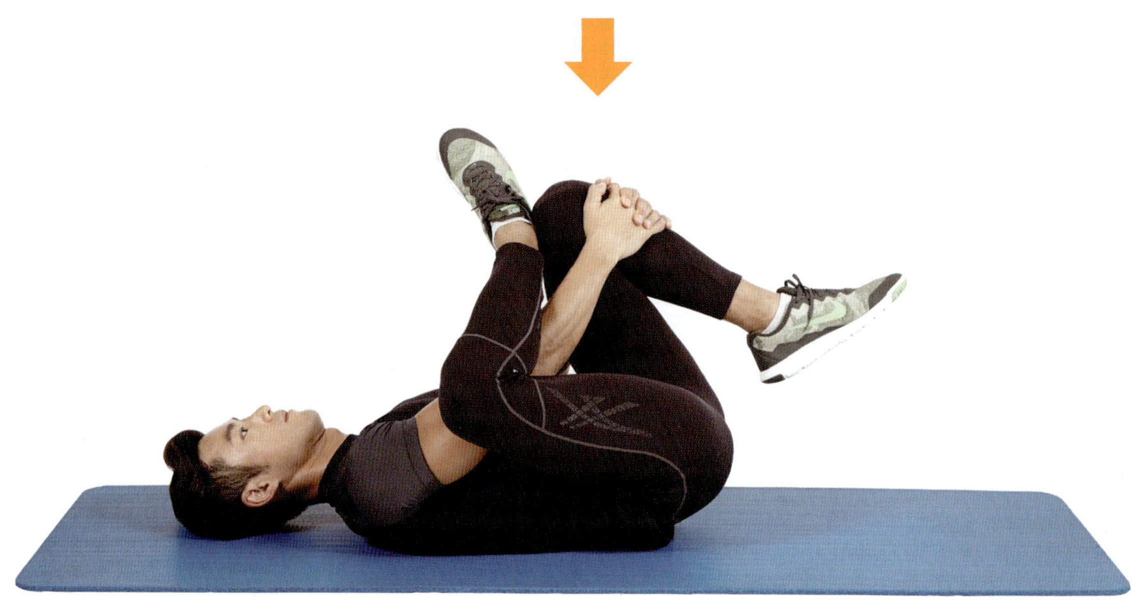

2 양손으로 다리 사이를 지나 왼쪽 무릎을 잡고 가슴 쪽으로 최대한 당긴다. 오른쪽 엉덩이에 가해지는 자극을 느끼며 30초 동안 유지한다. 반대쪽도 같은 방법으로 실시한다.

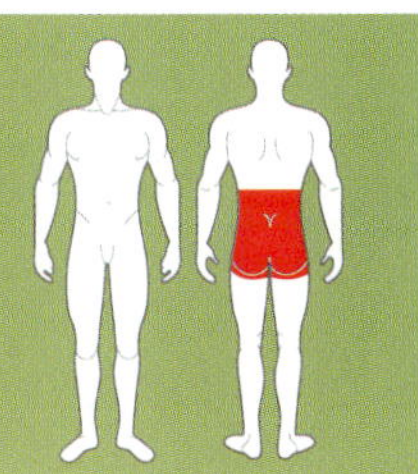

Tip
- 엉덩이와 허리 부위가 뻣뻣할 경우 무리하게 당기지 않는다.
- 다리를 몸 쪽으로 당길 때 숨은 멈추지 않고 천천히 편안하게 쉰다.

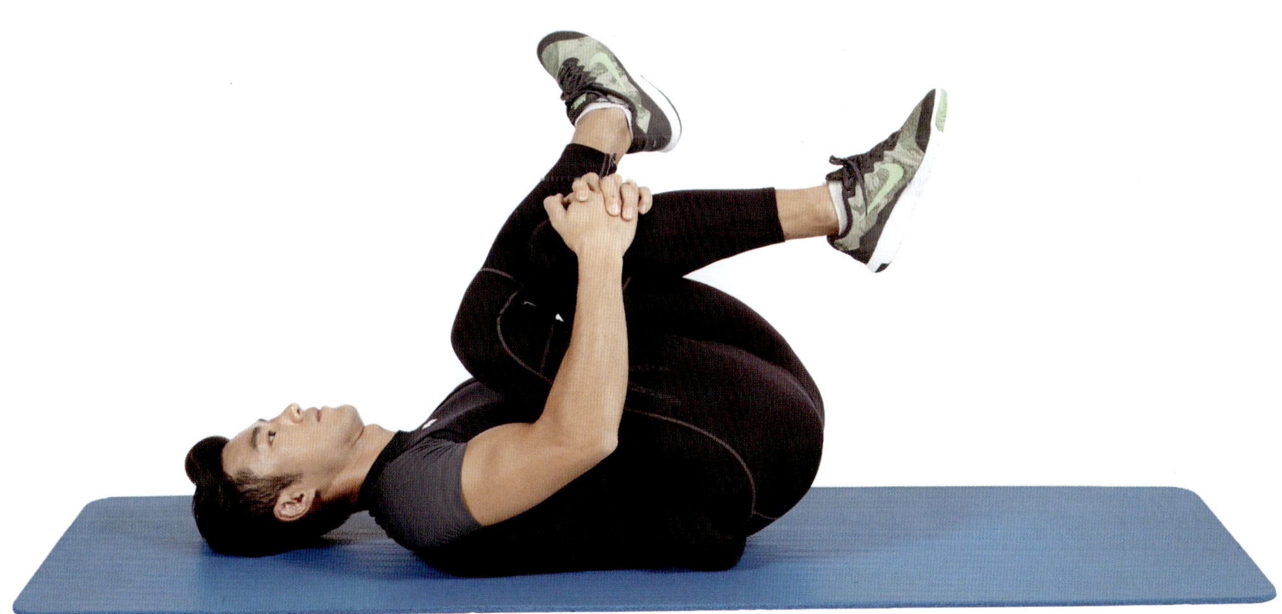

응용　왼쪽 다리를 직각으로 접고, 오른쪽 다리를 들어 왼쪽 무릎 위에 올려놓는다. 두 손으로 교차된 다리를 감싸듯 왼쪽 무릎을 잡고 가슴 쪽으로 최대한 당긴다. 오른쪽 엉덩이에 가해지는 자극을 느끼며 30초 동안 유지한다. 반대쪽도 같은 방법으로 실시한다.

누워서 4자 모양 골반 늘이기

좌우 각각 30초씩 X 2회

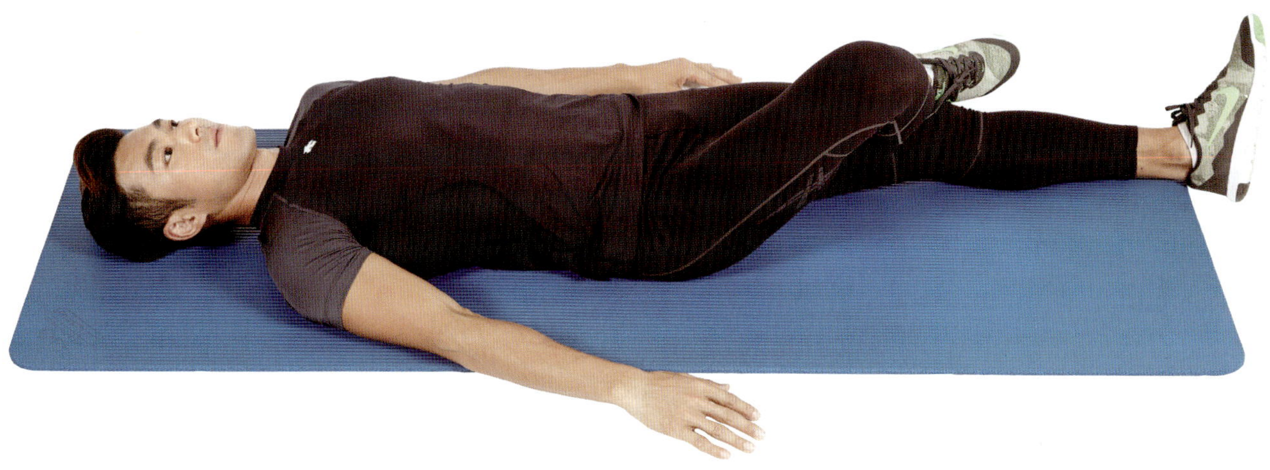

1 매트에 누워서 왼쪽 다리는 뻗고 오른쪽 다리는 접어 왼쪽 무릎 위에 오른발을 올려놓는다.

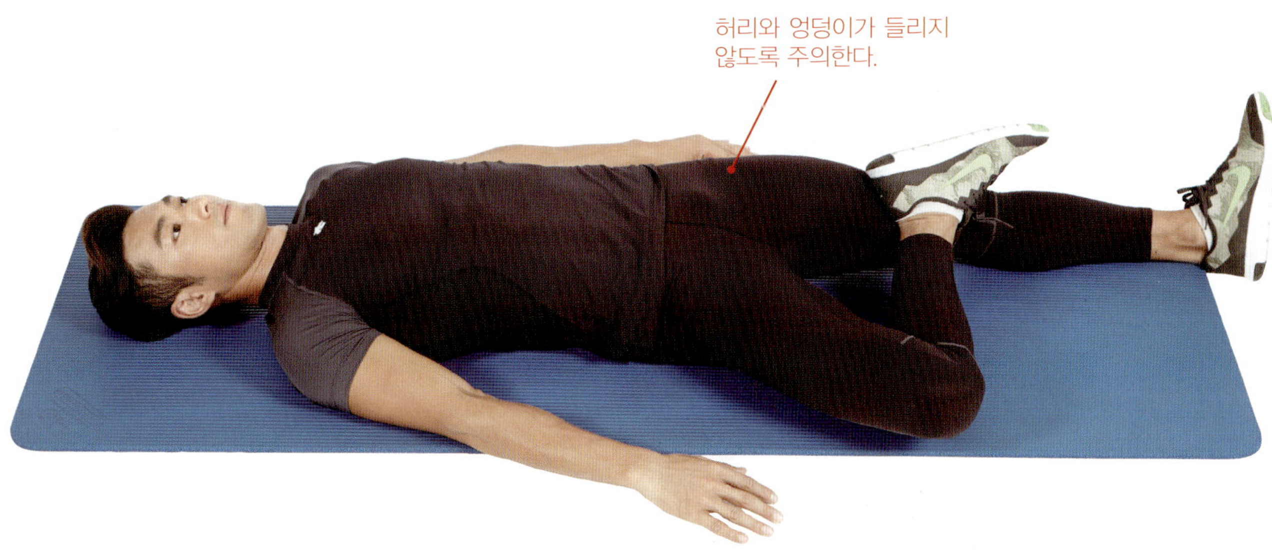

2 오른쪽 허벅지의 바깥 면이 바닥에 닿도록 최대한 허벅지를 늘인다. 이 자세를 30초 동안 유지한다. 반대쪽도 같은 방법으로 실시한다.

다리 앞뒤로 벌리기

좌우 각각 30초씩 X 2회

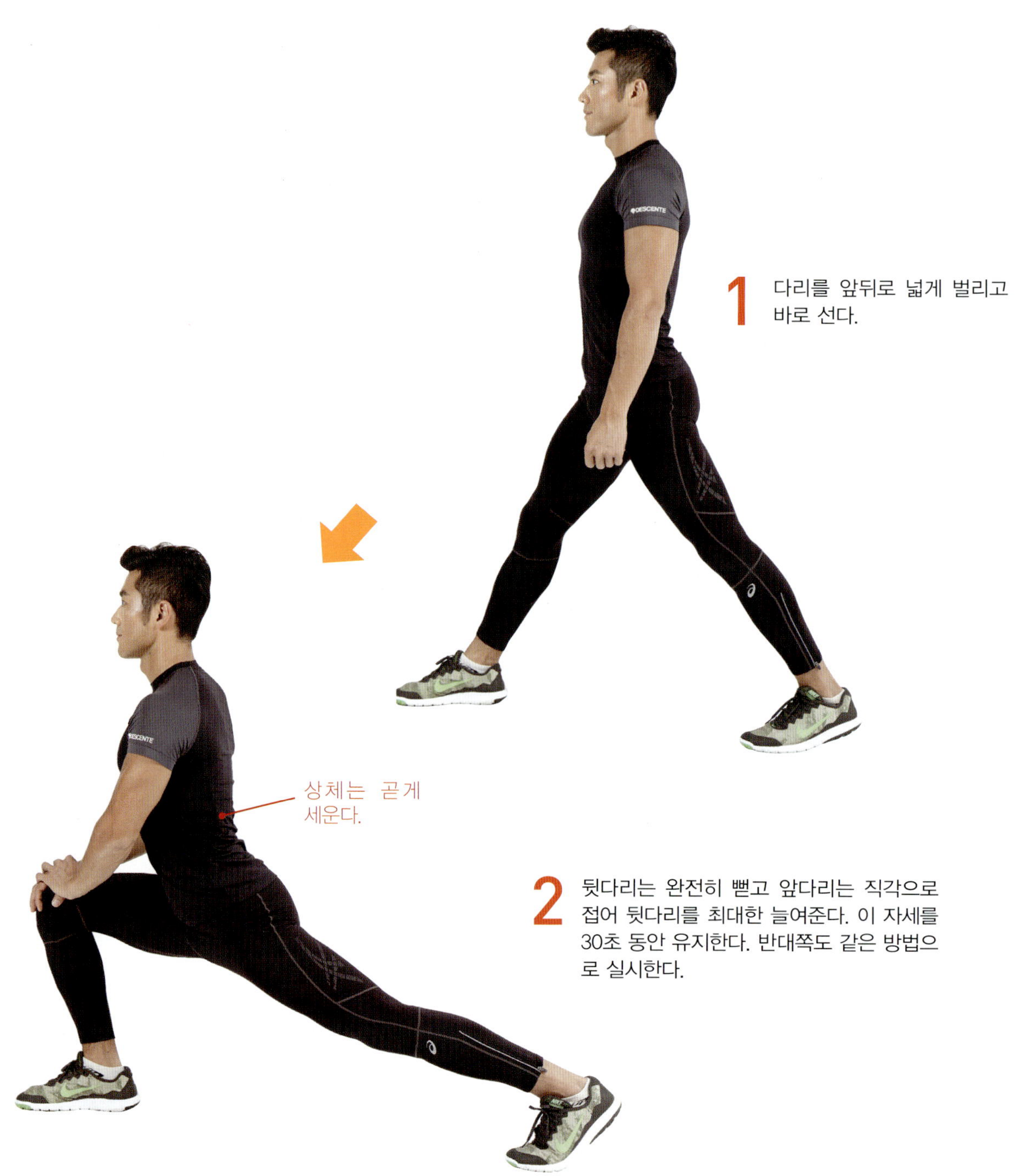

1 다리를 앞뒤로 넓게 벌리고
바로 선다.

2 뒷다리는 완전히 뻗고 앞다리는 직각으로
접어 뒷다리를 최대한 늘여준다. 이 자세를
30초 동안 유지한다. 반대쪽도 같은 방법으
로 실시한다.

허벅지 앞쪽 근육(넙다리네갈래근, 넙다리빗근)과 허리부터 엉덩이 관절을 연결하는 근육(엉덩허리근)을 풀어주어 다리를 앞뒤로 벌리는 움직임, 다리와 허리를 펴는 움직임이 부드러워진다.

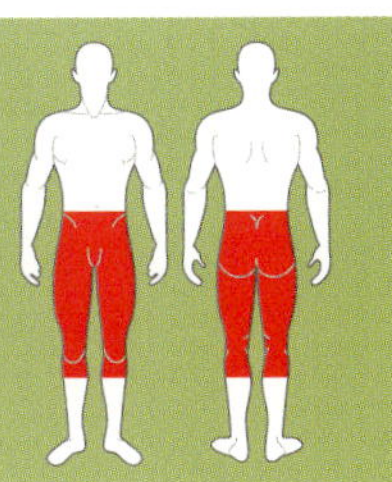

Tip 무릎을 바닥에 대는 응용 동작은 부상을 방지하기 위해 매트에서 하는 것이 좋다.

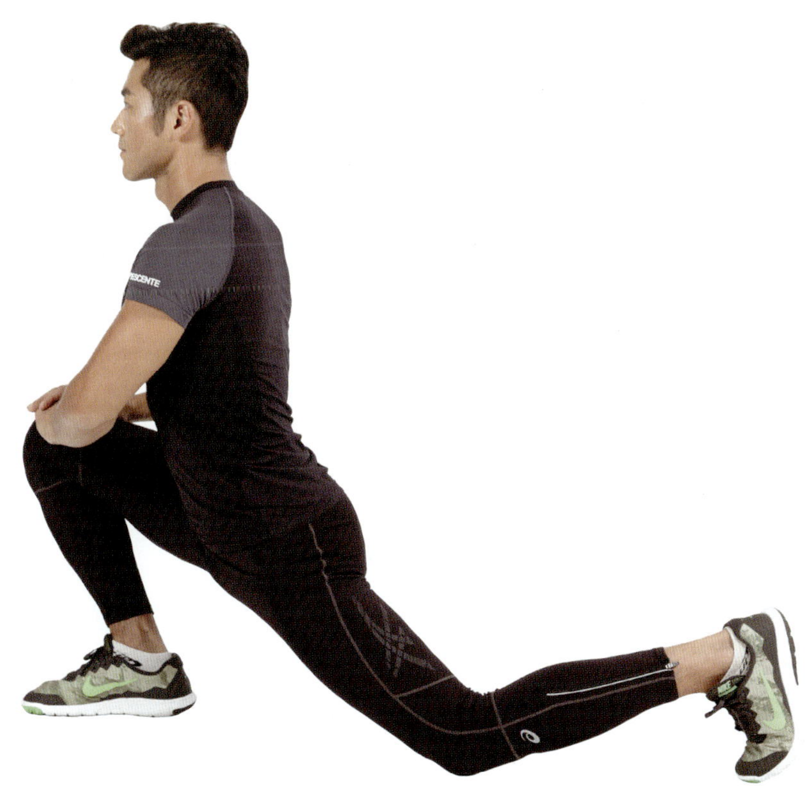

응용 2의 자세에서 뒷다리 무릎을 바닥에 대고 상체를 앞으로 살짝 이동한다.
뒷다리 허벅지 앞쪽에서 가해지는 자극을 느끼며 30초 동안 유지한다.
반대쪽도 같은 방법으로 실시한다.

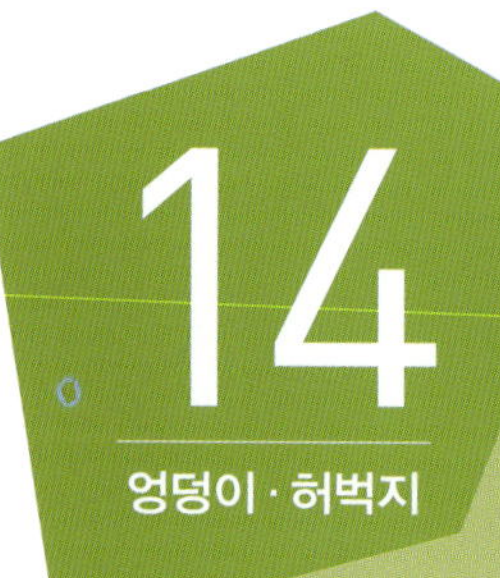

14 의자에 앉아서 엉덩이와 허리 늘이기

좌우 각각 30초씩 X 2회

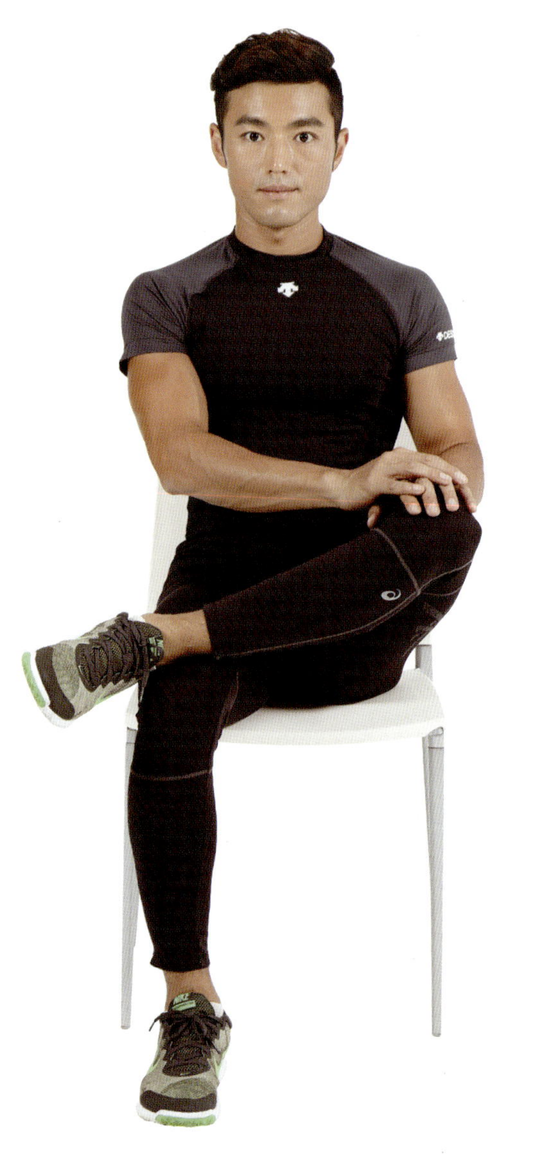

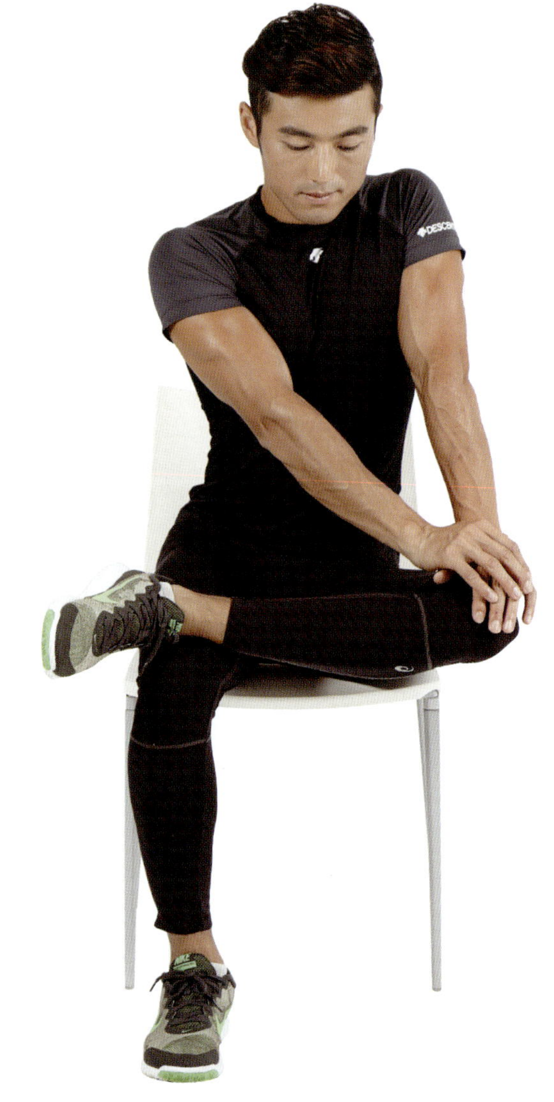

1 의자에 앉아 왼쪽 다리를 오른쪽 다리에 올리고 양손은 왼쪽 무릎 위에 올려놓는다.

2 양손으로 왼쪽 무릎을 30초 동안 아래로 민다. 반대쪽도 같은 방법으로 실시한다.

허벅지 안쪽 근육(모음근, 두덩근, 두덩정강근), 엉덩이 근육(둔근, 궁둥구멍근), 허리 근육(척추기립근)을 풀어주어 다리를 올리고 벌리는 움직임, 다리와 허리를 회전하는 움직임이 부드러워진다. 사무실이나 차 안에서 쉽게 허리와 엉덩이, 다리 근육을 이완시킬 수 있는 스트레칭이다.

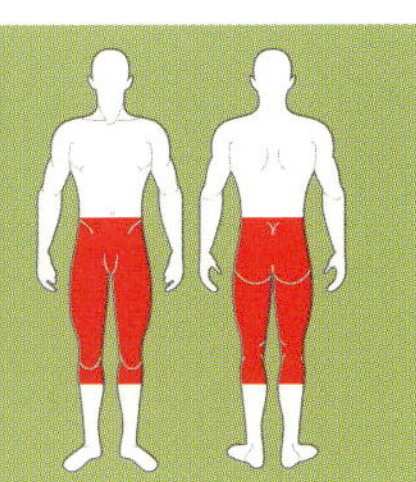

Tip 상체가 좌우로 기울지 않도록 주의한다.

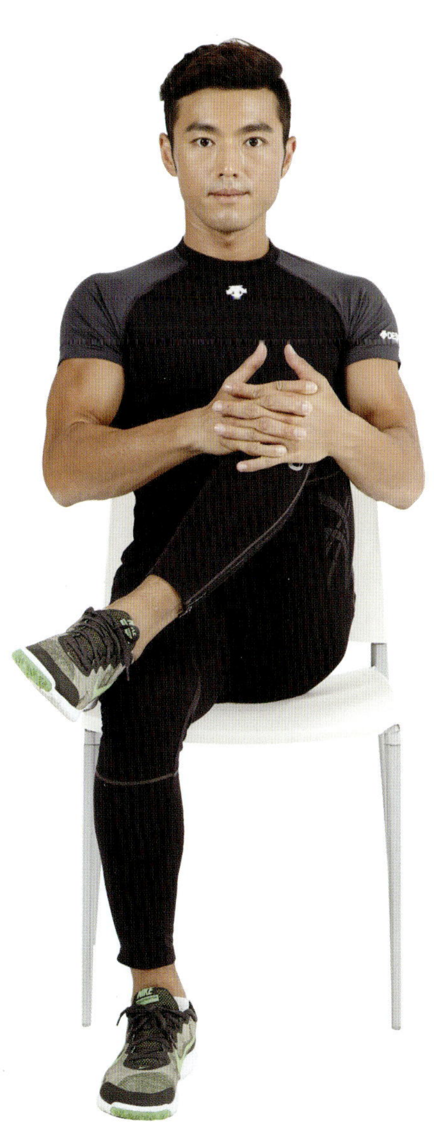

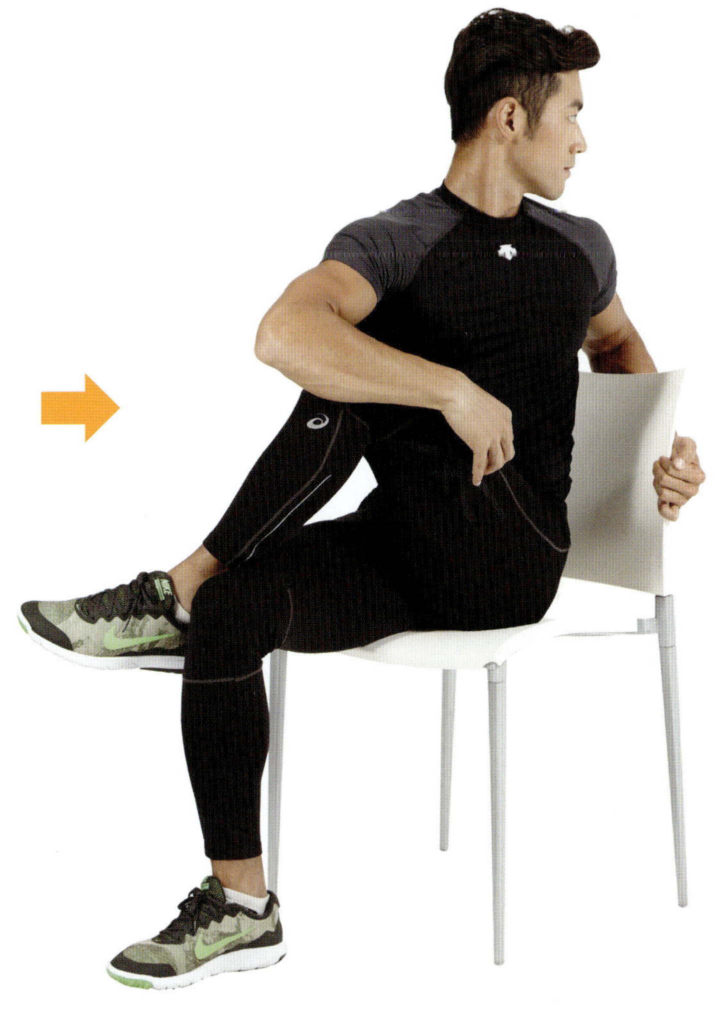

1 의자에 앉아 왼쪽 다리를 오른쪽 다리에 올리고 양손은 왼쪽 무릎을 감싸듯 잡는다.

2 왼손으로 의자 모서리를 잡고 오른쪽 팔꿈치로 왼쪽 무릎을 당기면서 상체를 비튼다. 이 자세를 30초 동안 유지한다. 반대쪽도 같은 방법으로 실시한다.

01

발목 돌리기
바깥쪽 · 안쪽 각각 30회 X 2세트

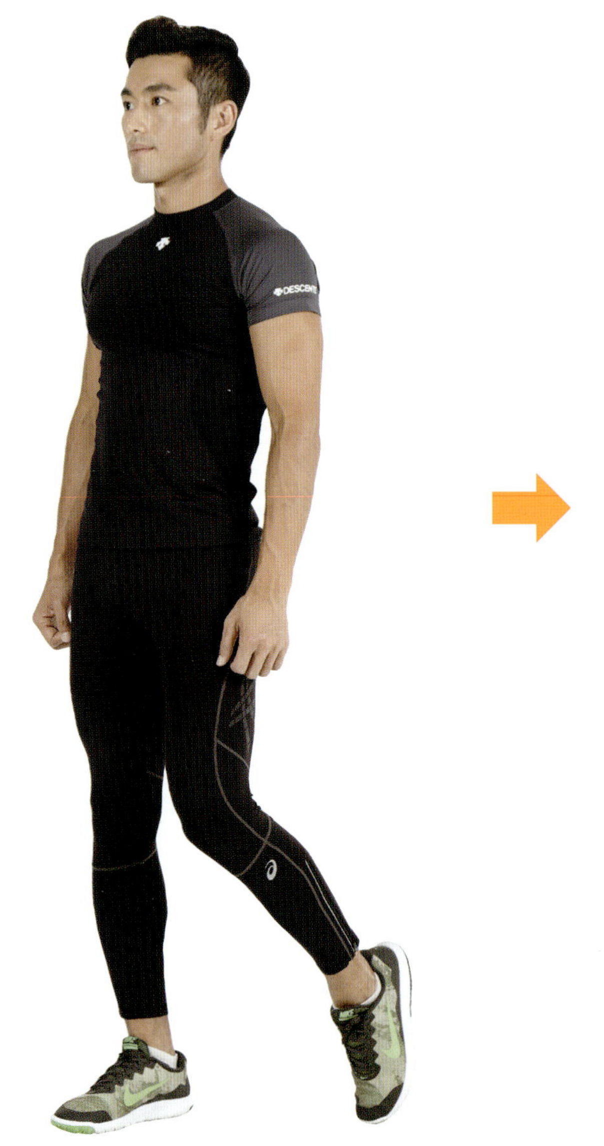

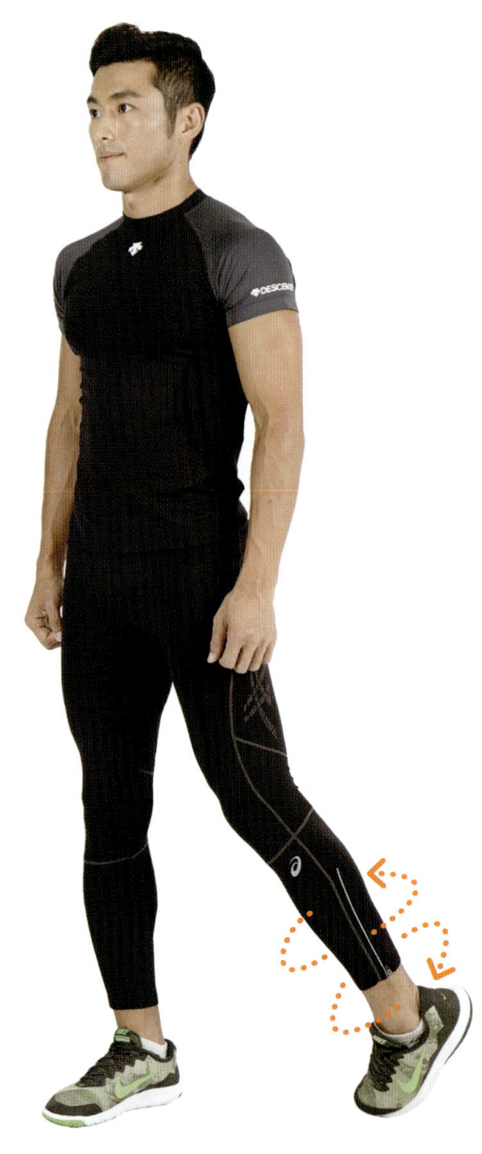

1 어깨너비로 다리를 벌리고 바로 서서 왼쪽 발끝을 바닥에 댄다.

2 원을 그리듯 발목을 바깥쪽과 안쪽으로 각각 천천히 크게 돌려준다. 이 동작을 30회 반복 한다. 반대쪽도 같은 방법으로 실시한다.

발은 체중을 지지하고 보행하는 매우 중요한 신체 기관으로 하루 종일 걷느라 지친 발의 피로를 스트레칭으로 풀어주어야 한다. 이 스트레칭은 종아리와 발 부위를 본격적으로 자극하기 전에 하는 준비운동으로 종아리부터 발까지 연결된 근육, 힘줄, 인대 등의 조직들을 부드럽게 이완시킨다.

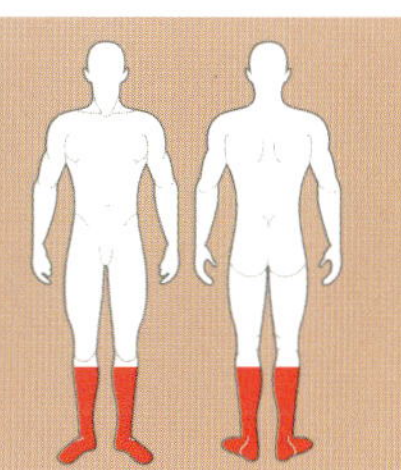

Tip 평발인 사람은 바깥쪽으로 먼저 발목을 돌리고, 요족(발의 아치가 과도하게 높은 발)인 사람은 안쪽으로 먼저 돌린다. 정상인 경우 어느 방향으로든 먼저 회전해도 좋다.

응용

1 매트에 바로 누워 오른쪽 다리를 직각으로 접어 올리고 양손으로 접은 다리를 몸 쪽으로 살짝 당긴다.

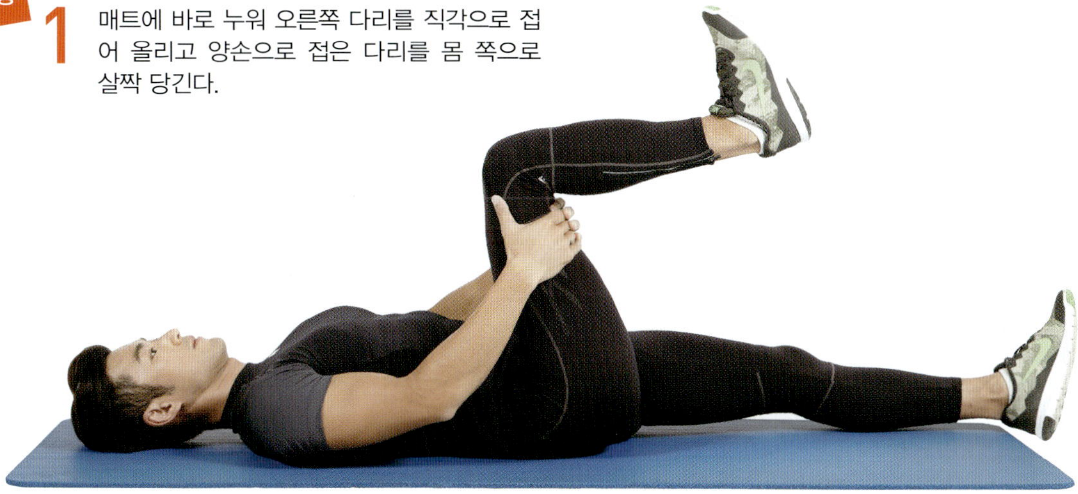

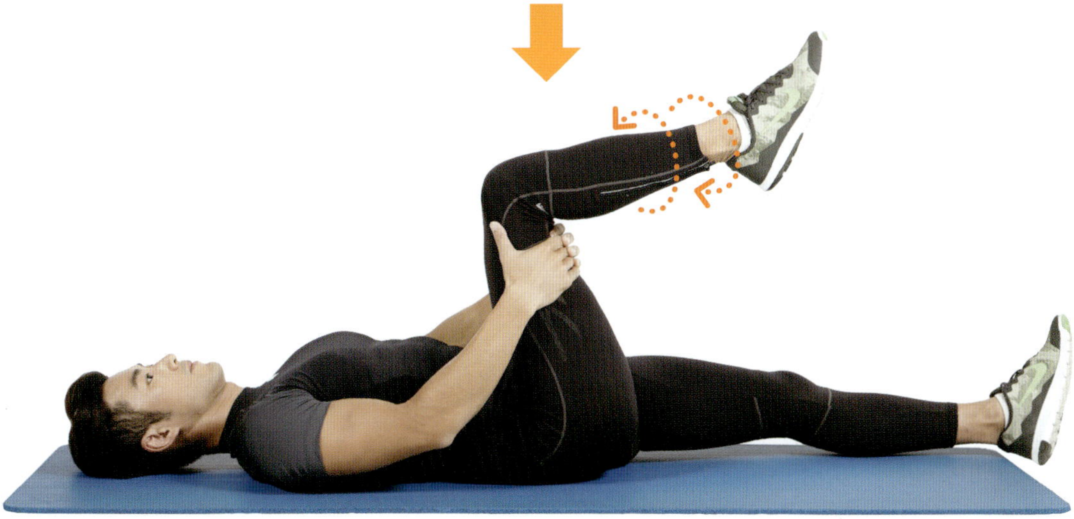

2 원을 그리듯 발목을 바깥쪽과 안쪽으로 각각 천천히 크게 돌려준다. 이 동작을 30회 반복한다. 반대쪽도 같은 방법으로 실시한다.

02 종아리 · 발

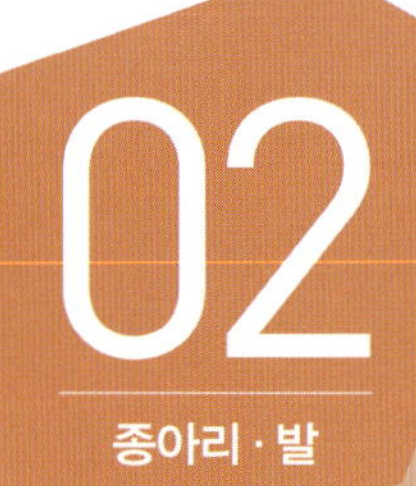

서서 무릎 펴고 종아리 늘이기

좌우 각각 30초씩 X 2회

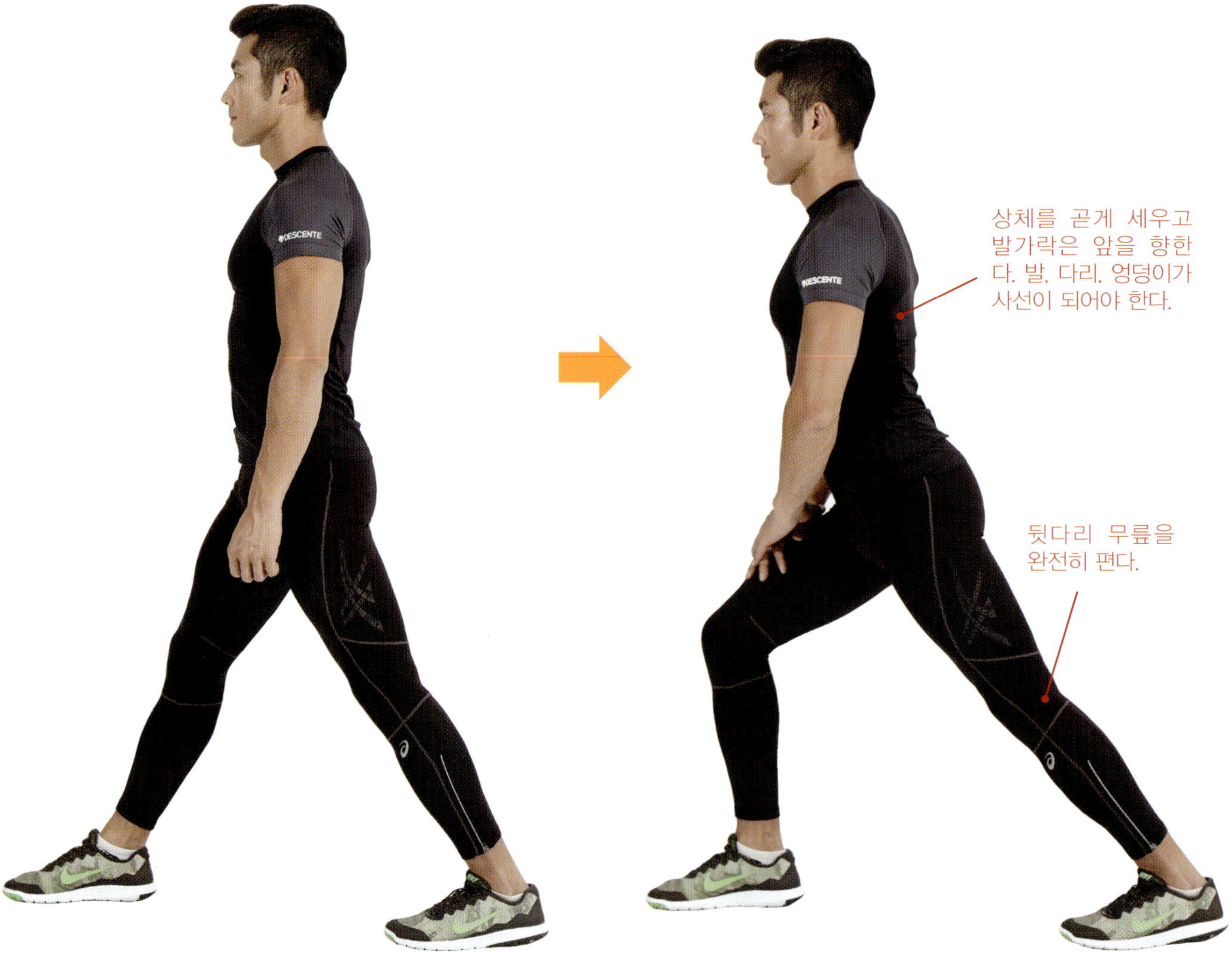

1 다리를 앞뒤로 넓게 벌려 준비한다.

2 앞다리를 굽히면서 체중을 앞으로 이동하여 뒷다리를 완전히 펴고 최대한 늘인다. 이 자세를 30초 동안 유지한다. 반대쪽도 같은 방법으로 실시한다.

효   과 키높이 구두나 깔창 착용으로 인한 발의 피로를 해소하는 데 좋은 스트레칭이며 종아리 뒤에 하트 모양으로 발달하는 장딴지근을 매끄럽게 만들어준다. 종아리 뒤쪽 근육(장딴지근. 가자미근)과 종아리 옆과 안쪽으로 이어지는 근육을 풀어주어 발을 위로 올리는 움직임이 부드러워진다.

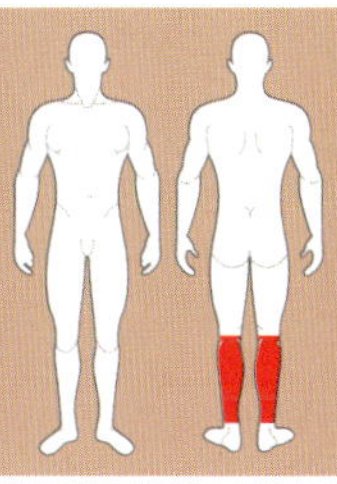

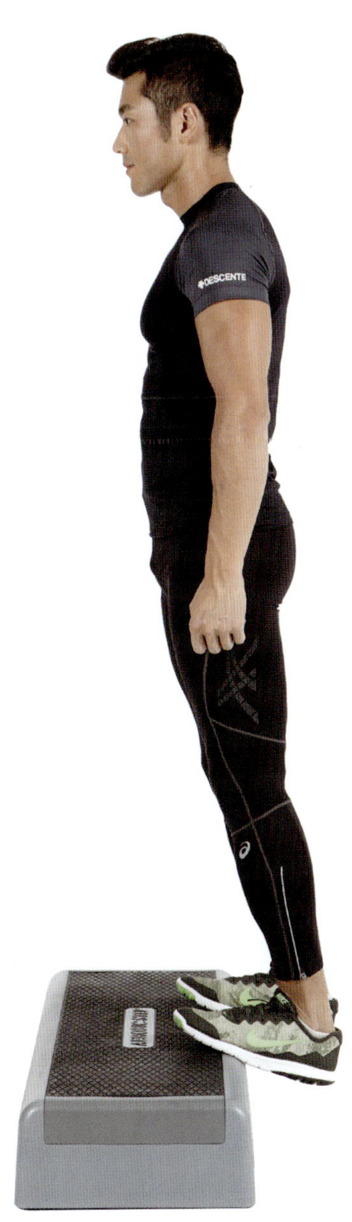

응용 두 다리를 모아 계단이나 박스 모서리에 발을 반쯤 걸친 채 바로 선다. 발뒤꿈치를 아래로 내려 종아리 부분을 최대한 늘인다. 이 자세를 30초 동안 유지한다.

서서 무릎 굽히고 종아리 늘이기

좌우 각각 30초씩 X 2회

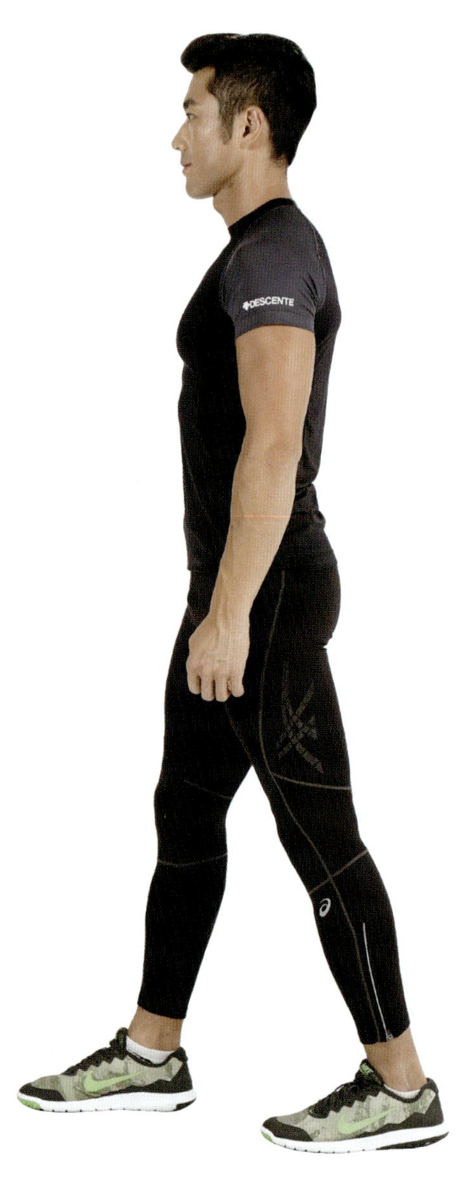

1 어깨너비로 다리를 앞뒤로 벌리고 바로 선다.

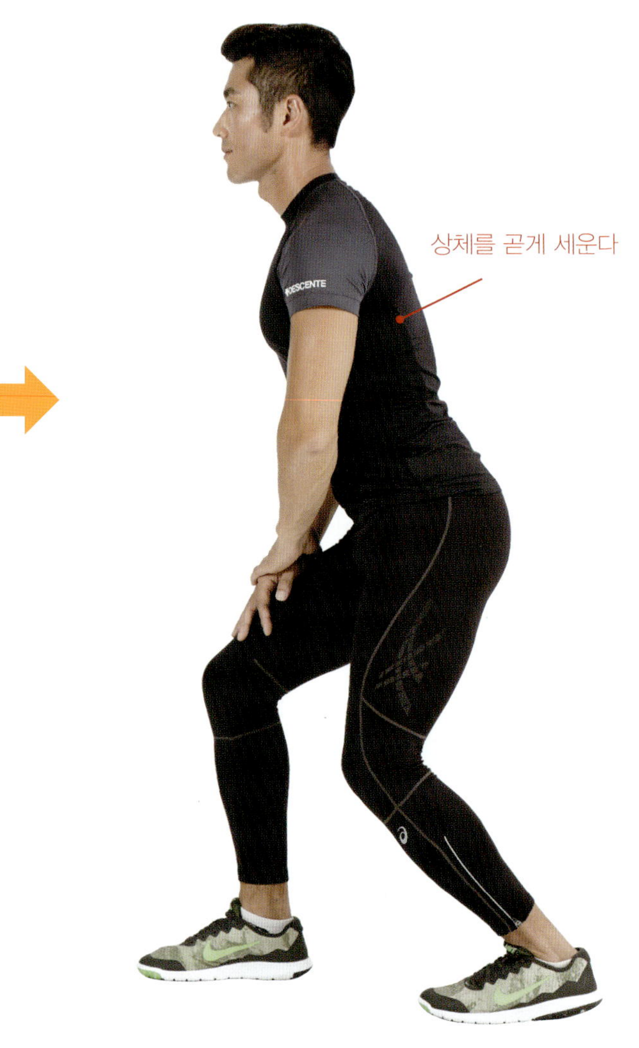

2 양손을 앞다리 위에 대고 두 무릎을 굽힌다. 체중을 앞으로 이동하여 뒷다리 종아리를 최대한 늘인다. 이 자세를 30초 동안 유지한다. 반대쪽도 같은 방법으로 실시한다.

<table>
<tr><td>효　과</td><td>종아리 뒤쪽 근육(가자미근)을 강하게 자극하여 종아리 양옆을 날렵하게 만들어주는 스트레칭이다. 종아리 뒤쪽 근육(가자미근)과 종아리 옆과 안쪽으로 이어지는 근육을 풀어주어 발을 위로 올리는 움직임이 부드러워진다.</td></tr>
</table>

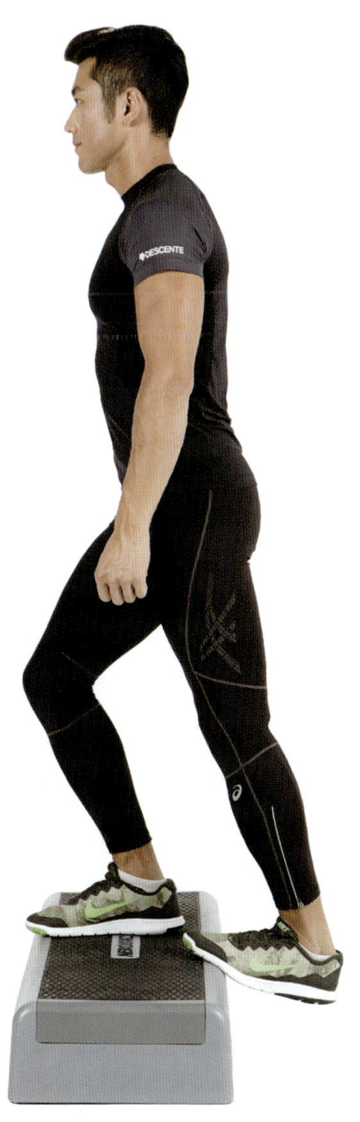

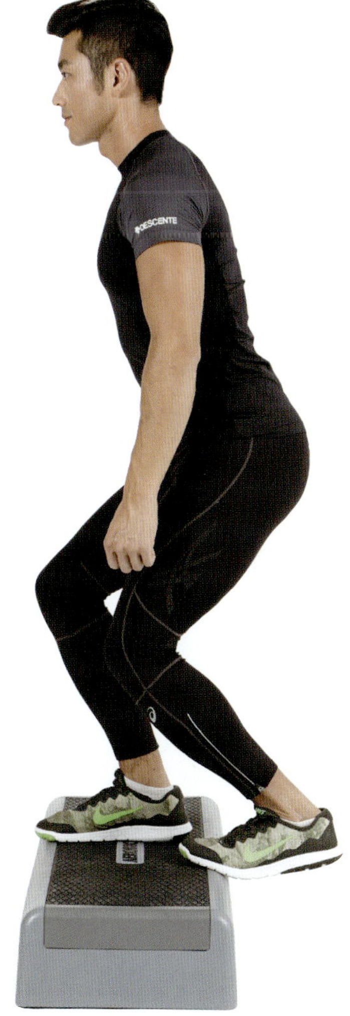

응용

1 계단이나 박스 모서리에 왼발을 반쯤 걸치고 올라선다. 앞다리 무릎은 15도 정도 굽히고 왼발 뒤꿈치를 아래로 내려 준비한다.

2 왼쪽 무릎을 굽혀 종아리 뒤쪽을 최대한 늘인다. 이 자세를 30초 동안 유지한다.

04
종아리 · 발

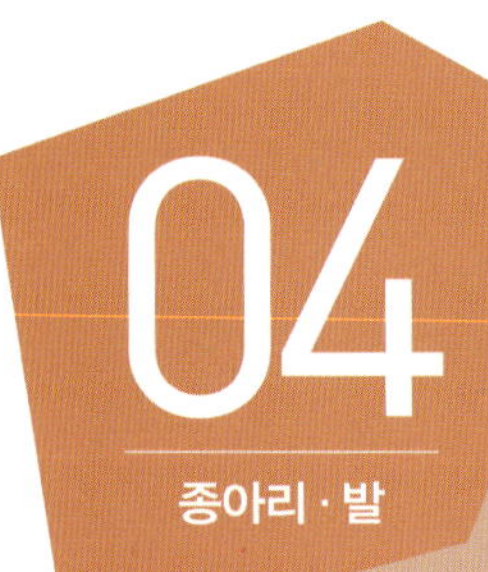

앉아서 정강이 늘이기

좌우 각각 30초씩 X 2회

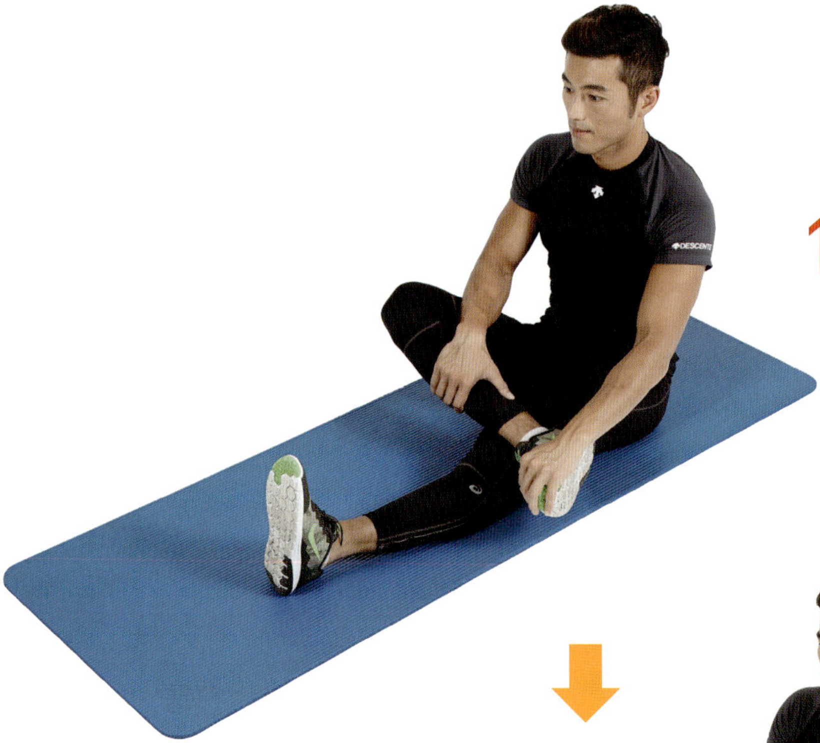

1 매트에 앉아 왼쪽 다리는 매트에 길게 뻗고, 오른쪽 다리는 접어 왼쪽 무릎 위에 올려놓는다.

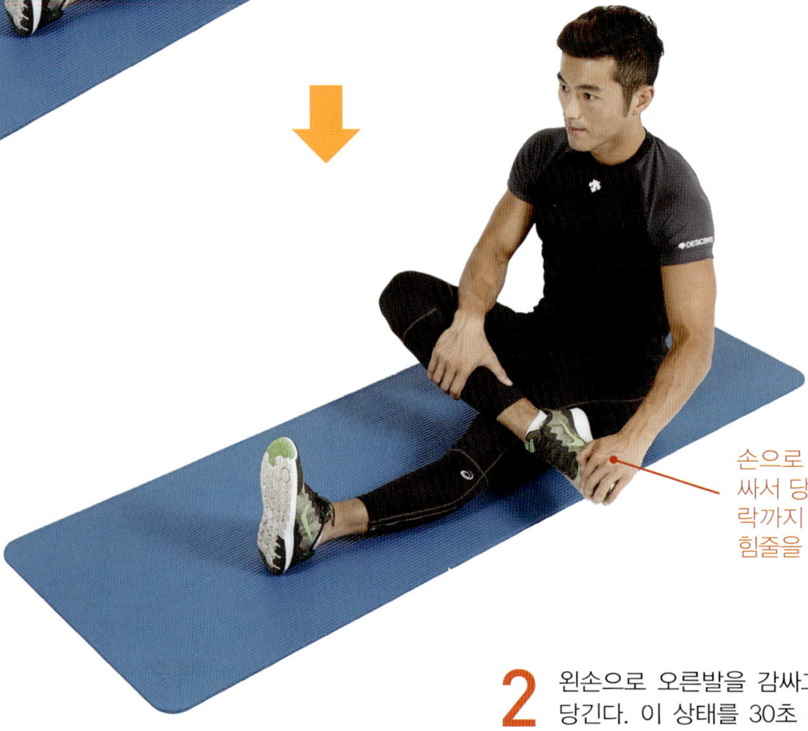

손으로 발가락까지 감싸서 당겨야 한다. 발가락까지 연결된 근육과 힘줄을 늘일 수 있다.

2 왼손으로 오른발을 감싸고 몸 쪽으로 최대한 당긴다. 이 상태를 30초 동안 유지한다. 반대쪽도 같은 방법으로 실시한다.

장시간 보행과 과한 운동으로 남자들의 정강이 근육은 쉽게 뭉치고 짧아진다. 이 스트레칭은 정강이 앞쪽 근육(앞정간근, 발가락폄근)과 정강이 옆쪽 근육(셋째종아리근), 발등 근육을 풀어주어 발을 아래로 내리는 움직임을 원활하게 한다.

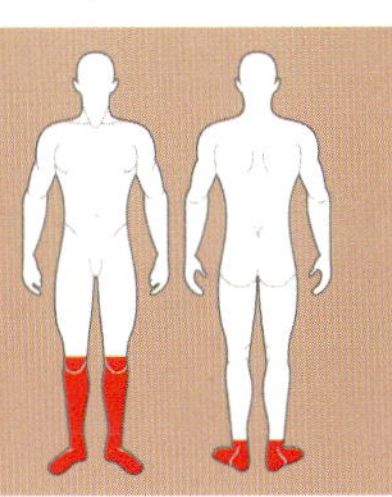

Tip 무릎과 발목에 통증이 있다면 응용 동작은 하지 않는다.

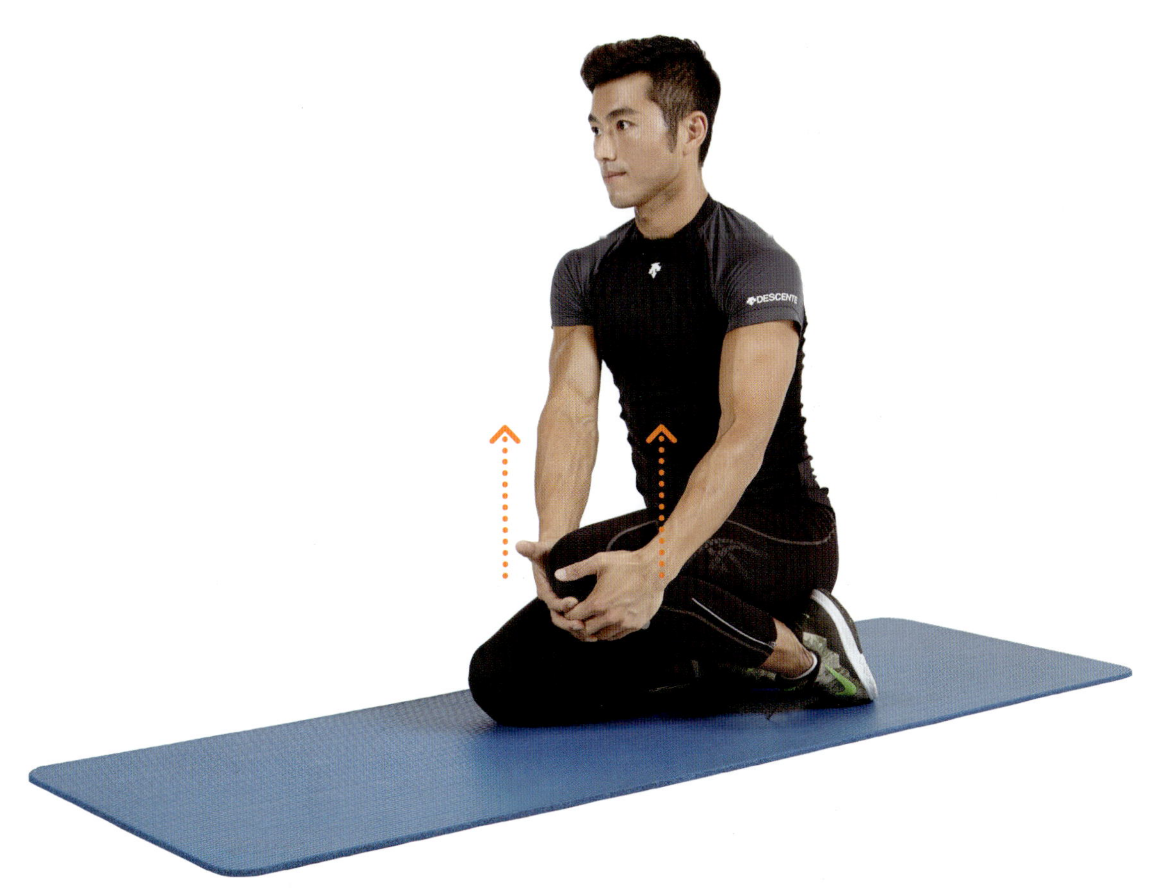

응용 무릎을 꿇고 앉아 두 손으로 한쪽 무릎을 잡고 30초 동안 위로 당긴다. 반대쪽도 같은 방법으로 실시한다.

05 발가락 아래로 당기기

종아리 · 발

좌우 각각 30초씩 X 2회

손으로 발가락을
모두 당겨준다.

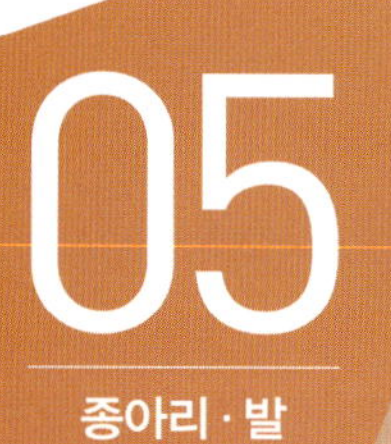

1 의자에 앉아서 왼쪽 다리를 접어 오른쪽 무릎 위에 올려놓는다. 오른손은 왼쪽 발바닥, 왼손은 왼쪽 발목 위에 올려둔다.

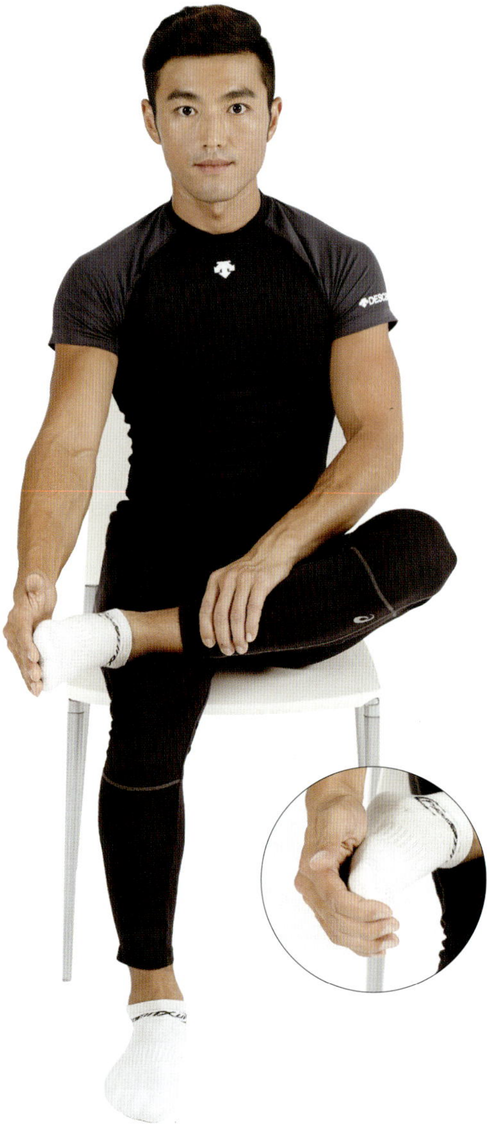

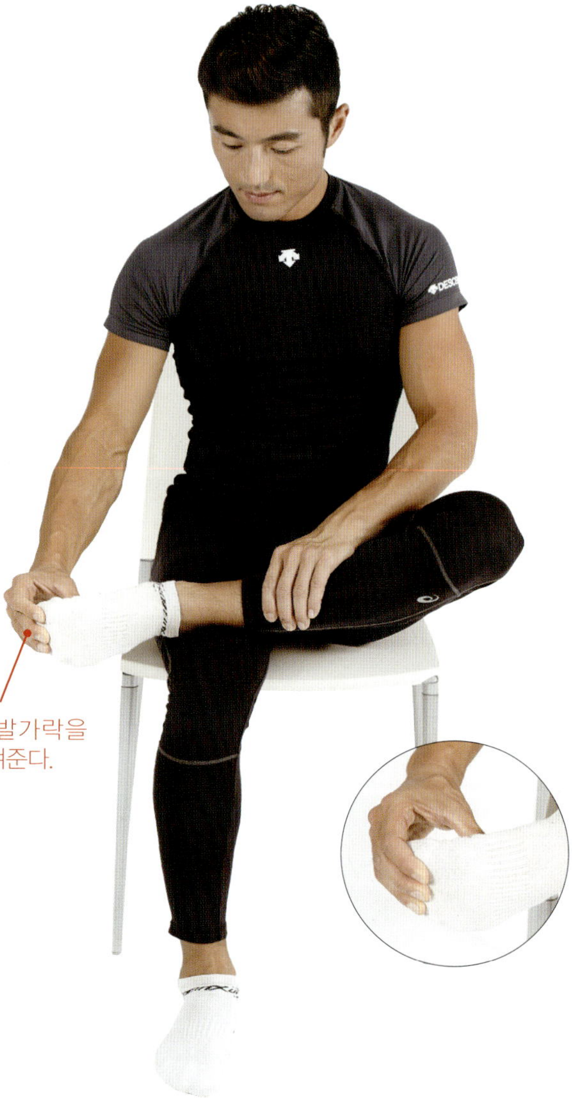

2 오른손으로 왼쪽 발가락을 몸 쪽으로 30초 동안 당긴다. 반대쪽도 같은 방법으로 실시한다.

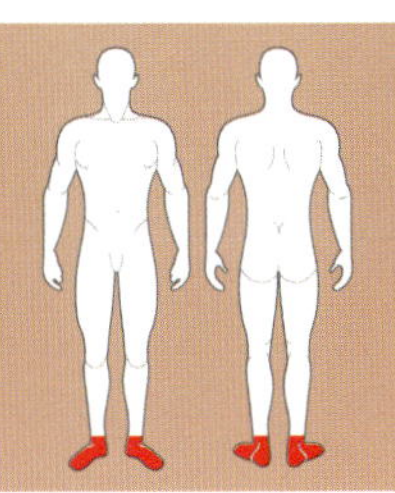

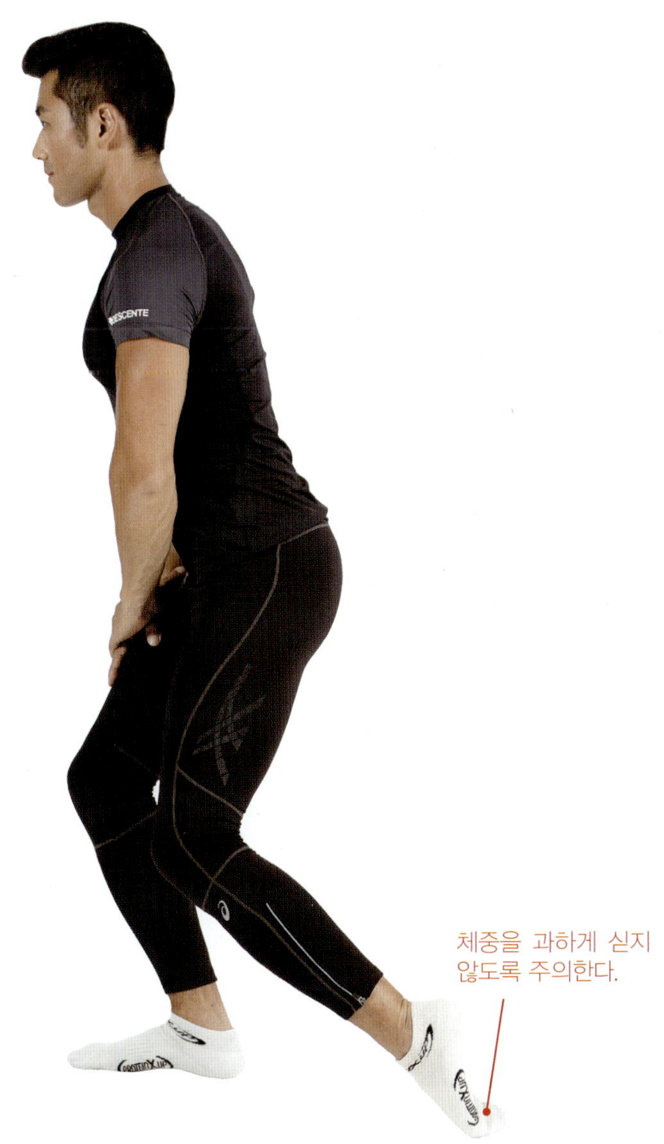

응용 다리를 어깨너비만큼 앞뒤로 벌린다. 뒷다리의 발등을
바닥에 대고 양 무릎을 굽혀 체중으로 30초 동안 발가
락을 살짝 누른다. 반대쪽도 같은 방법으로 실시한다.

발가락 위로 밀기

좌우 각각 30초씩 X 2회

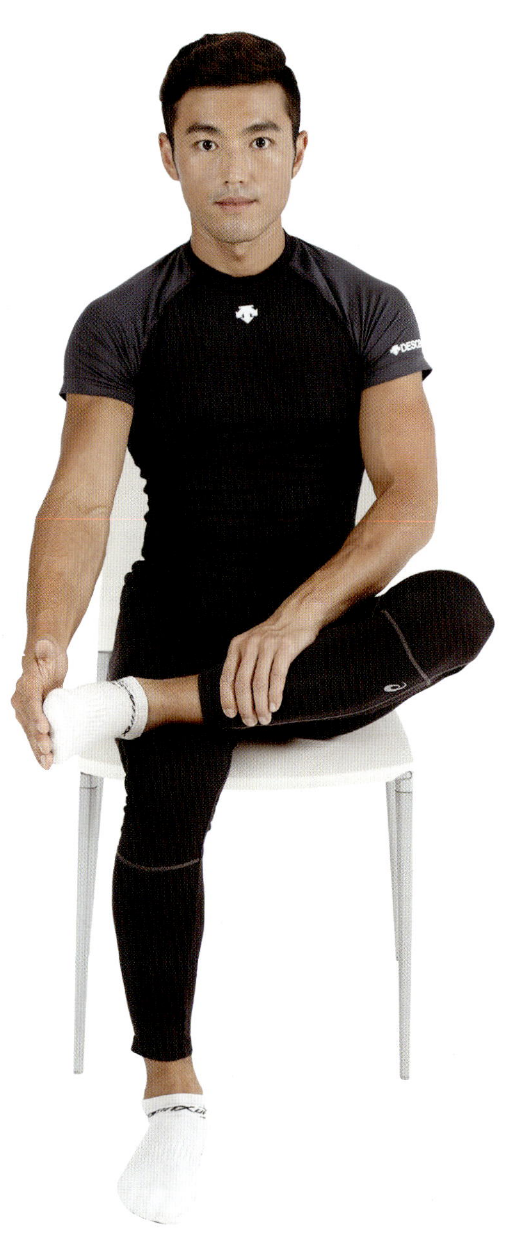

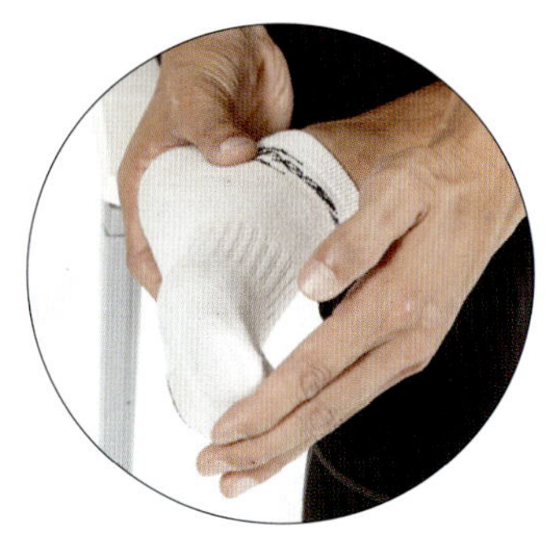

1 의자에 앉아서 왼쪽 다리를 접어 오른쪽 무릎 위에 올려놓는다. 오른손은 왼쪽 발가락, 왼손은 왼쪽 발꿈치 위에 올려둔다.

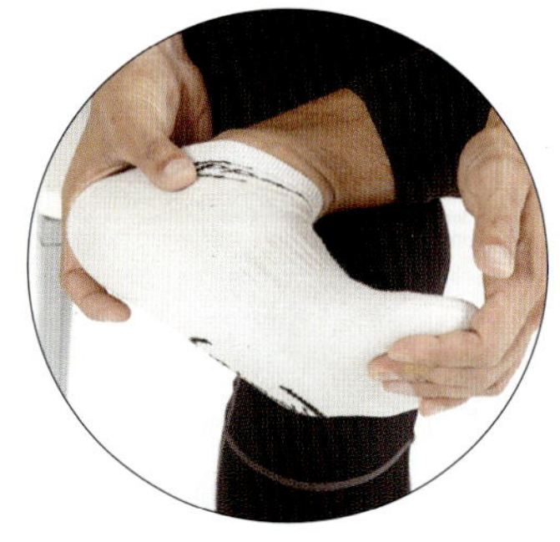

2 왼손으로 왼발 뒤꿈치를 잡고 오른손으로 왼쪽 발가락을 30초 동안 위로 민다. 반대쪽도 같은 방법으로 실시한다.

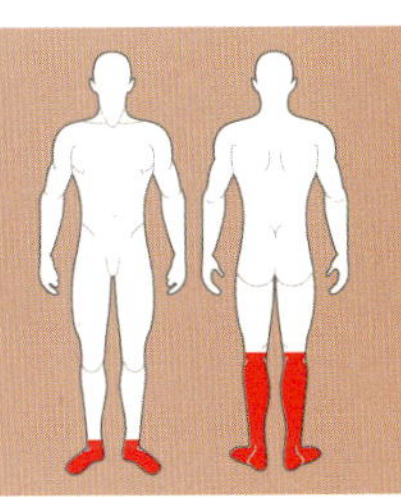

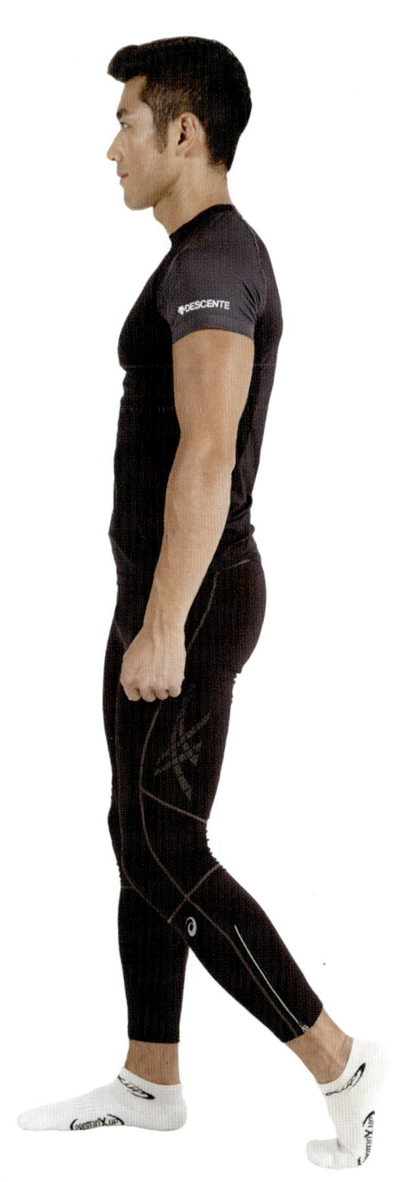

발을 세워 한쪽 발바닥 앞을 바닥에 대고
살짝 굽힌다. 이 자세를 30초 동안 유지한
다. 반대쪽도 같은 방법으로 실시한다.

07
종아리 · 발

발목 바깥쪽 늘이기

좌우 각각 30초씩 X 2회

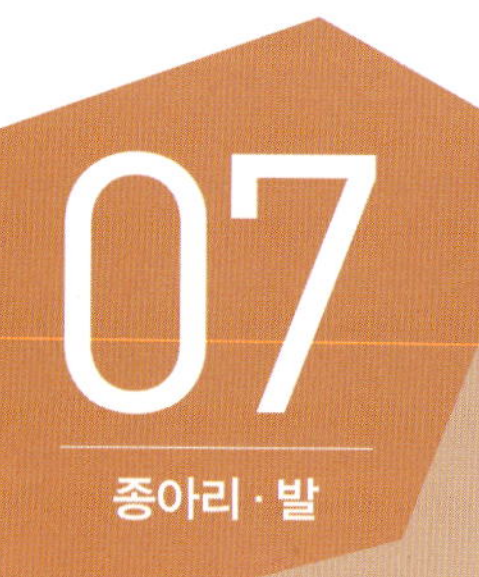

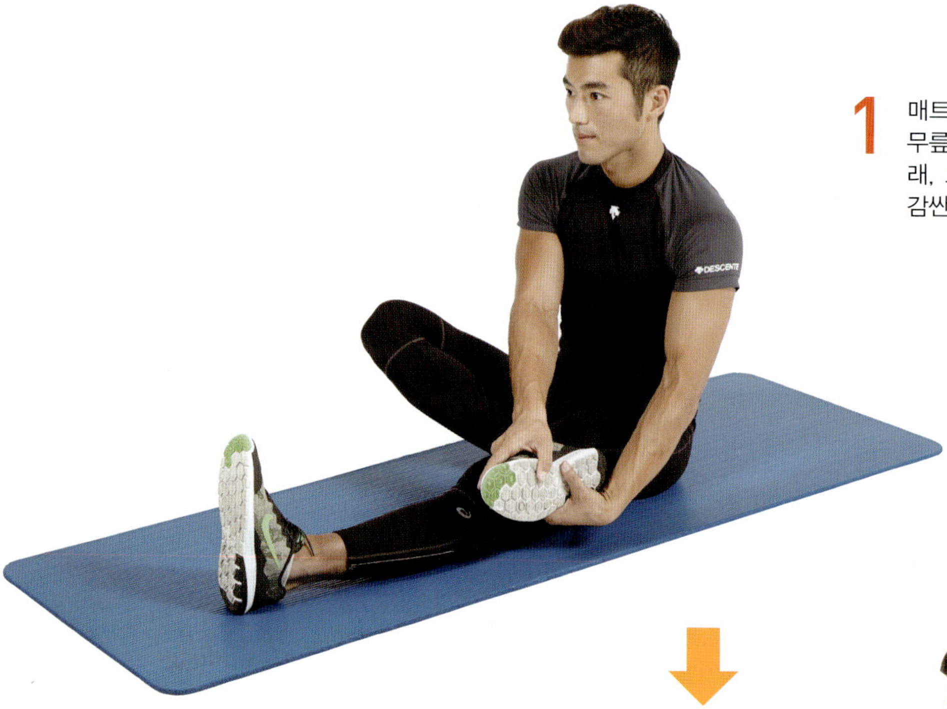

1 매트에 앉아서 오른쪽 다리를 접어 왼쪽 무릎 위에 올려놓는다. 왼손은 오른발 아래, 오른손은 오른발 위를 잡아 오른발을 감싼다.

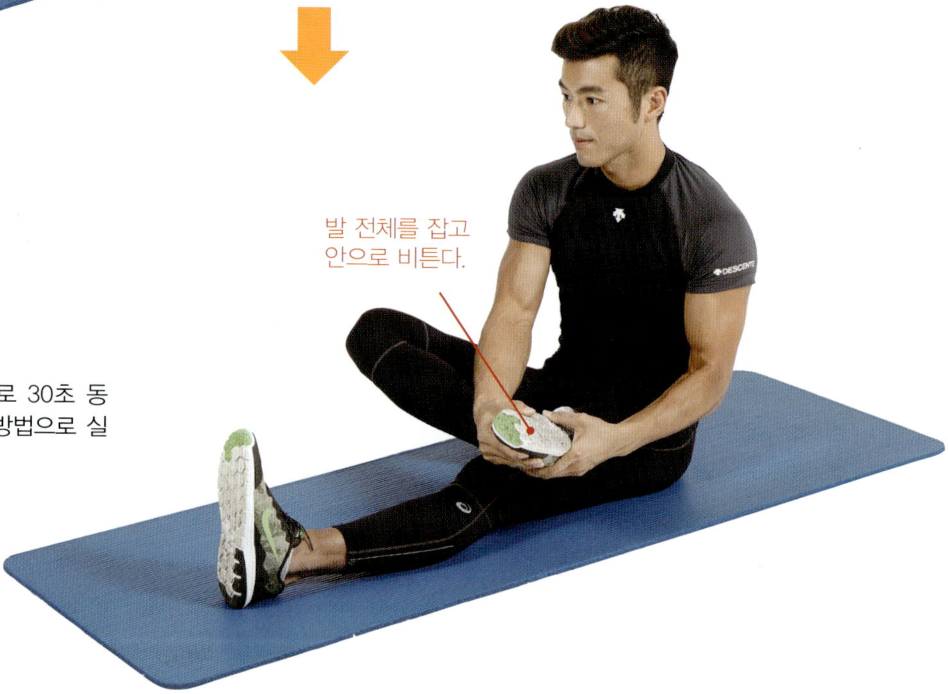

2 양손으로 오른발을 안쪽으로 30초 동안 비튼다. 반대쪽도 같은 방법으로 실시한다.

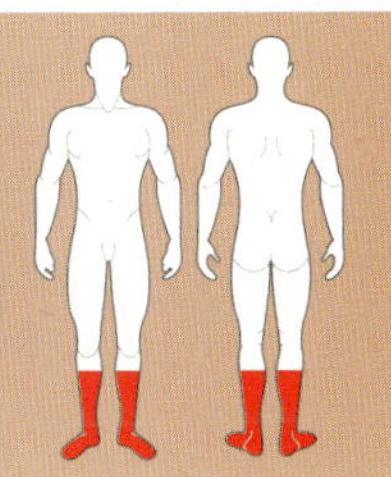

발목 바깥쪽은 걷거나 운동을 할 때 부상을 당하기 쉬운 부위로 수시로 풀어주어야 한다. 이 스트레칭은 발등과 종아리 옆 근육(발가락폄근, 종아리근, 등쪽뼈사이근, 새끼벌림근)을 풀어주어 발을 안으로 굽히는 움직임을 원활하게 해준다.

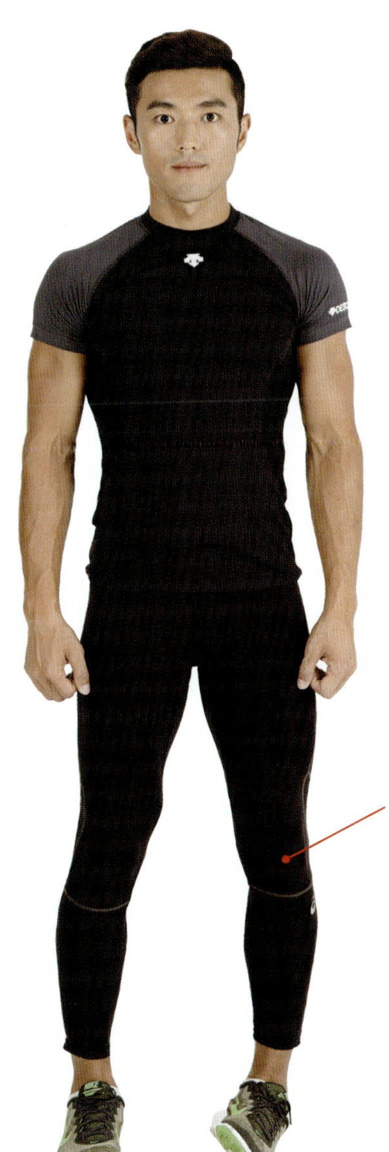

응용 어깨너비로 다리를 벌리고 서서 한쪽 다리의 새끼발가락 옆이 바닥에 닿도록 발목을 살짝 기울인다. 체중으로 살짝 누르며 30초 동안 유지한다. 반대쪽도 같은 방법으로 실시한다.

08

종아리 · 발

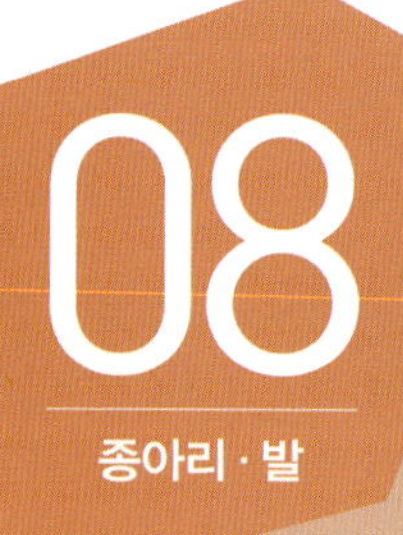

발목 안쪽 늘이기

좌우 각각 30초씩 X 2회

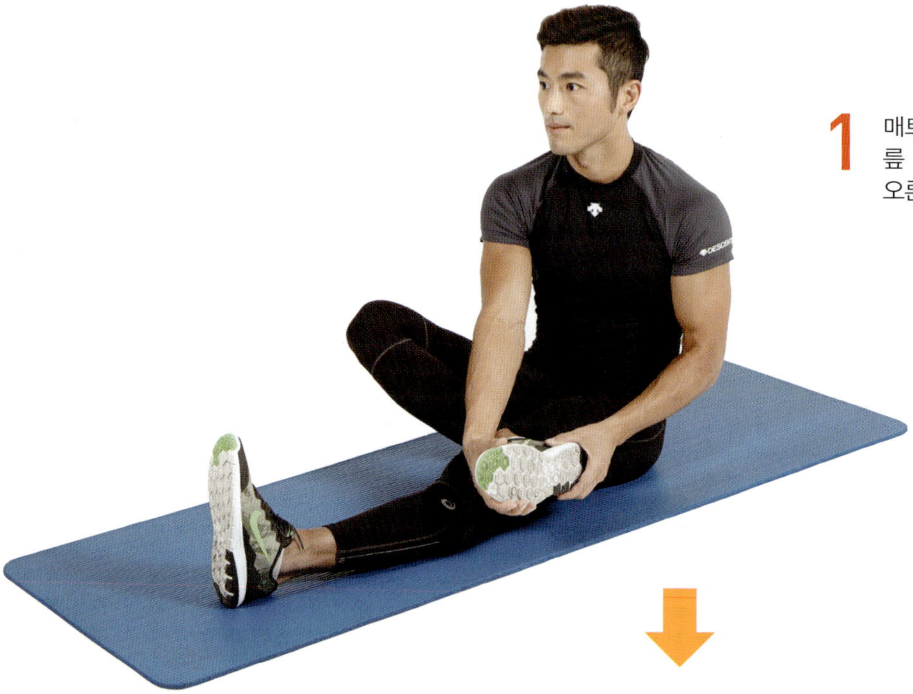

1 매트에 앉아서 오른쪽 다리를 접어 왼쪽 무릎 위에 올려놓는다. 왼손은 오른발 뒤꿈치, 오른손은 오른쪽 발등을 잡는다.

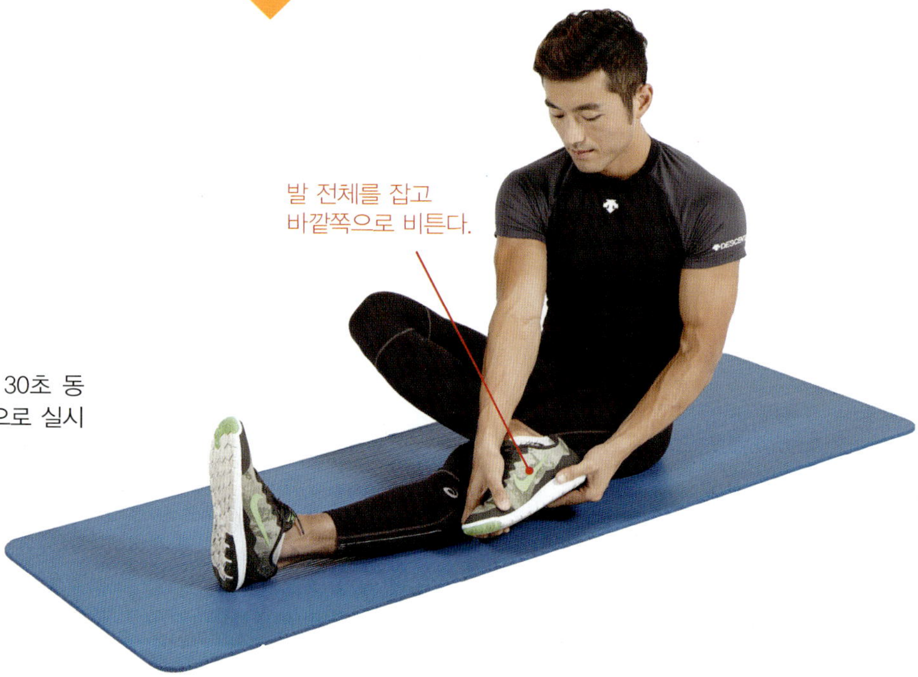

2 양손으로 오른발을 바깥쪽으로 30초 동안 비튼다. 반대쪽도 같은 방법으로 실시한다.

발목 부상을 예방하고 안정감 있는 발목을 위해서는 발목의 안쪽을 풀어주어야 한다. 이 스트레칭은 발바닥과 종아리 안쪽 근육(발가락굽힘근, 뒤정강근)을 풀어주어 발을 바깥쪽으로 굽히는 움직임을 원활하게 해준다.

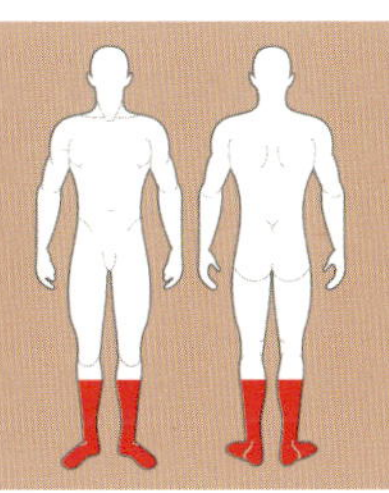

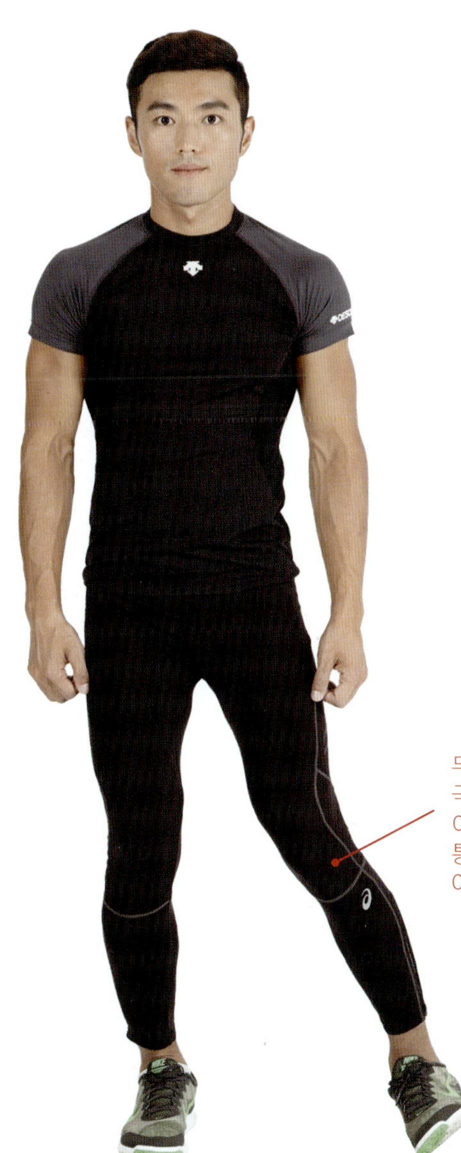

무릎을 굽히면 더 강한 자극을 느낄 수 있다. 단, 발목이 불안정하거나 평소 발목 통증이 있는 사람은 주의해야 한다.

응용 어깨너비로 다리를 벌리고 서서 한쪽 다리의 엄지발가락 옆이 바닥에 닿도록 발목을 살짝 기울인다. 체중으로 살짝 누르며 30초 동안 유지한다. 반대쪽도 같은 방법으로 실시한다.

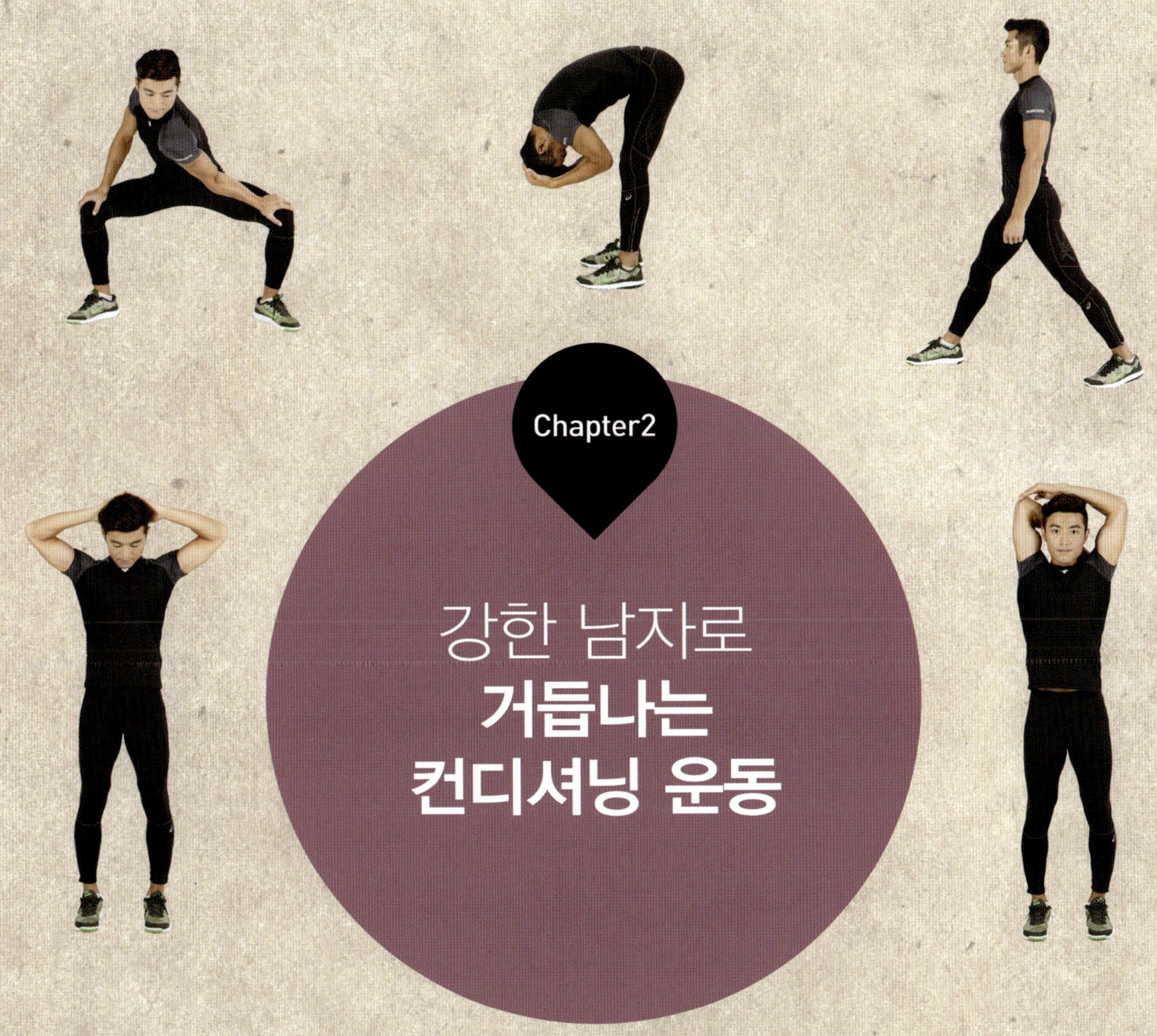

강한 남자로
거듭나는
컨디셔닝 운동

몸이 편하고 가벼울 때 "컨디션condition이 좋다"라고 표현하고, 몸이 무겁고 만사가 귀찮을 때 "컨디션이 나쁘다"라고 말한다. 컨디셔닝conditioning 운동은 우리 몸을 가볍게 만들어주고 움직임을 원활하게 하는 운동을 말한다. 바른 자세로 호흡을 편하게 하며, 근육을 과하지 않게 사용하여 몸의 기능을 향상시키는 운동으로 헬스, 크로스핏crossfit 등 기존의 상태를 더 강하게 만드는 트레이닝training과는 다른 개념이다. 대다수의 남성들이 '컨디셔닝'보다 '트레이닝'에 맞추어 운동을 하지만, 운동을 좋아하지 않는 사람들이 굳이 트레이닝 운동을 할 필요는 없다. 내 몸의 컨디션을 유지하는 것만으로도 충분하다. 또한 컨디션이 좋지 않을 때 강한 운동을 하면 효과도 적을뿐더러 부상의 위험도 매우 높다. 따라서 강한 트레이닝을 하기 전에 장소와 시간에 구애받지 않고 내 몸의 컨디션을 끌어올리는 컨디셔닝 운동을 지금부터 시작해보자.

탄력 넘치는 복근

탄력 넘치고 균형 있게 잘 쪼개진 초콜릿 모양의 복근은 많은 남성의 로망이다. 하지만 초콜릿 모양의 복근보다 더 중요한 것이 있다. 복부, 척추, 골반은 우리 몸의 중심으로 이를 구성하는 코어 근육은 내장 기관을 보호하고 척추를 받쳐 자세를 유지하며 많은 움직임의 축이 된다. 그러므로 선명한 식스팩도 좋지만 그보다 먼저 복근의 상태를 개선하는 복근 컨디셔닝 운동부터 도전하자.

헬스장에서 이런 운동을 하기 전에

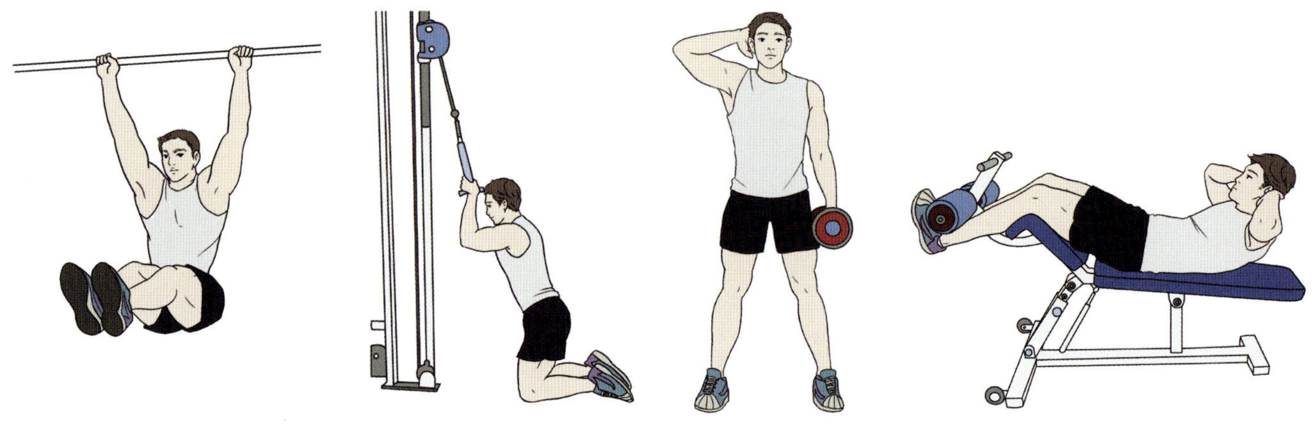

어디서나 이런 스트레칭을 먼저 하고

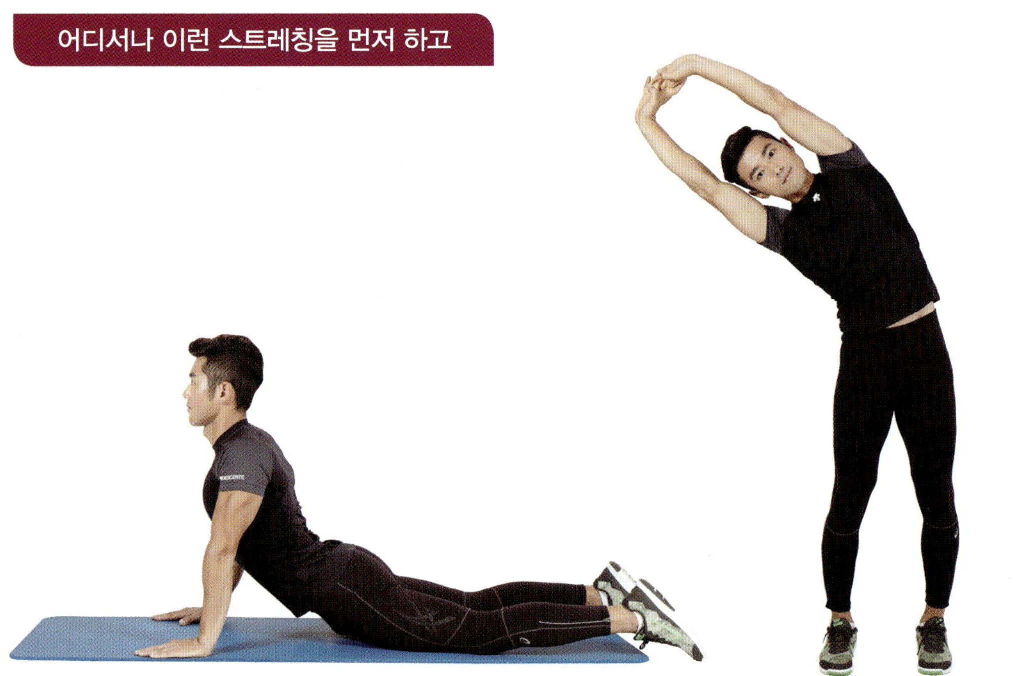

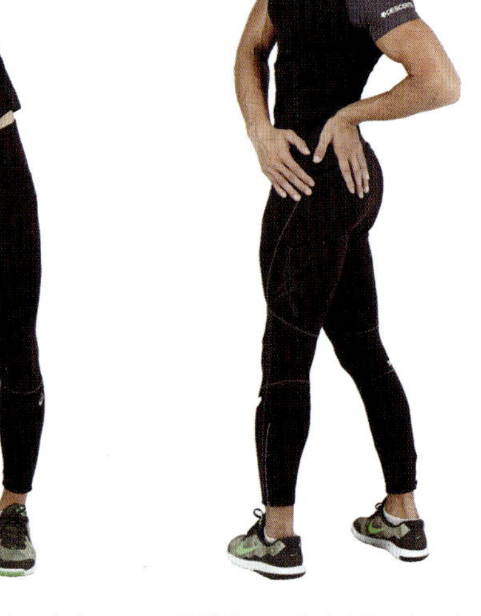

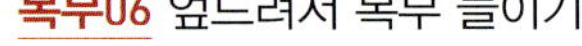

복부06 엎드려서 복부 늘이기　　　　**복부02** 복부 옆 늘이기　　　**복부04** 서서 복부 늘이기

배꼽 당기기 운동 (드로우 인)

운 동 목 적 복근을 강화하는 기본 운동으로 횡격막과 골반 하부 근육을 안정화하여 복부와 척추의 컨디션을 개선한다.

시간 및 횟수 15~20회 X 3세트

Tip
• 복부를 당길 때 괄약근까지 꽉 조인다.
• 숨은 자연스럽게 쉰다.

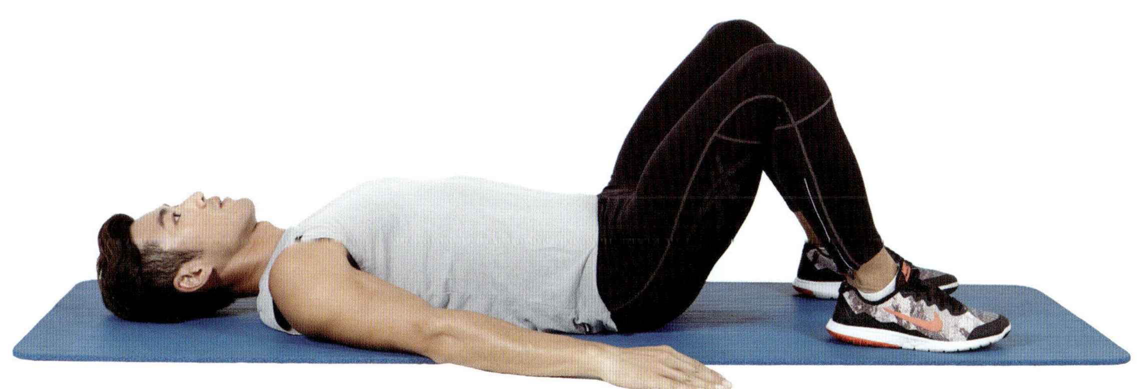

1 허리가 바닥에서 뜨지 않도록 밀착하여 매트 위에 눕는다. 두 다리는 산 모양이 되도록 접어 바닥에 세운다.

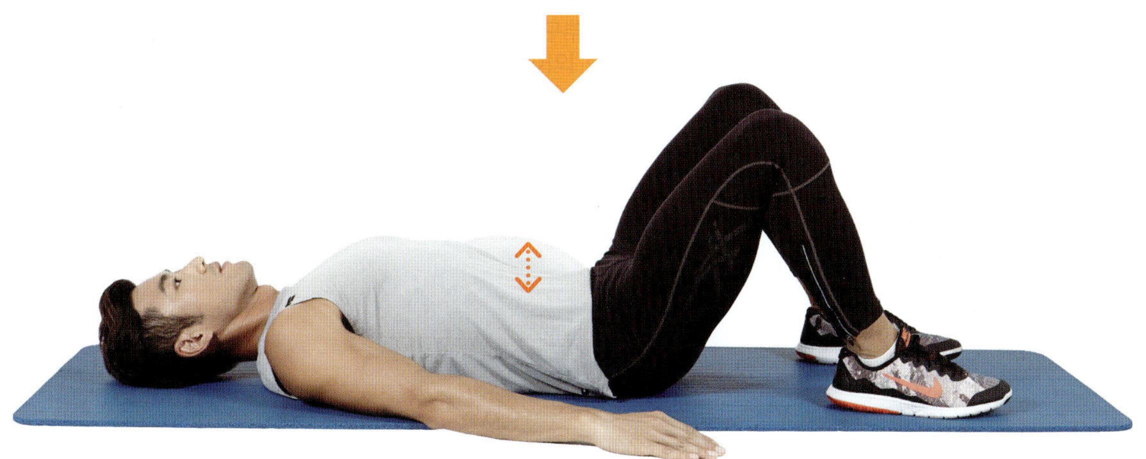

2 코로 숨을 깊게 들이마시면서 배를 볼록하게 만든 후, 입으로 숨을 내쉬면서 복부를 오목하게 만든다. 이 상태를 6~10초간 유지한다. 배꼽이 등 뒤로 붙는 느낌이 들 때까지 호흡을 내쉬며 복부를 조인다.

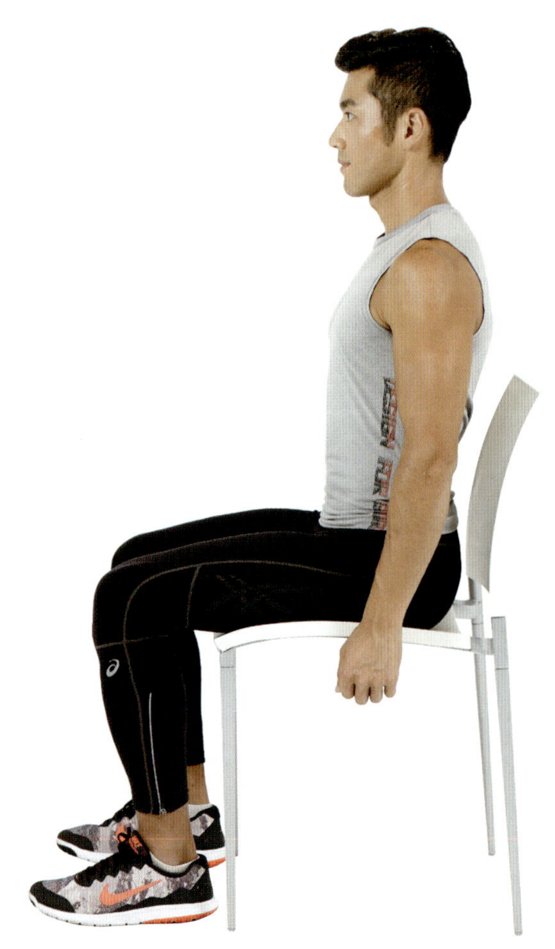

1 상체를 바로 세운 채로 의자에 앉는다.

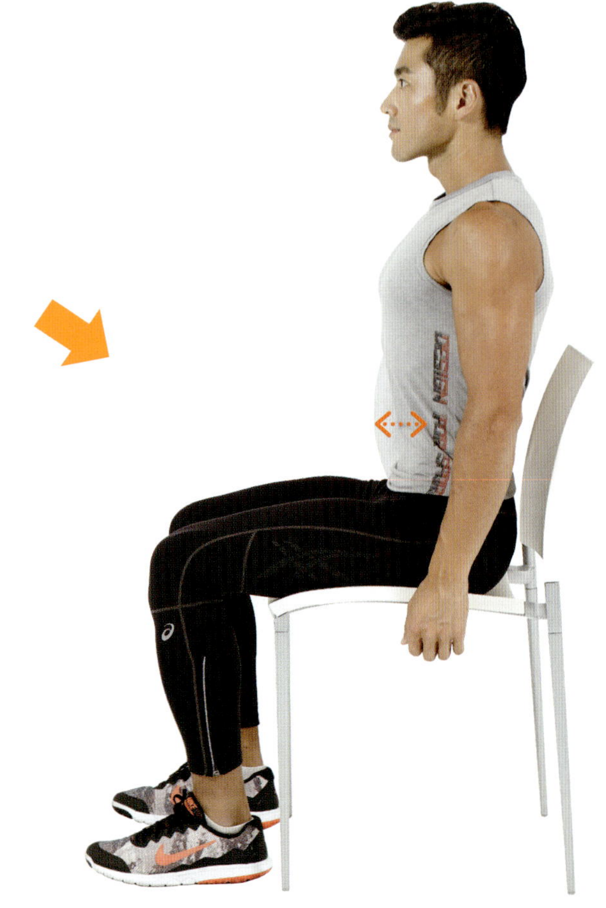

2 코로 숨을 깊게 들이마시면서 배를 볼록하게 만든 후, 입으로 숨을 내쉬면서 복부를 오목 하게 만든다. 이 상태를 6~10초간 유지한다. 배꼽이 등 뒤로 붙는 느낌이 들 때까지 호흡 을 내쉬며 복부를 조인다.

운 동 목 적　전반적으로 복부를 강화하며 척추에 안정감을 높인다. 또한 초콜릿 모양으로 쪼개진 균형 있는 복근을 만들 수 있다.

시간 및 횟수　10~20회 X 3세트

Tip
- 동작을 반복하는 동안 복부와 엉덩이에 들어간 힘을 빼지 않는다.
- 목이나 허리에 무리가 갈 수 있으므로 반동을 이용하지 않는다.
- 숨은 상체(하체)가 올라갈 때 내쉬고, 내려갈 때 들이마신다.

상복부 크런치

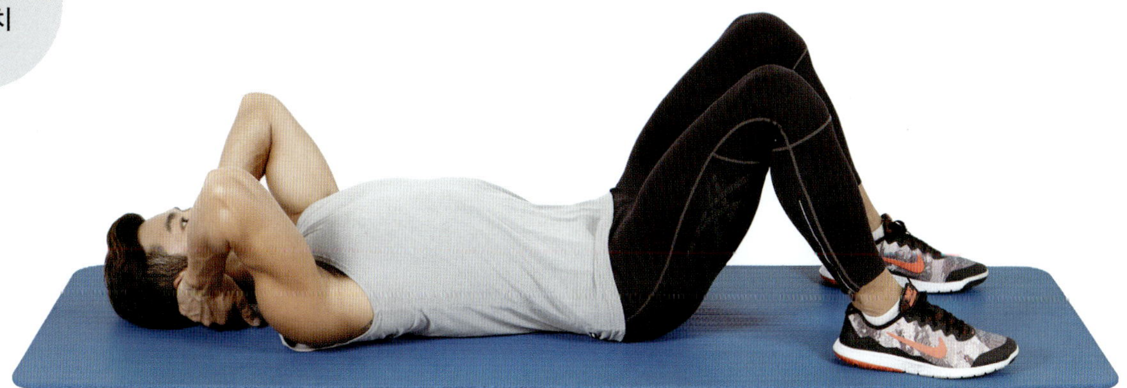

1 매트 위에 누운 후 양손은 뒷머리에 대고 다리는 산 모양으로 접는다.

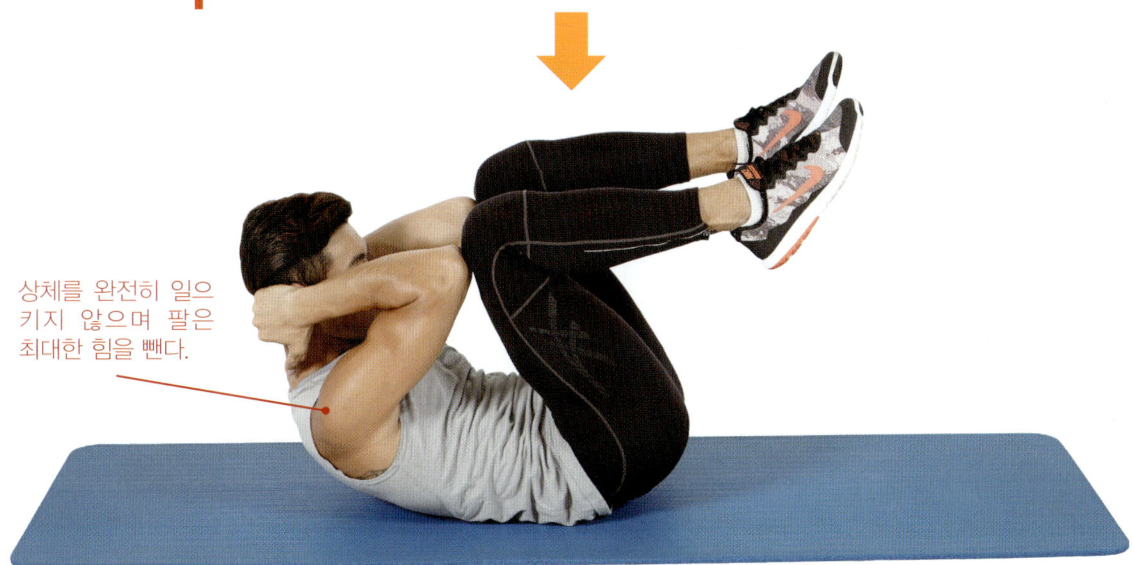

2 다리를 직각으로 들고 상복부의 힘으로 상체를 말아 올린 후 1초 동안 버틴다. 조여진 복부를 유지하며 상체만 천천히 내려간다. 이 동작을 10~20회 반복한다. 마지막 횟수에서는 상체를 말아 올린 상태를 10초 동안 유지하고 내려간다.

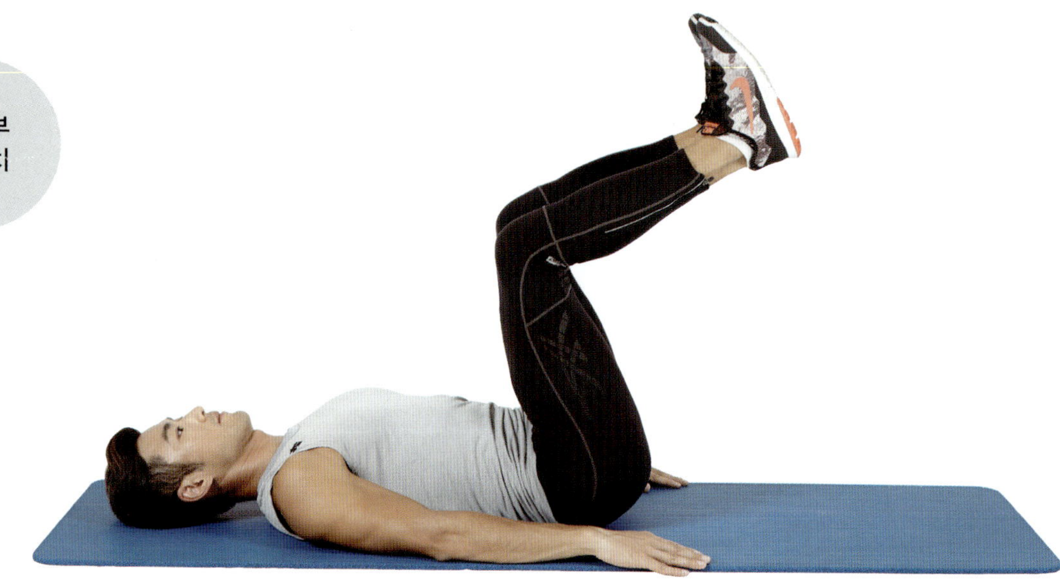

1 매트 위에 누운 후 팔꿈치를 살짝 구부려 바닥에 대고 다리는 직각으로 접어 올린다.

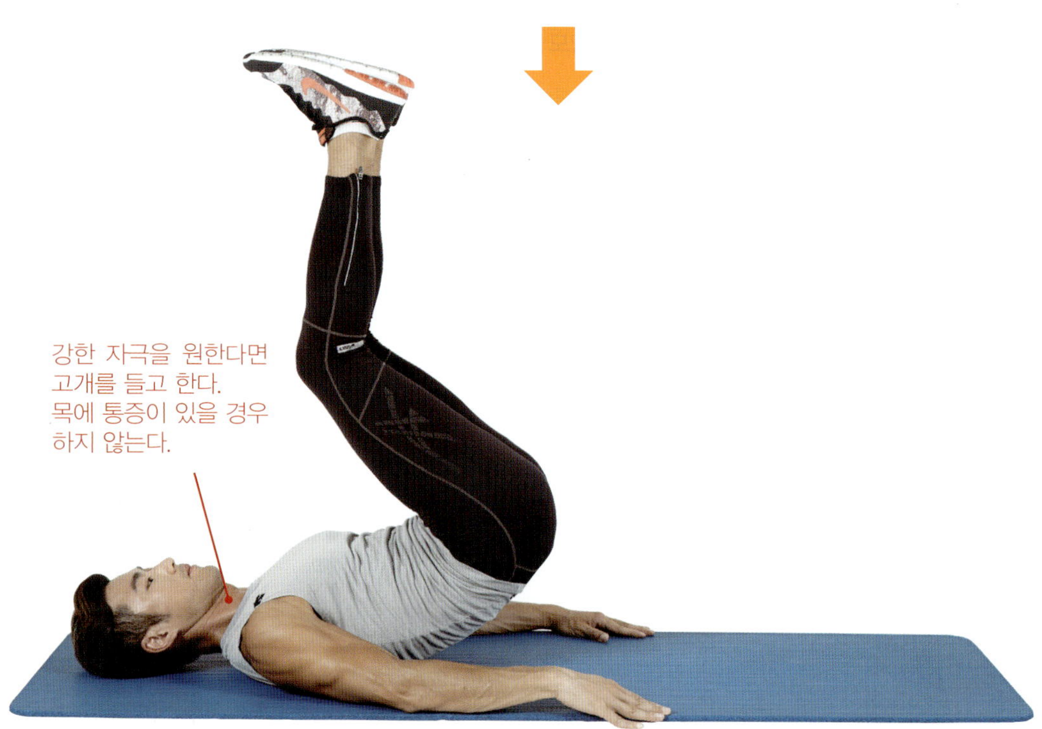

2 하복부의 힘으로 골반을 말아 올려 다리를 들어 올린 후 1초 동안 버틴다. 조여진 복부를 유지하며 천천히 내려간다. 이 동작을 10~20회 반복한다. 마지막 횟수에서는 하체를 말아 올린 상태를 10초 동안 유지하고 내려간다.

운 동 목 적 코어 근육 운동 중 가장 추천하는 운동이다. 복부, 허리, 엉덩이 등 몸의 중심을 강화하여 안정적인
상체를 만들어준다.

시간 및 횟수 6∼10초 유지, 10∼20회씩 X 3세트

Tip
• 최대한 코어 근육의 힘을 이용한다.
• 숨은 참지 말고 편안하게 쉰다.

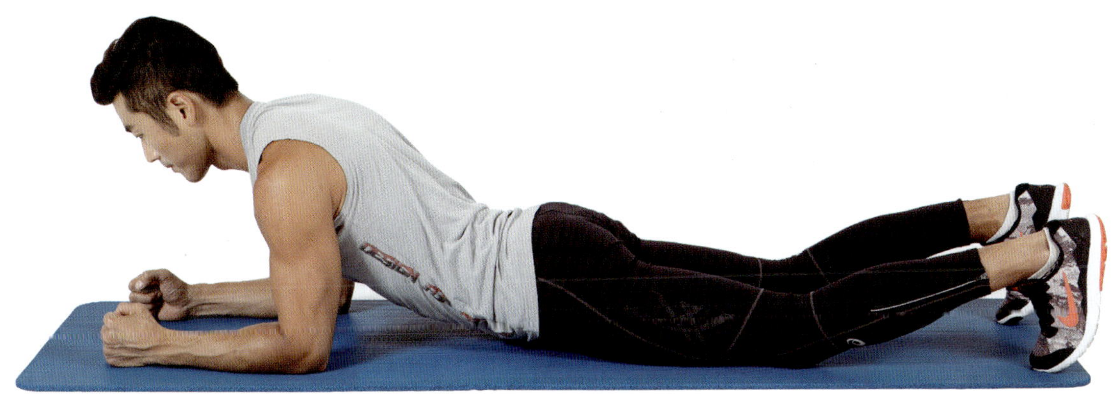

1 매트 위에 엎드린 후 팔꿈치를 직각으로 접어 바닥에 댄다. 발끝을 바닥에
세운 후 다리는 완전히 펴서 준비한다.

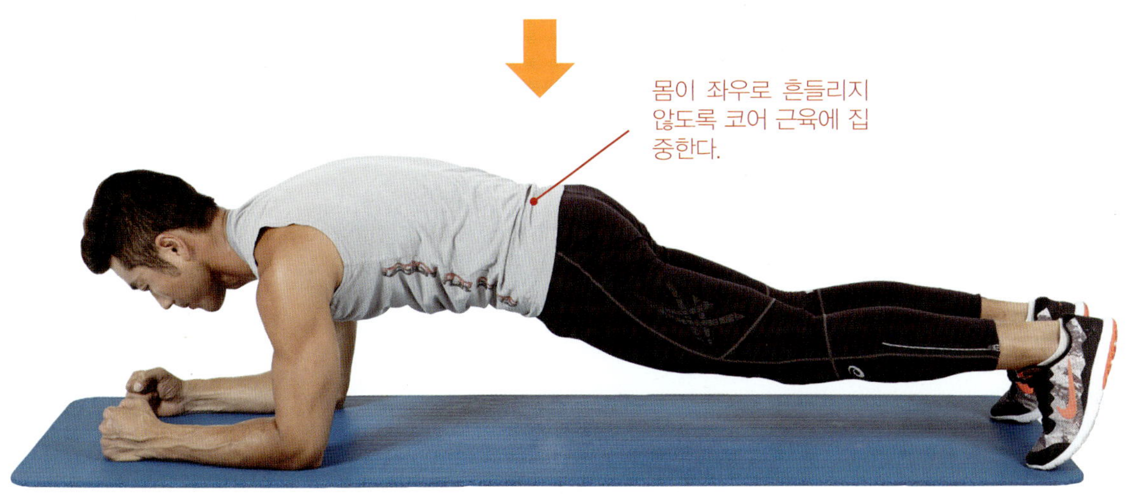

2 복부, 허리, 엉덩이의 힘만으로 엉덩이를 들어 올려 머리부터 발끝까지
몸을 일자로 만든다. 이 상태로 6∼10초 정도 버틴다. 이때 엉덩이가 너
무 솟거나 허리가 처지지 않도록 복부와 허리, 엉덩이의 힘을 유지한다.

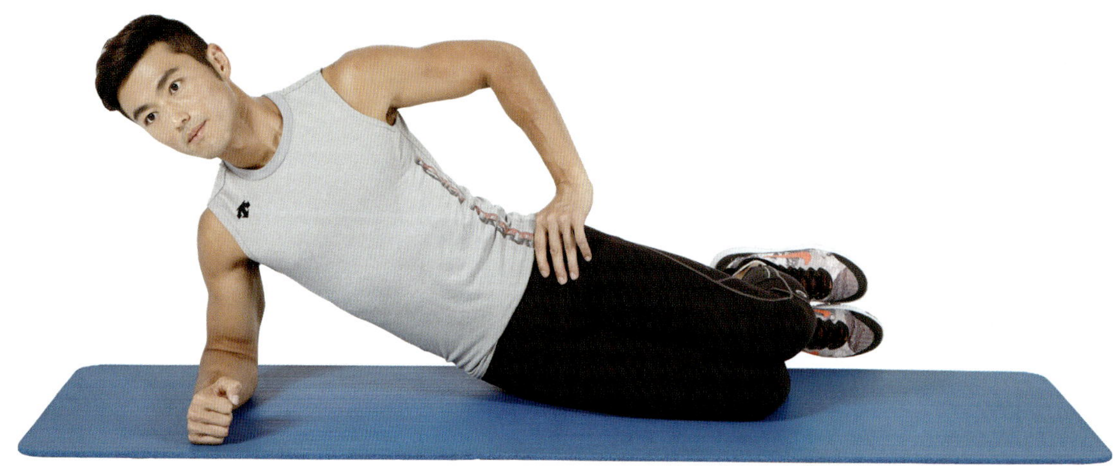

1 매트 위에서 옆으로 엎드린 후 팔꿈치를 직각으로 접어 바닥에 댄다. 반대편 손은 허리에 대고 다리는 무릎을 접어 바닥에 기댄다(강도를 높이고 싶다면 다리를 일직선으로 편다).

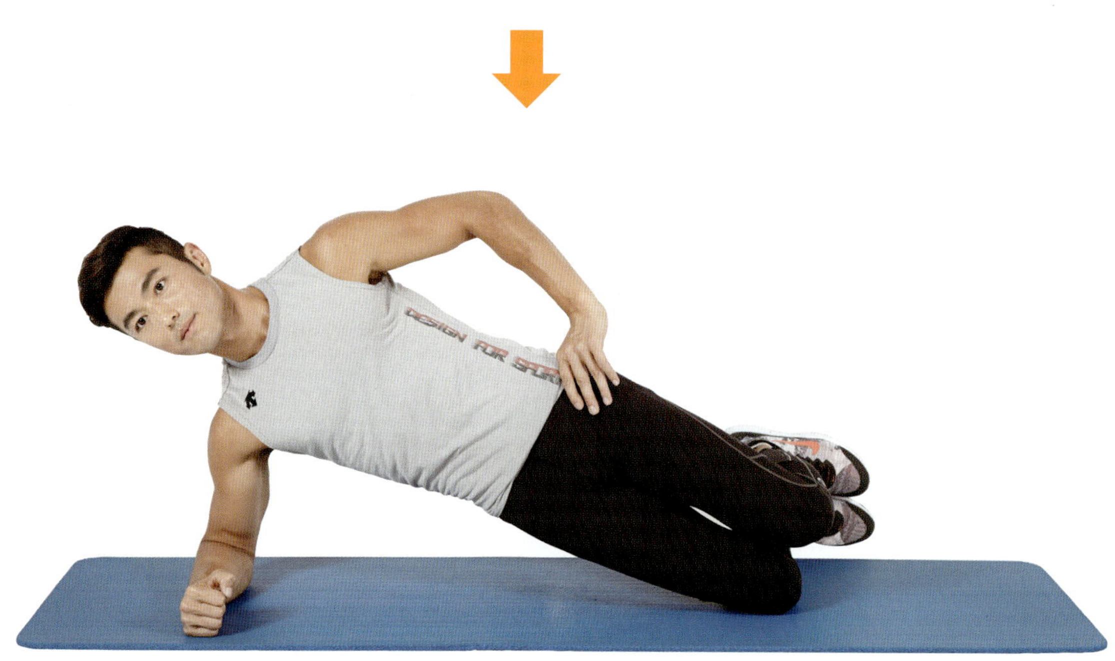

2 복부, 허리, 엉덩이의 힘만으로 엉덩이를 들어 올려 머리부터 무릎(발끝)까지 몸을 일자로 만든다. 이 상태로 6~10초 정도 버틴다.

유연하고 부드러운 허리

남자의 허리는 정말 중요하다. 허리는 코어 근육의 한 부분으로 허리가 유연하고 부드럽다는 것은 척추 축의 배열이 바르고 튼튼하다는 말이다. 척추 축이 무너지면 척추가 굽으면서 머리가 앞으로 나오고 어깨는 올라가며 허리와 골반이 틀어지는 등 온몸이 무너진다. 이로 인해 어깨 결림. 두통. 요통 등 여러 통증도 수반된다. 따라서 유연하고 부드러운 허리를 위해 척추 축의 배열을 올바르게 하는 허리 컨디셔닝 운동을 시작하자.

헬스장에서 이런 운동을 하기 전에

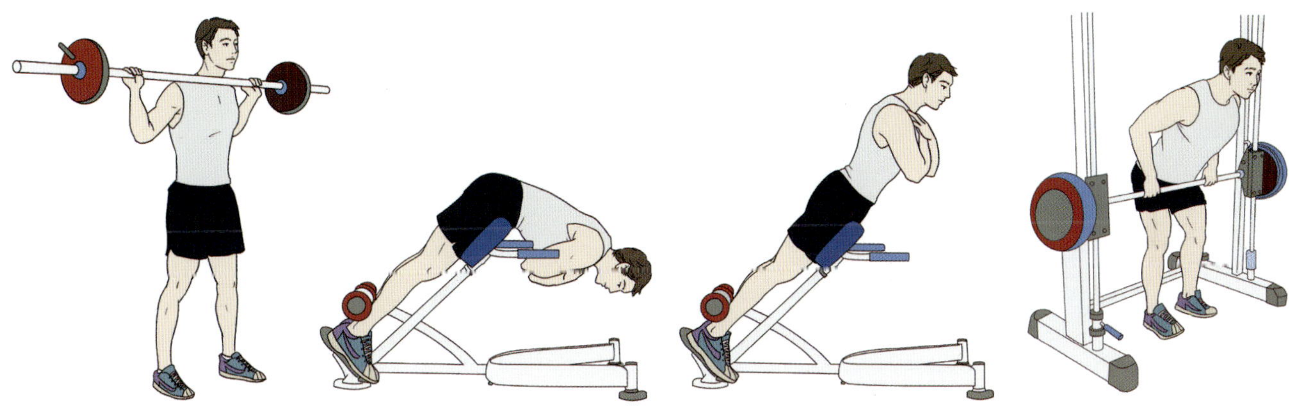

어디서나 이런 스트레칭을 먼저 하고

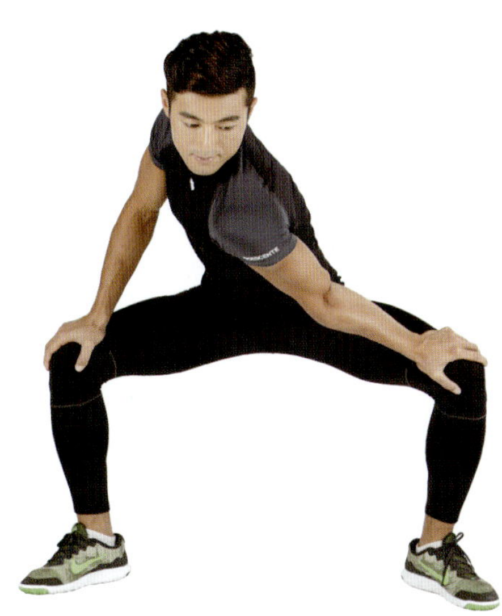

복부09 기마 자세로 몸통 비틀기

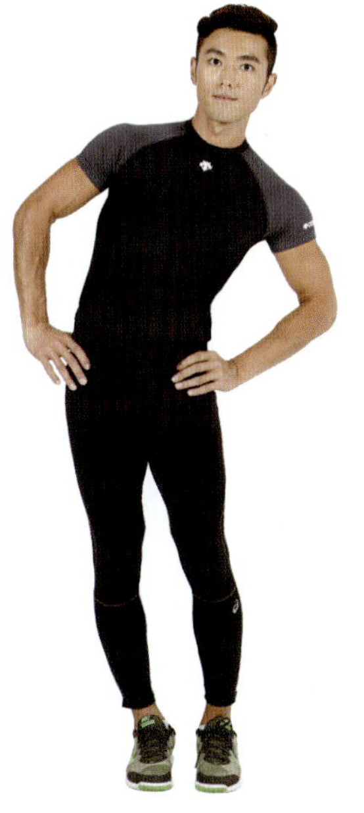

복부01 서서 허리 돌리기

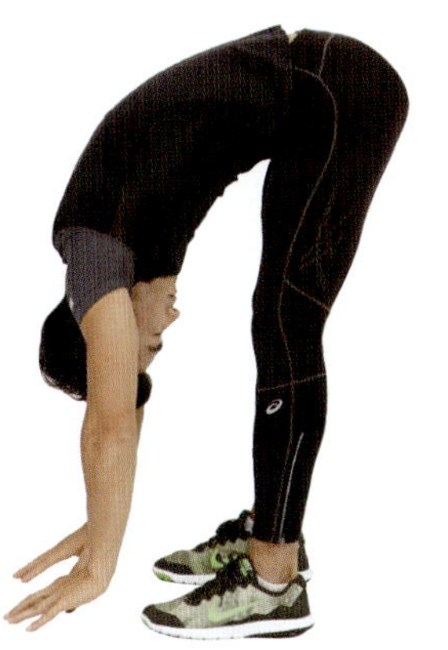

복부03 척추 늘이기

| 고양이
낙타 자세
운동 | 운동 목적 | 건강한 허리를 위한 필수 운동으로 척추의 올바른 정렬을 돕고 허리의 유연성을 높인다. 1장에도 소개된 스트레칭이지만, 2장에서는 유지하는 시간을 줄이고 반복 횟수를 늘려 허리와 골반을 강화하는 운동으로 실시한다. |
| | 시간 및 횟수 | 15~20회 X 3세트 |

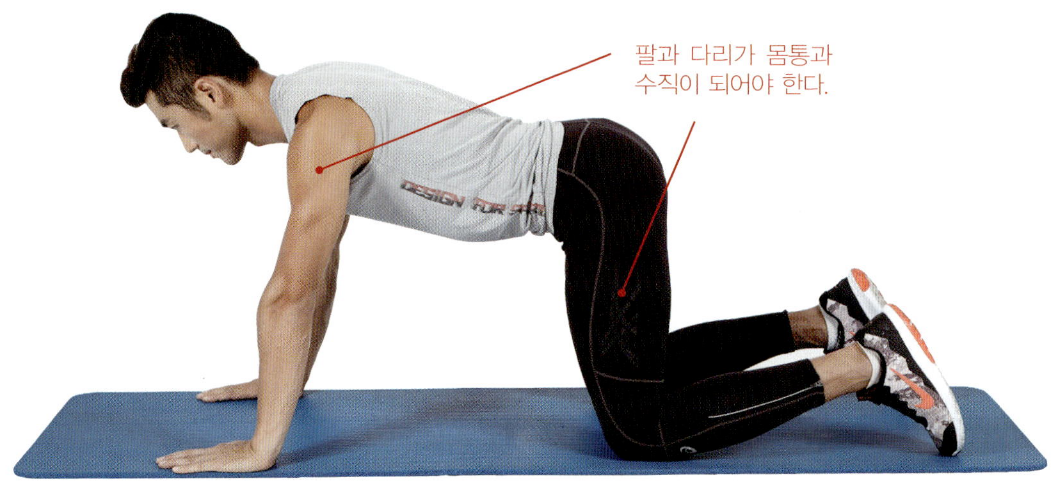

1 매트 위에 무릎과 양 손바닥을 대고 엎드린다. 이때 팔은 어깨너비로 벌리고 완전히 편다.

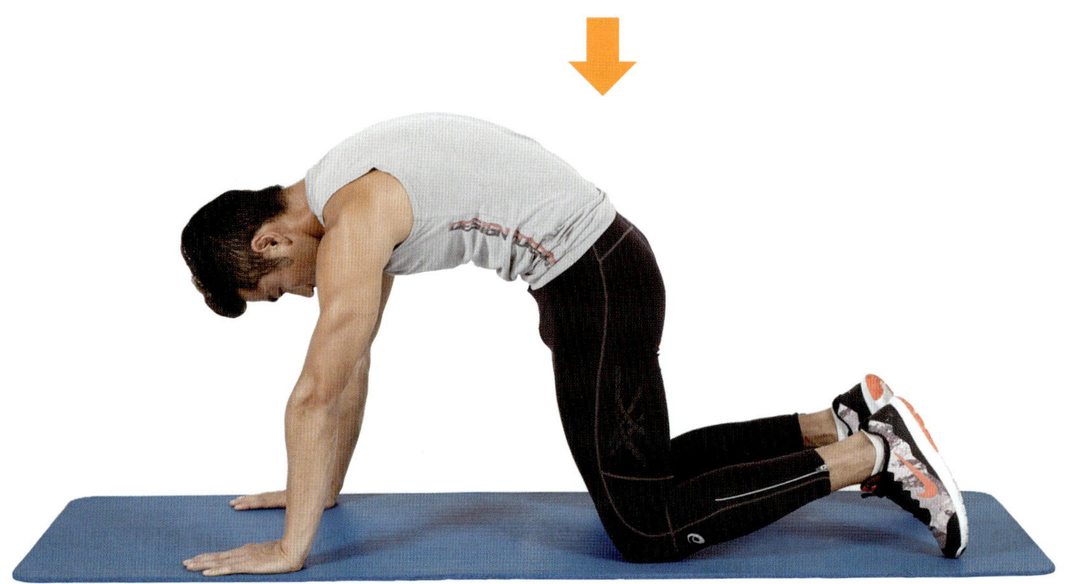

2 머리를 숙이면서 등을 위로 말아 올린 고양이 자세를 6초 동안 유지한다.

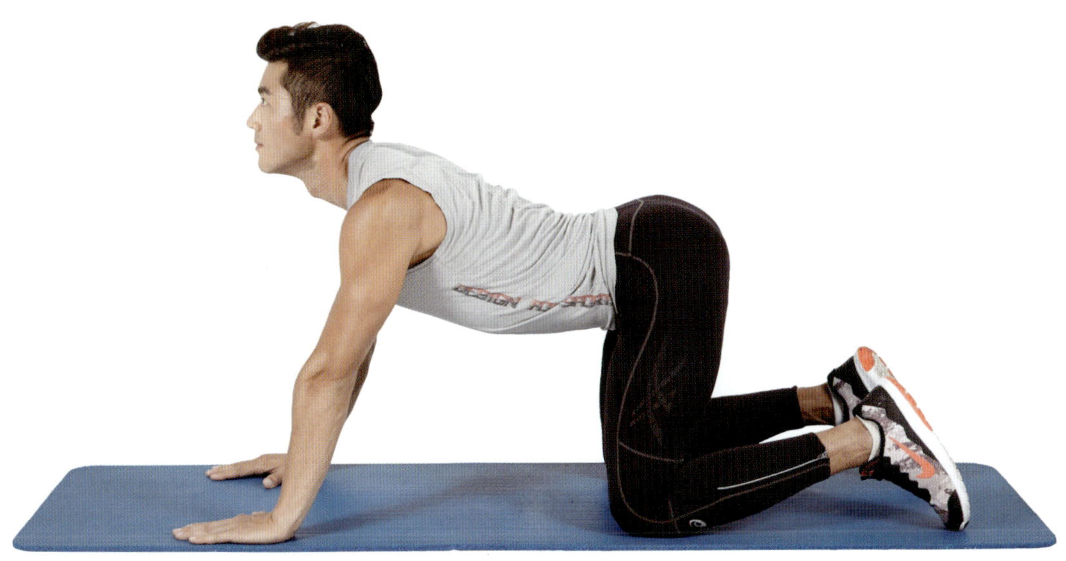

3 머리를 뒤로 젖히면서 허리를 평평하게 늘인 낙타 자세를 6초 동안 유지한다.

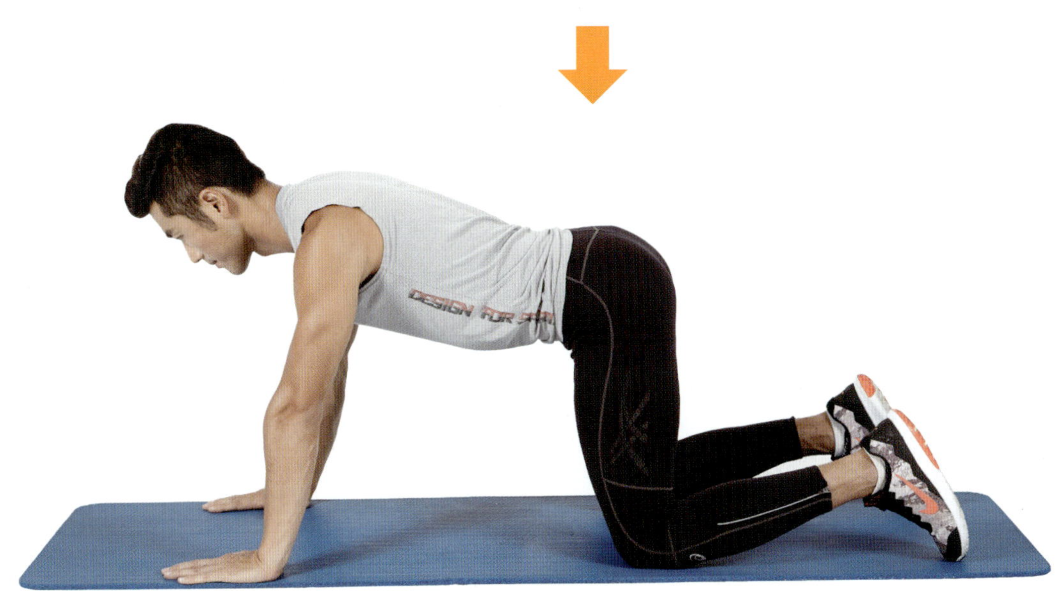

4 편안하게 호흡하며 시작 자세로 되돌아온다.

운 동 목 적 목부터 엉덩이까지 전반적인 상체 근육을 강화하고 어깨뼈의 움직임을 유연하게 한다. 안정적인
상체를 만드는 데 좋은 운동이다.

시간 및 횟수 10∼15회 X 3세트

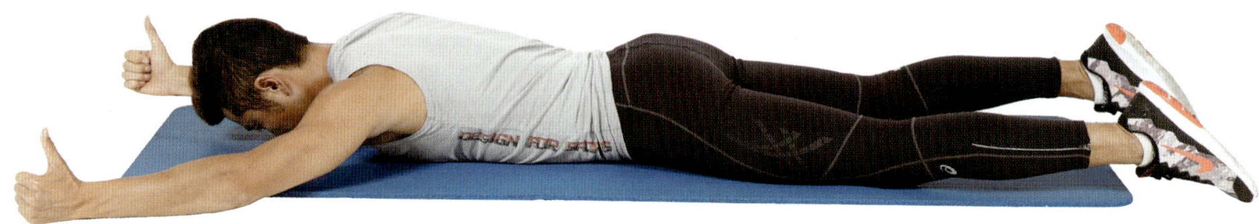

1 매트 위에 팔과 다리를 일자로 뻗어 엎드린다. 양손은 주먹을 쥐고
엄지손가락만 위로 세운다.

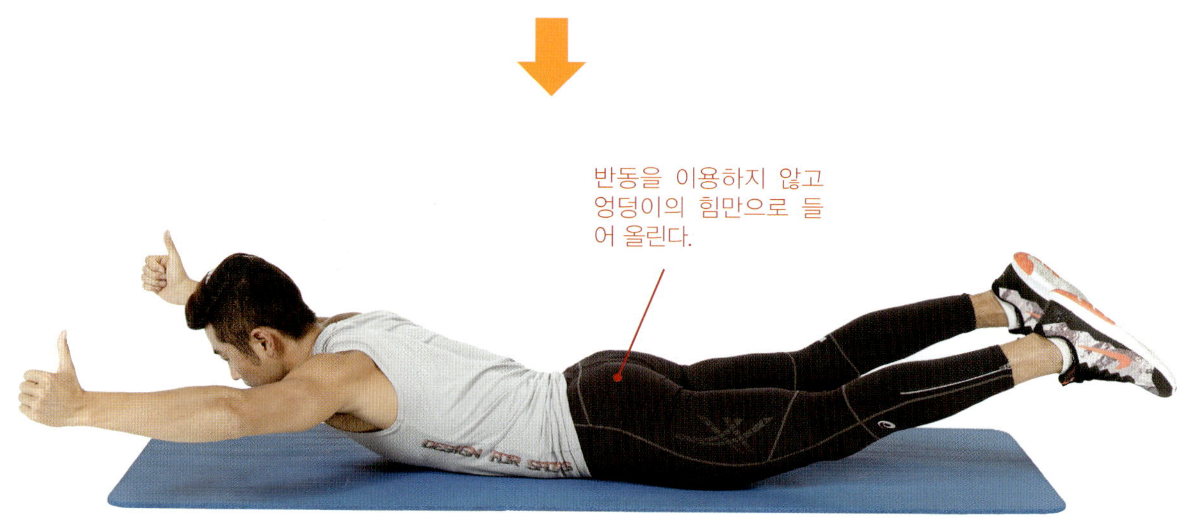

2 허리와 엉덩이의 힘을 이용해 머리와 팔다리를 등과 엉덩이 근육이
강하게 조여지는 높이까지 동시에 들어 올린다.

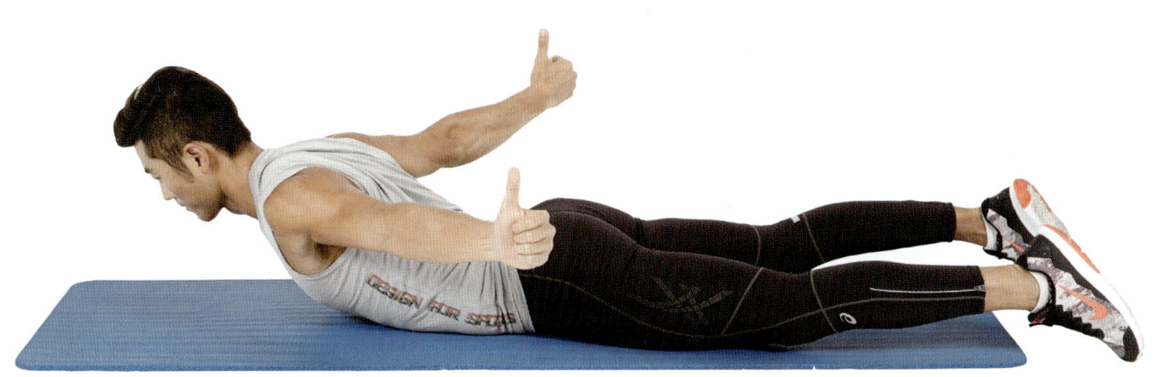

3 상체를 들어 올린 상태에서 양팔을 등 뒤로 보낸다. 등과 엉덩이에 전달되는 자극을 느끼며 이 자세를 6초간 유지한다.

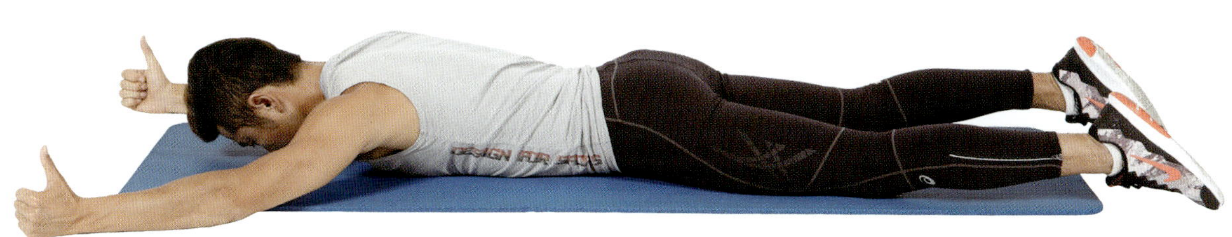

4 양팔을 앞으로 보내고 허리와 엉덩이의 힘은 유지하며 천천히 상체와 다리를 바닥에 내린다.

운 동 목 적	복부와 허리 근육을 강화하여 척추의 안정감과 균형감을 높여주는 운동이다. 코브라 자세보다 난이도가 높다.
시간 및 횟수	좌우 10~15회 X 3세트(좌우를 모두 해야 1회)

Tip
• 동작을 실시하는 동안 복부와 엉덩이의 힘을 유지한다.
• 숨은 참지 말고 편안하게 쉰다.

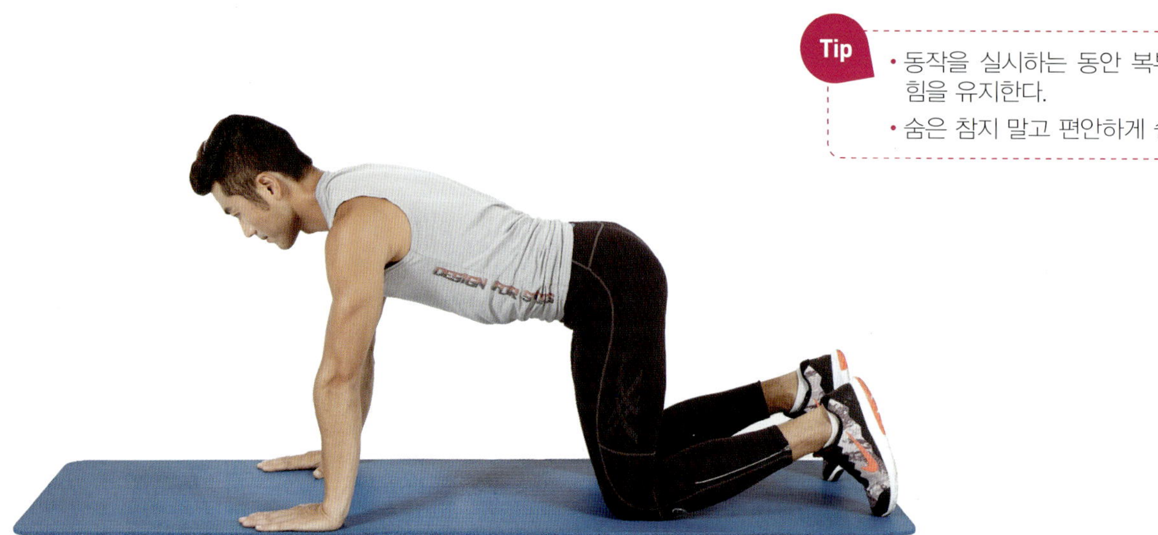

1 매트 위에 무릎과 양 손바닥을 대고 엎드린다. 이때 팔다리가 바닥과 수직을 이루도록 하고 양발 발끝은 바닥에 세운다.

팔다리가 구부러지거나 너무 올라가지 않도록 한다.

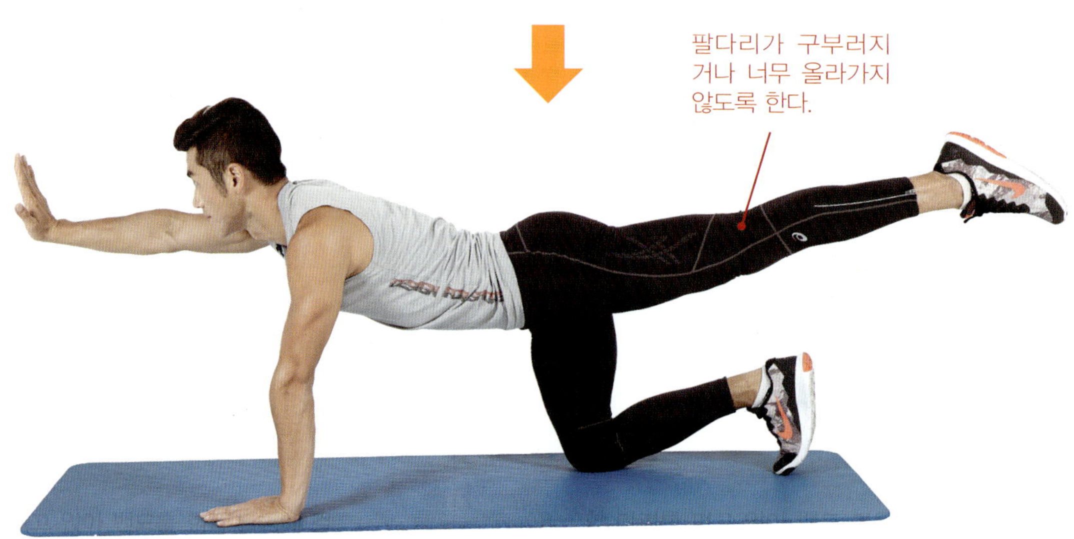

2 바닥과 수평을 이루도록 오른팔과 왼쪽 다리를 들어 올린다. 이때 손으로 벽을 미는 것처럼 오른손을 직각으로 세우고 왼발 끝은 반대 벽을 향해 뻗는다. 시선은 오른손 끝을 향한다. 이 자세를 6초간 유지한 후 팔다리를 천천히 내린다. 반대쪽도 같은 방법으로 실시한다.

탄탄한 가슴

남자는 누구나 넓고 탄탄한 가슴을 원한다. 어떤 남자들은 헬스장에서 가슴 운동만 하기도 한다. 하지만 가슴 근육만 키우게 되면 가슴만 튀어나오고 어깨와 등은 굽어 보이기 쉽다. 어깨와 등에 비해 가슴만 발달하면 상체의 균형이 깨지고 움직임 역시 부자연스러워진다. 따라서 넓고 탄탄한 가슴을 위해서는 무거운 바벨이나 덤벨을 들기 전에 스트레칭 밴드와 자기 체중을 이용하여 어깨와 가슴을 단련하는 컨디셔닝 운동이 필요하다.

헬스장에서 이런 운동을 하기 전에

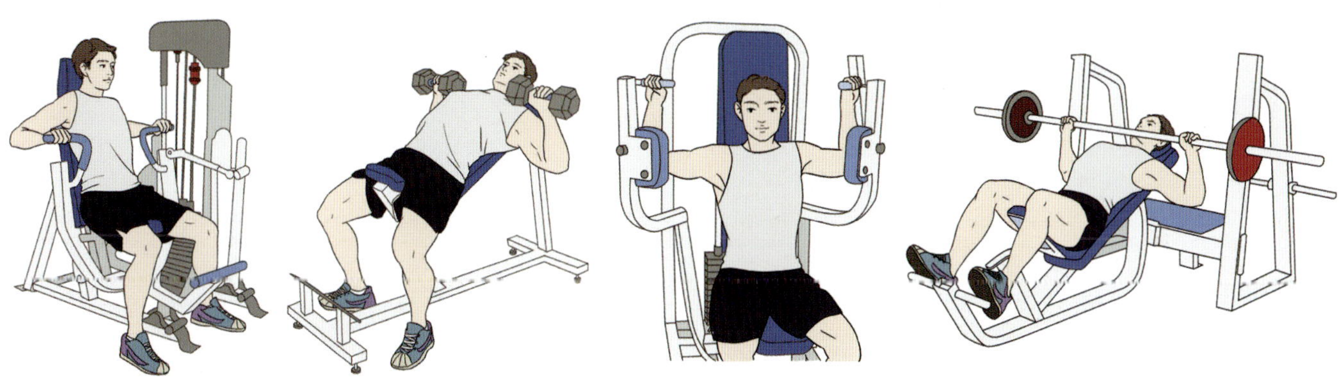

어디서나 이런 스트레칭을 먼저 하고

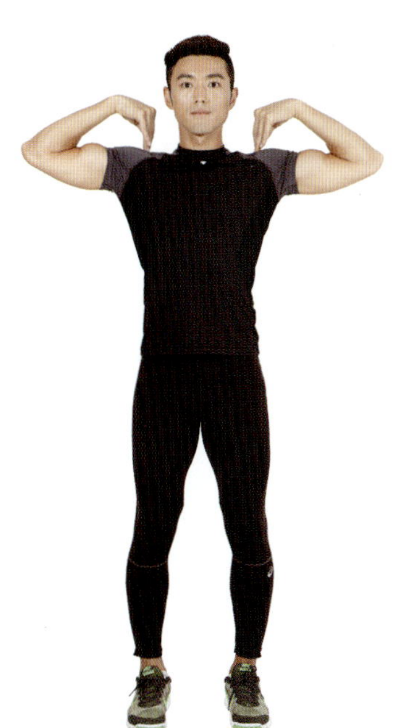

어깨01 양팔 굽혀 크게 돌리기

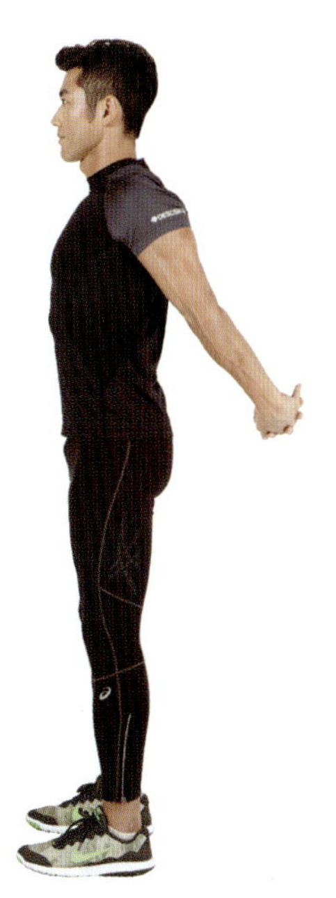

어깨06 양손 등 뒤로 잡고 가슴 늘이기

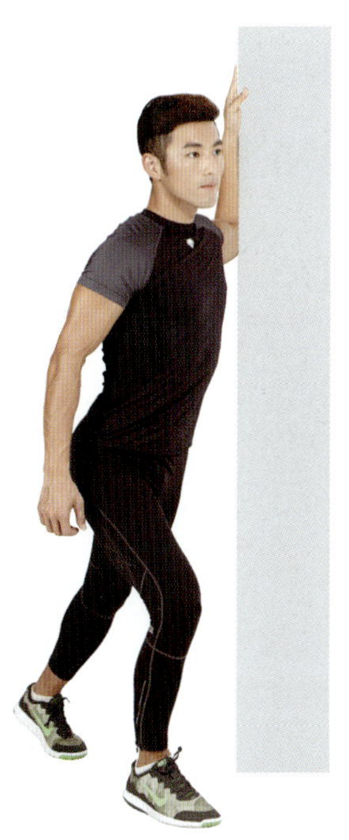

어깨03 어깨 앞과 가슴 늘이기

어깨 안쪽 및 바깥쪽 회전 운동

운동 목적 어깨의 회전 근육을 강화시켜주는 운동이다. 어깨의 회전 근육이 뒷받침되어야 어깨 부상을 예방하고 탄탄한 가슴 근육을 만들 수 있다. 스트레칭 밴드(긴 고무장갑이나 스타킹으로도 가능)를 이용하여 어깨 회전 운동을 실시하자.

시간 및 횟수 15~20회 X 3세트

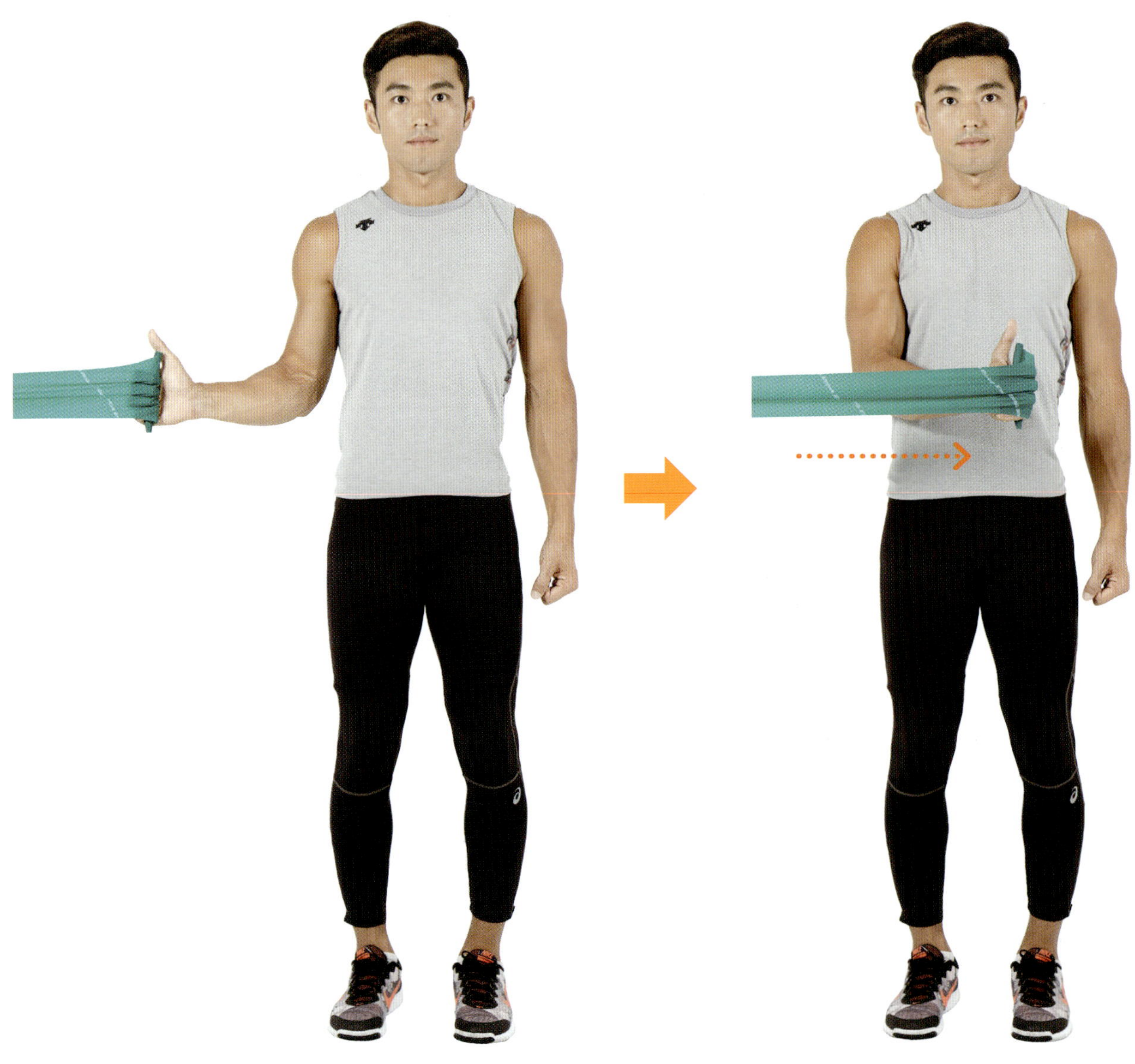

1 스트레칭 밴드를 문고리에 매어둔 후 골반 너비로 다리를 벌리고 바로 선다. 밴드를 잡고 오른쪽 팔꿈치를 직각으로 접어 옆구리에 고정한다.

2 복부와 엉덩이에 힘을 주고 팔꿈치는 고정한 채 오른팔을 안쪽으로 당겼다가 시작 위치로 천천히 돌아간다. 팔을 당길 때는 숨을 내쉬고, 시작 위치로 돌아갈 때는 들이마신다.

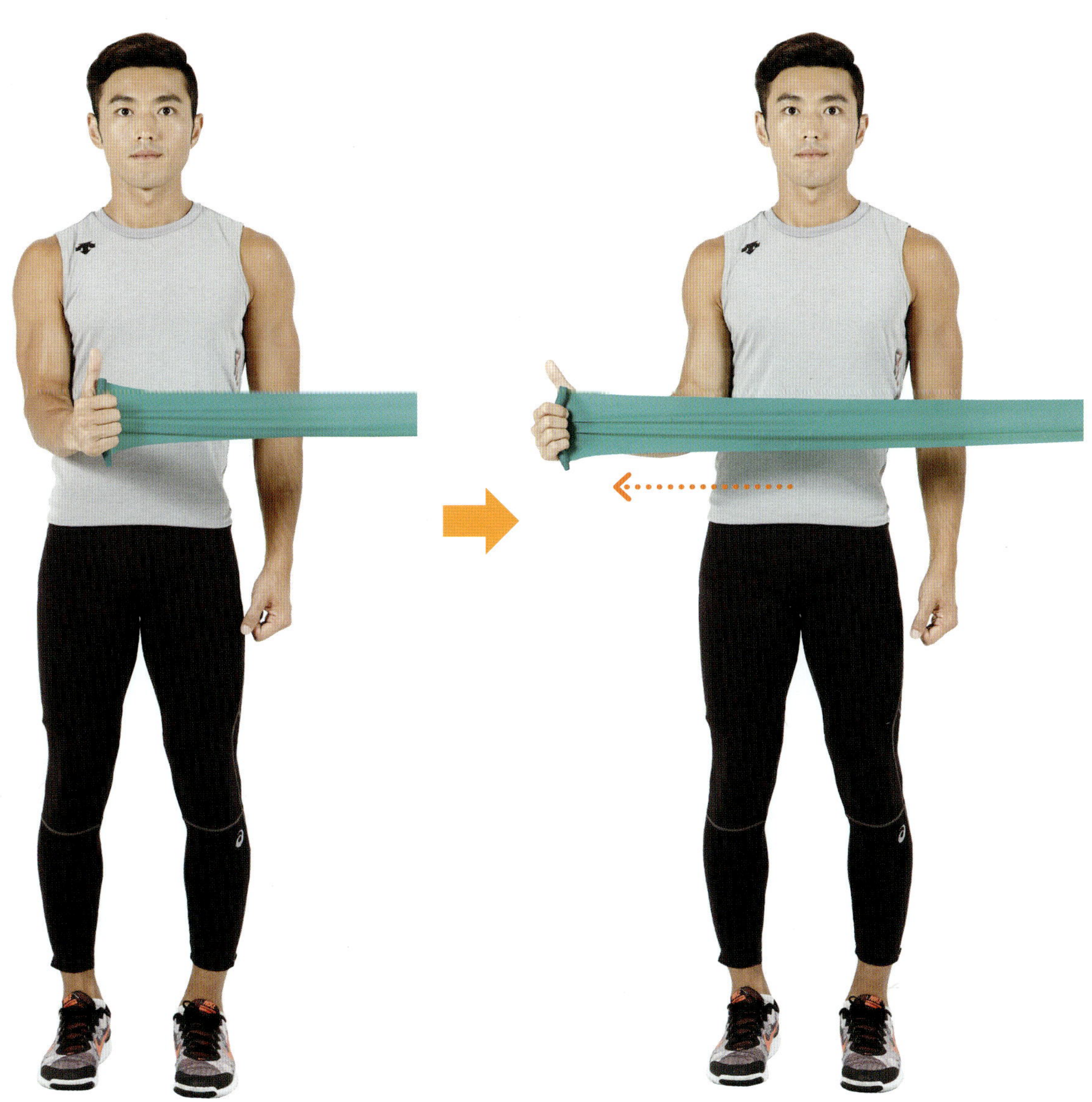

1 골반 너비로 다리를 벌리고 선다. 밴드를 잡고 오른쪽 팔꿈치를 직각으로 접어 옆구리에 고정한다.

2 복부와 엉덩이에 힘을 주고 팔꿈치는 고정한 채 오른팔을 바깥쪽으로 당겼다가 시작 위치로 천천히 돌아간다. 팔을 당길 때는 숨을 내쉬고, 시작 위치로 돌아갈 때는 들이마신다.

운 동 목 적 두 팔을 모으고 벌리는 움직임이 강해지며 가슴 근육을 부챗살 모양으로 탄탄하게 잡아준다.

시간 및 횟수 15~20회 X 3세트

Tip 팔꿈치는 고정한 채 팔만 움직인다.

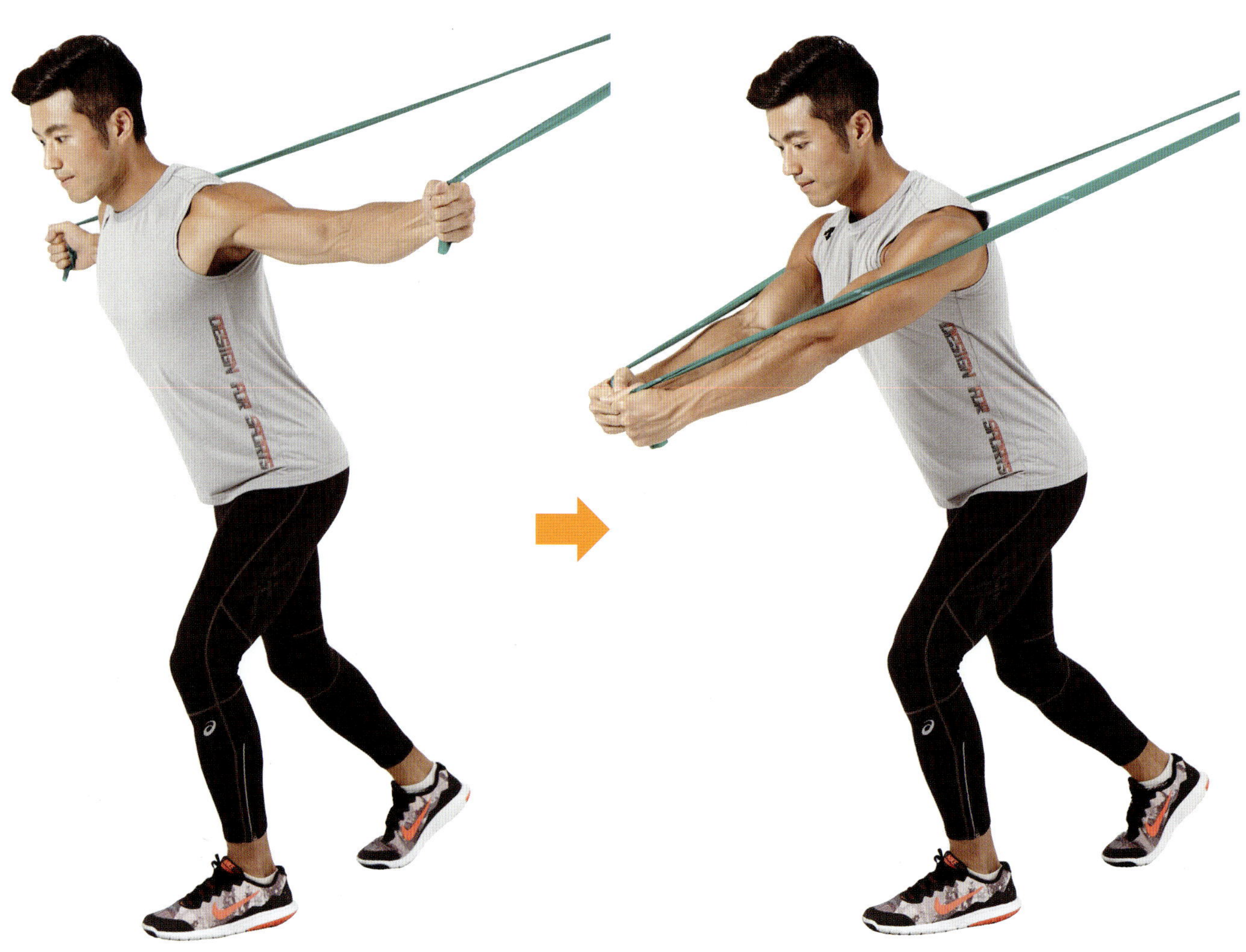

1 다리를 어깨너비만큼 앞뒤로 벌리고 바로 선다. 팔을 벌려 몸 뒤쪽의 밴드를 잡는다.

2 팔꿈치와 손목을 살짝 접은 상태로 고정하고 큰 나무를 껴안는 느낌으로 양팔을 모은 후 시작 위치로 돌아간다. 숨은 팔을 모을 때 내쉬고, 벌릴 때 들이마신다.

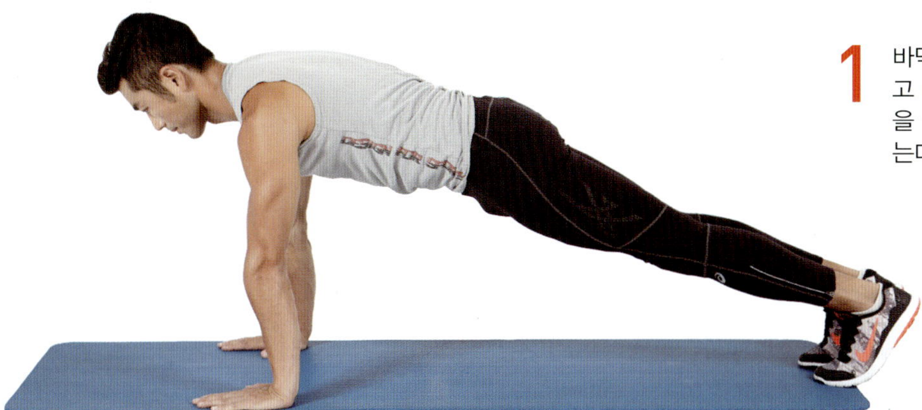

1 바닥에 엎드려 두 팔을 어깨너비만큼 벌리고 머리부터 발끝까지 일직선이 되도록 몸을 들어 올린다. 이때 양 발끝은 바닥을 찍는다.

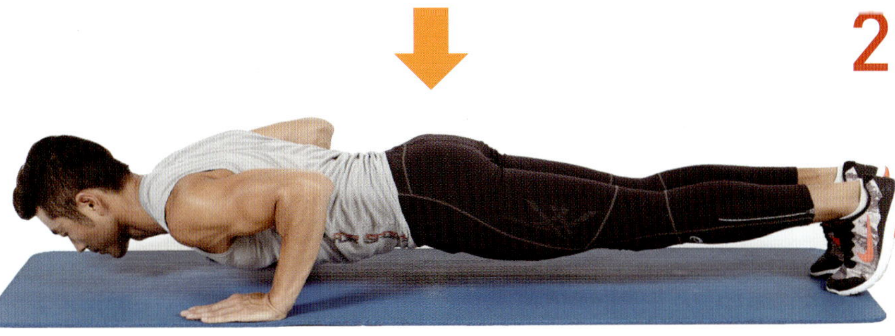

2 복부와 엉덩이의 힘을 유지하며 팔을 구부려 바닥과 평행이 되도록 몸을 내린다. 그 후 팔을 펴서 시작 위치로 돌아간다. 숨은 팔을 접을 때 들이마시고, 펼 때 내쉰다.

팔굽혀펴기를 할 때 두 팔의 너비에 따라 자극이 되는 가슴 부위가 다르다. 탄탄한 가슴을 위해서는 세 가지 방법을 모두 실시해야 한다. 어깨너비만큼 벌리면 가슴 가운데가, 어깨너비보다 좁게 벌리면 가슴의 안쪽, 넓게 벌리면 가슴의 바깥쪽이 주로 자극된다.

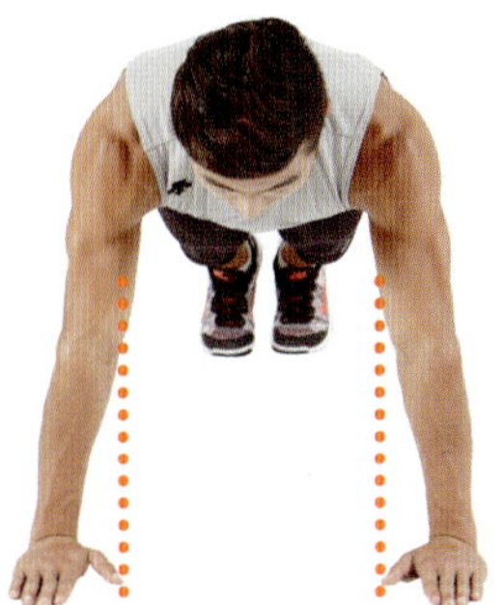

〈어깨너비〉

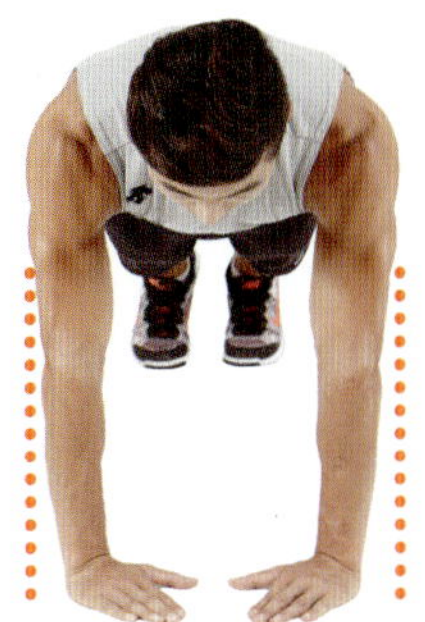

〈어깨너비보다 좁게〉

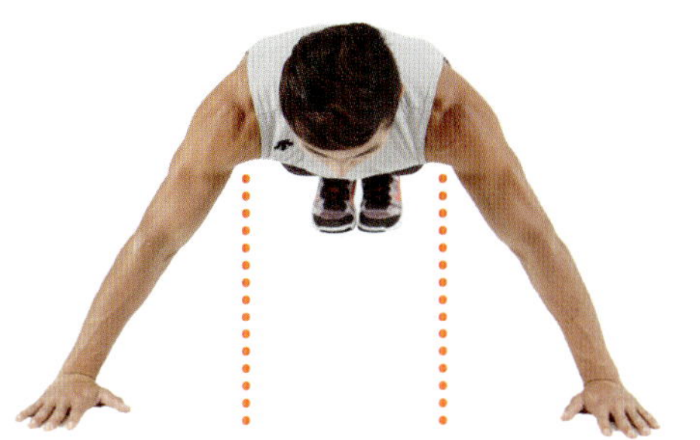

〈어깨너비보다 넓게〉

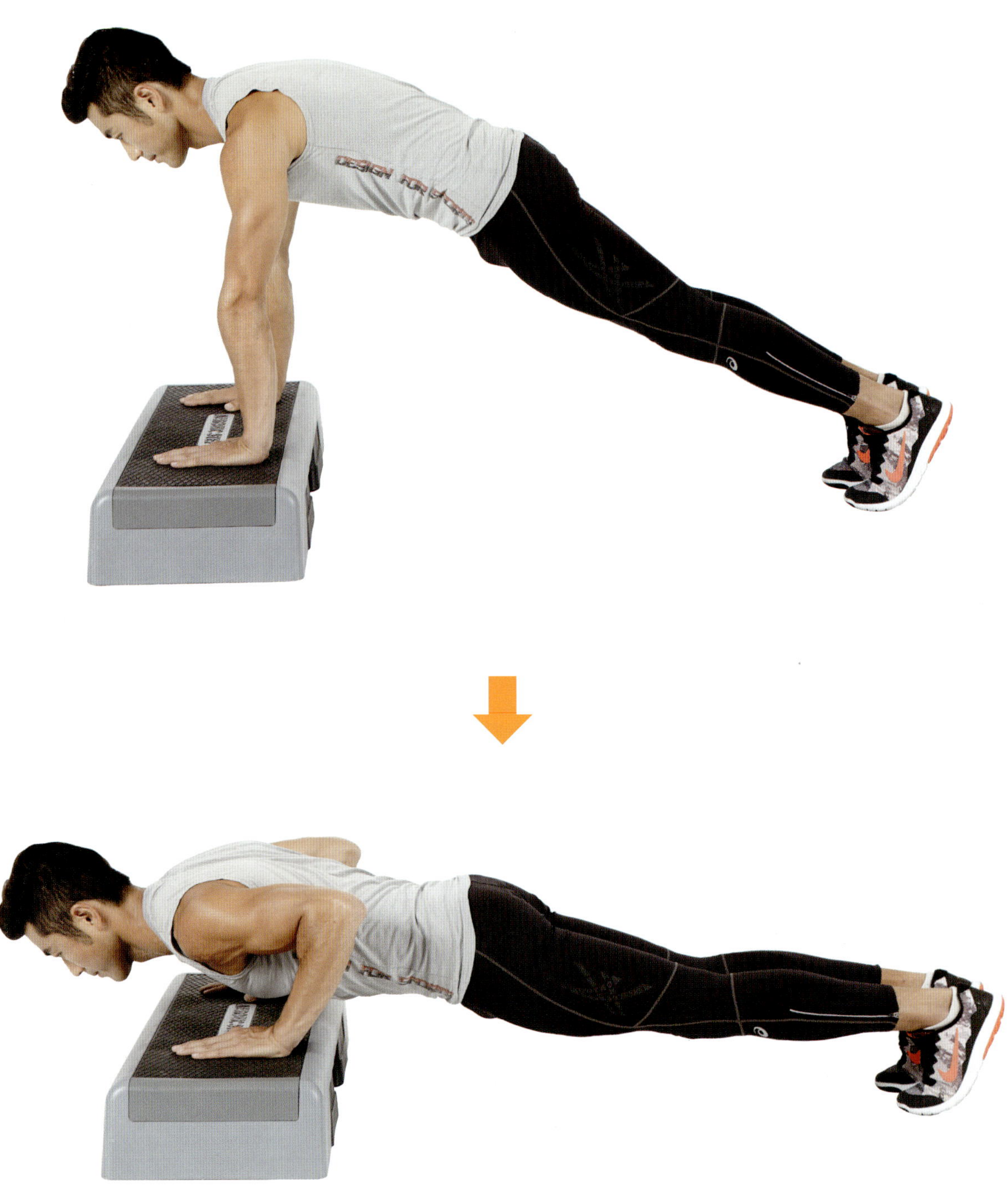

응용 **1** 박스나 테이블 위에 두 팔을 지지하고 팔굽혀펴기를 한다. 가슴 근육의 아래쪽을 강화하는 데 효과적이다.

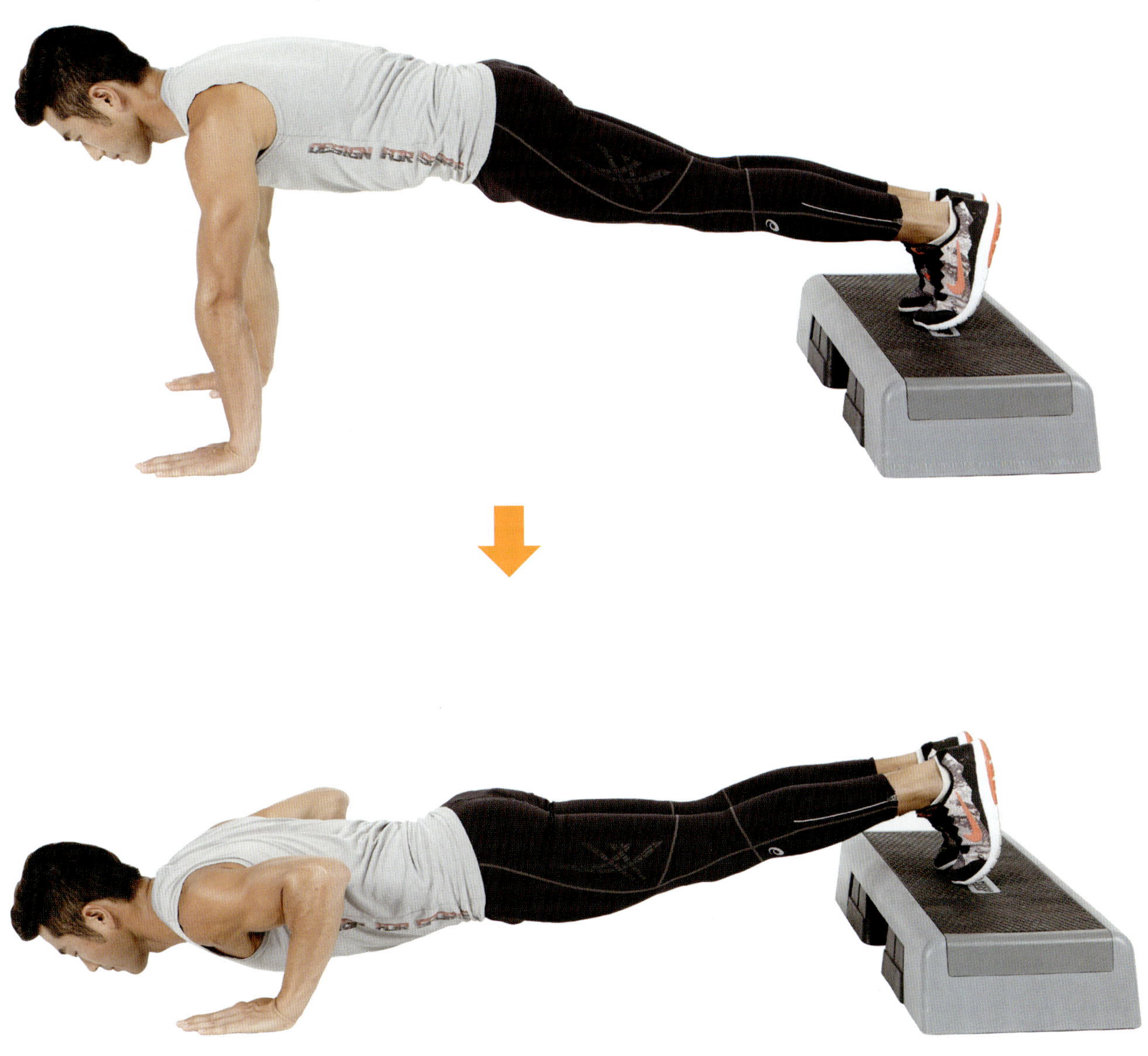

응용 **2** 박스나 테이블 위에 두 다리를 올려 지지하고 팔굽혀펴기를 한다. 가슴
근육의 위쪽을 강화하는 데 효과적이다.

남자의 쫙 벌어진 넓은 어깨와 균형 잡힌 역삼각형 등은 티셔츠부터 슈트까지 어떤 옷이든 잘 어울리는 좋은 옷걸이의 필수 조건이다. 이를 위해 많은 남자들이 통증을 참아가며 강한 트레이닝으로 어깨와 등 근육을 만든다. 하지만 고통이 반복되는 과한 트레이닝은 몸을 상하게 한다. 근육과 관절을 단련하는 컨디셔닝 운동은 이 고통을 멈출 수 있다. 어깨와 등의 안정감 향상과 균형 있는 발달을 위한 컨디셔닝 운동을 지금 시작하자.

헬스장에서 이런 운동을 하기 전에

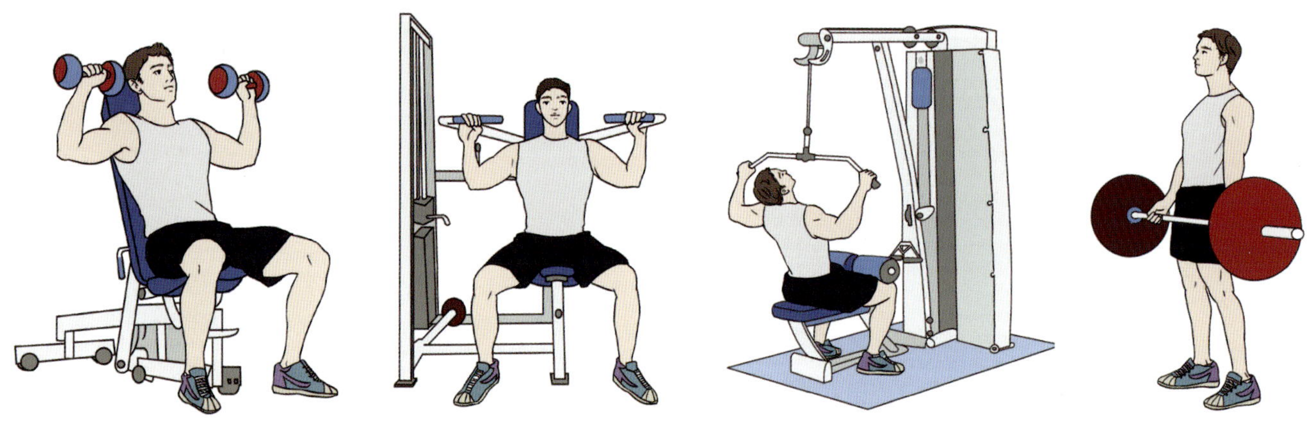

어디서나 이런 스트레칭을 먼저 하고

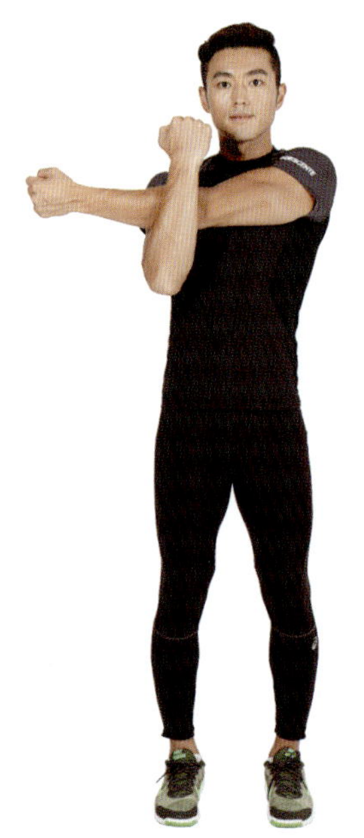

어깨02 어깨 뒤와 아래 늘이기

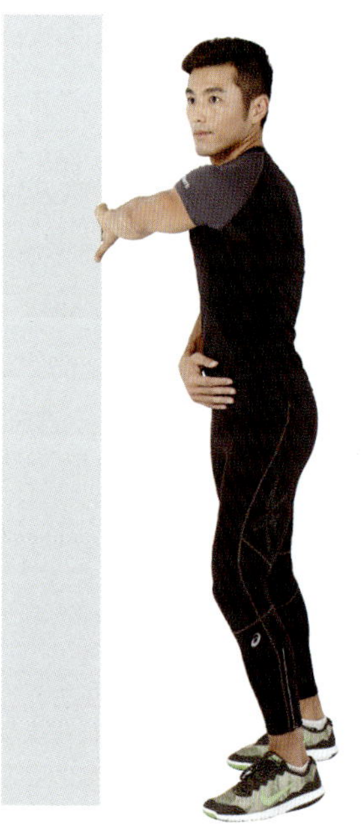

어깨04 어깨 뒤와 등 늘이기

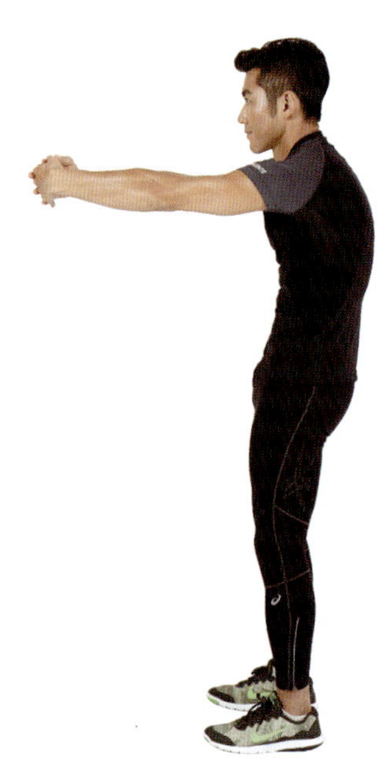

어깨05 양팔 앞으로 밀어 등 늘이기

<table>
<tr><td>천사
날개 운동</td><td>운 동 목 적</td><td>등 근육을 전반적으로 단련하면서 양팔을 연결하는 어깨뼈의 움직임을 향상시키는 운동이다. 상체를 곧게 폈을 때 머리가 앞으로 튀어나오거나 둥글게 굽은 어깨를 예방하고 교정하기 위해 수시로 해야 하는 운동이다.</td></tr>
<tr><td></td><td>시간 및 횟수</td><td>15~20회 X 3세트</td></tr>
</table>

Tip
- 벽이 등과 팔을 받치는 것처럼 일직선상에서 움직인다.
- 동작을 하는 동안 전신에 힘을 준 상태를 유지한다.
- 숨은 참지 말고 편안하게 쉰다.

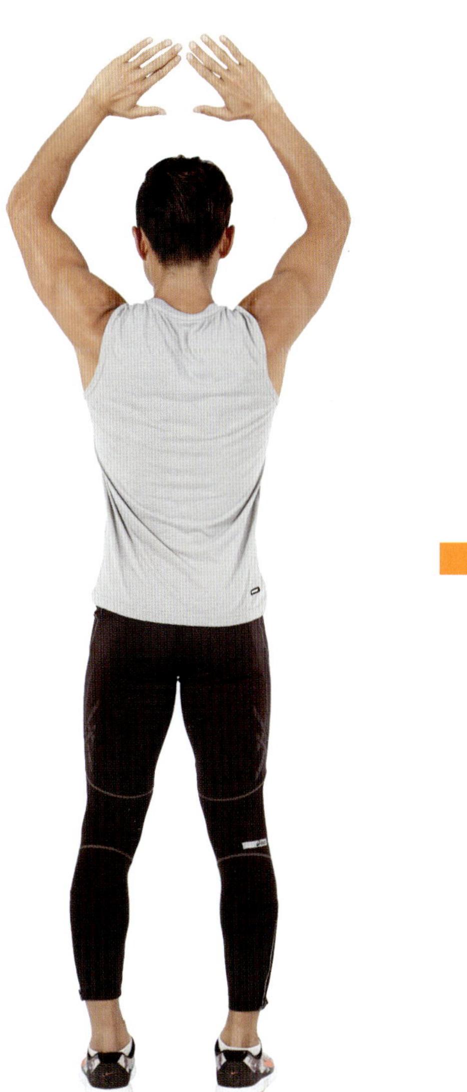

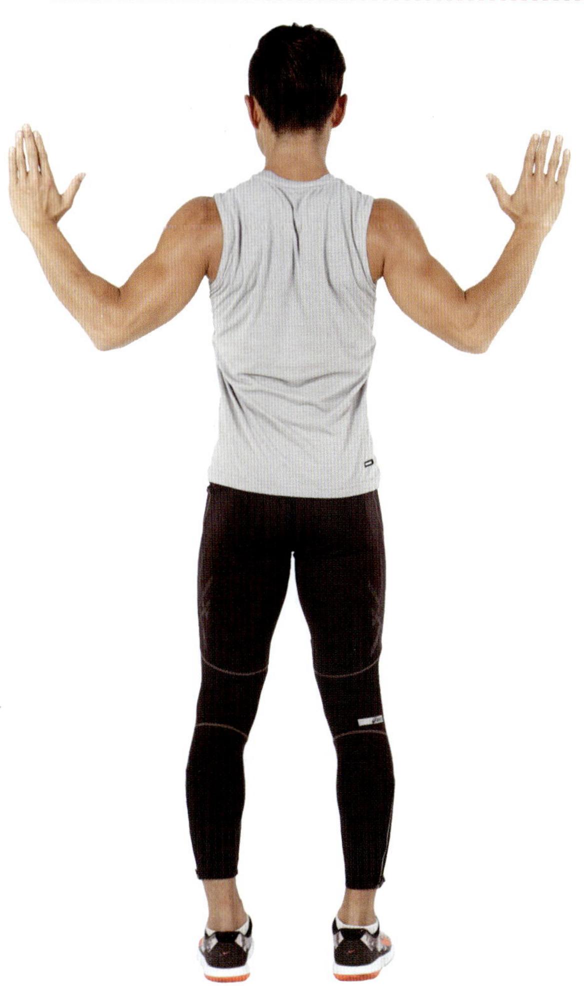

1 어깨너비로 다리를 벌리고 바로 선다. 두 팔을 들어 머리 위로 원을 만든다.

2 등 근육의 힘으로 양 팔꿈치를 6초 동안 천천히 아래로 내려 팔을 W 모양으로 만든다. 다시 6초 동안 천천히 올려 시작 위치로 돌아간다.

운 동 목 적 어깨와 연동되는 근육들을 단련하여 부상을 예방하고 어깨 관절의 움직임이 좋아지는 운동이다. 넓은 어깨를 만들어주는 효과도 있어 어깨가 좁은 남자에게 좋다.

시간 및 횟수 15~20회 X 3세트

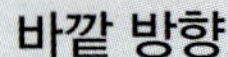

바깥 방향

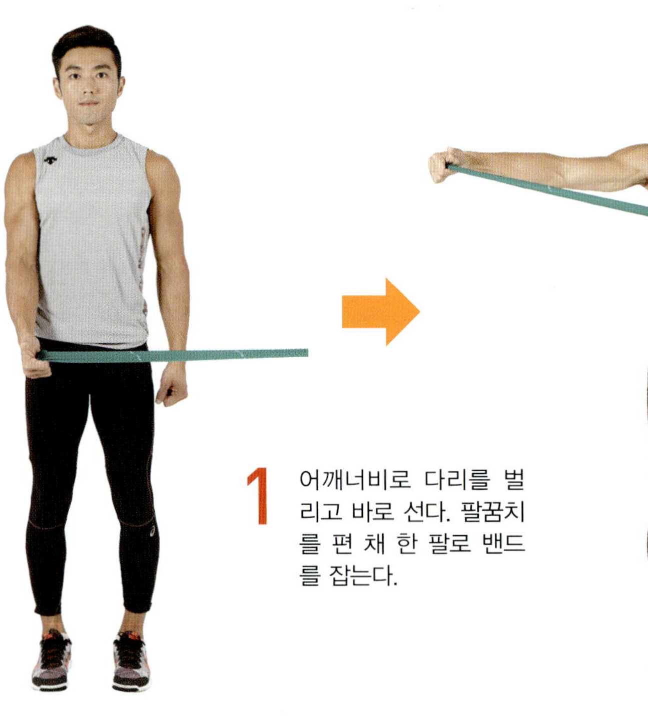

1 어깨너비로 다리를 벌리고 바로 선다. 팔꿈치를 편 채 한 팔로 밴드를 잡는다.

2 바깥쪽으로 밴드를 어깨 높이까지 들어 올렸다가 시작 위치로 천천히 돌아간다.

안쪽 방향

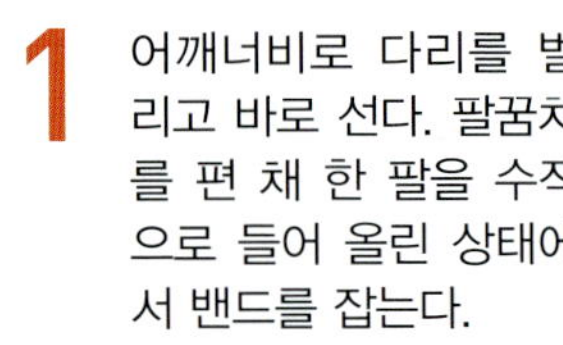

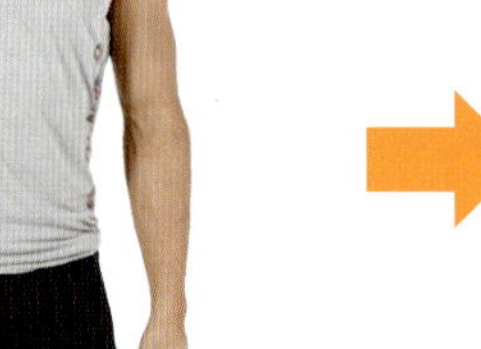

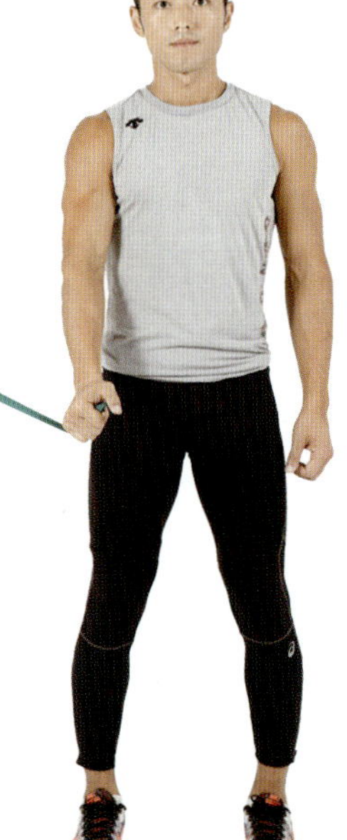

1 어깨너비로 다리를 벌리고 바로 선다. 팔꿈치를 편 채 한 팔을 수직으로 들어 올린 상태에서 밴드를 잡는다.

2 밴드를 안쪽으로 당겨 골반까지 내렸다가 시작 위치로 천천히 돌아간다.

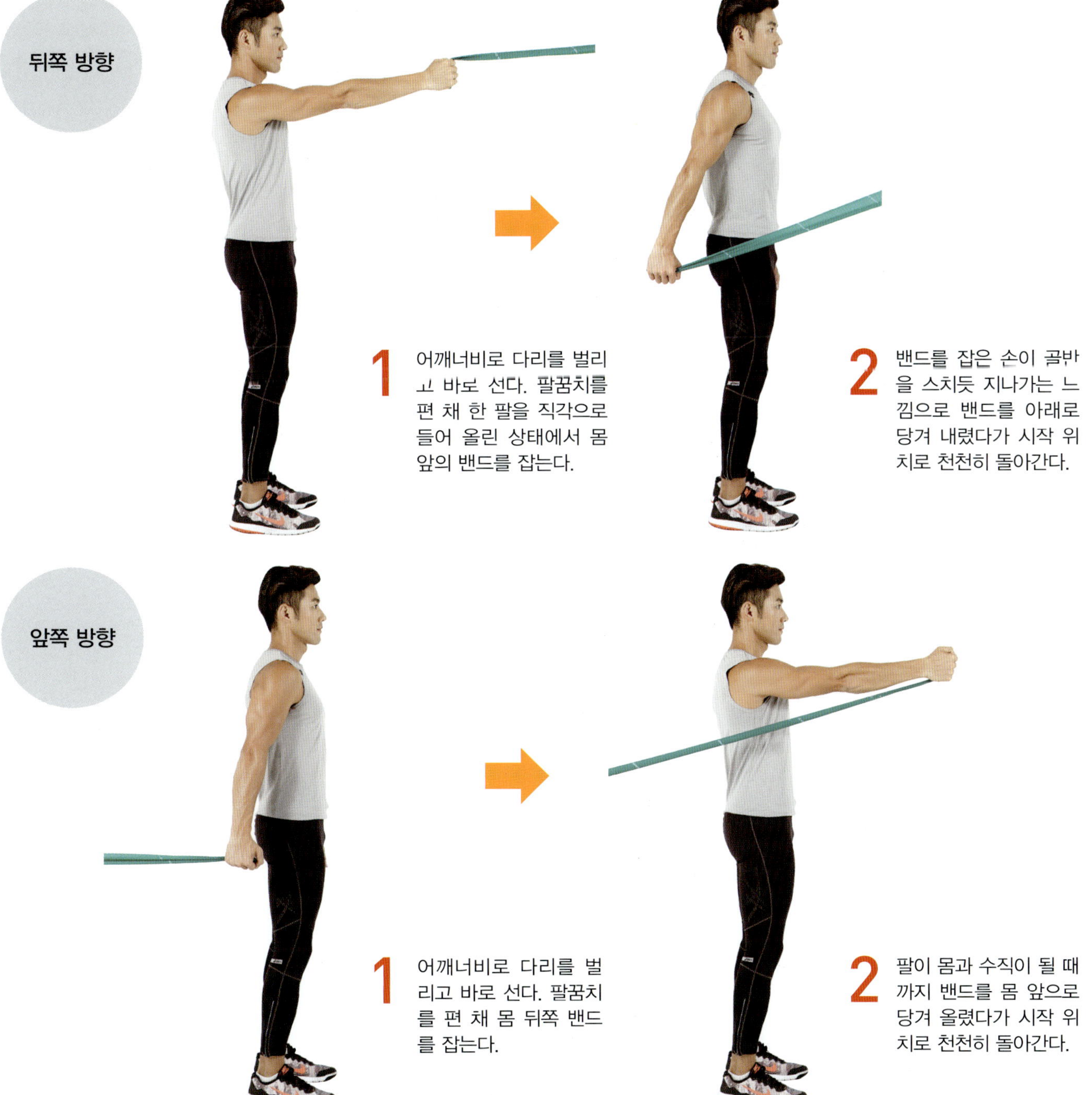

1 어깨너비로 다리를 벌리고 바로 선다. 팔꿈치를 편 채 한 팔을 직각으로 들어 올린 상태에서 몸 앞의 밴드를 잡는다.

2 밴드를 잡은 손이 골반을 스치듯 지나가는 느낌으로 밴드를 아래로 당겨 내렸다가 시작 위치로 천천히 돌아간다.

1 어깨너비로 다리를 벌리고 바로 선다. 팔꿈치를 편 채 몸 뒤쪽 밴드를 잡는다.

2 팔이 몸과 수직이 될 때까지 밴드를 몸 앞으로 당겨 올렸다가 시작 위치로 천천히 돌아간다.

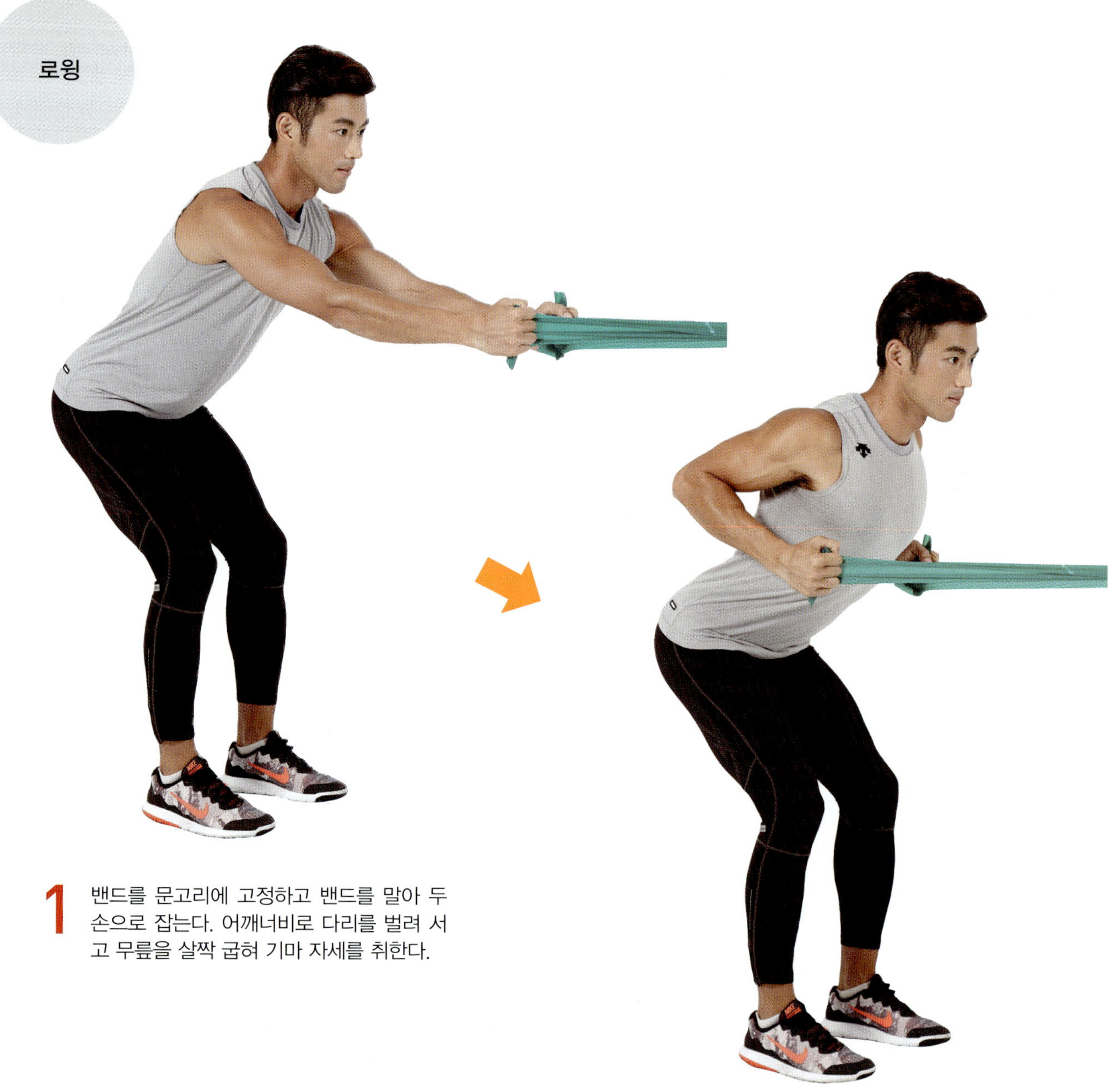

1 밴드를 문고리에 고정하고 밴드를 말아 두 손으로 잡는다. 어깨너비로 다리를 벌려 서고 무릎을 살짝 굽혀 기마 자세를 취한다.

2 팔꿈치를 몸을 스쳐 지나가듯 굽히며 밴드를 몸 쪽으로 당긴다.

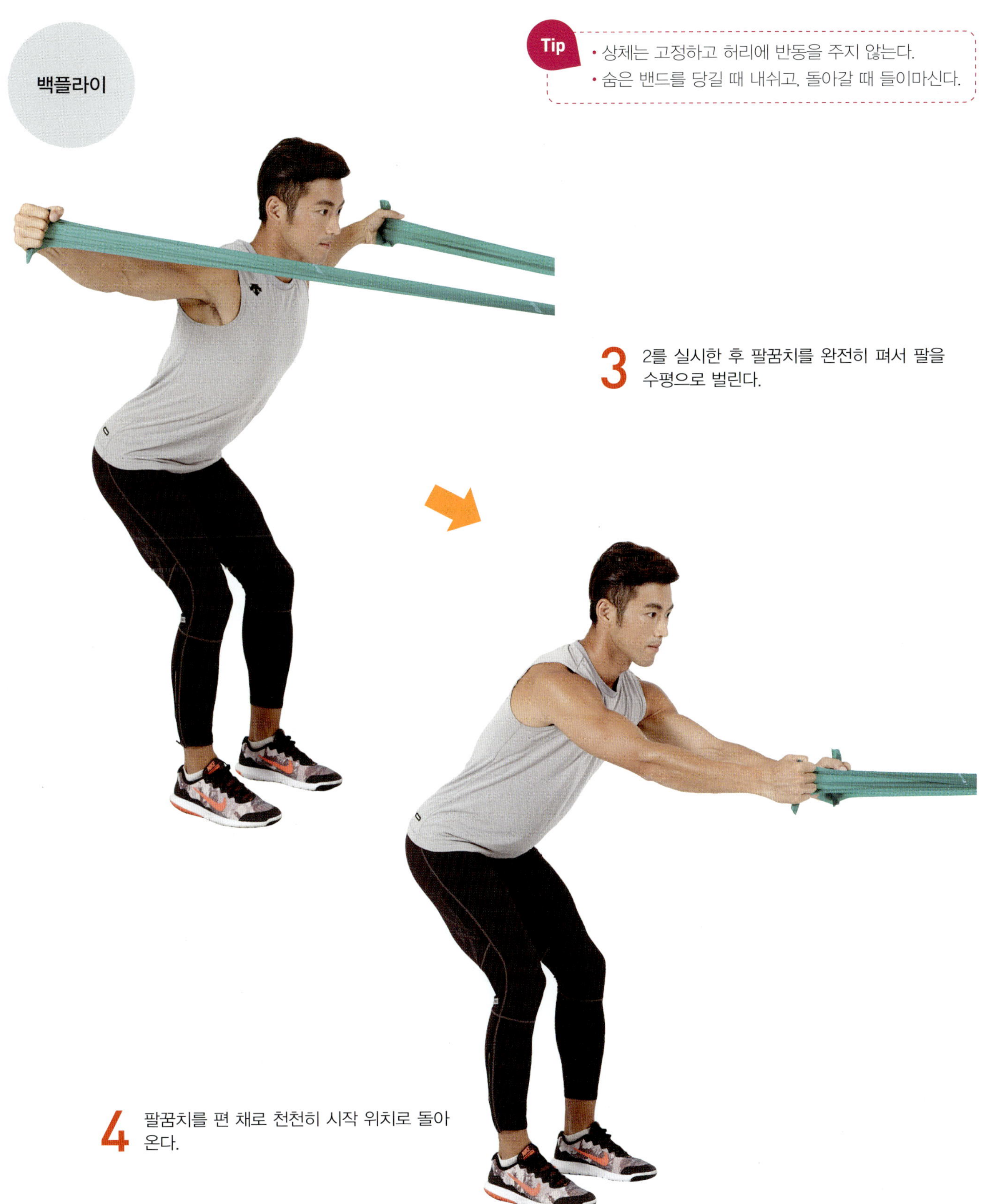

3 2를 실시한 후 팔꿈치를 완전히 펴서 팔을 수평으로 벌린다.

4 팔꿈치를 편 채로 천천히 시작 위치로 돌아온다.

건강한 팔뚝

과한 트레이닝으로 만들어낸 두꺼운 팔근육 때문에 옷을 갈아입거나 세수를 하는 등 일상생활이 불편하다면 과연 좋은 몸일까. 좌우 균형을 이루는 적당한 두께에 팔의 움직임 역시 불편함이 없어야 건강한 팔근육이다. 이런 팔근육을 만들기 위해서는 팔의 안쪽과 바깥쪽의 근력을 모두 유지하고 움직임 역시 유연해야 한다. 이를 위한 컨디셔닝 운동을 지금 시작하자.

헬스장에서 이런 운동을 하기 전에

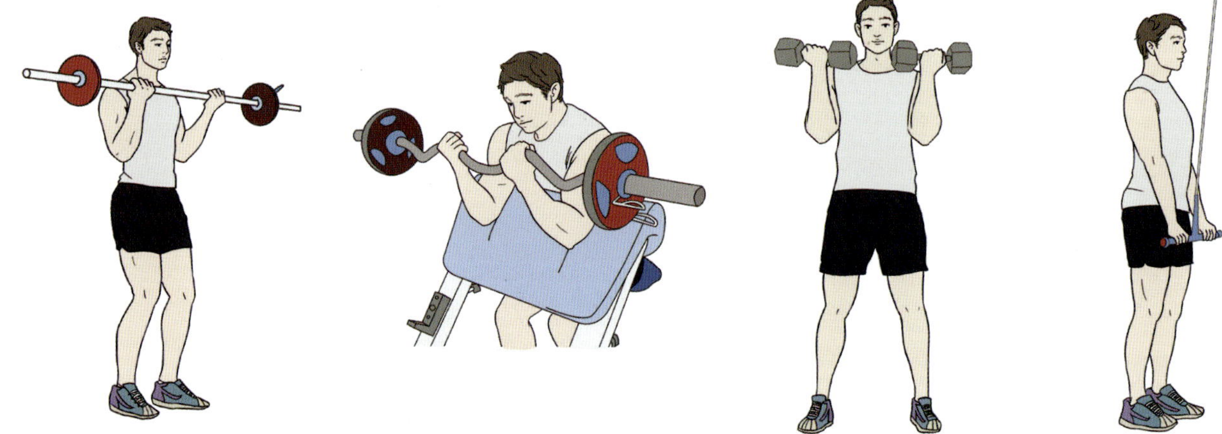

어디서나 이런 스트레칭을 먼저 하고

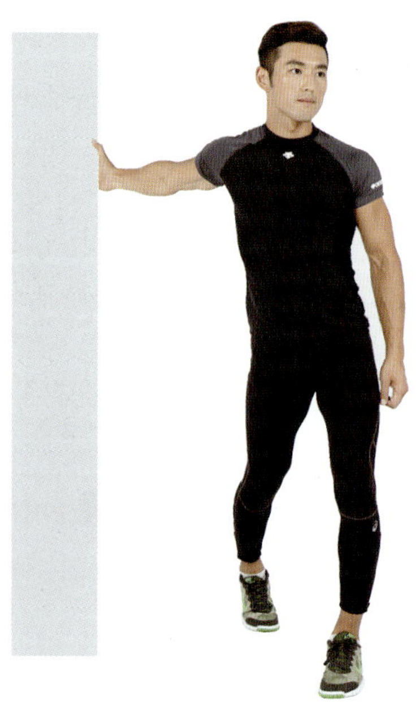

팔02 위팔 안쪽 늘이기

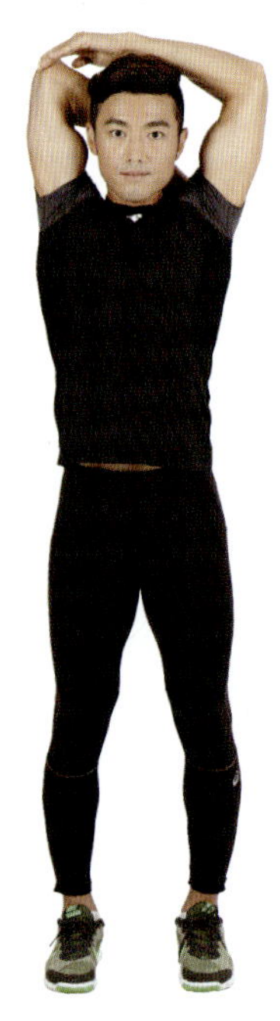

팔03 위팔 뒤쪽 늘이기

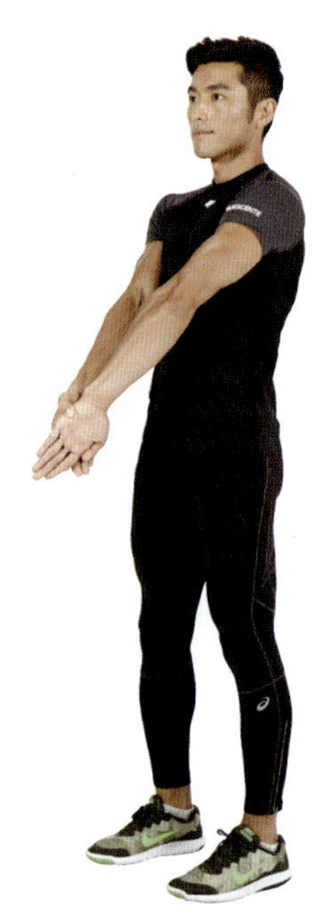

팔04 아래팔 바깥쪽과 안쪽 비틀기

위팔 앞뒤 강화 운동

운 동 목 적 위팔의 안쪽 근육(위팔두갈래근)과 바깥쪽 근육(위팔세갈래근)을 단련하여 팔을 굽히고 펴는 움직임이 유연해지는 운동이다.

시간 및 횟수 15~20회 X 3세트

앞

Tip 숨은 밴드를 당길 때 내쉬고, 돌아갈 때 들이마신다.

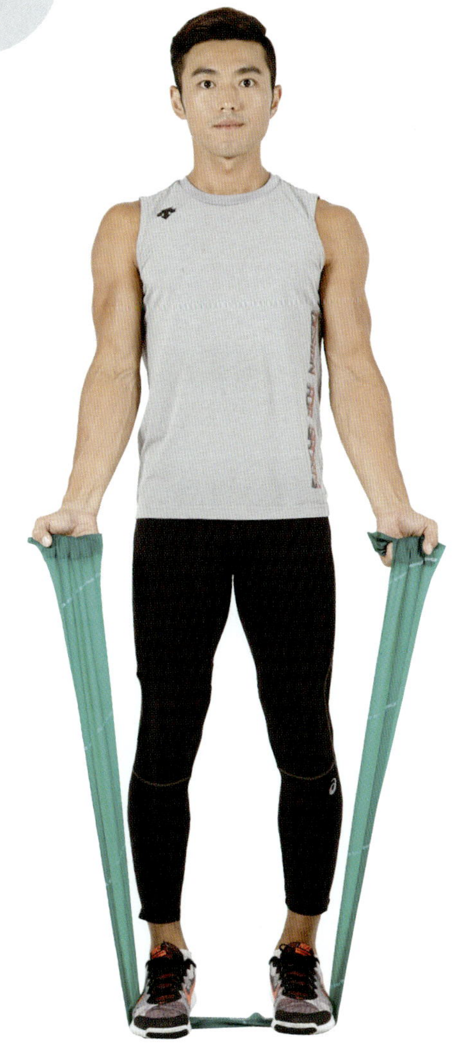

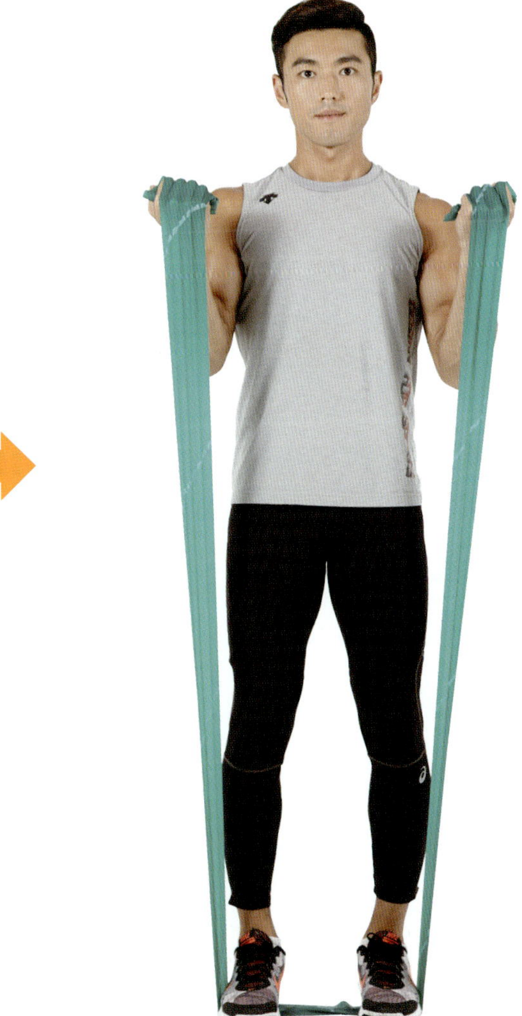

1 밴드의 가운데를 발로 밟아 고정하고 어깨 너비로 다리를 벌려 선다. 두 손으로 각각 밴드 끝을 잡는다.

2 손을 어깨 높이까지 올렸다가 시작 위치로 3초 동안 천천히 돌아간다. 이때 팔꿈치는 고정하고 아래팔만 어깨 방향으로 굽힌다.

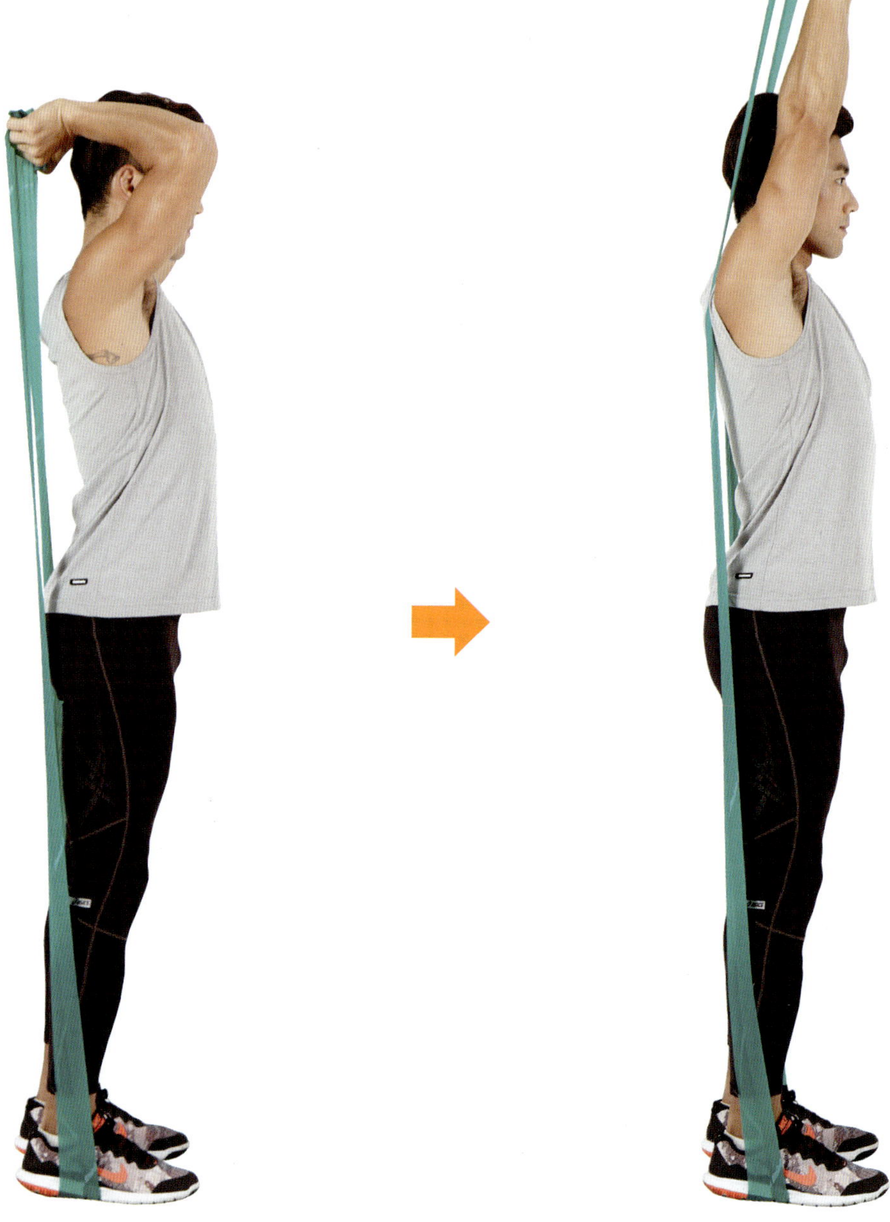

1 밴드의 가운데를 발로 밟아 고정하고 어깨너비로 다리를 벌려 선다. 두 손으로 각각 밴드 끝을 잡고 팔꿈치를 귀 옆에 붙인 채 머리 뒤로 두 손을 보낸다.

2 위팔을 귀 옆에 고정하고 아래팔만 펴서 밴드를 위로 잡아당긴 다음 아래팔을 구부려 3초 동안 천천히 시작 위치로 돌아간다.

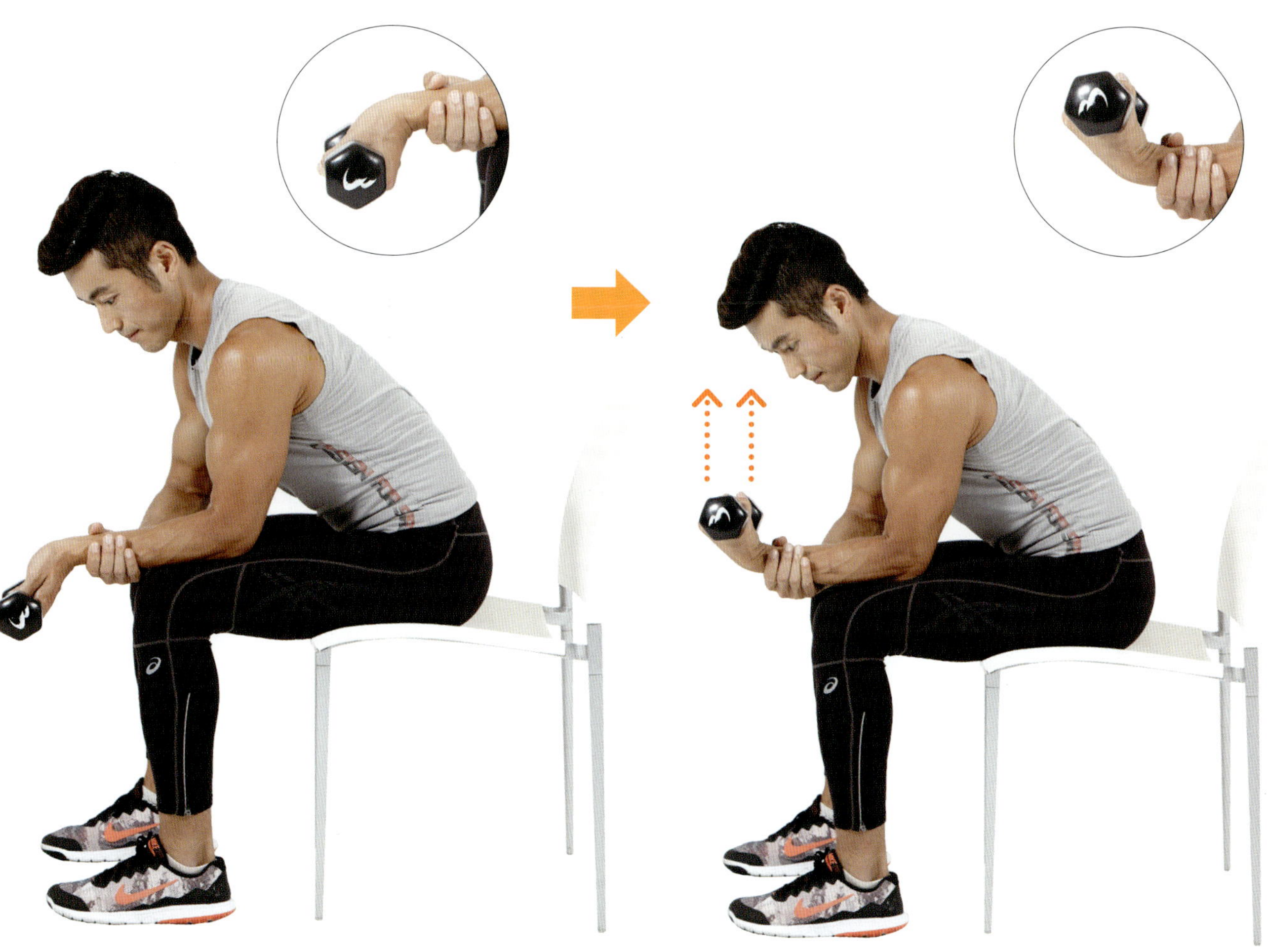

1 어깨너비로 다리를 벌리고 의자에 앉는다.
손등이 아래를 향하도록 한 손으로 덤벨을
잡는다. 반대쪽 손으로 덤벨을 든 손목을
감싼다.

2 손목만 이용하여 덤벨을 위로 들어 올린 후
다시 천천히 시작 위치로 돌아간다. 반대쪽
도 같은 방법으로 실시한다.

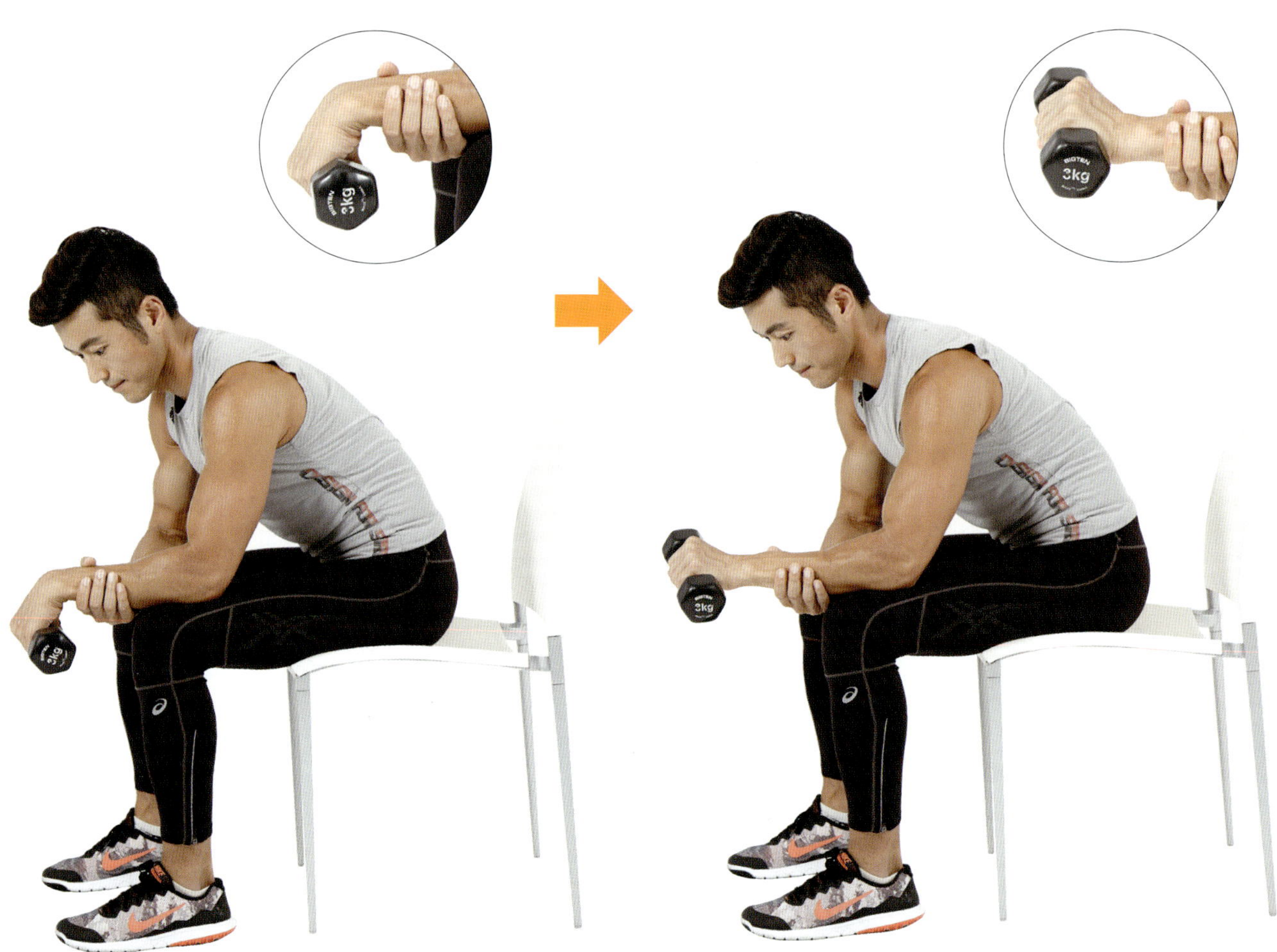

1 어깨너비로 다리를 벌리고 의자에 앉는다.
손바닥이 아래를 향하도록 하여 한 손으로
덤벨을 잡는다. 반대쪽 손으로 덤벨을 든
손목을 감싼다.

2 손목만 이용하여 덤벨을 위로 들어 올린 후
다시 천천히 시작 위치로 돌아간다. 반대쪽
도 같은 방법으로 실시한다.

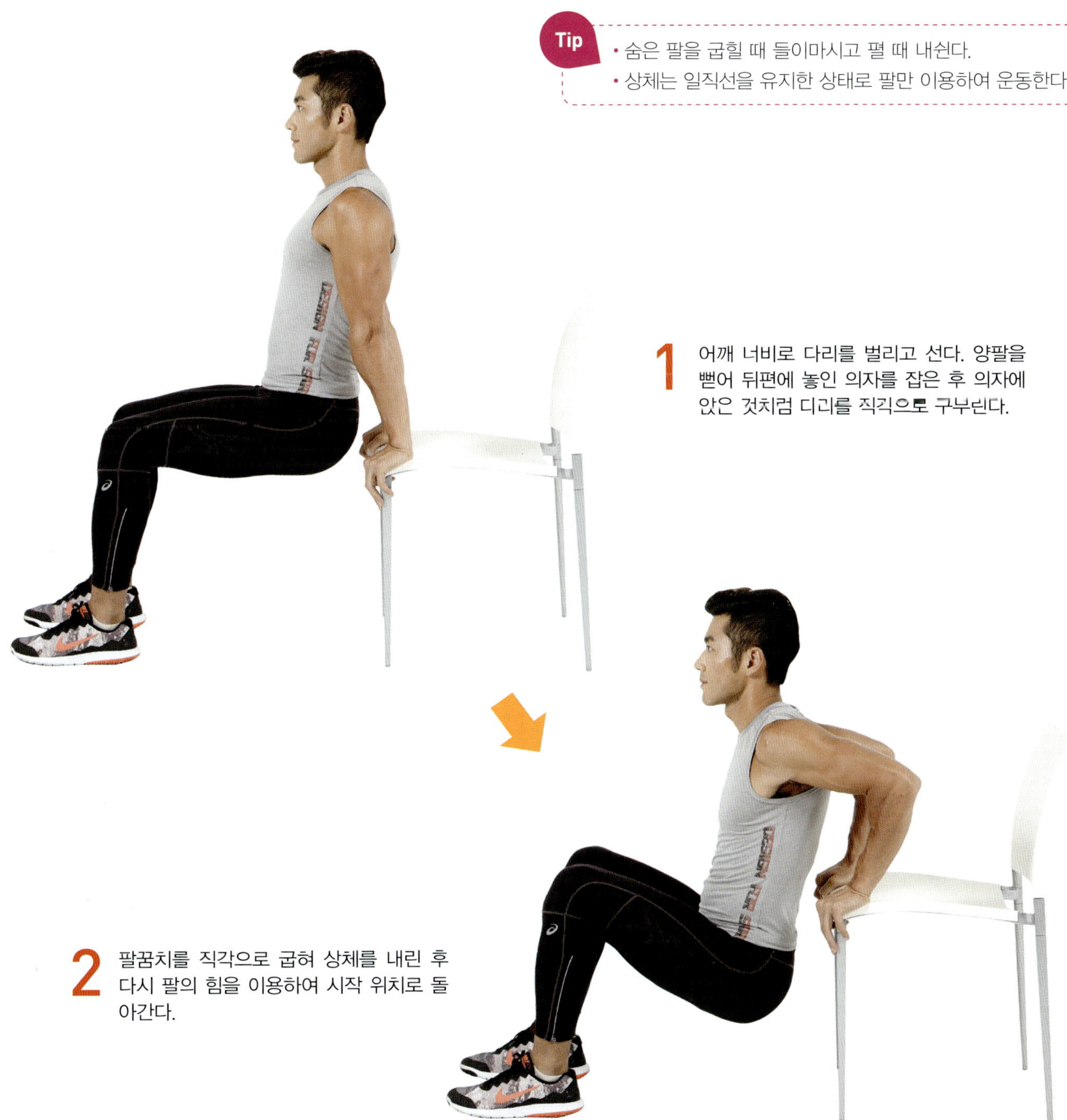

1 어깨 너비로 다리를 벌리고 선다. 양팔을 뻗어 뒤편에 놓인 의자를 잡은 후 의자에 앉은 것처럼 다리를 직각으로 구부린다.

2 팔꿈치를 직각으로 굽혀 상체를 내린 후 다시 팔의 힘을 이용하여 시작 위치로 돌아간다.

튼튼한 골반과 엉덩이

남자의 성적 매력을 어필하는 대표적인 부위로 골반과 엉덩이를 꼽을 수 있다. 이를 위해 무리한 힙업Hip-up 운동을 하기도 하지만, 실상 한국 남자들은 힙업은 커녕 좌식 생활과 잘못된 자세로 골반과 엉덩이가 틀어져 통증을 호소하는 경우가 많다. 척추의 힘은 골반으로 전달되고 이는 양쪽 엉덩이 관절로 분산되어 다리로 전달되는 부담을 줄여준다. 또한 엉덩이는 다양한 움직임이 가능하도록 도와준다. 그러므로 골반과 엉덩이 관절을 풀어주고 강화하는 컨디셔닝 운동부터 시작하자.

헬스장에서 이런 운동을 하기 전에

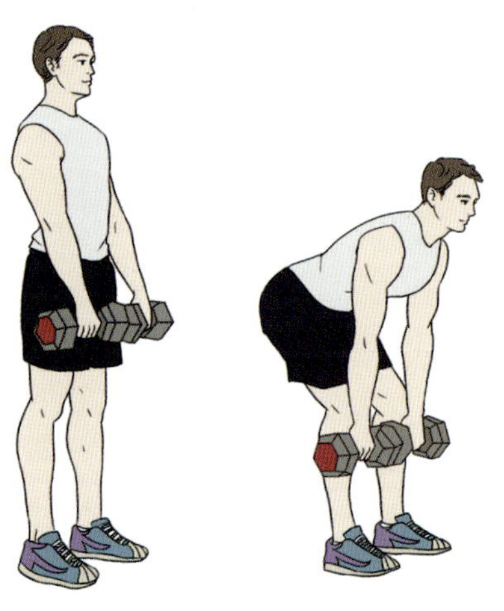
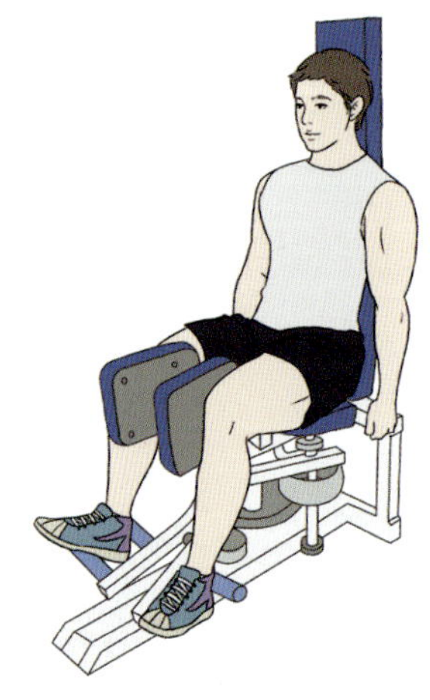
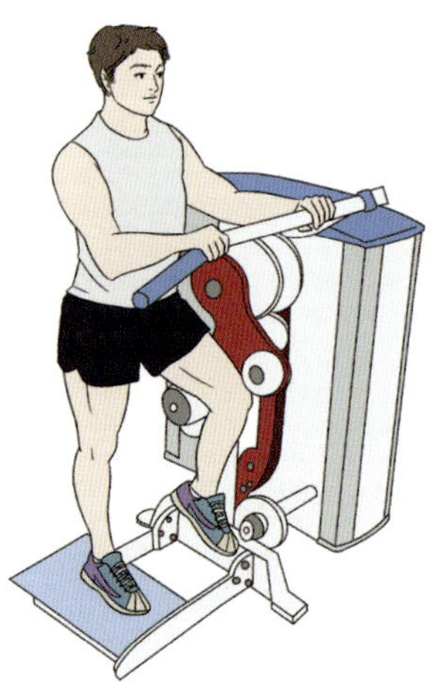

어디서나 이런 스트레칭을 먼저 하고

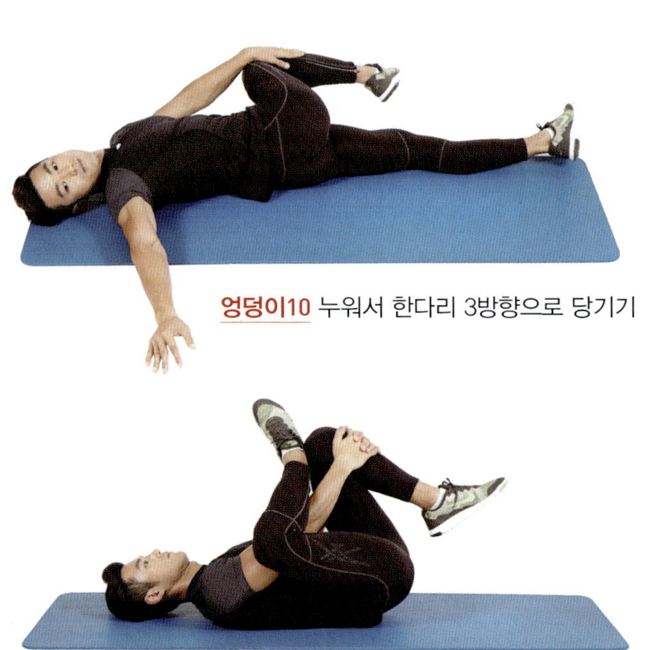

엉덩이10 누워서 한다리 3방향으로 당기기

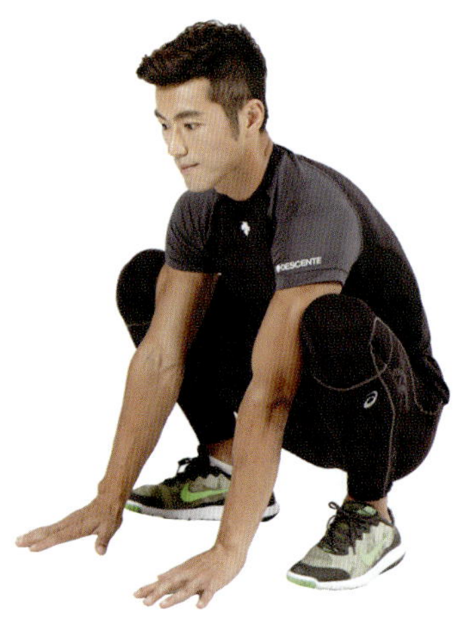

엉덩이04 스모 자세 엉덩이 늘이기

엉덩이11 누워서 다리 걸치고 엉덩이 늘이기

누워서 다리 펴 올리기 운동 (SLR)

운 동 목 적	코어 근육을 강화하여 골반과 연결된 다리의 네 가지 움직임(올림. 내림. 모음. 벌림)을 향상시켜준다. 골반과 다리가 서로 강하고 빠르며 안전하게 연동되도록 하여 활동성을 높여주는 운동으로 골반 건강을 위한 기본 운동이다.
시간 및 횟수	좌우 각각 15~20회 X 3세트

Tip 반동을 이용하지 말고 오로지 복부와 엉덩이의 힘만 이용한다.

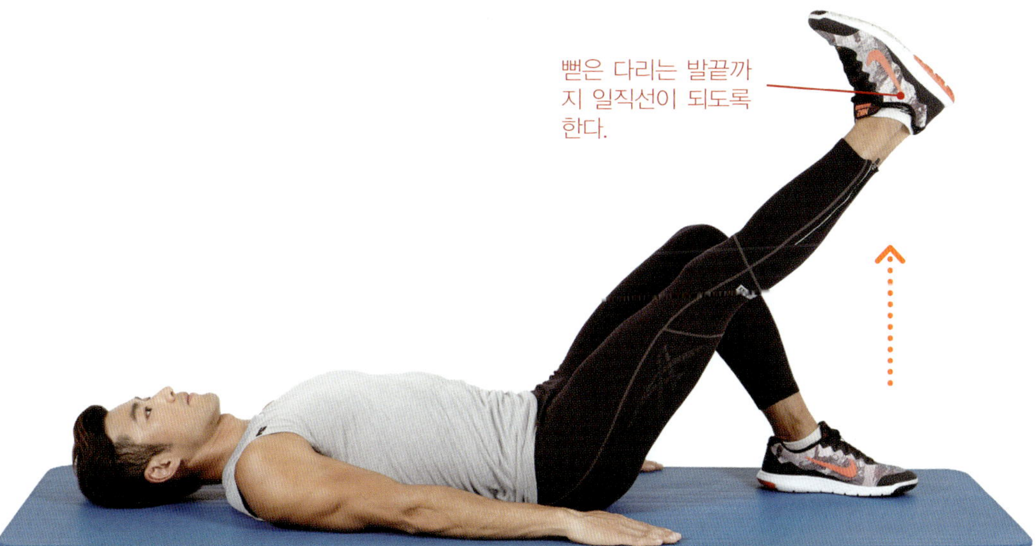

매트에 누워 한쪽 무릎을 구부려 다리를 삼각형으로 만들어 지지하고 반대 다리는 복부와 엉덩이의 힘을 이용하여 무릎 높이만큼 일직선으로 들어 올린다. 이 상태를 6초간 유지한 후 힘을 빼지 않고 천천히 시작 위치로 돌아온다. 반대쪽도 같은 방법으로 실시한다.

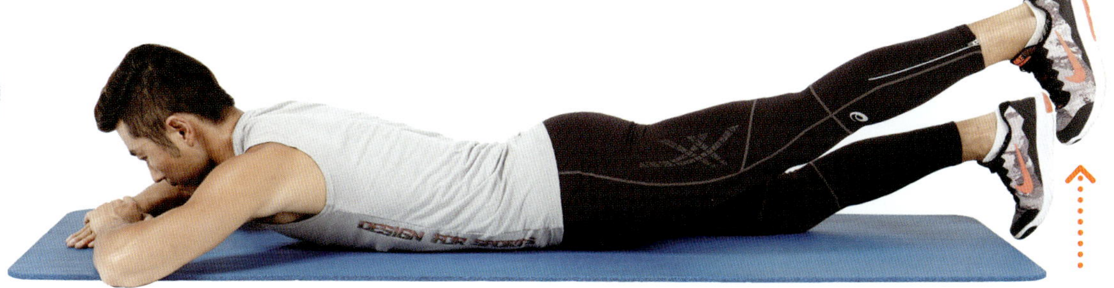

매트 위에 엎드려서 양쪽 발끝이 매트에 닿도록 두 다리를 뻗는다. 복부와 엉덩이의 힘을 이용하여 한쪽 다리를 반대쪽 다리의 뒤꿈치만큼 들어 올린다. 이 상태를 6초간 유지한 후 힘을 빼지 않고 천천히 시작 위치로 돌아온다. 반대쪽도 같은 방법으로 실시한다.

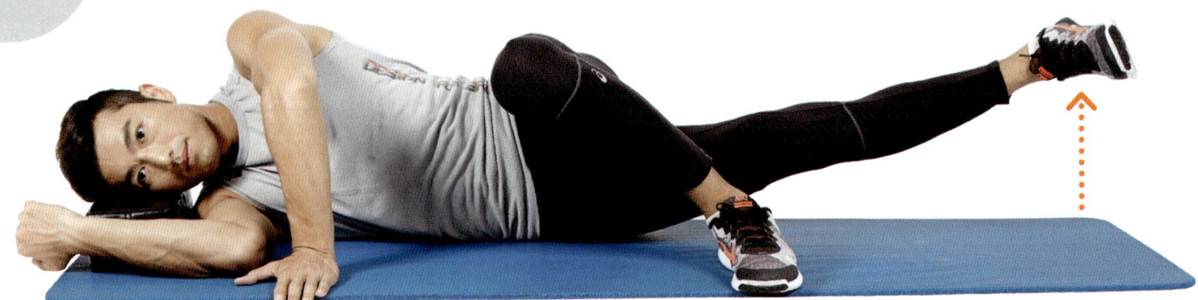

매트에 옆으로 누워 바닥 쪽 팔로 머리를 베고 반대 팔은 바닥으로 지지한다. 바닥에 닿은 다리를 쭉 뻗고 반대 다리는 무릎을 접어 발바닥을 바닥에 내려놓는다. 복부와 엉덩이의 힘을 이용하여 뻗은 다리를 들어 올려 6초간 유지한 후 힘을 빼지 않고 천천히 시작 위치로 돌아온다. 반대쪽도 같은 방법으로 실시한다.

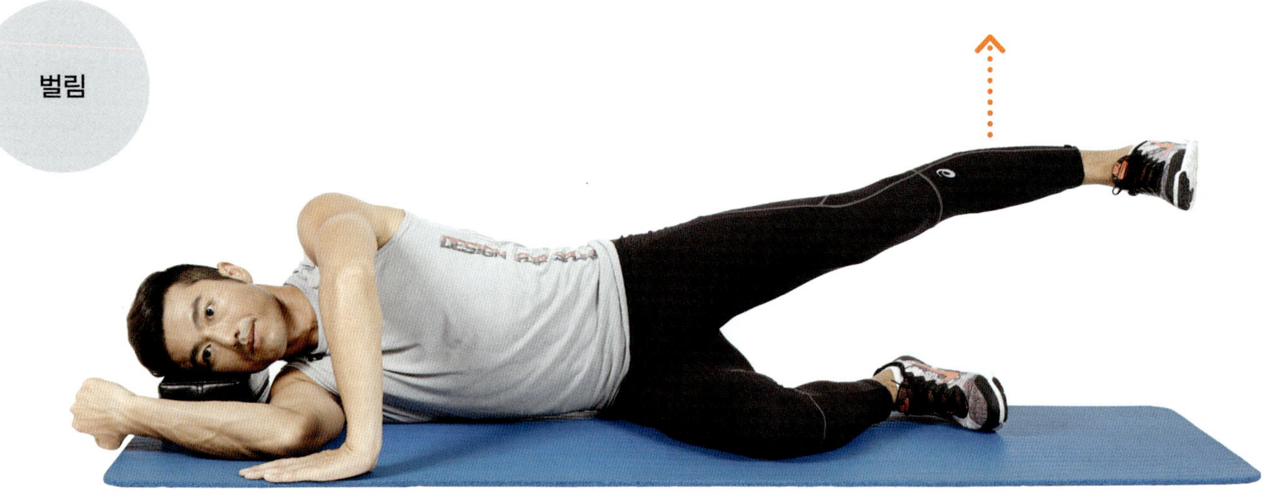

매트에 옆으로 누워 바닥 쪽 팔로 머리를 베고, 반대 팔은 바닥으로 지지한다. 바닥에 닿은 다리는 무릎을 살짝 구부려 내려둔다. 반대 다리는 쭉 뻗은 채 복부와 엉덩이의 힘을 이용하여 다리를 들어 올려 6초간 유지한 후 힘을 빼지 않고 천천히 시작 위치로 돌아온다. 반대쪽도 같은 방법으로 실시한다.

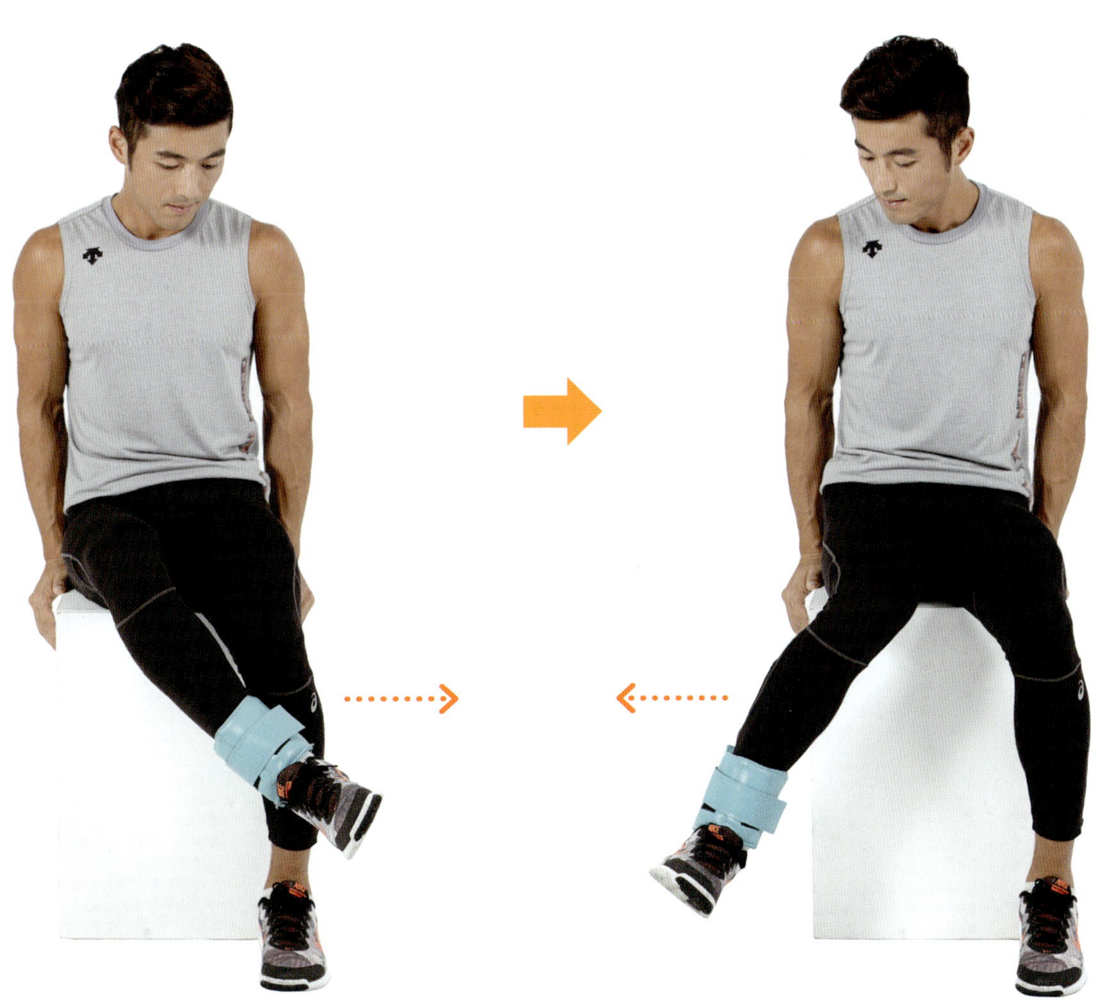

1 발목에 모래주머니를 차고 의자에 앉는다. 복부와 엉덩이의 힘으로 모래주머니를 찬 발을 안쪽으로 들어 올린다. 이때 허벅지를 바깥쪽으로 회전하여 6초간 유지한 후 천천히 시작 위치로 돌아온다. 반대쪽도 같은 방법으로 실시한다.

2 복부와 엉덩이의 힘으로 모래주머니를 찬 발을 바깥쪽으로 들어 올린다. 이때 허벅지를 안쪽으로 회전하여 6초간 유지한 후 천천히 시작 위치로 돌아온다. 반대쪽도 같은 방법으로 실시한다.

운동 목적 골반과 엉덩이 근육을 강화하여 남자의 섹시한 뒤태를 만들어주는 데 가장 좋은 운동이다. 골반과 엉덩이 근육이 강해져야 허리도 튼튼해지는데 스태미너 및 생활력 향상에 중추적인 역할을 하는 동작이다.

시간 및 횟수 15~20회 X 3세트

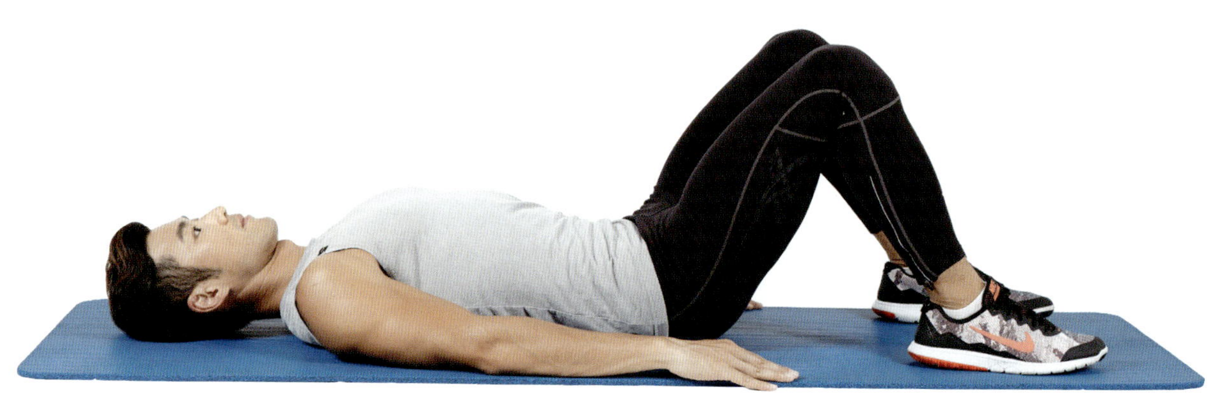

1 매트 위에 누워 양팔은 골반 옆에 자연스럽게 내려놓는다. 다리는 주먹 하나 들어갈 정도로 벌리고 무릎을 산 모양으로 접는다.

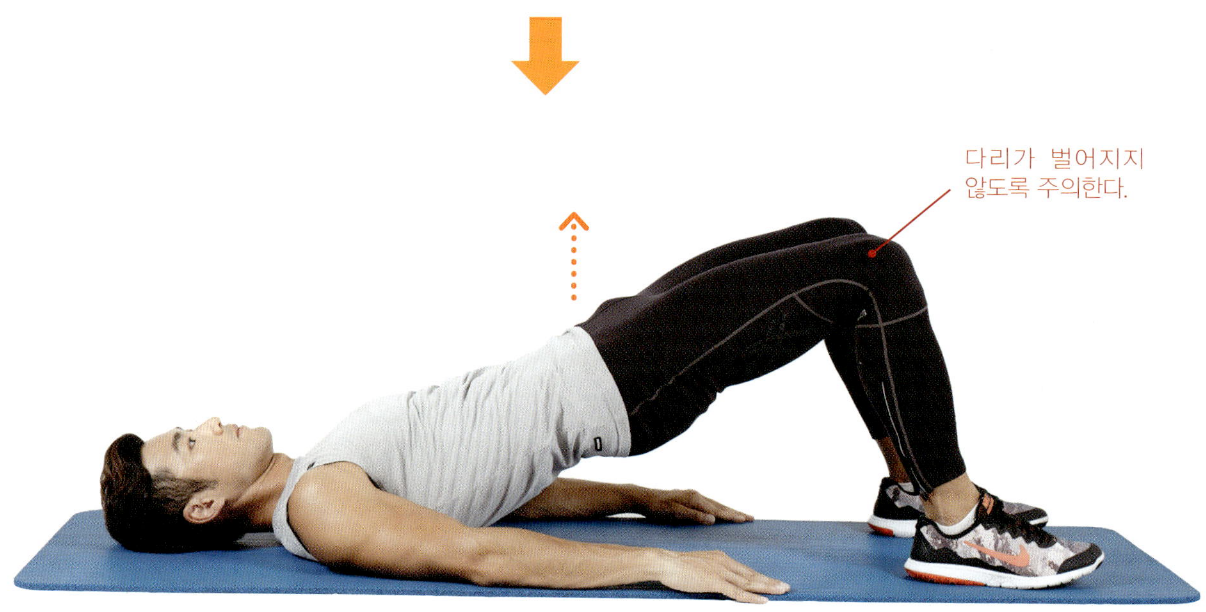

2 복부와 엉덩이의 힘으로 엉덩이를 들어 올려 어깨부터 무릎까지 일직선이 되도록 한다. 이 상태를 6초간 유지한 후 천천히 내린다.

- 숨은 참지 말고 편안하게 쉰다.
- 엉덩이를 무리하게 높이 들지 않는다.
- 반동을 이용하지 않으며 복부와 엉덩이의 긴장을 풀지 않는다.
- 잘 되지 않는 다리가 있다면 그쪽이 더 약한 다리이므로 동작에 더 집중한다.

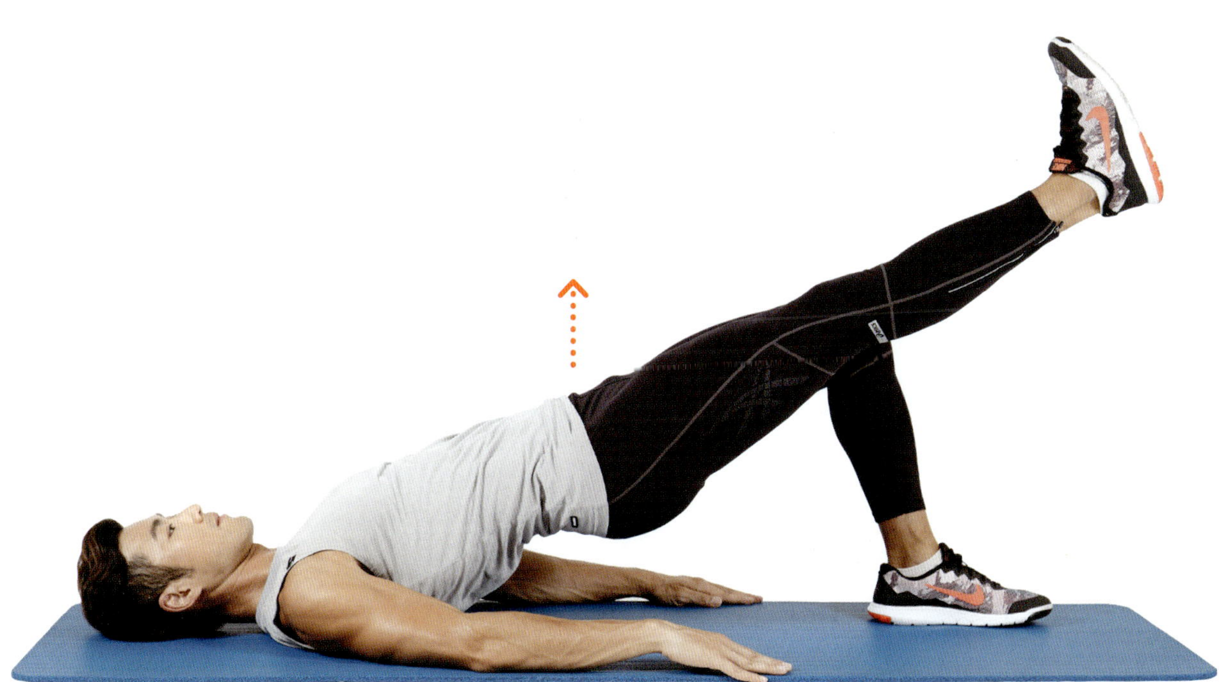

응용 한 다리를 뻗은 채 무릎 높이까지 들어 올려 준비한다. 그 상태에서 2처럼 복부와 엉덩이의 힘으로 어깨부터 무릎까지 일직선이 되도록 엉덩이를 들어 올린다. 이 자세를 6초간 유지한 후 바닥에 엉덩이를 천천히 내려놓는다. 반대쪽도 같은 방법으로 실시한다.

든든한 허벅지를 갖기 위해 헬스장에서 과한 운동을 하면 허벅지가 탄탄해지는 느낌은 있지만 머지않아 무릎이 아파온다. 약한 관절로 무리한 운동을 했기 때문이다. 허벅지 운동은 무릎 관절을 보호하고 무릎의 움직임을 향상시키는 것이 핵심이다. 그러므로 허벅지 컨디셔닝 운동을 통해 허벅지 앞쪽 근육(넙다리네갈래근)과 허벅지 뒤쪽 근육(햄스트링)을 단련시키고 무릎 관절의 기능을 향상시키자.

헬스장에서 이런 운동을 하기 전에

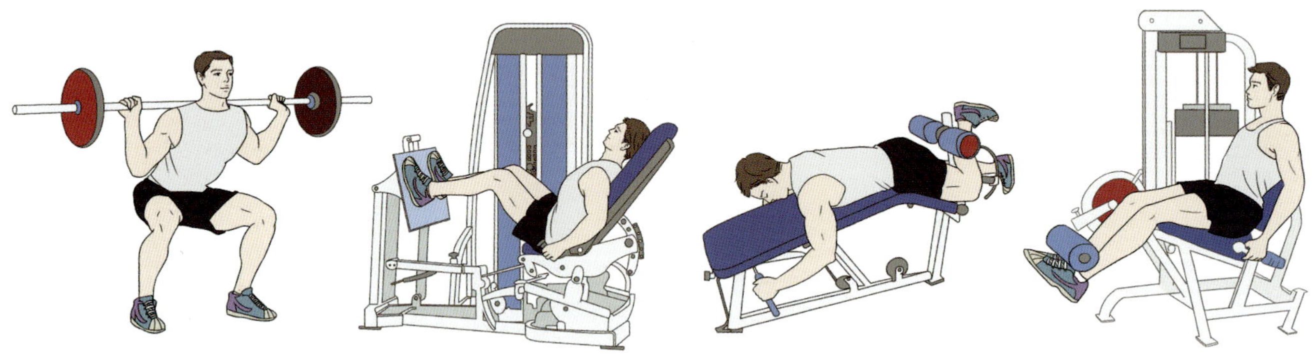

어디서나 이런 스트레칭을 먼저 하고

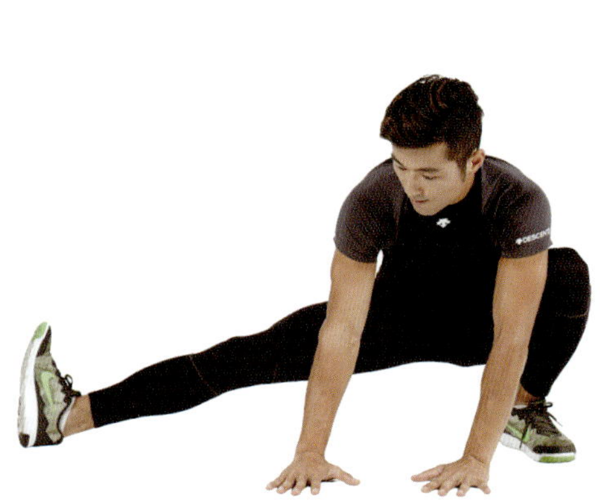

엉덩이06 허벅지 뒤와 안쪽 늘이기

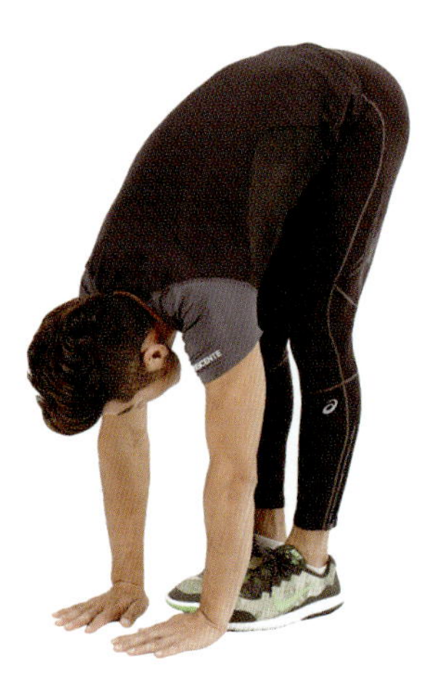

엉덩이05 허벅지 뒤와 엉덩이 늘이기

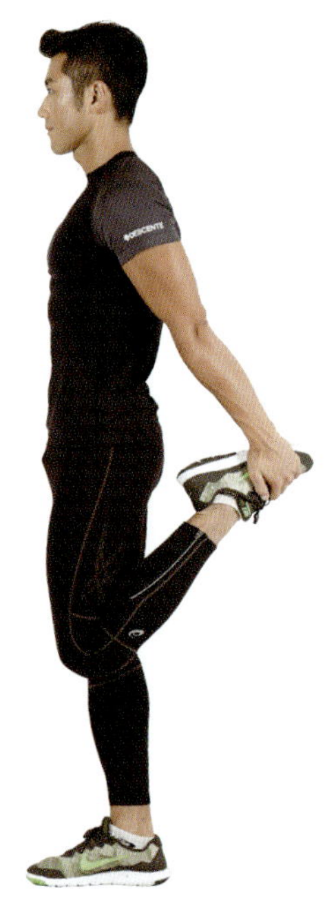

엉덩이03 허벅지 앞 늘이기

앉아서 무릎 누르기 운동 (쿼드 셋)

운동 목적 다리 앞쪽 근육을 전반적으로 단련하여 무릎의 안정성을 높여주는 운동이다. 무릎을 다친 적이 있거나 허벅지 근육이 약하다면 이 운동을 통해 허벅지 근력을 키워주자.

시간 및 횟수 15~20회 X 3세트

Tip
- 복부와 엉덩이에도 힘을 주어야 한다.
- 수건보다 더 두꺼운 베개를 이용하면 강도를 높일 수 있다.

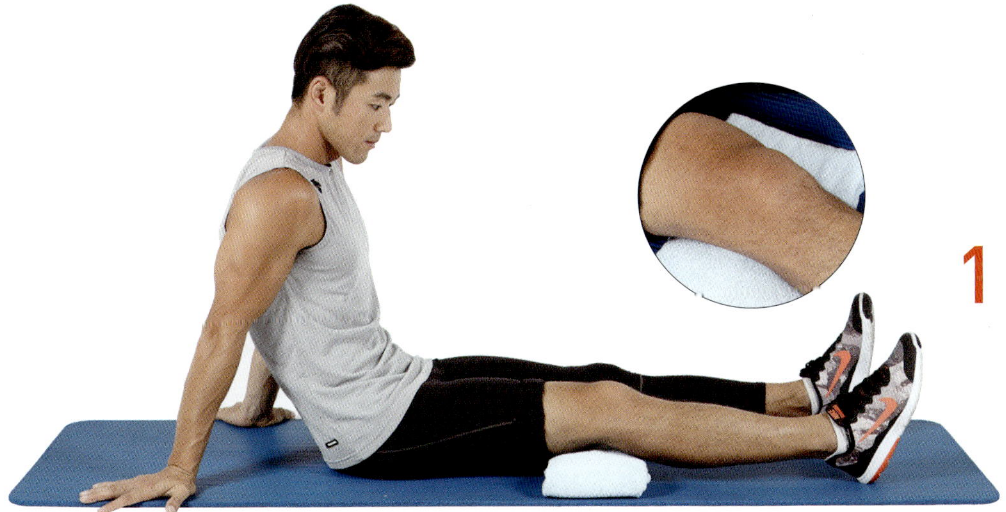

1 매트에 다리를 펴고 앉아 한쪽 무릎 밑에 수건을 두툼하게 받친다.

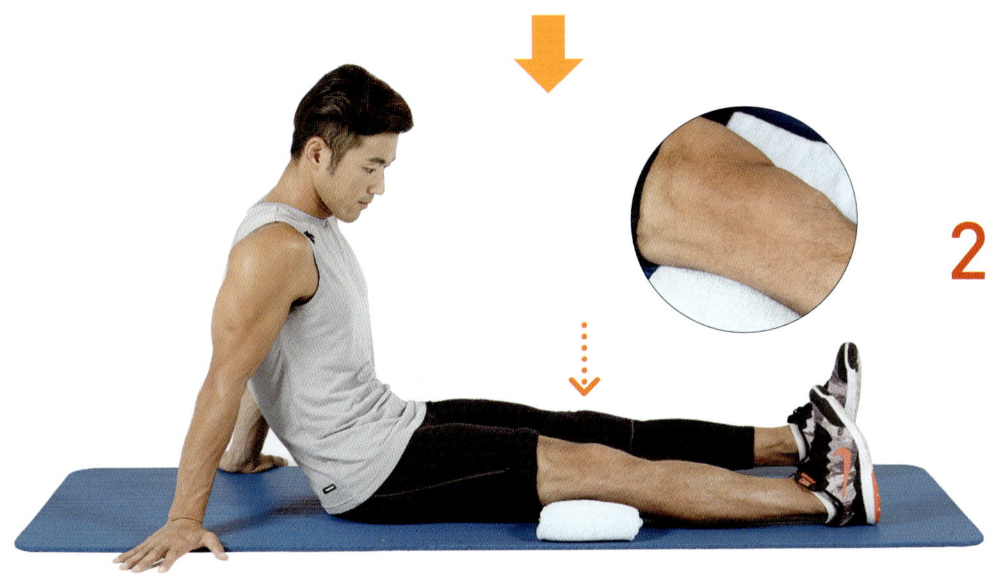

2 수건을 받친 쪽 발을 몸 쪽으로 당기며 다리 전체에 힘을 주어 무릎을 바닥으로 누른다. 이 자세를 6초 동안 유지한다. 반대쪽도 같은 방법으로 실시한다.

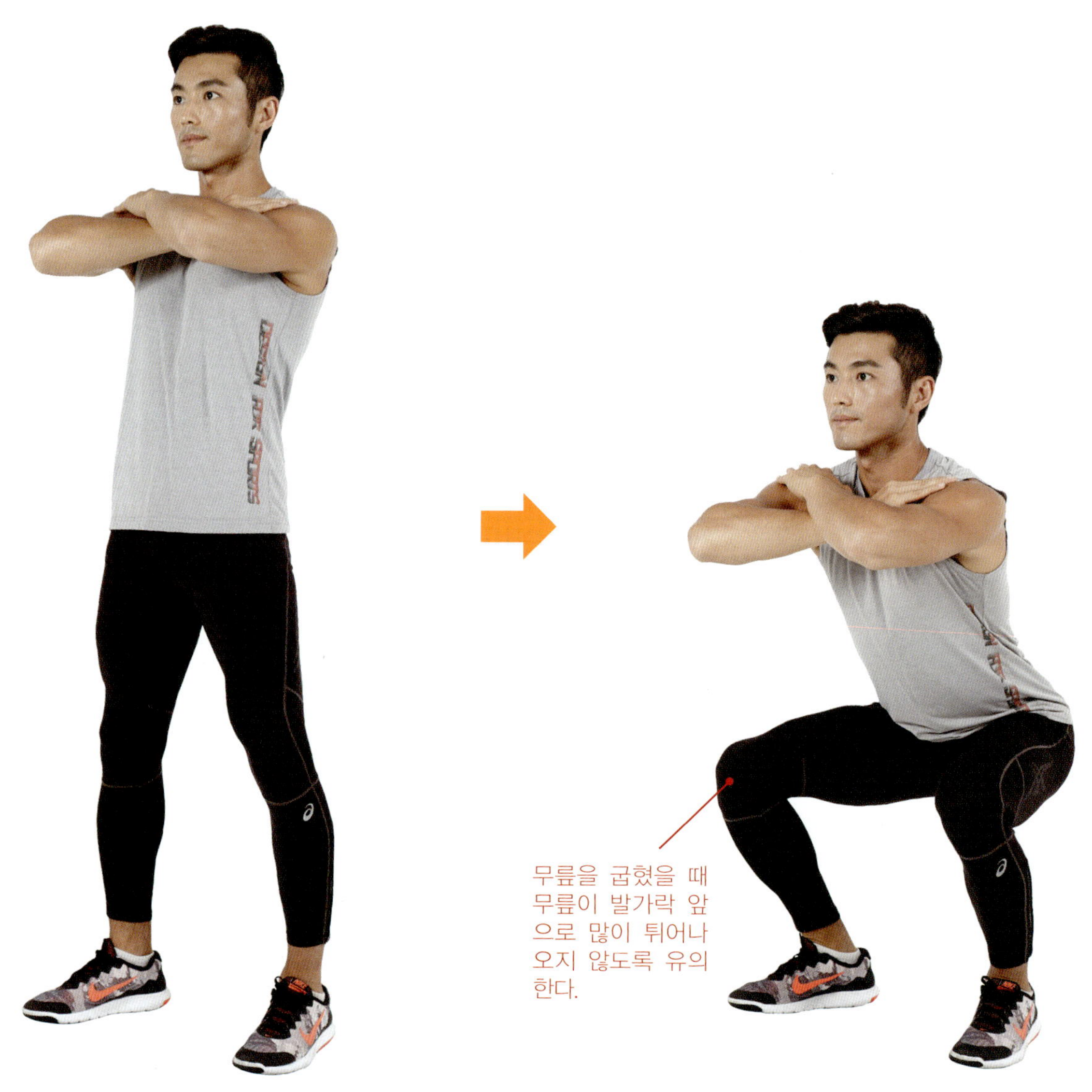

1 어깨너비로 다리를 벌리고 바로 서서 두 팔을 가슴 앞에서 교차한다.

2 엉덩이를 뒤로 빼며 깊숙이 앉는다. 이때 상체는 45도를 유지하면서 무릎이 90도가 될 때까지 천천히 앉았다가 시작 위치로 빨리 돌아간다.

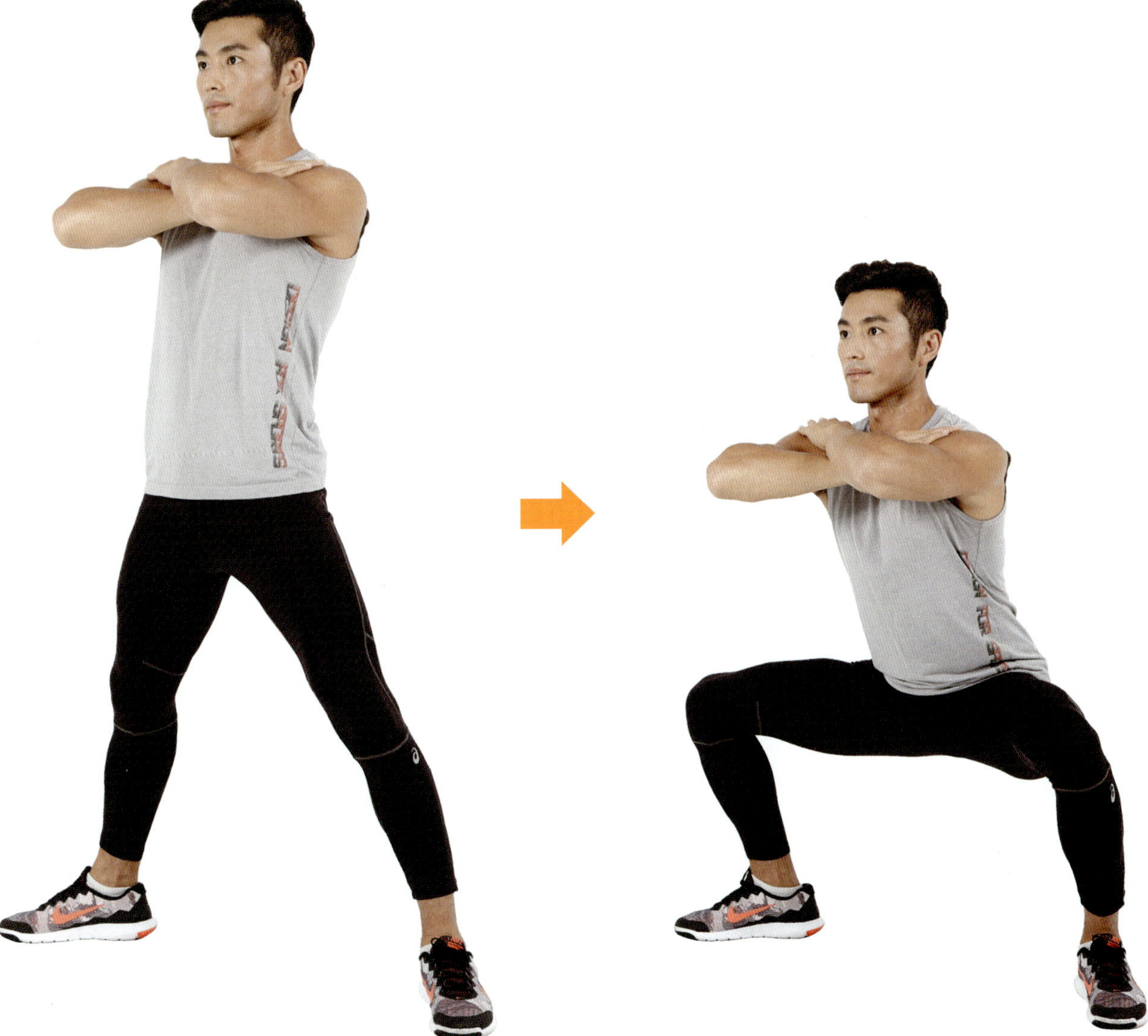

1 어깨너비보다 더 넓게 다리를 벌리고 바로
서서 두 팔을 가슴 앞에서 교차한다.

2 엉덩이를 뒤로 빼고 다리를 옆으로 벌리며
무릎이 90도가 될 때까지 천천히 앉았다가
시작 위치로 빨리 돌아간다.

운 동 목 적 허벅지 뒤쪽 근육은 일상생활과 스포츠 경기에서 몸을 통제하는 역할을 하는 근육으로 안정감 있는 하체를 위해서 상당히 중요하다. 이 운동은 허벅지 뒤쪽과 엉덩이 근육을 단련시켜 무릎을 굽히거나 허리를 펴는 움직임이 부드러워진다.

시간 및 횟수 15~20회 X 3세트

Tip
• 무릎을 굽혔을 때 앞다리는 'ㄱ' 자로, 뒷다리는 'ㄴ' 자 모양이 되어야 한다.
• 숨은 무릎을 굽힐 때 들이마시고, 펼 때 내쉰다.

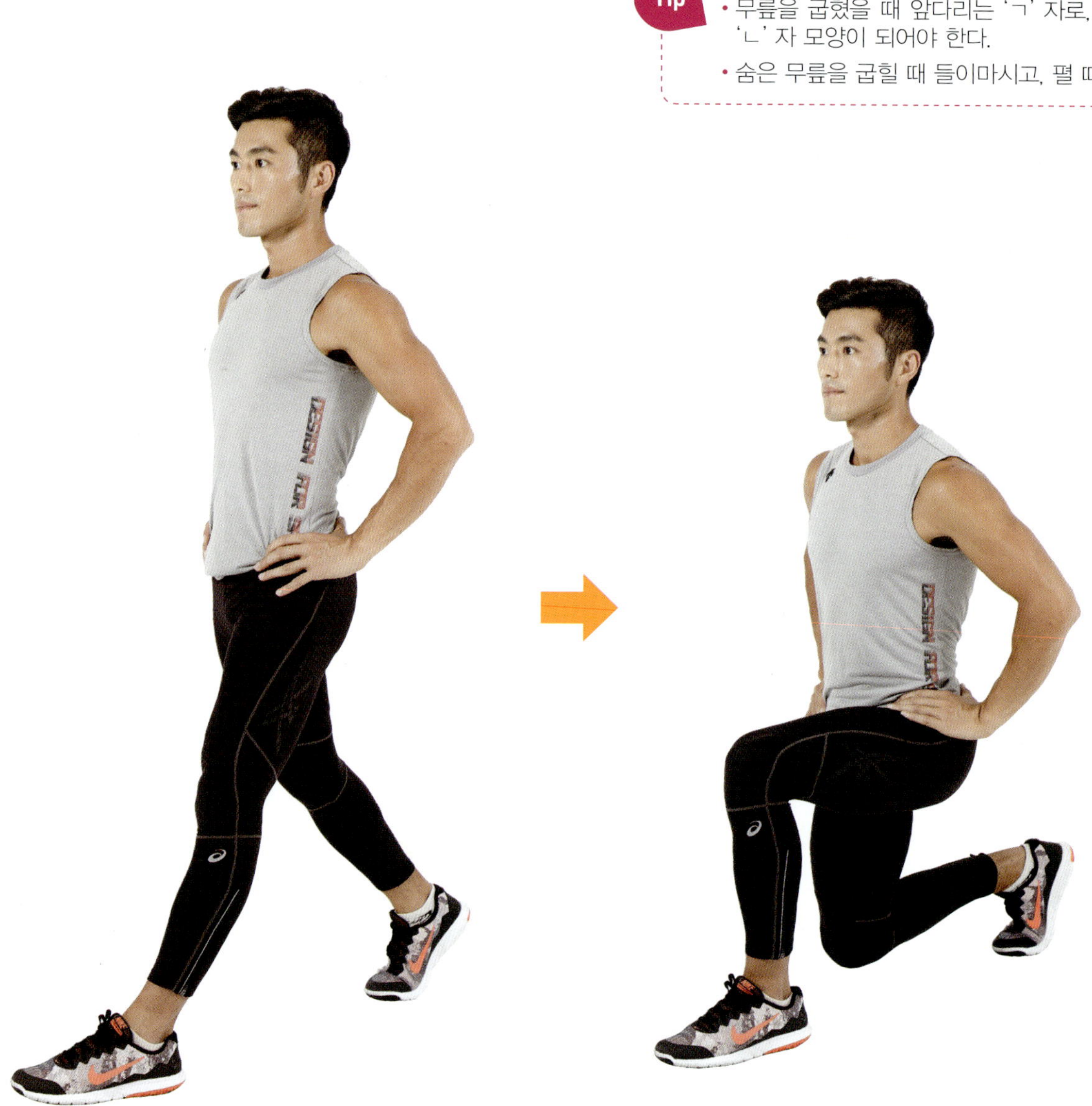

1 다리를 앞뒤로 벌리고 서서 두 손은 허리에 댄다.

2 머리부터 무릎까지 일직선이 되도록 뒷다리 무릎을 굽혀서 천천히 내려간 후 시작 위치로 빨리 돌아간다. 반대쪽도 같은 방법으로 실시한다.

매끈한 종아리와 단단한 발목

눈에 띄는 신체 부위가 아닌지라 종아리와 발목, 발 운동은 소홀히 하는 경우가 많다. 하지만 발목은 체중을 지지하는 부위로 발목을 둘러싼 종아리와 발의 근력이나 균형 감각이 떨어지면 전신이 흔들리고 통증이 발생한다. 발목은 평상시에 안정적으로 유지되어야 하는 부위로 발목의 안정성을 향상시키는 종아리와 발목, 발 컨디셔닝 운동을 게을리 하지 말아야 한다.

헬스장에서 이런 운동을 하기 전에

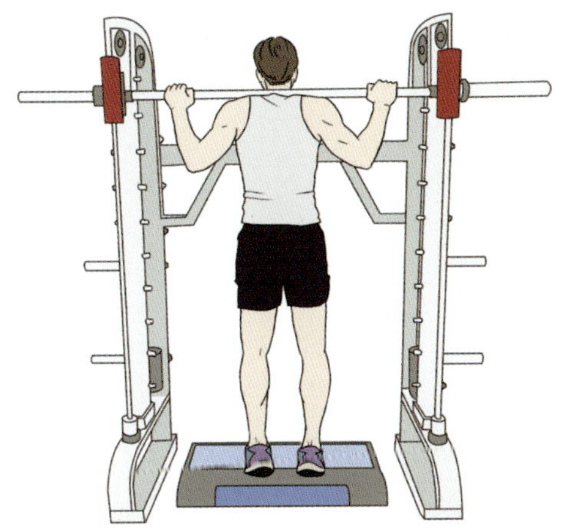

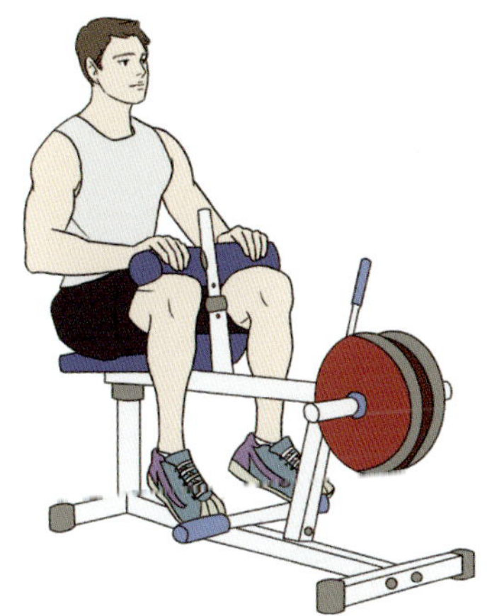

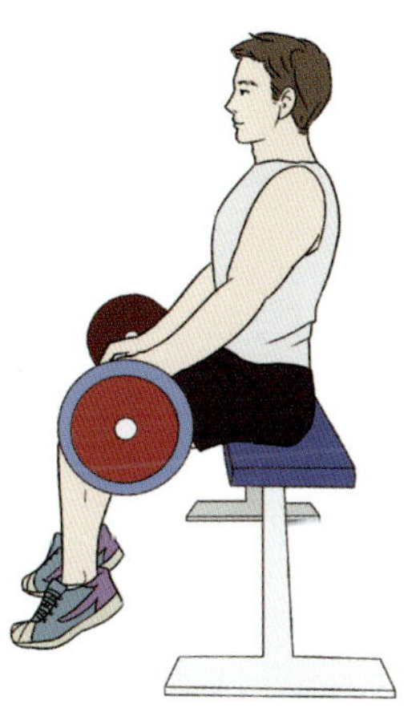

어디서나 이런 스트레칭을 먼저 하고

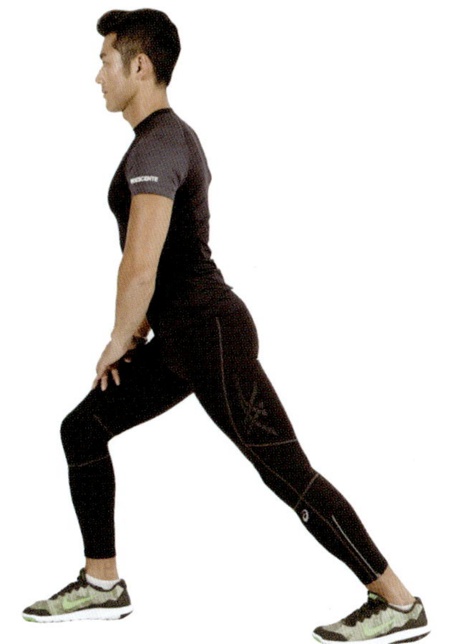

종아리02 서서 무릎 펴고 종아리 늘이기

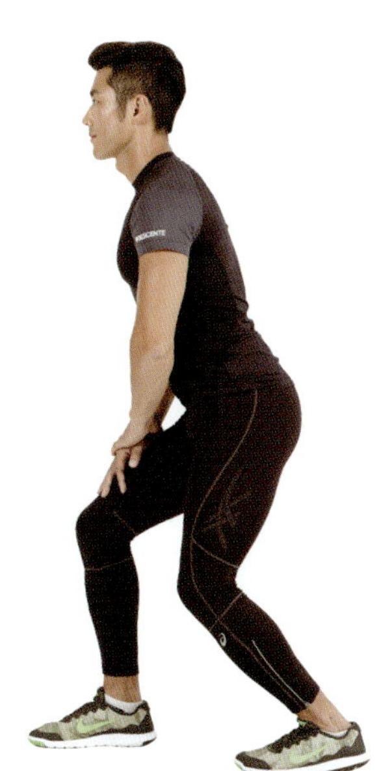

종아리03 서서 무릎 굽히고 종아리 늘이기

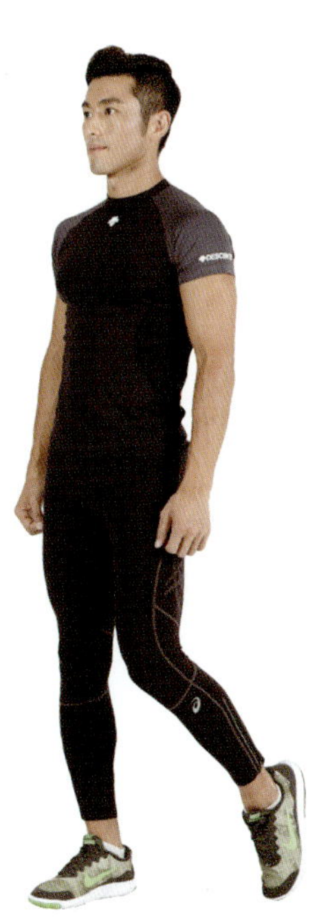

종아리01 발목 돌리기

발목 4방향 운동

운동 목적 종아리부터 발 사이를 지나는 근육들을 단련시켜 발목 관절의 안정성과 가동성을 향상시키는 운동이다. 발목 관절의 주변 근육이 강해야 발목 부위의 부상 위험을 낮출 수 있다.

시간 및 횟수 15~20회 X 3세트

Tip
• 숨은 밴드를 당기거나 밀 때 내쉬고, 돌아갈 때 들이마신다.
• 다리는 고정하고 발목만 사용한다.

위

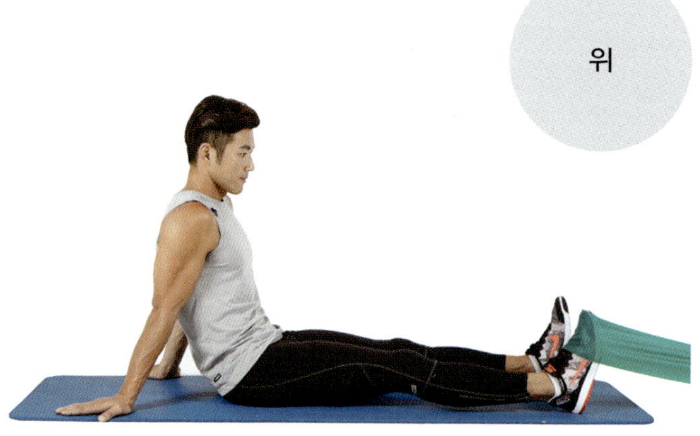

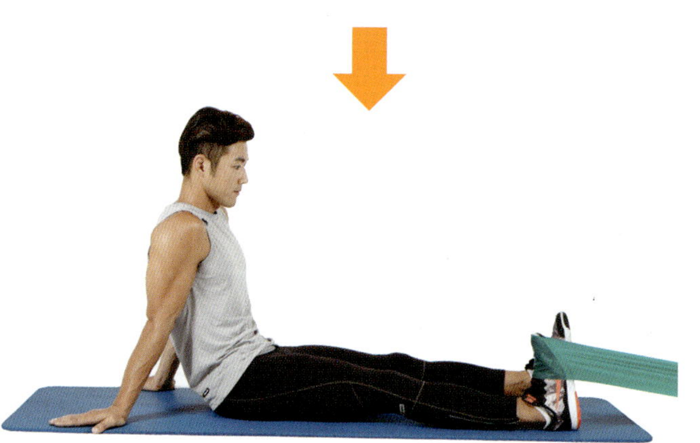

두 다리를 펴고 앉아 밴드를 한쪽 발등에 걸고 고정한 다음 발을 몸 쪽으로 당긴다. 밴드의 저항감을 느끼며 천천히 시작 위치로 돌아간다. 반대쪽도 같은 방법으로 실시한다.

아래

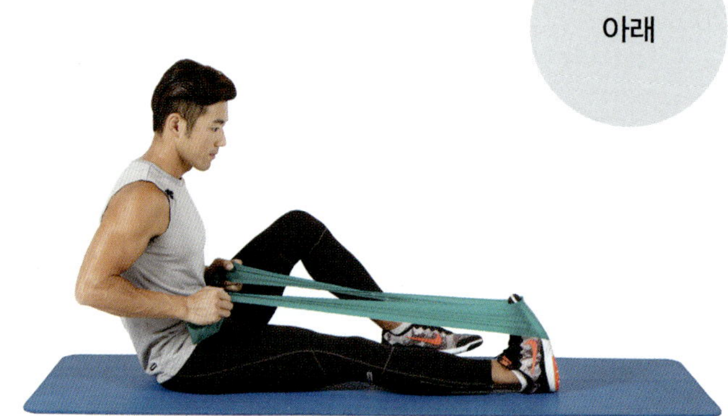

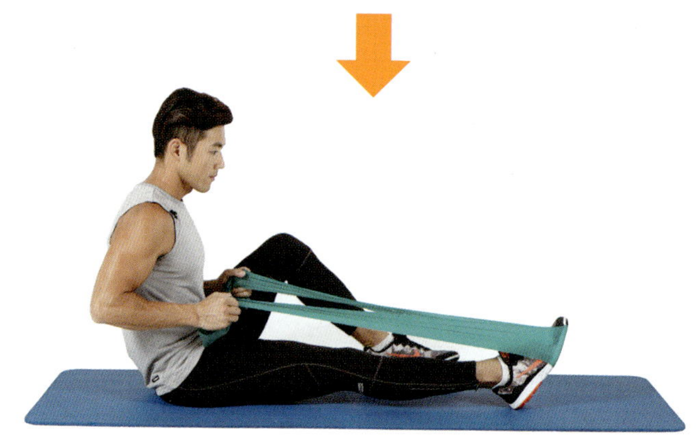

한 다리를 펴고 앉아 밴드 가운데를 발바닥에 고정하고 밴드 끝을 두 손으로 잡는다. 그다음 발목으로 발을 아래로 밀어낸다. 밴드의 저항감을 느끼며 천천히 시작 위치로 돌아간다. 반대쪽도 같은 방법으로 실시한다.

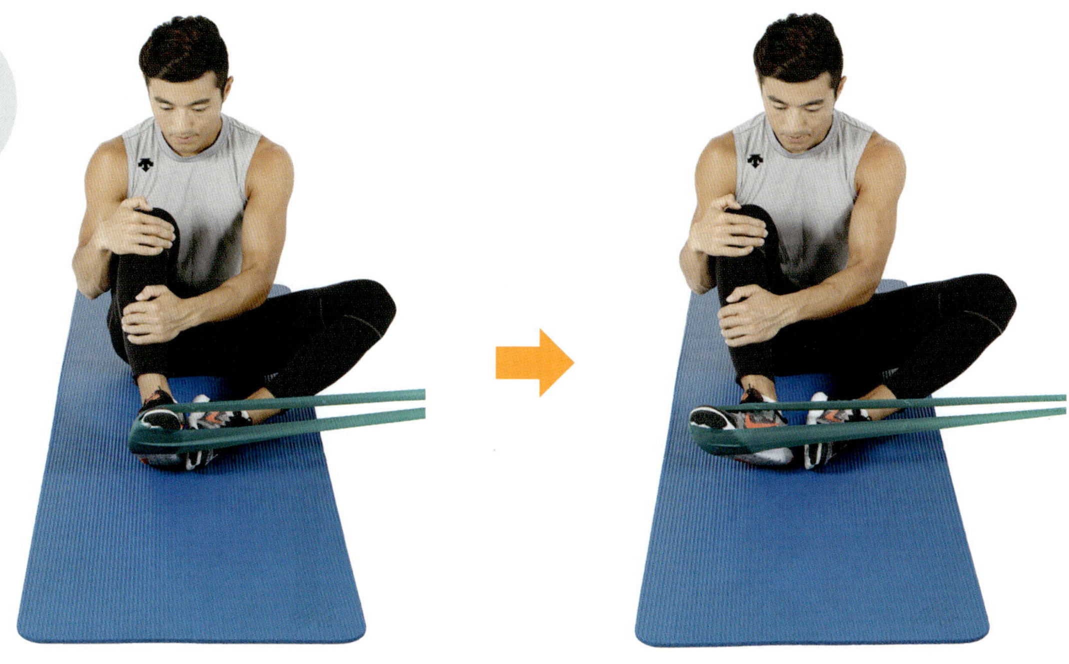

무릎을 접고 앉아 밴드를 발등에 걸어 고정한다. 발목으로 발을 몸 바깥쪽으로 당긴 후 밴드의 저항감을 느끼며 천천히 시작 위치로 돌아간다. 반대쪽도 같은 방법으로 실시한다.

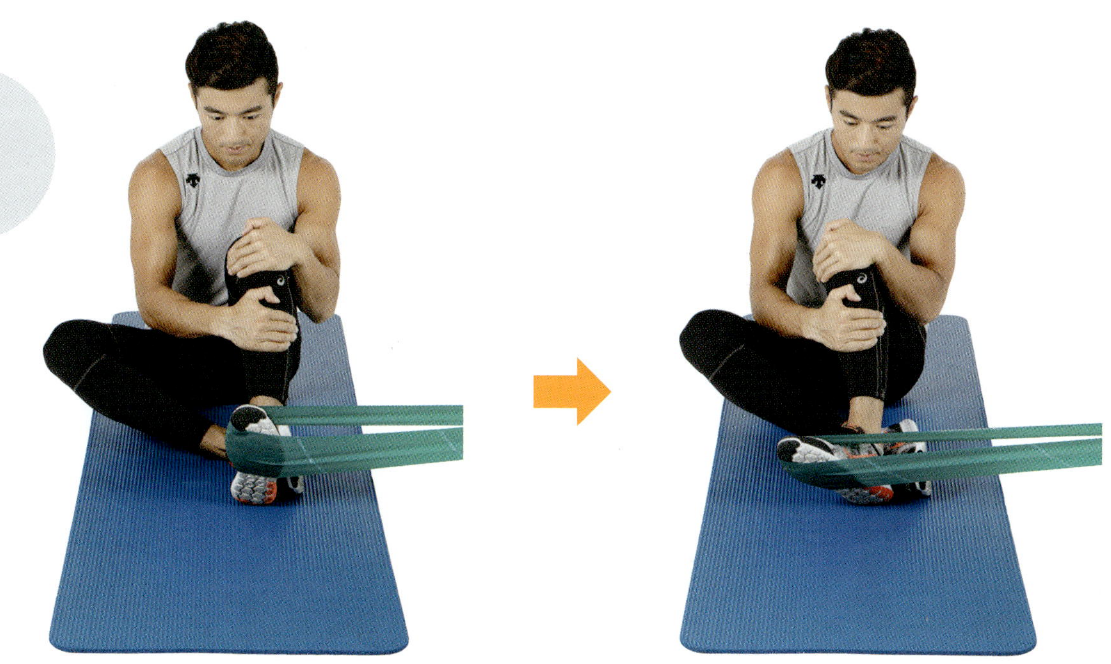

무릎을 접고 앉아 밴드를 발등에 걸어 고정한다. 발목으로 발을 몸 안쪽으로 당긴 후 밴드의 저항감을 느끼며 천천히 시작 위치로 돌아간다. 반대쪽도 같은 방법으로 실시한다.

운 동 목 적 종아리 뒤에 있는 하트 모양 근육(장딴지근)과 하트 모양 아래 근육(가자미근)을 강화시키는 운동이다.
발을 위아래로 강하게 움직일 수 있도록 도와주어 활기차고 건강한 종아리를 만들 수 있다.
시간 및 횟수 15~20회 X 3세트

Tip 숨은 발뒤꿈치가 올라갈 때 내쉬고, 내려갈 때 들이마신다.

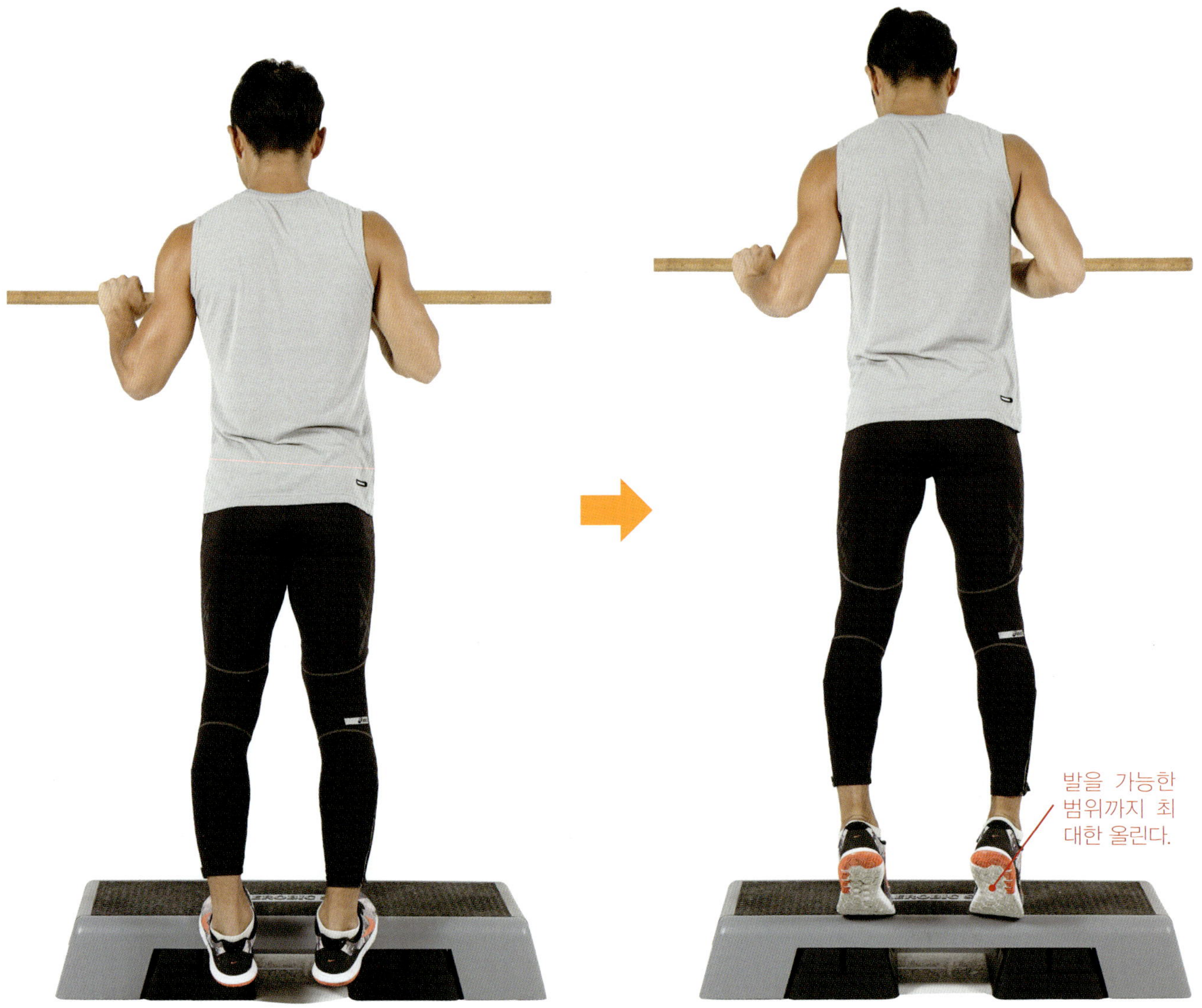

1 손은 벽이나 난간 등을 의지한 상태로 박스나 계단 모서리 위에 발바닥을 반만 걸치고 올라가서 다리를 펴고 준비한다.

2 다리를 편 상태에서 발목만 이용하여 발뒤꿈치를 최대한 들었다가 시작 위치로 돌아간다.

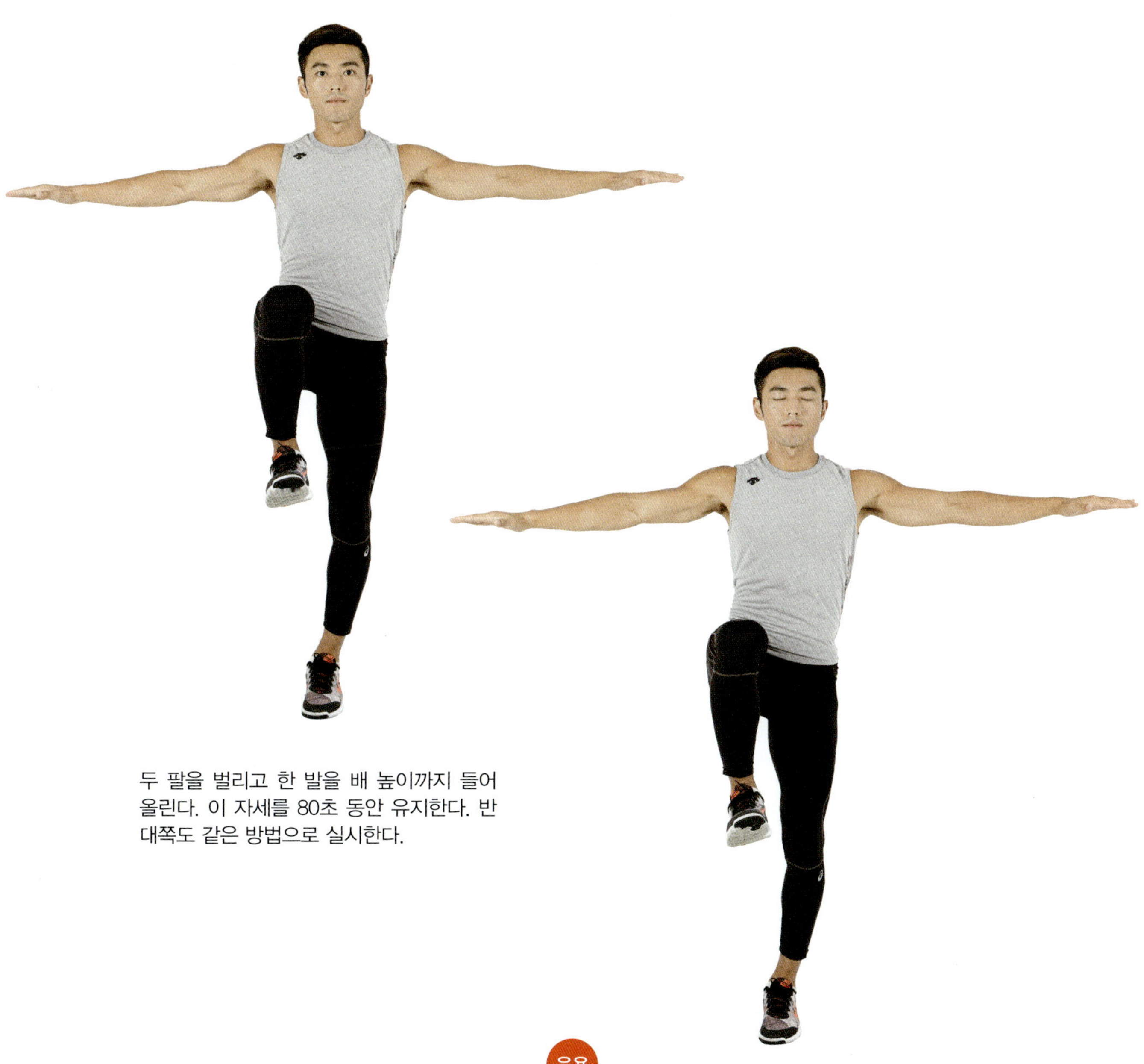

두 팔을 벌리고 한 발을 배 높이까지 들어 올린다. 이 자세를 80초 동안 유지한다. 반 대쪽도 같은 방법으로 실시한다.

응용 눈을 감은 상태로 두 팔을 벌리고 한 발을 배 높이까지 들어 올린다. 이 자세를 80초 동안 유지한다. 반대쪽도 같은 방법으로 실 시한다.

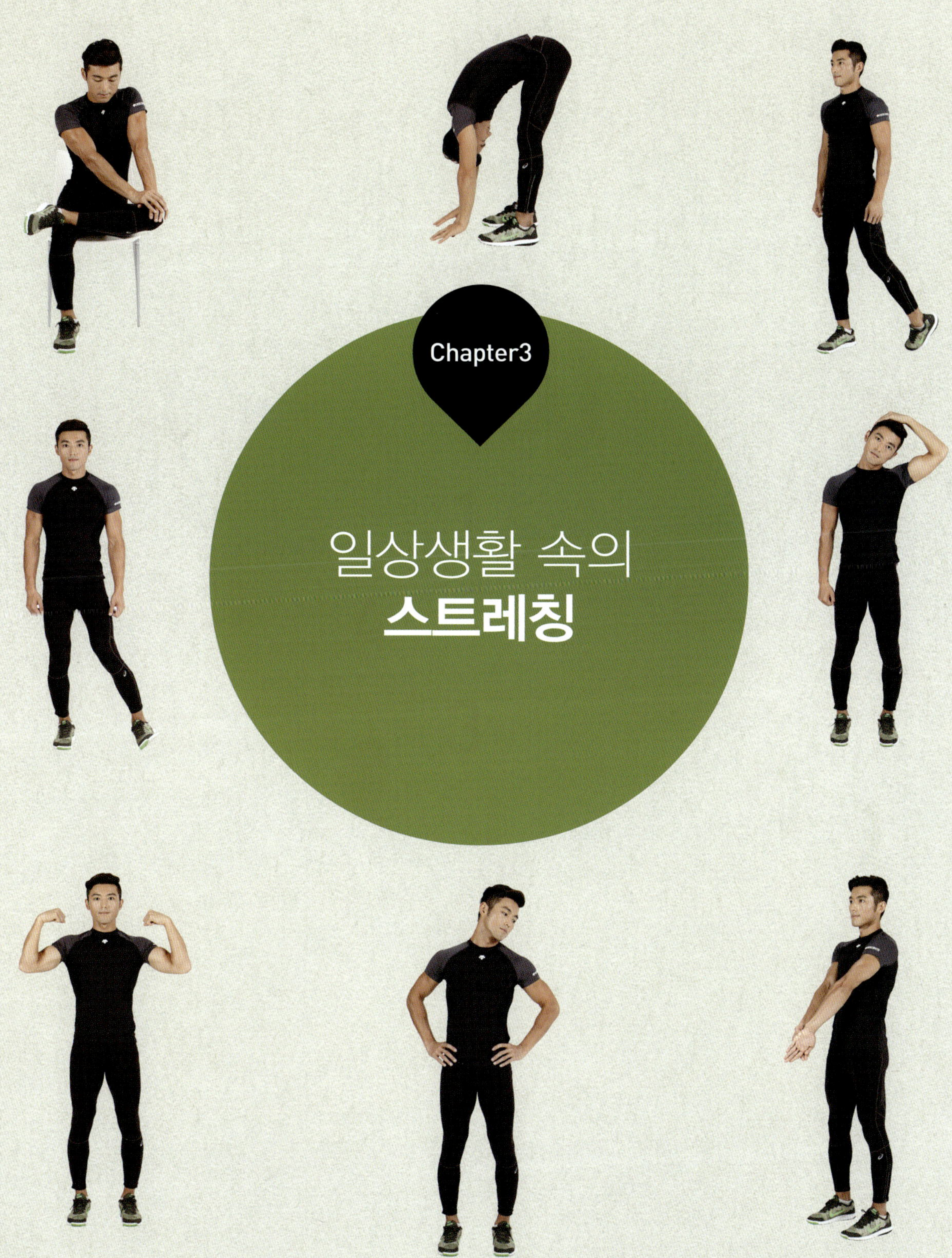

일상생활 속의
스트레칭

기상 스트레칭
우리 몸을 깨우는 스트레칭

밤사이에 굳어버린 근육들을 누워 있는 상태에서 간단한 스트레칭으로 풀어주자. 단, 자고 일어난 몸은 많이 굳어 있기 때문에 기상 후 바로 스트레칭하려면 낮은 강도로 실시해야 한다. 깨어나자마자 유착(늘어나야 하는 조직이 딱딱하게 굳은 것)되어 있는 근육, 힘줄, 인대, 신경을 자극하면 작은 힘에도 찢어질 수 있기 때문에 자세를 버티는 정도의 낮은 강도로 등과 엉덩이 부위 근육들을 풀어주어야 한다.

스트레칭 순서
이 책의 자세 번호

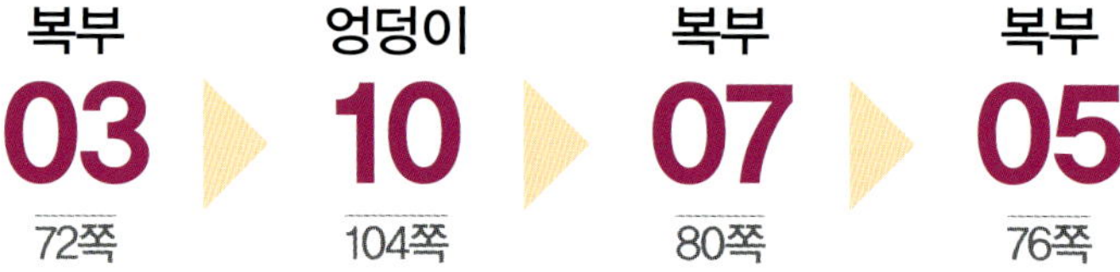

척추 늘이기

눈을 뜨자마자 누운 채로 양팔을
머리 위로 뻗고 기지개를 편다.

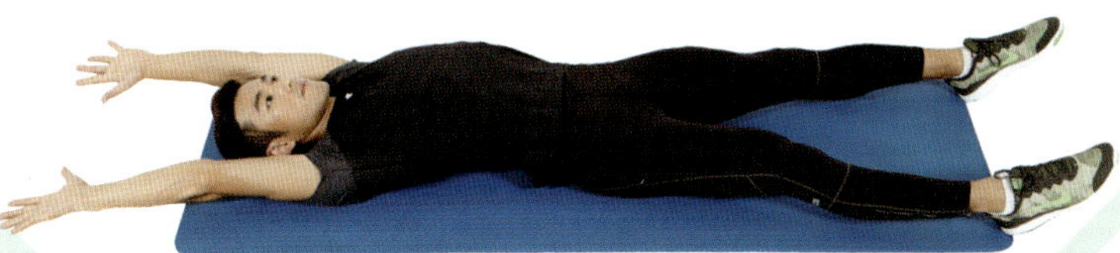

복부05
등 늘이기
30초씩 X 1회

두 다리를 직각으로 들어 올려 무릎을
접는다. 상체를 일으켜 팔로 무릎을
감싸고 가슴 쪽으로 당긴다. 이 자세
를 30초 동안 유지한다.

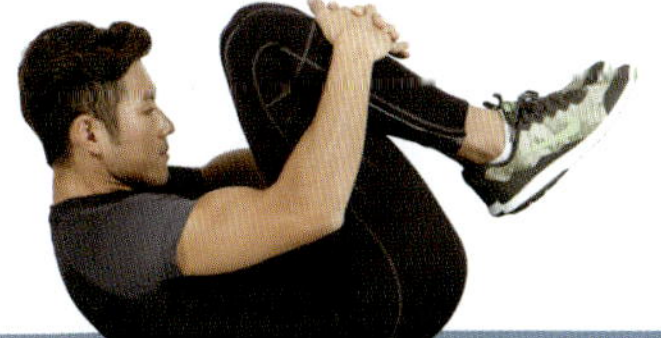

엉덩이10
한 다리 당기기
좌우 각각 30초씩 X 1회

한 다리는 바닥에 일직선으로 놓고 반대
편 다리를 직각으로 접어 올린 후 양손으
로 가슴 쪽으로 최대한 당긴다. 반대쪽도
같은 방법으로 실시한다.

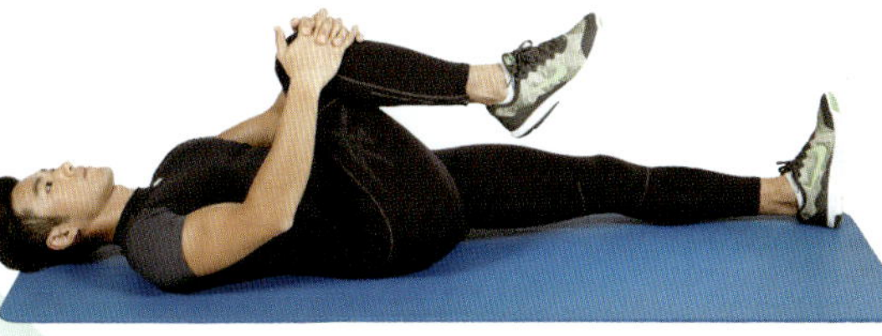

1

4　　**2**

3

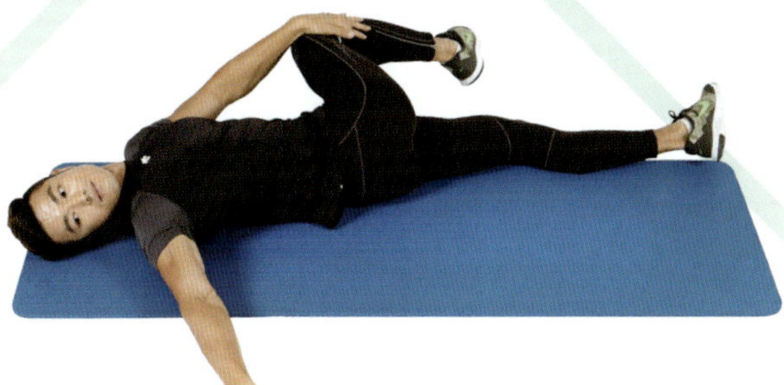

복부07
몸통과 엉덩이 비틀기
좌우 각각 30초씩 X 1회

한 다리를 직각으로 들어 올린 후 반대쪽
손으로 들어 올린 무릎을 바닥으로 누른
다. 이때 고개를 반대로 돌려 몸을 비튼
다. 반대쪽도 같은 방법으로 실시한다.

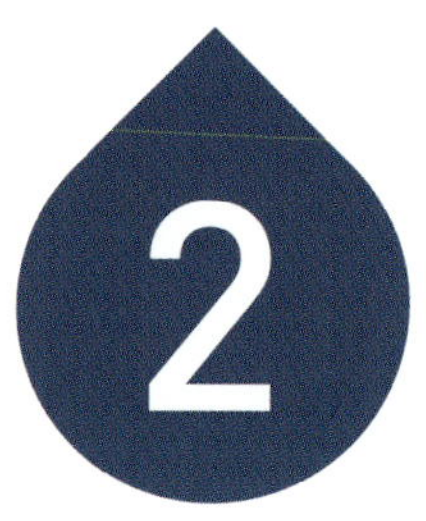

출퇴근 스트레칭
자가용을 이용할 때

자가용으로 출근을 하면 보통 30분에서 길게는 2시간까지 운전을 하게 된다. 운전을 하다 보면 목, 허리, 골반, 허벅지 근육이 뻣뻣해지고 쉽게 뭉친다. 오랜 시간 운전할수록 목과 허리 근육에 특히 피로가 많이 쌓이기 때문에 출발하기 전이나 정차 중에 잠시 내려서 스트레칭으로 몸을 풀어주어야 한다.

스트레칭 순서
이 책의 자세 번호

목	복부	엉덩이	엉덩이
03 ▶	**09** ▶	**05** ▶	**03**
24쪽	84쪽	94쪽	90쪽

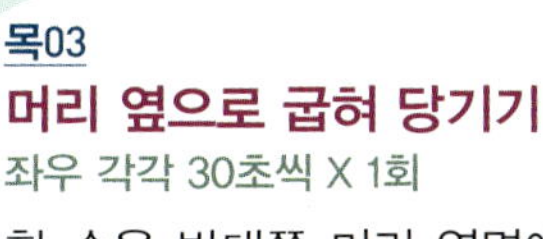

목03
머리 옆으로 굽혀 당기기
좌우 각각 30초씩 X 1회

한 손을 반대쪽 머리 옆면에 대고 머리를 옆으로 숙이면서 손으로 당긴다. 반대쪽도 같은 방법으로 실시한다.

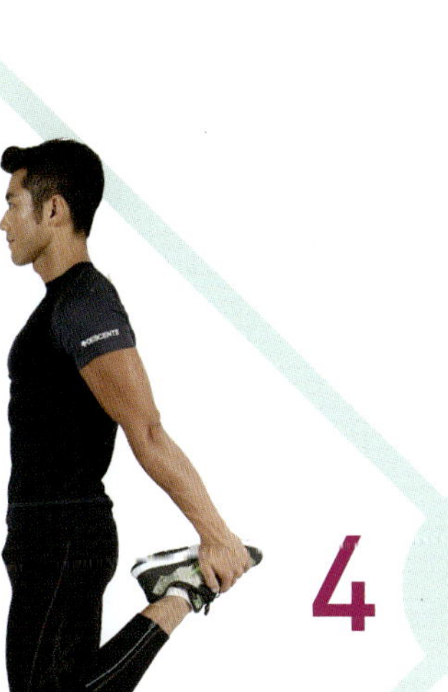

엉덩이03
허벅지 앞 늘이기
좌우 각각 30초씩 X 1회

골반 너비로 다리를 벌리고 서서 왼쪽 무릎을 뒤로 접는다. 왼손으로 발등을 잡고 뒤로 당긴다. 반대쪽도 같은 방법으로 실시한다.

1

4　**2**

3

복부09
기마 자세로 몸통 비틀기
좌우 각각 30초씩 X 1회

다리를 어깨너비보다 더 많이 벌린 후 무릎을 굽혀 기마 자세를 만든다. 양손을 무릎 위에 걸치고 상체를 오른쪽으로 비틀면서 왼쪽 무릎을 민다. 반대쪽도 같은 방법으로 실시한다.

엉덩이05
허벅지 뒤와 엉덩이 늘이기
좌우 각각 30초씩 X 1회

바로 서서 한 다리를 다른 다리 뒤로 교차한 상태에서 허리를 굽혀 바닥까지 내려간다. 반대쪽도 같은 방법으로 실시한다.

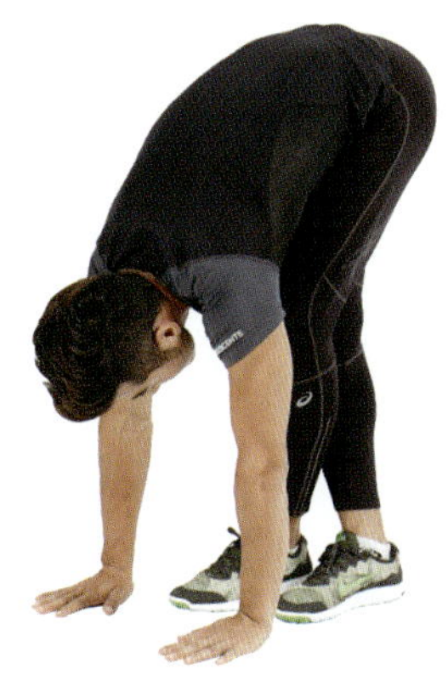

출퇴근 스트레칭
대중교통을 이용할 때 1

대중교통을 이용하다 보면 장시간 걷거나 서 있게 되는데 이때 체중을 지지하는 발목 근육에 부담이 가기도 한다. 이동하는 틈틈이 목과 발목 부위를 수시로 풀어주면 피로가 훨씬 덜하다. 그러므로 버스나 지하철을 기다리면서 보내는 지루한 시간에 서서 하는 간단한 스트레칭으로 목과 발목을 풀어주자.

스트레칭 순서
이 책의 자세 번호

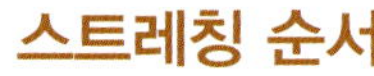

목	어깨	종아리	종아리
04	**02**	**02·03**	**07·08**
26쪽	34쪽	116쪽	126쪽

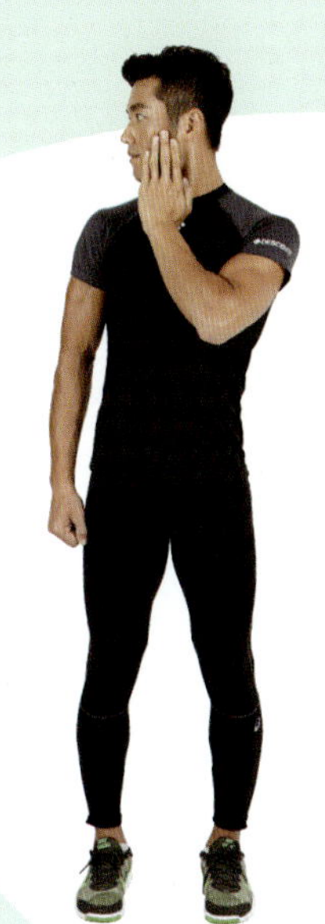

목04
머리 좌우로 돌리면서 밀기
좌우 각각 30초씩 X 1회

왼손으로 왼뺨을 가볍게 밀어서 고개를 오른쪽으로 돌린다. 고개를 최대한 돌린 상태를 30초 동안 유지한다. 반대쪽도 같은 방법으로 실시한다.

종아리07·08
발목 바깥쪽·안쪽 늘이기
좌우 각각 30초씩 X 1회

한쪽 다리의 새끼발가락 옆이 바닥에 닿도록 한쪽 발목을 체중으로 살짝 누르고 30초 동안 유지한다. 같은 방법으로 엄지발가락이 바닥에 닿도록 한쪽 발목을 기울인다. 반대쪽도 같은 방법으로 실시한다.

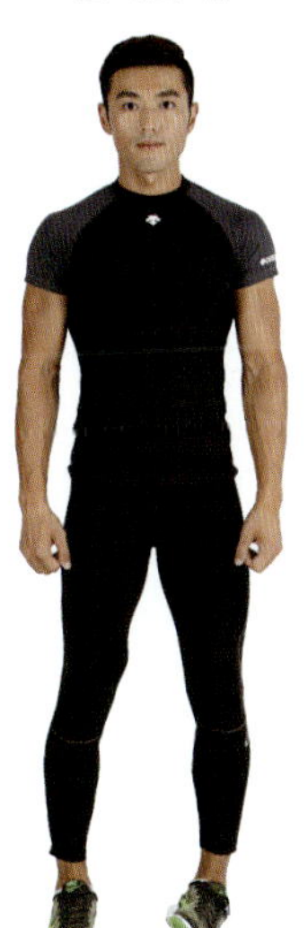 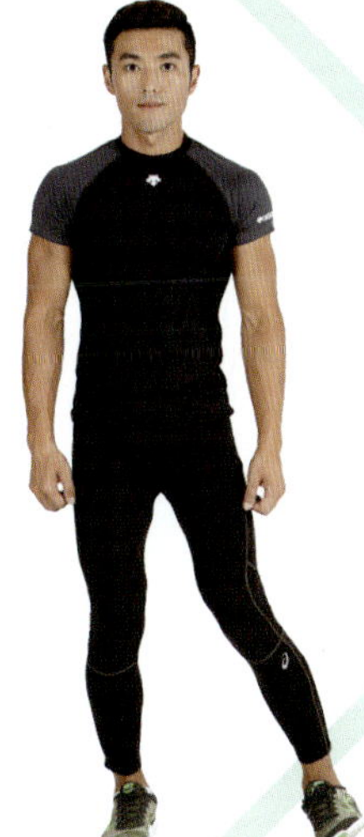

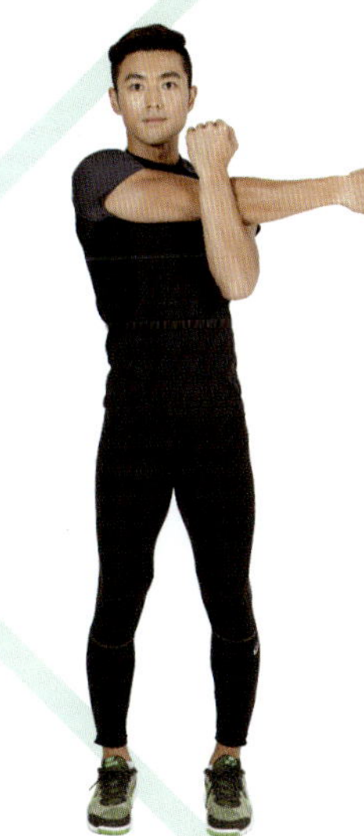

어깨02
어깨 뒤 늘이기
좌우 각각 30초씩 X 1회

오른쪽 팔을 수평으로 유지하며 안으로 뻗는다. 왼쪽 팔을 수직으로 굽혀 오른쪽 팔꿈치를 30초 동안 누른다. 반대쪽도 같은 방법으로 실시한다.

종아리02·03
종아리 늘이기
좌우 각각 30초씩 X 1회

① 다리를 앞뒤로 벌리고 앞다리를 굽히면서 체중을 앞으로 이동한다. 이때 뒷다리를 최대한 펴서 종아리를 늘인다. 이 자세를 30초 동안 유지한다. 반대쪽도 같은 방법으로 실시한다.

② 양손을 앞다리 허벅지에 올리고 두 무릎을 굽힌다. 체중을 앞으로 이동하여 뒷다리 종아리를 최대한 늘인다. 이 자세를 30초 동안 유지한다. 반대쪽도 같은 방법으로 실시한다.

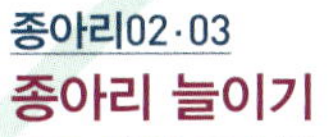
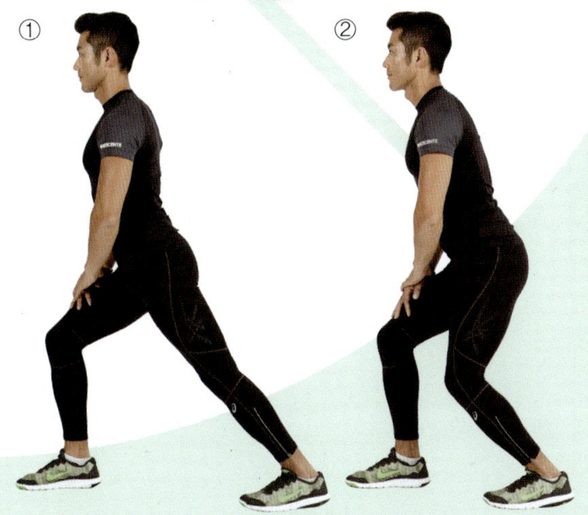

출퇴근 스트레칭
대중교통을 이용할 때 2

대중교통을 이용하다 보면 너도나도 스마트폰 화면을 들여다보느라 목과 어깨를 한껏 수그리고 있다. 안 그래도 모니터와 서류를 보면서 목과 어깨를 사용해야 하는 일이 많은데 일과를 시작하기도 전에 목과 어깨에 부담을 주고 있는 셈이다. 대중교통에서 남에게 피해를 주지 않고 할 수 있는 스트레칭으로 쉽게 뭉치는 목, 어깨, 등, 허리 부위를 풀어주자.

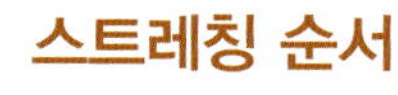

스트레칭 순서
이 책의 자세 번호

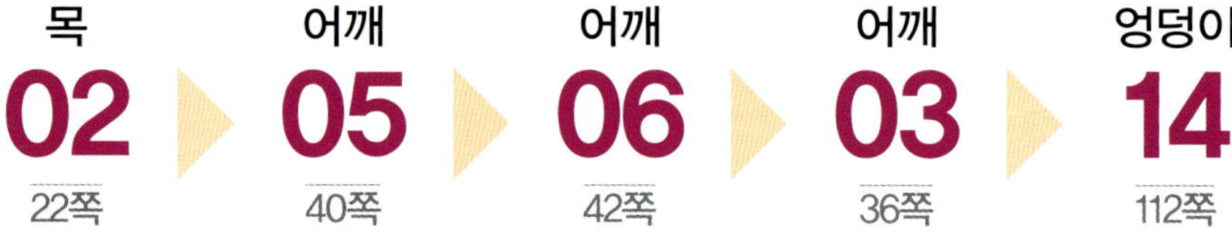

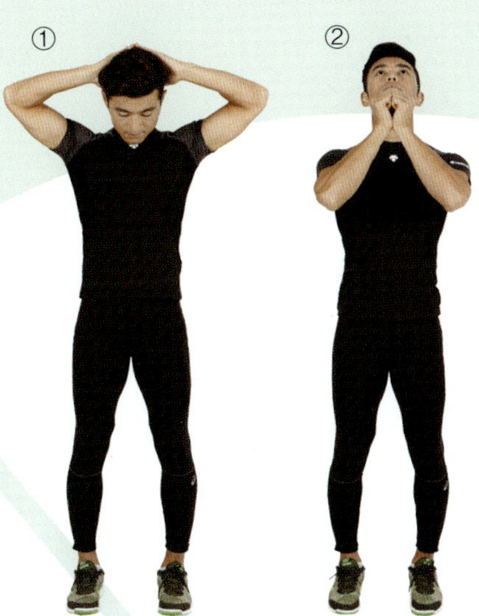

목02
머리 숙이고 젖히기
위아래 각각 30초씩 X 1회

① 양손을 머리 뒤에 댄 다음 턱을 당기고 머리를 숙여 뒷목을 길게 늘인다.

② 양손 엄지손가락으로 머리를 뒤로 젖혀서 앞목을 길게 늘인다.

엉덩이14
엉덩이와 허리 늘이기
좌우 각각 30초씩 X 1회

의자에 앉아 왼발을 오른쪽 무릎에 올리고 양손은 왼쪽 무릎을 잡는다. 양손으로 왼쪽 무릎을 아래로 밀며 30초 동안 유지한다. 그다음 왼쪽 무릎을 오른쪽 팔꿈치로 당기면서 왼손으로 등받이를 잡아 상체를 반대로 비튼다. 반대쪽도 같은 방법으로 실시한다.

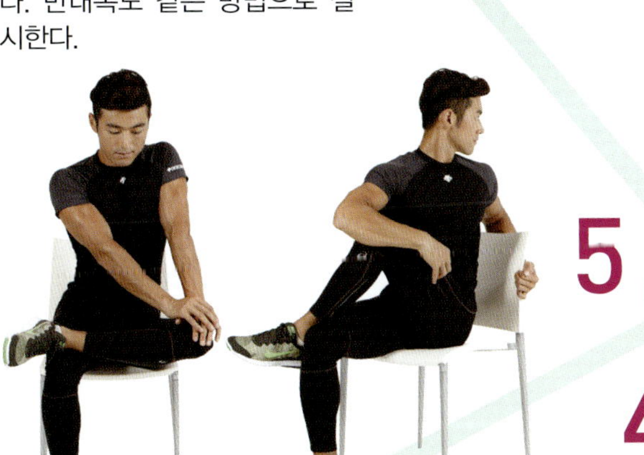

1

2

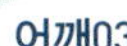

어깨05
양팔 앞으로 밀어 등 늘이기
30초씩 X 1회

양손을 모아 어깨 높이까지 들고 양손은 앞으로 밀고 등은 뒤로 당긴 자세를 30초 동안 유지한다.

5

4

3

어깨03
어깨 앞과 가슴 늘이기
30초씩 X 1회

손잡이나 기둥을 잡고 상체를 앞으로 이동하여 30초 동안 가슴을 늘인다.

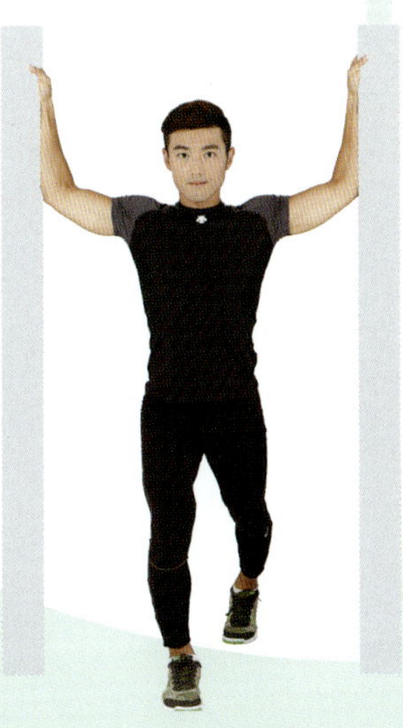

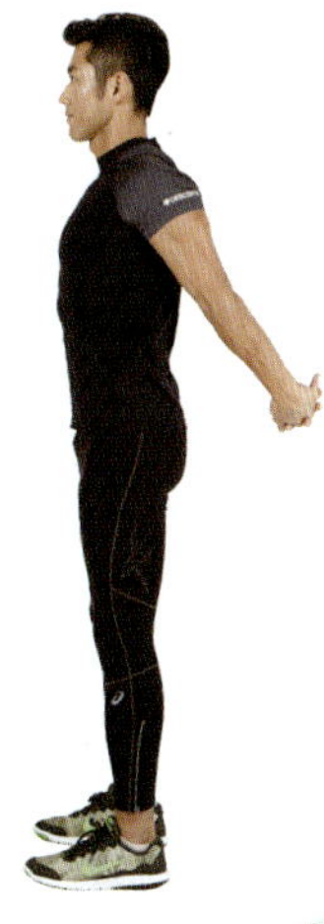

어깨06
양손 등 뒤로 잡고 가슴 늘이기
30초씩 X 1회

등 뒤로 깍지를 끼고 팔을 들어 올려 가슴을 늘인다. 이 자세를 30초 동안 유지한다.

사무실 의자 스트레칭

힘들게 출근한 후 사무실 의자에 앉으면 이제야 본격적으로 하루 일과가 시작된다. 오랜 시간 동안 컴퓨터 모니터나 서류를 보기 전에 스트레칭으로 목과 어깨를 풀어 뇌로 가는 혈류량을 늘리면 작업 능률을 올리고 졸음도 막을 수 있다. 업무 중간에도 일어나서 스트레칭을 하는 것이 제일 좋지만 사무실 의자에 앉아서도 충분히 스트레칭이 가능하다. 의자에 앉아 허리, 골반, 종아리를 풀어주어 피로를 예방하자.

스트레칭 순서
이 책의 자세 번호

목	어깨	엉덩이	종아리와 정강이 늘이기
05	**01**	**14**	
28쪽	32쪽	112쪽	116쪽

머리 대각선 방향으로 당기기
위아래 각각 30초씩 X 1회

의자에 앉아 한 손을 머리 위에 대
고 턱을 당겨 머리를 대각선 아래
로 숙인다. 이 상태를 30초 동안
유지한 후 대각선 위로 머리를 젖
혀 30초 동안 유지한다. 반대쪽도
같은 방법으로 실시한다.

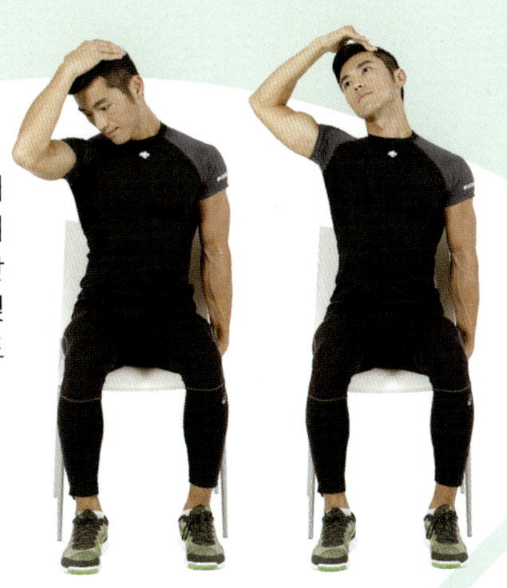

어깨01
양팔 굽혀 크게 돌리기
안쪽 · 바깥쪽 각각 30회

의자에 앉아 손끝을 어깨에 얹
은 채로 바깥쪽과 안쪽으로 크
게 돌린다.

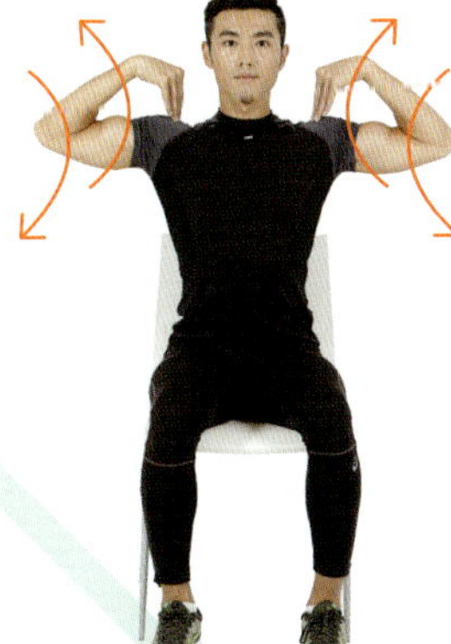
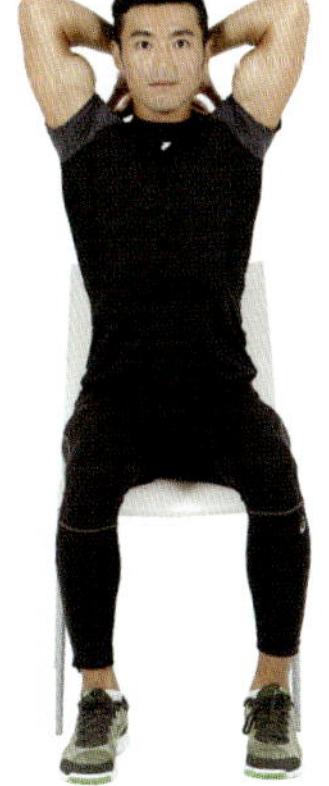

종아리와 정강이 늘이기
각각 30초씩 X 1회

어깨너비로 다리를 벌려 의자에 앉
는다. 뒤꿈치를 들어 종아리를 늘였
다가 반대로 발 앞을 들어 정강이를
늘인다.

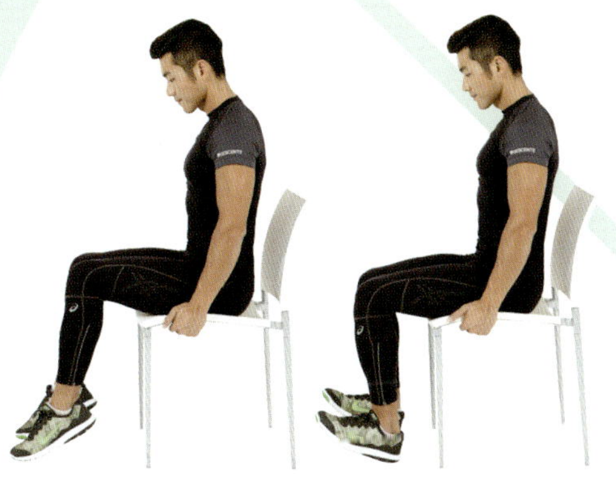

엉덩이14
엉덩이와 허리 늘이기
좌우 각각 30초씩 X 1회

의자에 앉아 왼발을 오른쪽 무릎에 올
리고 양손은 왼쪽 무릎을 잡는다. 양
손으로 왼쪽 무릎을 아래로 밀며 30초
동안 유지한다. 그다음 왼쪽 무릎을 오
른쪽 팔꿈치로 당기면서 왼손으로 등
받이를 잡아 상체를 반대로 비튼다. 반
대쪽도 같은 방법으로 실시한다.

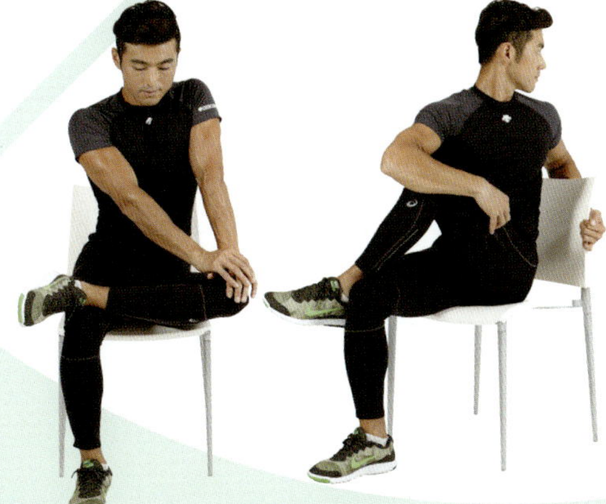

6

휴식 시간 스트레칭

장시간 앉아서 일을 하다 보면 어느새 몸이 틀어져 있곤 한다. 목은 무게를 이겨내느라 자라목이 되어 있고 어깨는 둥글게 굽어 있으며 골반도 안쪽으로 말려 있다. 이러한 자세가 지속되면 목과 어깨, 허리, 무릎에 통증이 오고 심할 때는 다리가 저려오기도 한다. 이를 예방하기 위해서는 화장실을 가거나 담배를 피러 갈 때 스트레칭으로 뭉친 근육을 풀어주어야 한다.

스트레칭 순서
이 책의 자세 번호

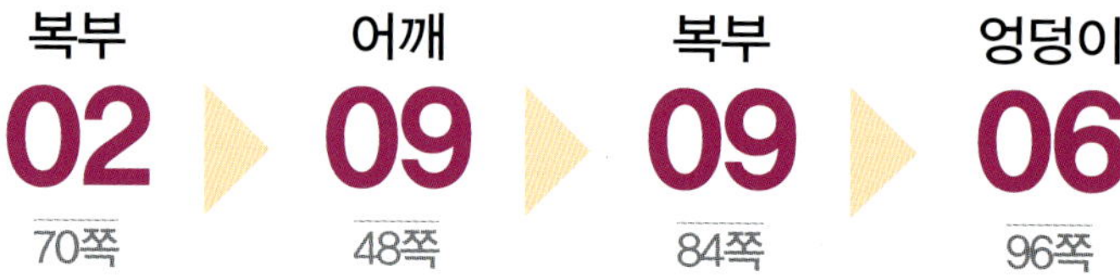

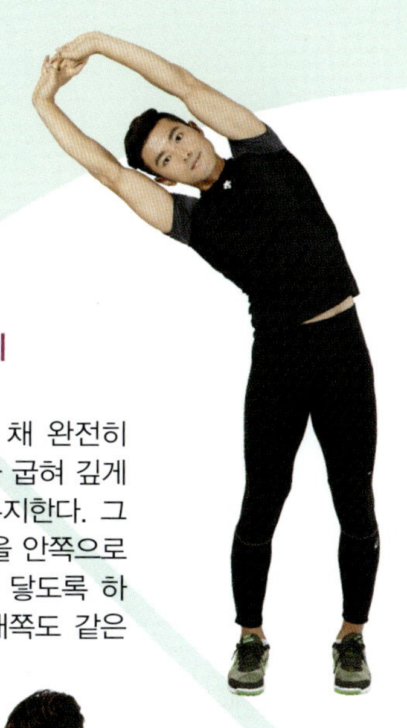

복부02
복부 옆 늘이기
좌우 각각 30초씩 X 1회

어깨너비로 다리를 벌리고 서서 양손은 깍지를 낀다. 기지개 켜듯 양손을 머리 위로 올려 30초 동안 유지한다. 그다음 상체만 옆으로 굽혀 30초 동안 유지한다. 반대쪽도 같은 방법으로 실시한다.

엉덩이06
허벅지 뒤와 안쪽 늘이기
좌우 각각 30초씩 X 1회

한쪽 발꿈치를 바닥에 댄 채 완전히 뻗고 반대쪽 다리는 무릎을 굽혀 깊게 앉은 자세를 30초 동안 유지한다. 그 다음 길게 뻗은 다리의 발을 안쪽으로 돌려 엄지발가락이 바닥에 닿도록 하여 30초 동안 버틴다. 반대쪽도 같은 방법으로 실시한다.

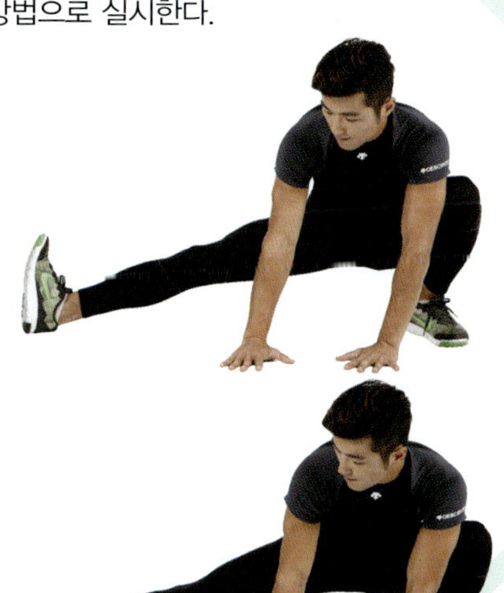

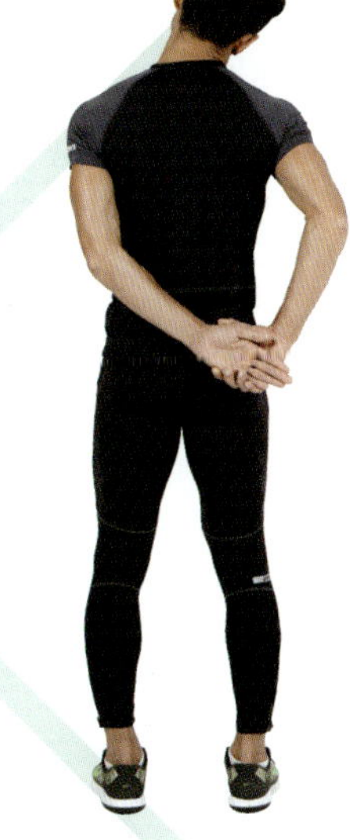

어깨09
어깨 위 늘이기
좌우 각가 30초씩 X 1회

바로 서서 양손을 엉덩이 뒤에서 잡는다. 머리를 옆으로 굽히며 그 방향으로 양팔을 당겨 30초 동안 유지한다. 반대쪽도 같은 방법으로 실시한다.

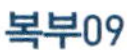

복부09
기마 자세로 몸통 비틀기
좌우 각각 30초씩 X 1회

다리를 어깨너비보다 더 많이 벌린 후 무릎을 굽혀 기마 자세를 만든다. 양손을 무릎 위에 걸치고 30초 동안 상체를 오른쪽으로 비틀면서 왼쪽 무릎을 민다. 반대쪽도 같은 방법으로 실시한다.

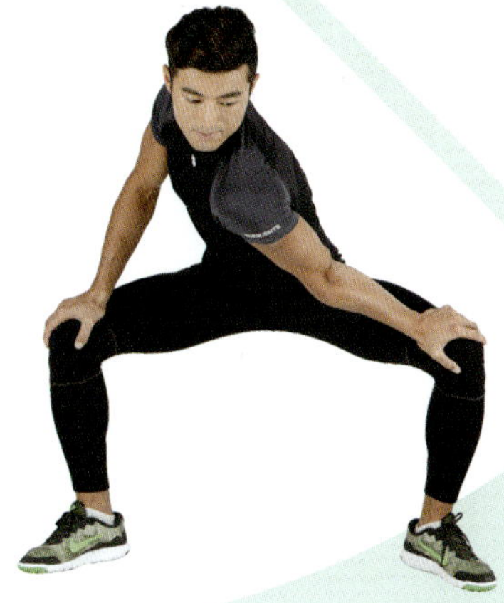

7

졸음 예방 스트레칭

점심을 먹고 난 후 사무실 의자에 앉으면 나른하게 졸음이 밀려오면서 오전보다 작업 능률이 절반으로 떨어진다. 어떤 사람들은 잠깐의 낮잠으로 컨디션을 회복하거나 진한 커피로 졸음을 쫓기도 한다. 낮잠이나 커피 외에 좋은 방법이 또 있다. 식후의 가벼운 산책과 함께 가벼운 스트레칭으로 몸을 풀어도 졸음을 막고 활력을 되찾을 수 있다.

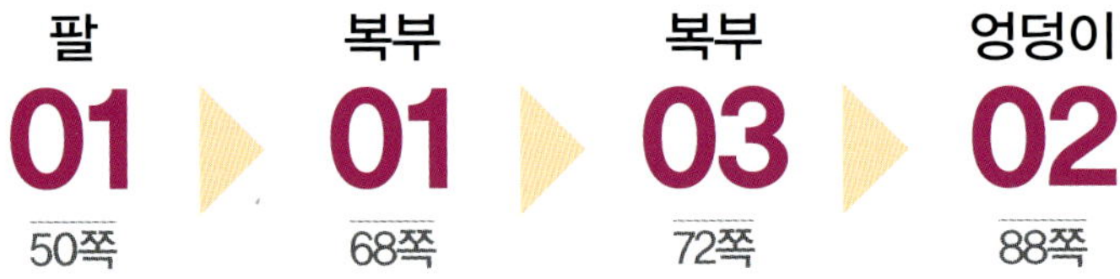

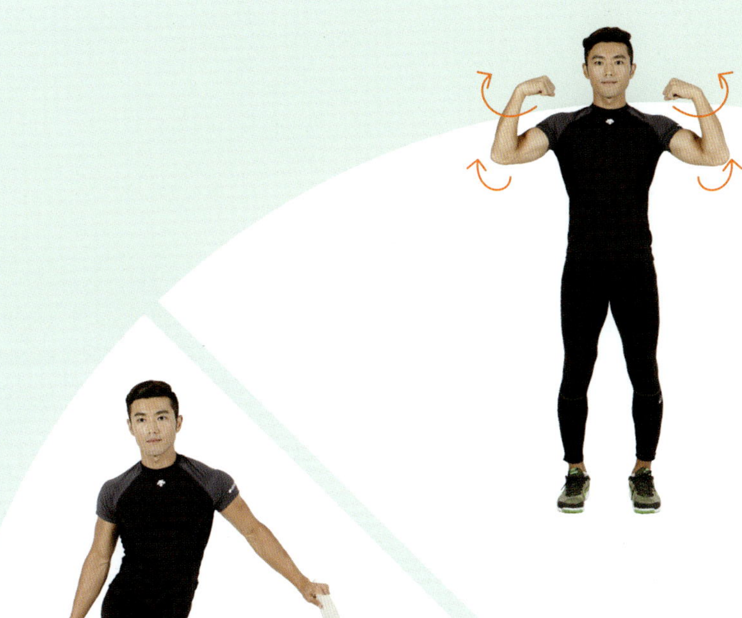

팔01
팔꿈치와 손목 돌리기
바깥쪽·안쪽 각각 30초씩 X 1회

바로 서서 양팔을 옆으로 나란히 들고 팔꿈치를 접는다. 팔꿈치와 손목을 함께 바깥으로 돌린다. 반대쪽도 같은 방법으로 실시한다.

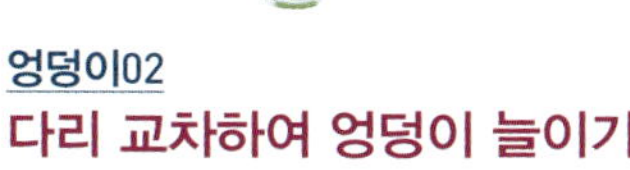

엉덩이02
다리 교차하여 엉덩이 늘이기
좌우 각각 30초씩 X 1회

상체는 곧게 세우고 한쪽 다리를 반대쪽 다리 뒤로 교차하며 뻗는다. 앞쪽 무릎은 90도로 굽히고 30초 동안 버틴다. 반대쪽도 같은 방법으로 실시한다.

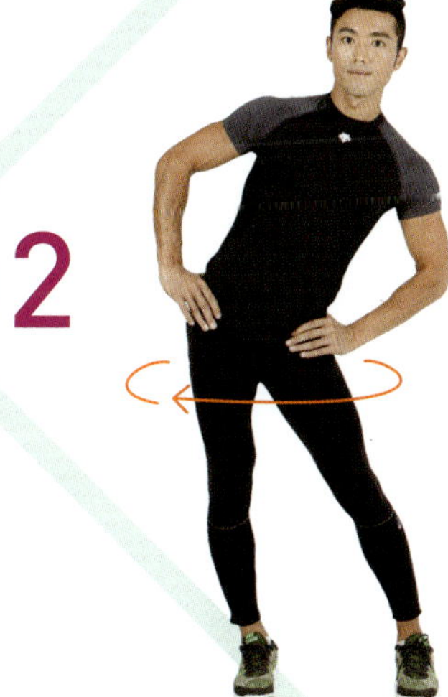

복부01
서서 허리 돌리기
좌우 각각 30초씩 X 1회

어깨너비로 다리를 벌린 채 양손을 허리에 걸치고 허리를 오른쪽으로 천천히 크게 돌린다. 반대쪽도 같은 방법으로 실시한다.

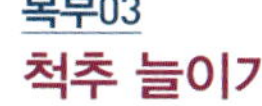

복부03
척추 늘이기
30초씩 X 1회

다리는 펴고 상체에 힘을 뺀 채 허리를 굽혀 내려갈 수 있는 지점까지 5초 동안 천천히 내려간다. 상체에 힘을 빼고 허리를 굽힌 상태를 10초 동안 유지한다. 양손으로 머리 뒤를 잡고 15초 동안 천천히 상체를 일으킨다.

식후 스트레칭

하루 일과를 마치고 가족과의 저녁 식사나 회식으로 과식을 한 나머지 속이 더부룩할 때가 있다. 이럴 때 단순히 약을 먹기보다는 스트레칭을 통해 소화를 촉진시키는 것도 좋다. 복부 중심의 전신 스트레칭과 장 마사지로 복부 주위 근육이 활성화되면 위와 장으로 가는 혈류량이 조절되어 속이 편안해진다.

스트레칭 순서
이 책의 자세 번호

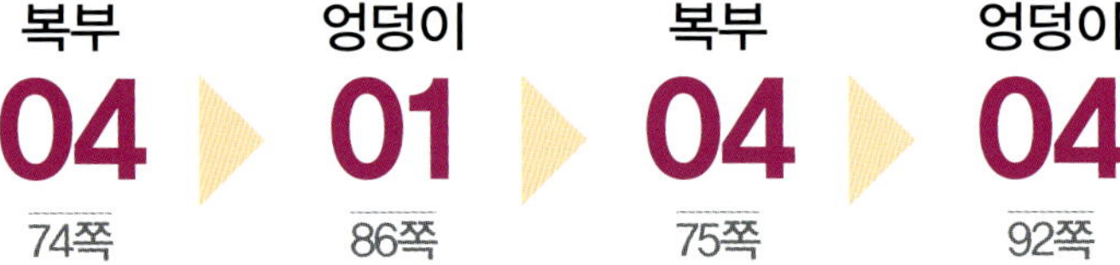

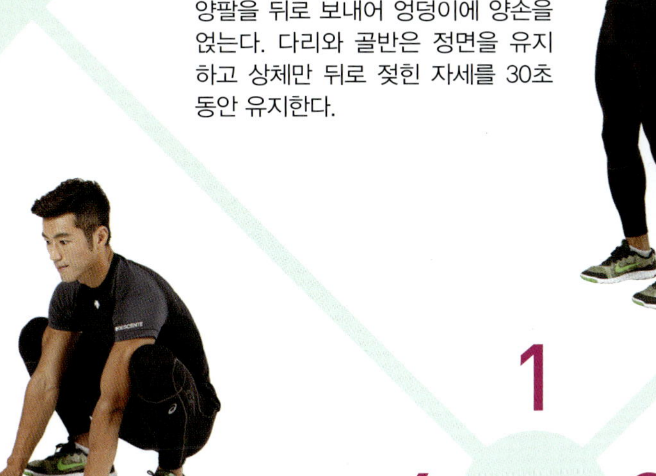

서서 복부 늘이기

30초씩 X 1회

양팔을 뒤로 보내어 엉덩이에 양손을 얹는다. 다리와 골반은 정면을 유지하고 상체만 뒤로 젖힌 자세를 30초 동안 유지한다.

엉덩이01

서서 골반 돌리기

좌우 각각 30초씩 X 1회

어깨너비로 다리를 벌리고 서서 무릎을 살짝 굽힌다. 원을 그린다는 느낌으로 골반을 한쪽으로 돌린다. 반대쪽도 같은 방법으로 실시한다.

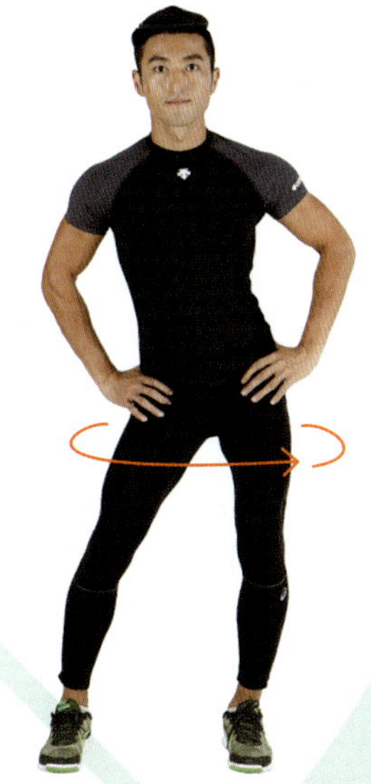

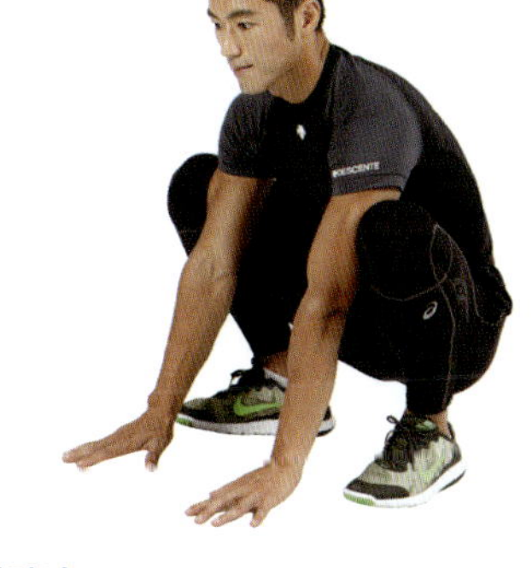

엉덩이04

스모 자세 엉덩이 늘이기

30초씩 X 1회

어깨너비보다 다리를 더 벌리고 바로 선다. 엉덩이를 뒤로 빼며 양손으로 바닥을 짚고 깊게 앉는다. 이 자세를 30초 동안 유지한다.

1

4 2

3

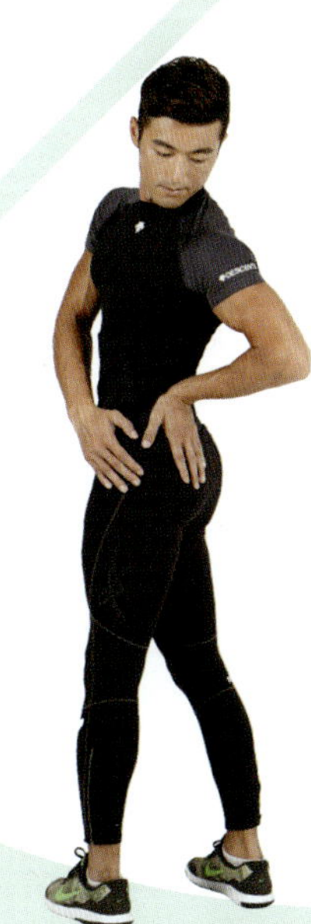

복부04 (응용)

서서 복부 늘이기

좌우 각각 30초씩 X 1회

상체를 뒤로 살짝 젖히면서 왼쪽으로 돌린다. 이때 양손을 왼쪽 엉덩이에 대고 30초 동안 버틴다. 반대쪽도 같은 방법으로 실시한다.

9

TV 시청 스트레칭

건강을 위해 헬스장을 다니며 열심히 운동하는 남성들도 있지만, 대다수의 남성들은 하루 일과가 끝나면 만사가 귀찮아 소파에 누워 TV를 보며 시간을 보낸다. 하지만 TV를 보면서도 간단한 스트레칭으로 충분히 내 몸을 위할 수 있다. 간단한 스트레칭으로 하루 종일 앉아 있느라 짧아진 골반과 허벅지 주변 근육들을 풀어주고 만성 허리 통증을 예방하자.

스트레칭 순서
이 책의 자세 번호

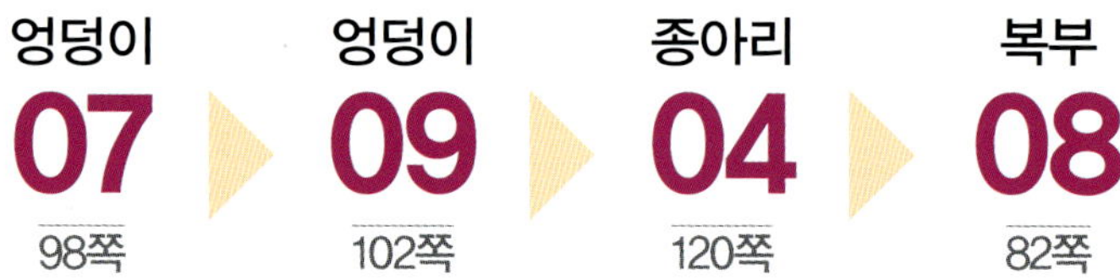

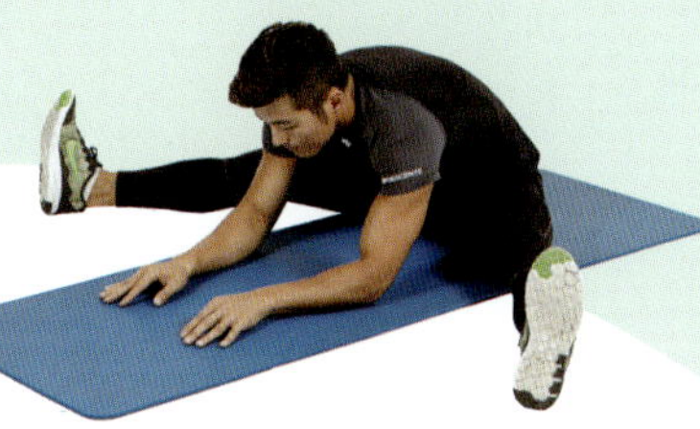

허벅지 안과 뒤쪽 늘이기
30초씩 X 1회

매트에 앉아 다리를 편 채로 벌린 다음 가능한 지점까지 상체를 숙이고 30초 동안 버틴다. 허리와 허벅지가 많이 뻣뻣한 경우 무릎을 굽히고 실시한다.

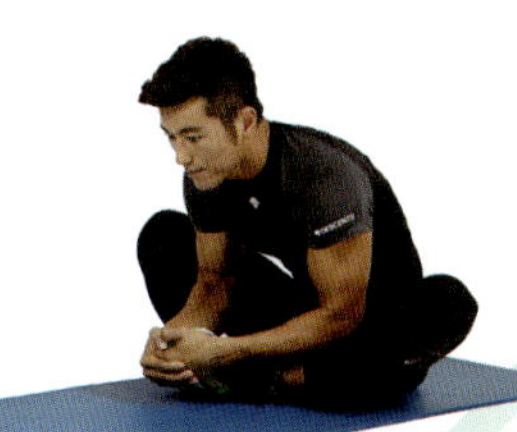

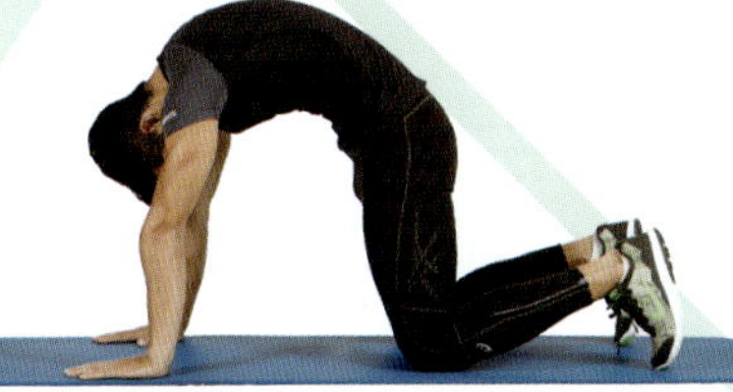

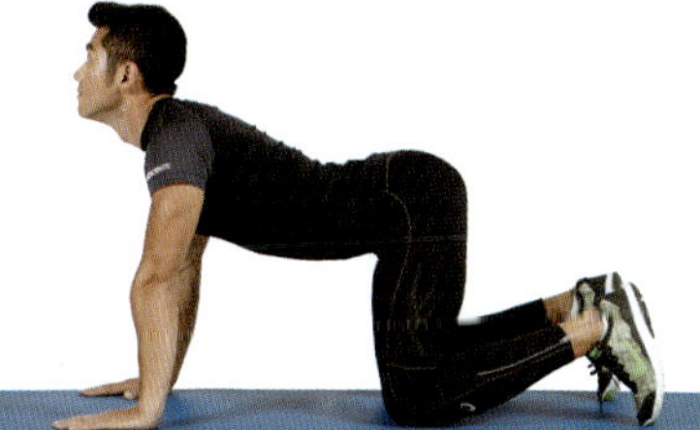

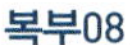

복부08
고양이와 낙타 자세
각각 30초씩 X 1회

매트 위에 무릎과 양 손바닥을 대고 엎드린다. 머리를 숙이면서 등을 위로 말아 올린 고양이 자세를 30초 동안 유지한 후, 머리를 뒤로 젖히면서 허리를 평평하게 늘인 낙타 자세를 30초 동안 유지한다.

엉덩이09
다리 회전근 늘이기
좌우 각각 30초씩 X 1회

매트에 누워 무릎을 접어 다리를 산 모양으로 만든다. 왼쪽 발목을 오른쪽 무릎 위에 올린 후 양다리를 모두 왼쪽 바닥으로 내려놓는다. 이 자세를 30초 동안 유지한다. 반대쪽도 같은 방법으로 실시한다.

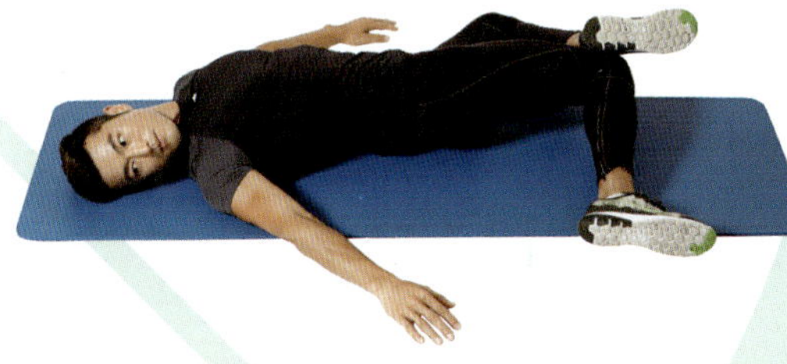

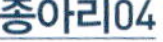

종아리04
앉아서 정강이 늘이기
좌우 각각 30초씩 X 1회

매트에 앉아 왼쪽 다리는 매트에 길게 뻗고, 오른쪽 다리는 접어 왼쪽 무릎 위에 올려놓는다. 왼손으로 오른발을 감싸고 몸 쪽으로 최대한 당긴다. 이 상태를 30초 동안 유지한다. 반대쪽도 같은 방법으로 실시한다.

숙면을 위한 스트레칭

불면증에 시달리는 남자들이 많다. 불면증의 원인으로는 스트레스, 우울증, 만성 통증, 수면 무호흡증 등이 있다. 운동을 자주 하는 남자들 중에는 전해질 불균형으로 다리에 쥐가 나서 숙면을 취하지 못하는 경우도 있다. 숙면을 취하지 못하면 다음 날 컨디션뿐만 아니라 건강에도 악영향을 미치므로 하루의 긴장을 낮춰주는 스트레칭으로 숙면을 유도하자.

스트레칭 순서
이 책의 자세 번호

종아리	복부	엉덩이	엉덩이
02·03	**02**	**11**	**12**
116쪽	70쪽	106쪽	108쪽

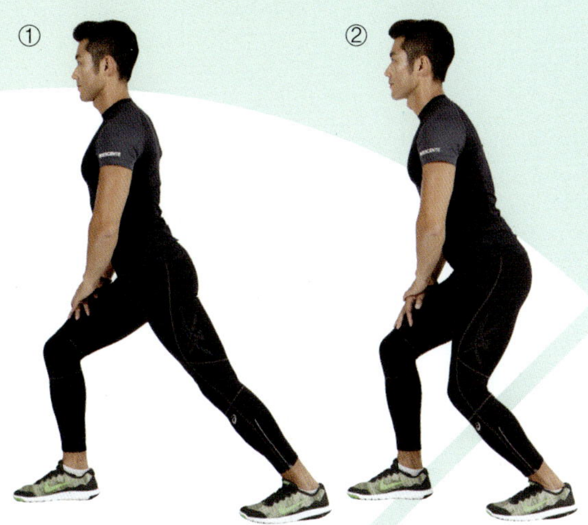

종아리02·03
종아리 늘이기
좌우 각각 30초씩 X 1회

① 다리를 앞뒤로 벌리고 앞다리를 굽히면서 체중을 앞으로 이동한다. 이때 뒷다리를 최대한 펴서 종아리를 늘인다. 이 자세를 30초 동안 유지한다. 반대쪽도 같은 방법으로 실시한다.

② 양손을 앞다리 허벅지에 올리고 두 무릎을 굽힌다. 체중을 앞으로 이동하여 뒷다리 종아리를 최대한 늘인다. 이 자세를 30초 동안 유지한다. 반대쪽도 같은 방법으로 실시한다.

엉덩이12
누워서 4자 모양 골반 늘이기
좌우 각각 30초씩 X 1회

잠자리에 누워 왼쪽 다리는 뻗고 오른쪽 다리는 무릎을 접어 왼쪽 다리 위에 올린다. 오른쪽 허벅지가 바닥에 닿도록 최대한 늘이면서 30초 동안 유지한다. 반대쪽도 같은 방법으로 실시한다.

복부02
복부 옆 늘이기
좌우 각각 30초씩 X 1회

누워서 양손을 머리 위로 올리고 깍지를 낀다. 기지개 켜듯 양손을 머리 위로 올려 30초 동안 유지한다. 그다음 상체만 옆으로 굽혀 30초 동안 유지한다. 반대쪽도 같은 방법으로 실시한다.

엉덩이11
누워서 다리 걸치고 엉덩이 늘이기
좌우 각각 30초씩 X 1회

잠자리에 누워 왼쪽 다리를 직각으로 접고 오른쪽 발목을 왼쪽 무릎에 걸쳐놓는다. 양손으로 무릎을 잡고 가슴 쪽으로 최대한 당긴다. 이 자세를 30초 동안 유지한다. 반대쪽도 같은 방법으로 실시한다.

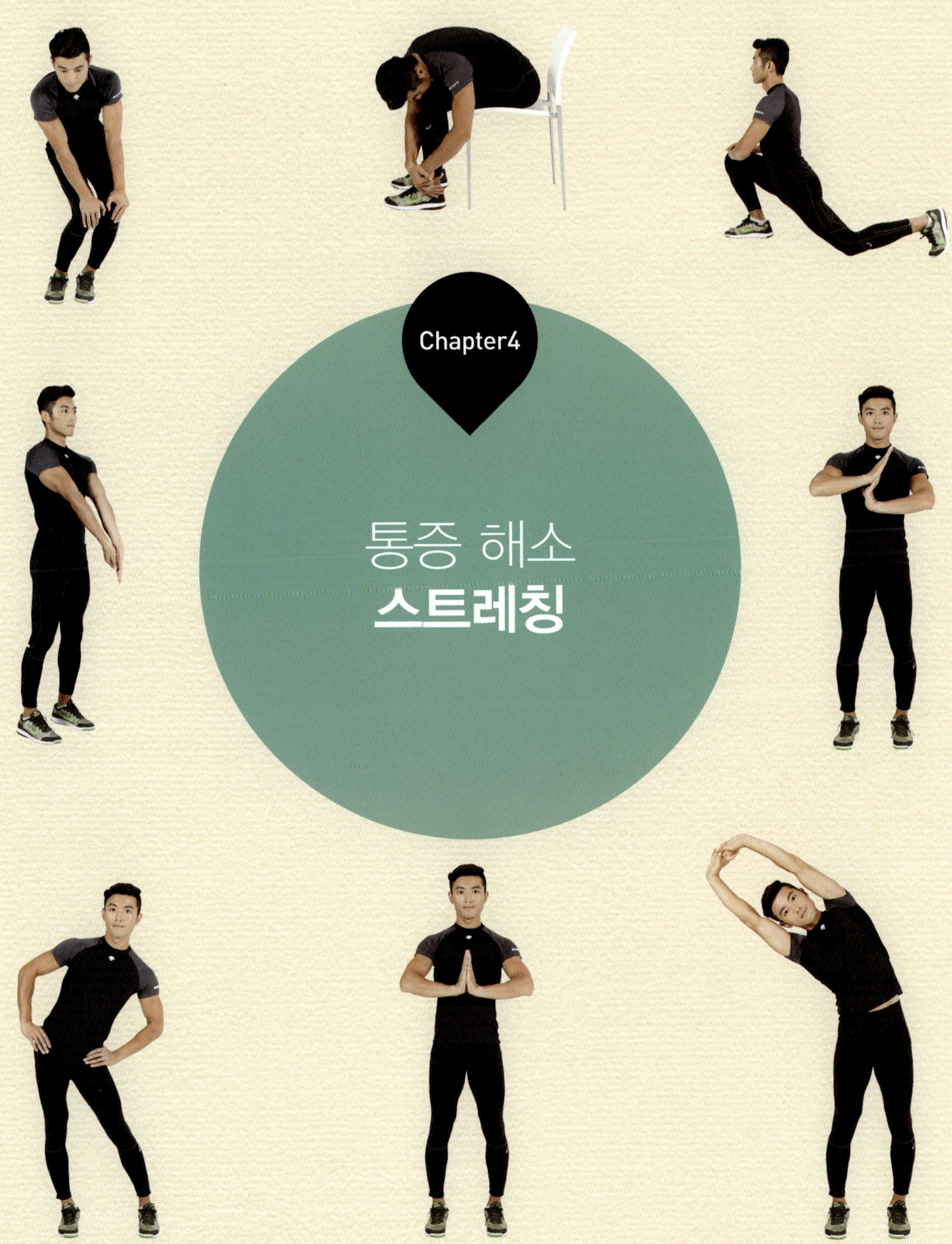

통증 해소
스트레칭

목의 통증 · 두통 해소 스트레칭

뒷목이 뻣뻣해지며 머리가 무겁게 느껴질 때가 있다. 이런 통증은 갑작스러운 운동이나 바르지 못한 자세, 장시간의 좌식 생활 등으로 발생한다. 목 근육은 머리 뒷부분의 머리카락이 끝나는 부분부터 시작하여 등, 어깨, 쇄골에 붙어 있는데, 이 근육이 뭉치면 목에서 소리가 나거나 목과 머리에서 통증을 느끼는 긴장성 두통이 발생한다. 또한 귀 뒷부분에서 쇄골까지 이어지는 목빗근이 뭉치면 목 척추 관절이 어긋나거나 목을 회전하는 움직임이 불편해진다. 잘못된 자세로 생활하는 남자들에게 자주 발생하는 목디스크는 목의 통증과 함께 팔 저림, 두통까지 동반한다. 목디스크는 병원에서 정확한 진단을 받는 것이 필요하지만, 큰 이유 없이 목 근육이 뻐근하다면 목의 통증을 해소하는 스트레칭으로 근육을 풀어주자.

스트레칭 순서
이 책의 자세 번호

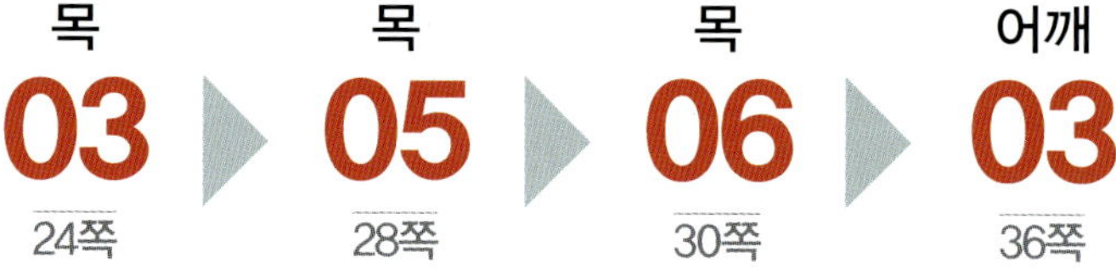

목03
머리 옆으로 굽혀 당기기
좌우 각각 30초씩 X 2회

턱을 몸 쪽으로 당긴 상태로 한 손을 반대쪽 머리 옆면에 대고 머리를 옆으로 굽히면서 손으로 당긴다. 반대쪽도 같은 방법으로 실시한다.

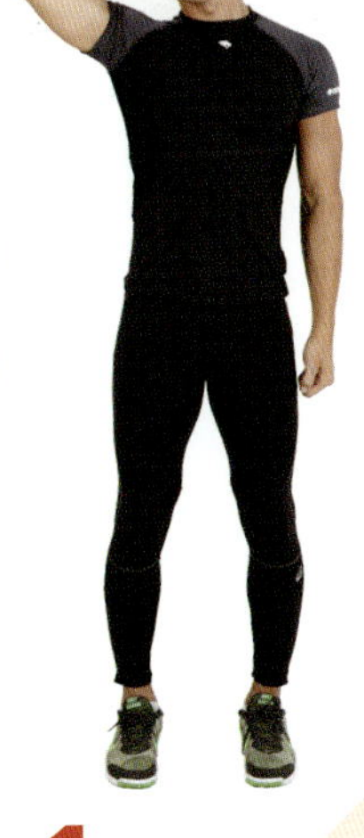

어깨03
어깨 앞과 가슴 늘이기
좌우 각각 30초씩 X 2회

문틀 옆에 팔꿈치를 직각으로 접어 걸치고 상체를 앞으로 이동하여 어깨와 가슴을 늘인다. 반대쪽도 같은 방법으로 실시한다.

목05
머리 대각선 방향으로 당기기
위아래 각각 30초씩 X 2회

한 손을 머리 위에 대고 턱을 당겨 머리를 대각선 아래로 숙인다. 이 상태를 30초 동안 유지한 후 대각선 위로 머리를 젖혀 30초 동안 유지한다. 반대쪽도 같은 방법으로 실시한다.

목06
턱 당기기
10초씩 6회 X 3세트

바로 서서 정면을 주시한 상태로 턱을 앞으로 살짝 뺐다가 당겨 목이 일자가 되도록 한 상태를 10초 동안 유지한다.

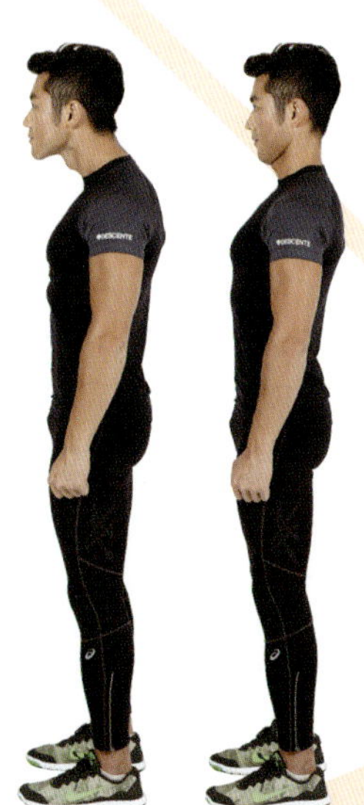
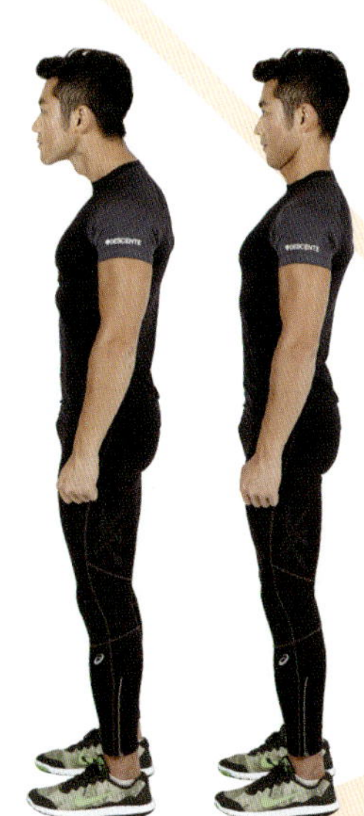
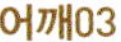
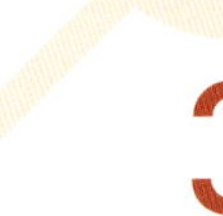
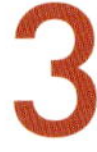

2

어깨 결림 해소 스트레칭

어깨가 결리고 쑤신다며 병원을 찾는 남자들을 보면 어깨가 안쪽으로 굽어 있는 둥근 어깨를 가진 경우가 많다. 이런 둥근 어깨는 관절을 어긋나게 하여 관절 간의 충돌을 일으키고 이로 인해 힘줄, 연골, 인대 등이 손상을 입기 쉽다. 또한 팔뼈와 어깨뼈(날개뼈)를 이어주는 어깨 관절의 어깨회전근이 뭉치면서 근육이 약해지고 힘줄까지 찢어져 어깨 부상으로 이어지기도 한다. 어깨 결림을 방치하면 오십견이 생기기 쉽고 이로 인해 어깨가 제대로 움직이지 않아 생활에 많은 불편함을 느낄 수 있다. 그러므로 어깨가 조금이라도 뭉치거나 뻐근하다면 자세를 바로잡고 어깨 통증을 해소하는 스트레칭을 하자.

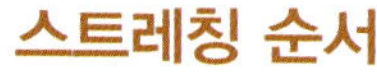

스트레칭 순서
이 책의 자세 번호

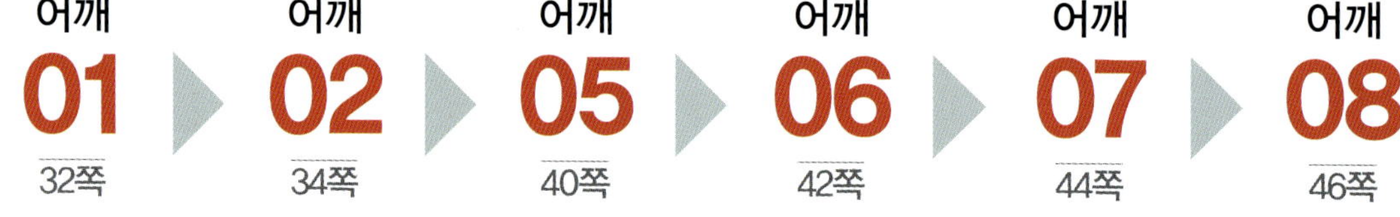

어깨01
양팔 굽혀 크게 돌리기
바깥쪽 · 안쪽 각각 30회

바로 서서 손끝을 어깨에 얹고 바
깥쪽 방향과 안쪽 방향으로 각각
30회씩 크게 돌린다.

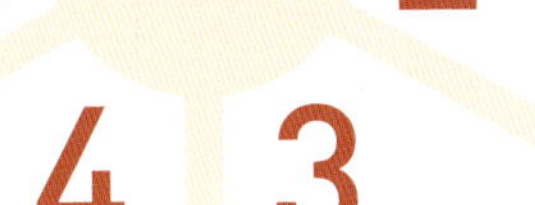

①   ②

어깨02
어깨 뒤와 아래 늘이기
좌우 각각 30초씩 X 2회

① 한 팔을 안쪽으로 뻗고 반대
쪽 팔을 직각으로 굽혀 팔꿈치를
누른다. 반대쪽도 같은 방법으로
실시한다.

② 한 팔을 머리 뒤로 굽히고 다
른 손으로 굽힌 팔꿈치를 당겨
30초 동안 유지한다. 반대쪽도
같은 방법으로 실시한다.

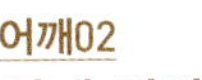

어깨05
양팔 앞으로 밀어 등 늘이기
30초씩 X 2회

양손을 모아 어깨 높이까지 들어 올린
후 양손은 앞으로 밀고 등은 뒤로 당긴
자세를 30초 동안 유지한다.

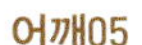
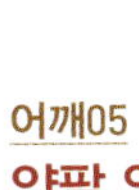

어깨06
양손 등뒤로 잡고 가슴 늘이기
30초씩 X 2회

등 뒤로 깍지를 끼고 팔을 들어
올려 가슴을 늘인다. 이 자세를
30초 동안 유지한다.

어깨07
팔 안쪽 회전하여 늘이기
좌우 각각 30초씩 X 2회

한 손을 허리 뒤에 걸친다.
반대쪽 손으로 허리에 걸친
팔꿈치를 잡고 안쪽으로 당
겨 30초 동안 유지한다. 반
대쪽도 같은 방법으로 실시
한다.

어깨08
팔 바깥쪽 회전하여 늘이기
30초씩 X 2회

양팔을 직각으로 접어서 가슴 옆
에 붙이고 30초 동안 팔을 바깥
쪽으로 돌린다.

6 1
5 2
4 3

3

팔꿈치 · 손목 통증 해소 스트레칭

장시간 글을 쓰거나 키보드를 사용하고 나면 아래팔과 손가락이 저리고 뻑뻑하다. 특히 테니스나 배드민턴, 탁구, 골프같이 팔을 많이 사용하는 운동을 즐기는 남자들은 팔꿈치 통증에 시달리기도 한다. 아래팔과 손의 통증은 대부분 팔꿈치나 손목, 손가락 관절에 연결된 근육들이 뭉치면서 발생한다. 팔꿈치 바깥쪽의 통증을 '테니스 엘보(외측상과염)'라고 하며, 손목을 안쪽으로 굽힌 상태나 손등 쪽 힘줄이 늘어난 상태에서 충격을 입어 근육과 힘줄이 손상된 경우를 말한다. 반대로 팔꿈치 안쪽의 통증을 '골프 엘보(내측상과염)'라 하는데, 이는 손목을 뒤로 젖힌 상태나 손바닥 쪽의 힘줄이 늘어난 상태에서 충격이 가해져 근육과 힘줄이 손상된 경우를 말한다. 이처럼 근육과 힘줄이 정상 상태보다 더 늘어나 있을 때 손상을 입기 쉬우며 이는 통증으로 이어진다. 그러므로 스트레칭을 통해 팔꿈치와 손목의 유연성을 키워 통증을 예방하고 해소하자.

스트레칭 순서
이 책의 자세 번호

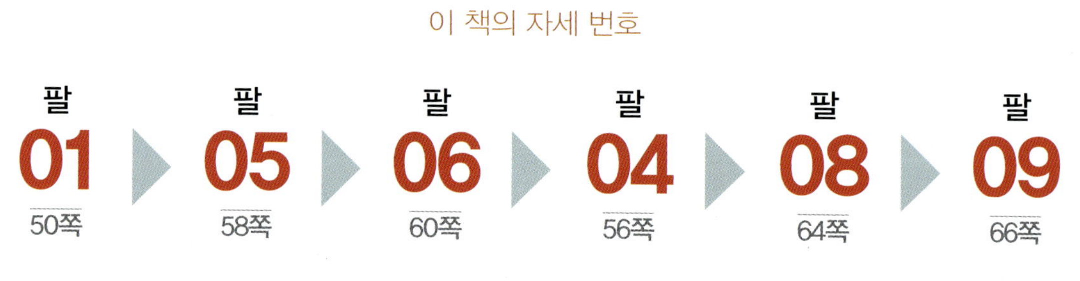

팔09
손가락 접기
좌우 각각 30초씩 X 2회

오른손의 네 손가락을 모두 접고 왼손으로 30초 동안 누른다. 반대쪽도 같은 방법으로 실시한다.

팔01
팔꿈치와 손목 돌리기
바깥쪽 · 안쪽 각각 30초씩 X 2회

바로 서서 양팔을 옆으로 나란히 들고 팔꿈치를 접는다. 팔꿈치와 손목을 함께 바깥으로 돌린다. 반대쪽도 같은 방법으로 실시한다.

팔08
손가락 늘이기
30초씩 X 2회

양손을 깍지 낀 상태로 기지개 펴듯 양손과 양팔을 앞으로 밀어 늘인다. 이 자세를 30초 동안 유지한다.

팔05
아래팔 바깥쪽 늘이기
좌우 각각 30초씩 X 2회

양손을 모아 팔을 앞으로 뻗고 손끝이 아래를 향하게 한 다음 위에 놓인 손바닥으로 아래 손목을 안으로 더 누른다. 이 동작을 30초 동안 유지한다. 반대쪽도 같은 방법으로 실시한다.

팔04
아래팔 바깥쪽과 안쪽 비틀기
바깥쪽 · 안쪽 각각 30초씩 X 2회

① 바로 서서 양손을 모아 팔을 앞으로 뻗고 손바닥이 위를 향하게 한 후 위쪽 손을 바깥쪽으로 돌리고, 아래쪽 손은 위쪽 손을 잡고 바깥으로 당긴다. 반대쪽도 같은 방법으로 실시한다.

② 손바닥이 아래를 향하게 한 후 아래쪽 손을 안쪽으로 돌리고, 위쪽 손은 아래쪽 손을 잡고 안으로 당긴다. 반대쪽도 같은 방법으로 실시한다.

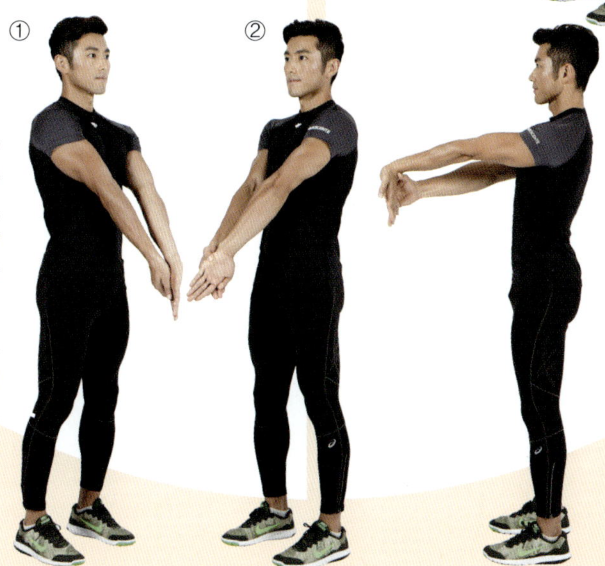

팔06
아래팔 안쪽 늘이기
좌우 각각 30초씩 X 2회

바로 서서 한 손바닥이 밖을 향하게 팔을 직각으로 들어 올린다. 그 손을 다른 손으로 30초 동안 안으로 잡아당긴다. 반대쪽도 같은 방법으로 실시한다.

4

허리 통증 해소 스트레칭

매우 복잡한 구조의 허리는 우리 몸을 움직이는 중심축이며 체중이 실리는 부분이기 때문에 문제도 많이 발생한다. 허리 통증은 운동 부족, 비만, 잘못된 자세, 격한 운동, 좌식 생활 등 여러 이유로 인해 발생하며 통증이 일어나는 부위 또한 다양하다. 디스크를 겪는 사람은 허리를 숙일 때, 척추관절염일 경우 허리를 옆쪽 뒤로 젖힐 때, 척추관협착증일 경우 허리를 뒤로 젖힐 때, 척추불안정증일 경우 조금만 허리 힘을 써도 통증이 발생한다. 이렇게 다양한 허리 통증을 해소하기 위해서는 안정적인 허리 근육이 필요하다. 이를 위해 허리 마사지, 코어 근육 강화 운동과 함께 허리 근육을 풀어주는 스트레칭을 하자.

스트레칭 순서
이 책의 자세 번호

복부	복부	엉덩이	엉덩이
08	**09**	**11**	**08**
82쪽	84쪽	106쪽	100쪽

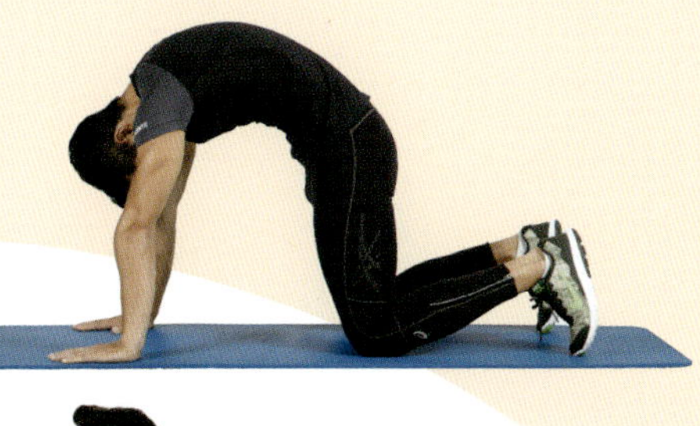

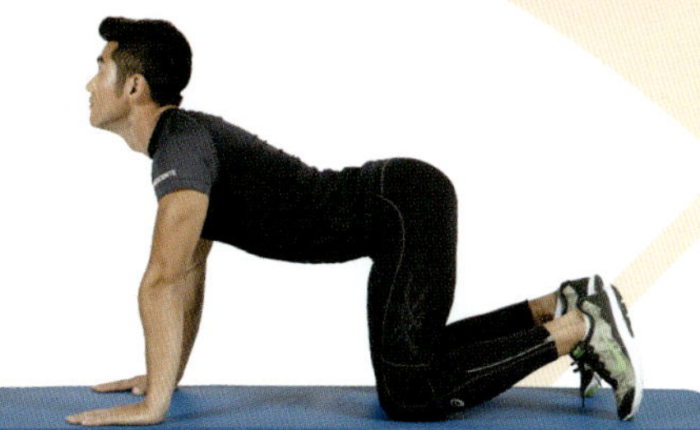

복부08
고양이와 낙타 자세
각각 30초씩 X 2회

매트 위에 무릎과 양 손바닥을 대고 엎드린다. 머리를 숙이면서 등을 위로 말아 올린 고양이 자세를 30초 동안 유지한 후, 머리를 뒤로 젖히면서 허리를 평평하게 늘인 낙타 자세를 30초 동안 유지한다.

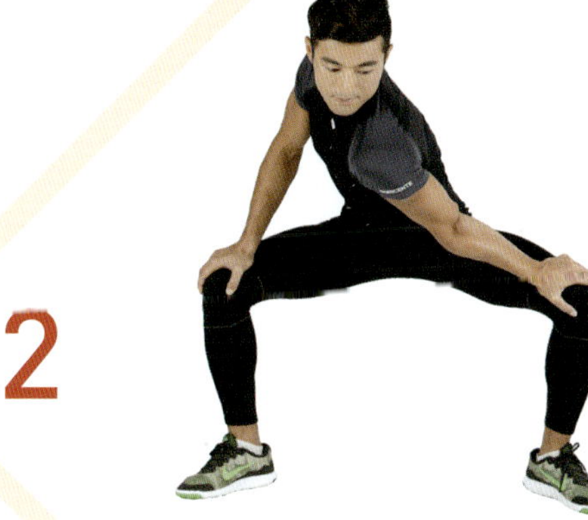

복부09
기마 자세로 몸통 비틀기
좌우 각각 30초씩 X 2회

다리를 어깨너비보다 더 많이 벌린 후 무릎을 굽혀 기마 자세를 만든다. 양손을 무릎 위에 걸치고 30초 동안 상체를 오른쪽으로 비틀면서 왼쪽 무릎을 민다. 반대쪽도 같은 방법으로 실시한다.

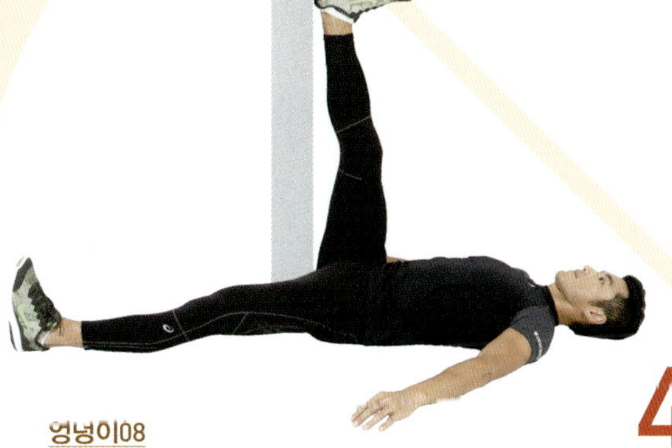

엉덩이08
다리 뒤와 엉덩이 늘이기
좌우 각각 60초씩 X 1회

바닥에 누워 한쪽 다리만 벽에 기대어 90도로 세운 후 30초 동안 유지한다. 반대쪽도 같은 방법으로 실시한다.

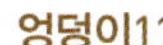

엉덩이11
누워서 다리 걸치고 엉덩이 늘이기
좌우 각각 30초씩 X 2회

매트에 누워 왼쪽 다리를 직각으로 접고 오른쪽 발목을 왼쪽 무릎에 걸쳐놓는다. 양손으로 무릎을 잡고 가슴 쪽으로 최대한 당긴다. 이 자세를 30초 동안 유지한다. 반대쪽도 같은 방법으로 실시한다.

5

허벅지 · 무릎 통증 해소 스트레칭

다리의 정렬이 바르지 못하거나, 허벅지 근육이 너무 과하거나 약하면 균형이 무너지면서 허벅지와 무릎에 통증이 발생한다. 허벅지는 대부분 근육으로 이루어져 있기 때문에 통증이 느껴진다면 근육이 아픈 것이다. 허벅지 앞쪽 근육(넙다리네갈래근)은 계단을 무리해서 오르거나, 갑자기 점프하거나 뛰어나갈 때 손상을 입는 경우가 많다. 허벅지 뒤쪽 근육(햄스트링근)은 계단을 오르내리거나 뛰다가 갑자기 멈출 때, 몸통을 무리하게 돌렸을 때 손상을 입는다. 허벅지 근육의 균형이 무너지면 골반 옆부터 무릎 아래까지 연결하는 허벅지 바깥쪽의 '넙다리근막긴장근'이라는 근막띠가 손상을 입기 쉽다. 무릎 앞쪽은 등산을 하거나 계단을 오르내릴 때처럼 무릎 힘줄에 무리가 가는 동작을 하면 통증이 발생하며 무릎 뒤쪽은 근육 긴장이나 경련으로 인해 통증이 발생한다. 허벅지 근육은 골반부터 무릎 아래 부분까지 연결되어 있기 때문에 허벅지 근육과 이를 연결하는 무릎 힘줄이 건강해야 무릎 부상 역시 예방할 수 있다. 그러므로 스트레칭으로 허벅지와 무릎 주위 근육들을 풀어주자.

스트레칭 순서
이 책의 자세 번호

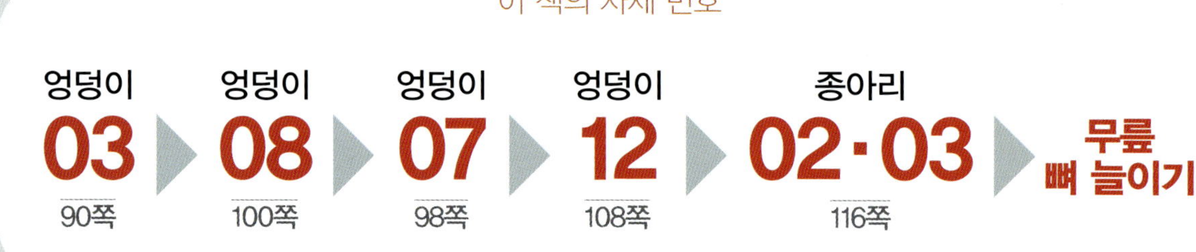

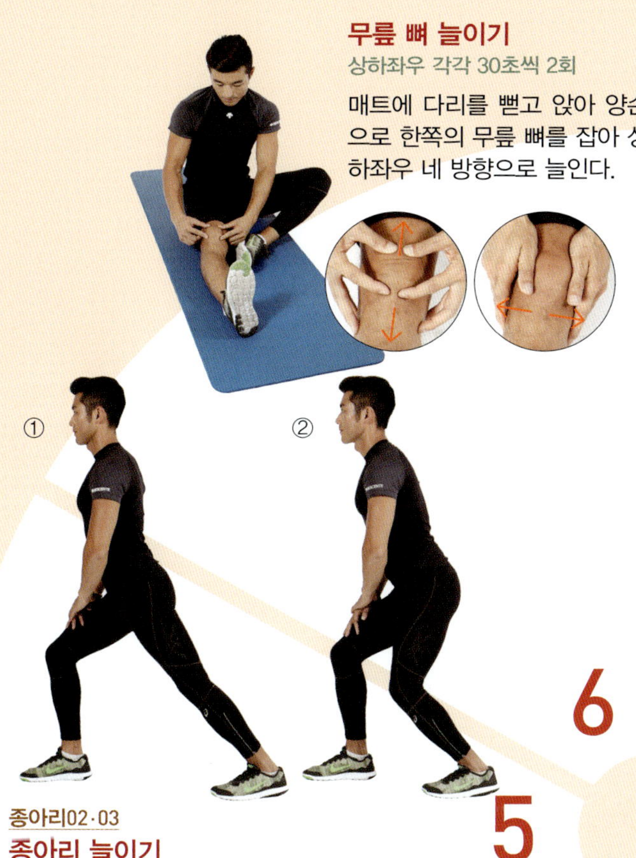

무릎 뼈 늘이기
상하좌우 각각 30초씩 2회

매트에 다리를 뻗고 앉아 양손
으로 한쪽의 무릎 뼈를 잡아 상
하좌우 네 방향으로 늘인다.

종아리02·03
종아리 늘이기
좌우 각각 30초씩 X 2회

① 다리를 앞뒤로 벌리고 앞다리를 굽히면서
체중을 앞으로 이동한다. 이때 뒷다리를 최대한
펴서 종아리를 늘인다. 이 자세를 30초 동안 유
지한다. 반대쪽도 같은 방법으로 실시한다.

② 양손을 앞다리 허벅지에 올리고 두 무릎을
굽힌다. 체중을 앞으로 이동하여 뒷다리 종아리
를 최대한 늘인다. 이 자세를 30초 동안 유지한
다. 반대쪽도 같은 방법으로 실시한다.

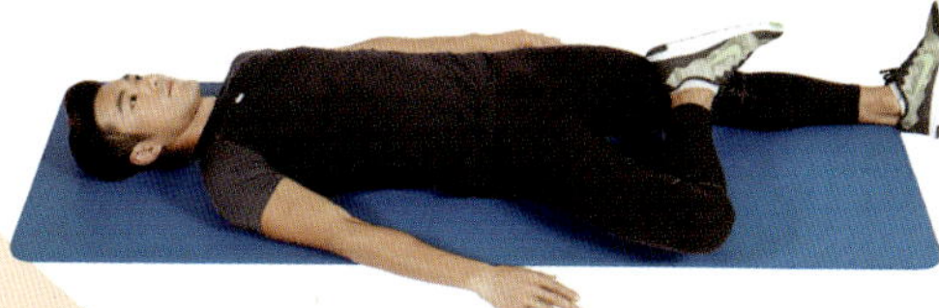

엉덩이12
누워서 4자 모양 골반 늘이기
좌우 각각 30초씩 X 2회

매트에 누워서 왼쪽 다리는 뻗고 오른쪽 다리는
무릎을 접어 왼쪽 다리 위에 올린다. 오른쪽 허
벅지가 바닥에 닿도록 최대한 늘이면서 30초 동
안 유지한다. 반대쪽도 같은 방법으로 실시한다.

6　1
5　2
4　3

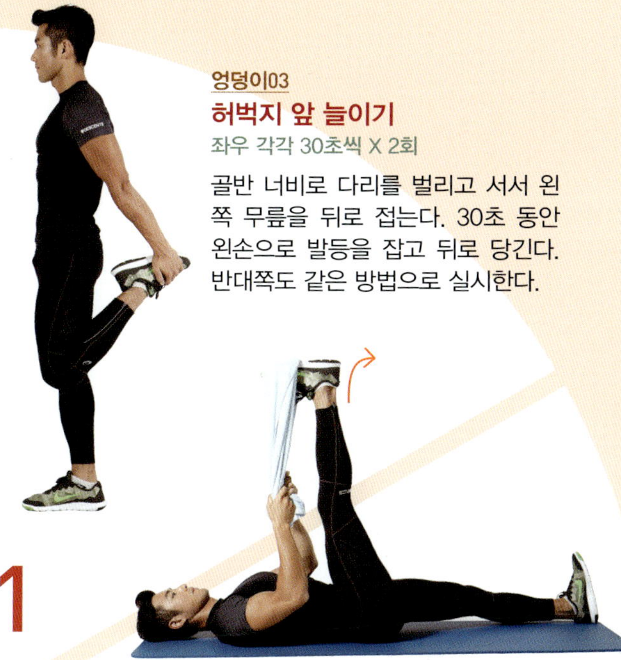

엉덩이03
허벅지 앞 늘이기
좌우 각각 30초씩 X 2회

골반 너비로 다리를 벌리고 서서 왼
쪽 무릎을 뒤로 접는다. 30초 동안
왼손으로 발등을 잡고 뒤로 당긴다.
반대쪽도 같은 방법으로 실시한다.

엉덩이08
다리 뒤와 엉덩이 늘이기
좌우 각각 30초씩 X 2회

바닥에 누워서 오른쪽 발바닥에 수건을 걸친 후
위로 당겨 오른쪽 다리를 완전히 편다. 이 자세
를 30초 동안 유지한 후 오른쪽 다리를 왼쪽으로
보내 몸을 좀더 비틀며 30초 동안 버틴다. 반대
쪽도 같은 방법으로 실시한다.

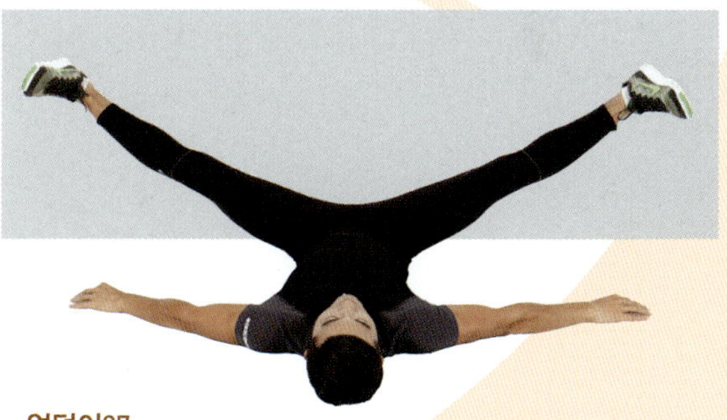

엉덩이07
허벅지 안과 뒤쪽 늘이기
60초씩 X 1회

벽에 다리를 기대고 누워 허벅지 안쪽
이 충분히 풀릴 정도로 다리를 벌리고
60초 동안 유지한다.

6

종아리 · 발 통증 해소 스트레칭

오랜 시간 서서 일을 했거나 키높이 구두를 신었을 때, 달리기나 농구 등 발 사용이 많은 운동을 했을 때 종아리나 발목, 발바닥에 통증을 많이 느낀다. 종아리 근육은 좌우 2개, 안쪽 1개로 총 3개의 큰 근육이 발뒤꿈치 뼈에 연결되어 있다. 발목과 발바닥은 종아리부터 발가락까지 연결된 근육과 힘줄, 인대들로 복잡한 구조를 이루고 있기 때문에 종아리나 발을 혹사할수록 종아리 근육이 뻣뻣해지고 짧아져서 통증이 발생하며 발목 역시 자주 삐거나 부기와 통증을 느낀다. 또는 평발(가운데 아치가 낮은 발)이나 요족(가운데 아치가 높은 발)으로 인해 족저근막염과 같은 발바닥 손상을 입기도 한다. 모두 종아리와 발의 근육, 힘줄, 인대가 건강하지 못해 나타나는 문제들로 수시로 종아리부터 발가락까지 풀어주는 스트레칭을 하자.

스트레칭 순서
이 책의 자세 번호

종아리	종아리	종아리	종아리
02·03	**04**	**6**	**07·08**
116쪽	120쪽	124쪽	126쪽

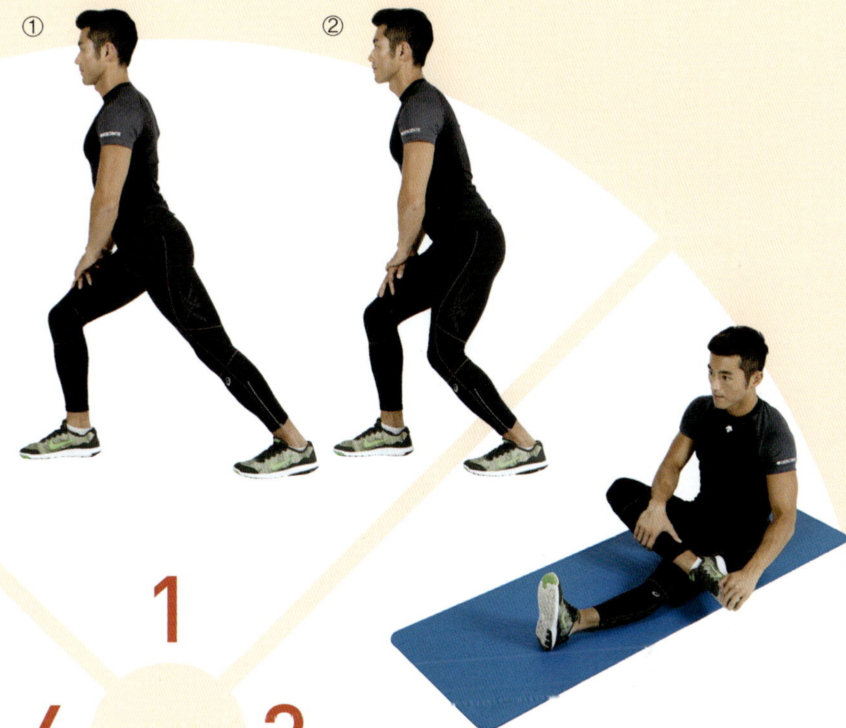

종아리02·03
종아리 늘이기
좌우 각각 30초씩 X 2회

① 다리를 앞뒤로 벌리고 앞다리를 굽히면서 체중을 앞으로 이동한다. 이때 뒷다리를 최대한 펴서 종아리를 늘인다. 이 자세를 30초 동안 유지한다. 반대쪽도 같은 방법으로 실시한다.

② 양손을 앞다리 허벅지에 올리고 두 무릎을 굽힌다. 체중을 앞으로 이동하여 뒷다리 종아리를 최대한 늘인다. 이 자세를 30초 동안 유지한다. 반대쪽도 같은 방법으로 실시한다.

종아리07·08
발목 바깥쪽·안쪽 늘이기
좌우 각각 30초씩 X 1회

한쪽 다리의 새끼발가락 옆이 바닥에 닿도록 한쪽 발목을 체중으로 살짝 누르고 30초 동안 유지한다. 같은 방법으로 엄지발가락이 바닥에 닿도록 한쪽 발목을 기울인다. 반대쪽도 같은 방법으로 실시한다.

종아리04
앉아서 정강이 늘이기
좌우 각각 30초씩 X 2회

매트에 앉아 왼쪽 다리는 매트에 길게 뻗고, 오른쪽 다리는 접어 왼쪽 무릎 위에 올려놓는다. 왼손으로 오른발을 감싸 몸 쪽으로 최대한 당긴다. 이 상태를 30초 동안 유지한다. 반대쪽도 같은 방법으로 실시한다.

종아리06
발가락 위로 밀기
좌우 각각 30초씩 X 2회

의자에 앉아서 왼쪽 다리를 접어 오른쪽 무릎 위에 올려놓는다. 오른손을 왼쪽 발바닥에 대고 발가락을 30초 동안 위로 민다. 반대쪽도 같은 방법으로 실시한다.

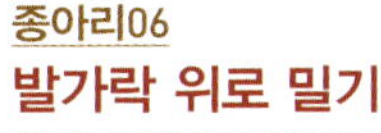

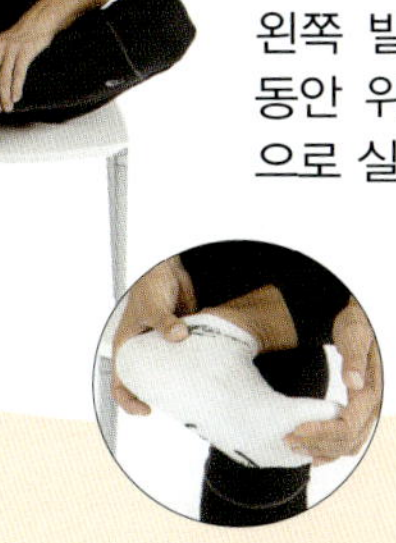

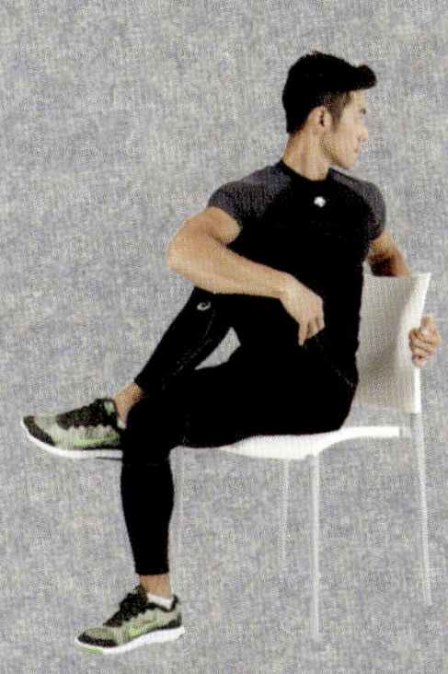
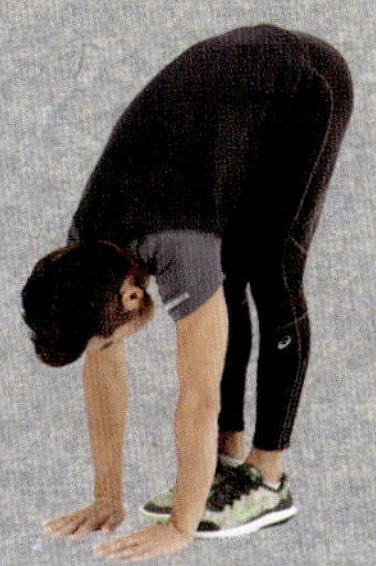
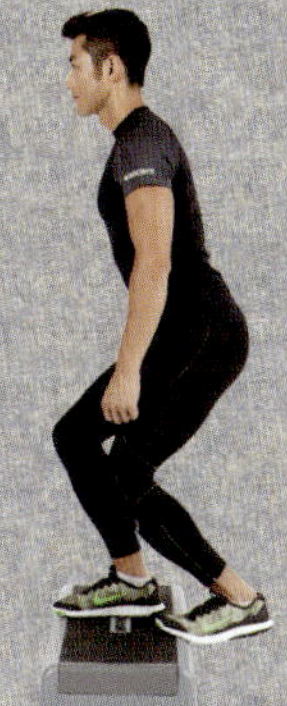

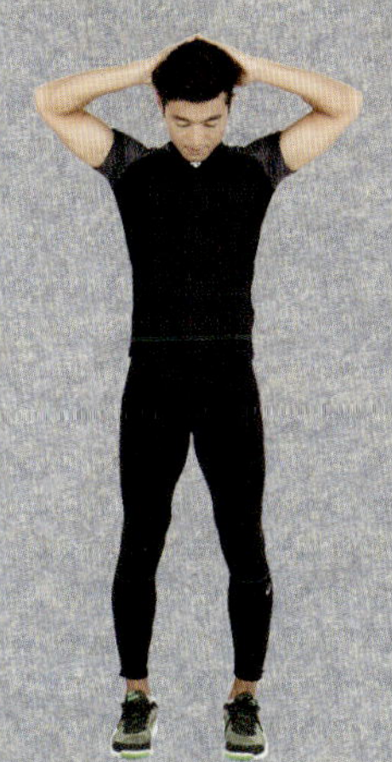

Chapter5

운동 전
꼭 필요한
스트레칭

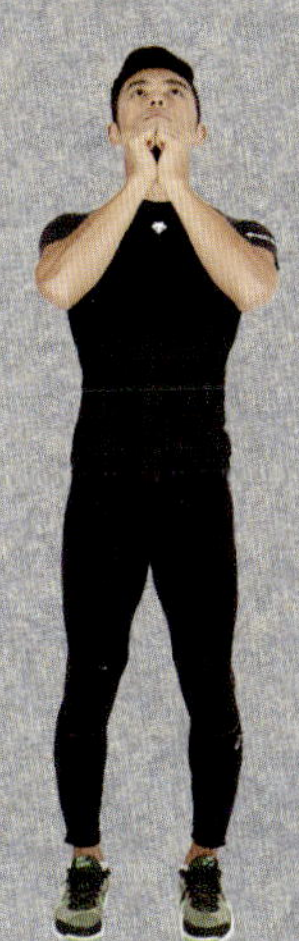

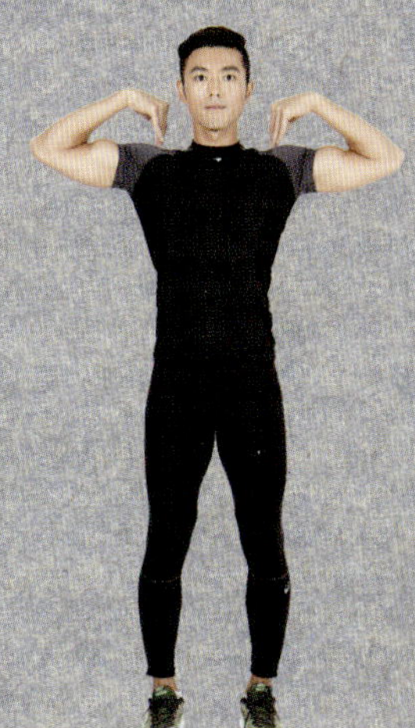
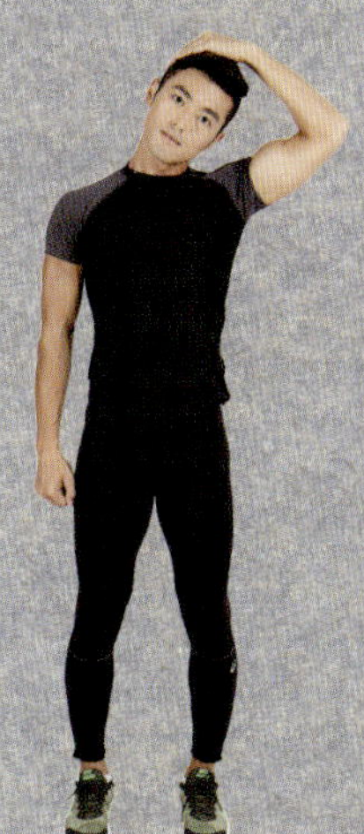
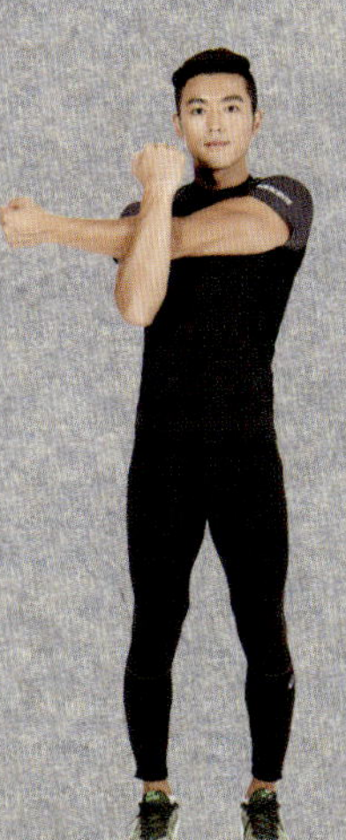

1

걷기 · 조깅 전 스트레칭

걷기와 조깅은 우리에게 가장 친숙한 운동으로 누구나 시간과 장소에 구애받지 않고 할 수 있다. 하지만 걷거나 뛸 때는 지면에서 발생하는 본인 체중의 2~5배에 달하는 충격이 반복적으로 발생하고 이는 발과 무릎에 그대로 전해진다. 따라서 걷거나 뛰는 데 사용하는 근육의 유연성이 부족하면 발에는 족저근막염, 종아리에는 아킬레스건염, 무릎에는 슬개건염(무릎힘줄염)이 나타나거나 무릎 안쪽 인대와 연골이 손상되기도 한다. 그러므로 걷기나 조깅을 하기 전에는 발과 발목, 종아리, 허벅지, 골반 부위 근육들을 스트레칭으로 충분히 풀어주어야 부상을 예방할 수 있다.

스트레칭 순서
이 책의 자세 번호

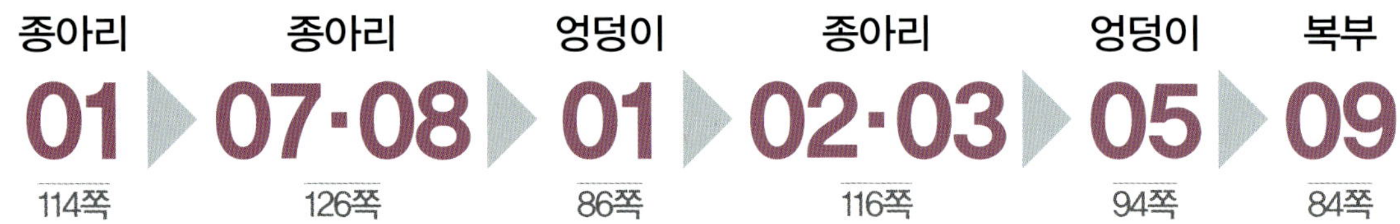

기마 자세로 몸통 비틀기
좌우 각각 30초씩 X 1회

다리를 어깨너비보다 더 많이 벌린 후 무릎을 굽혀 기마 자세를 만든다. 양손을 무릎 위에 걸치고 30초 동안 상체를 오른쪽으로 비틀면서 왼쪽 무릎을 민다. 반대쪽도 같은 방법으로 실시한다.

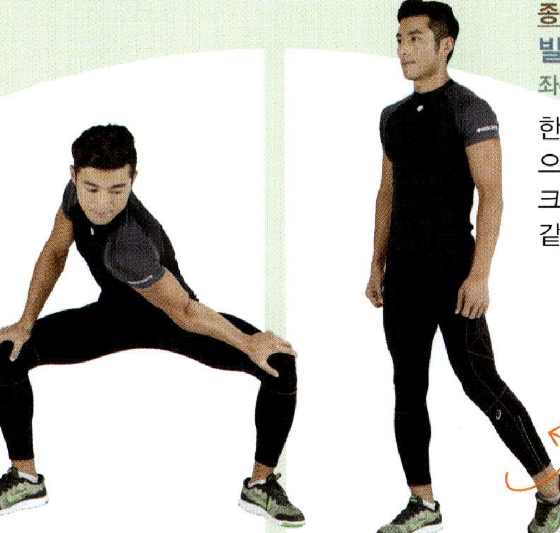

종아리01
발목 돌리기
좌우 각각 30회씩 X 1회

한쪽 발 앞을 바닥에 대고 발목으로 원을 그리듯 바깥쪽으로 크게 천천히 돌린다. 반대쪽도 같은 방법으로 실시한다.

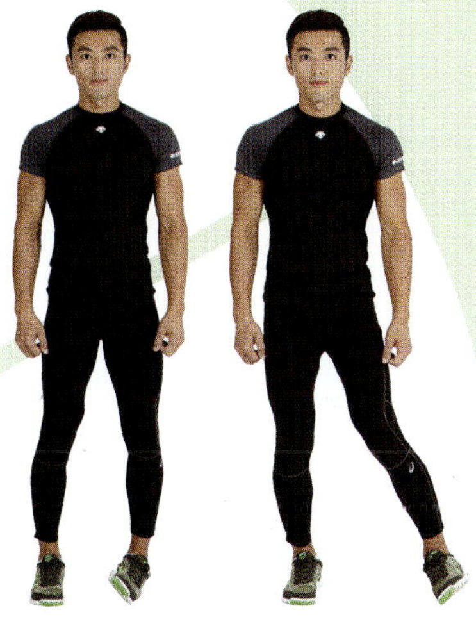

엉덩이05
허벅지 뒤와 엉덩이 늘이기
좌우 각각 30초씩 X 1회

바로 서서 한 다리를 다른 다리 뒤로 교차한 상태에서 허리를 굽혀 바닥까지 내려간다. 이 상태를 30초 동안 유지한다. 반대쪽도 같은 방법으로 실시한다.

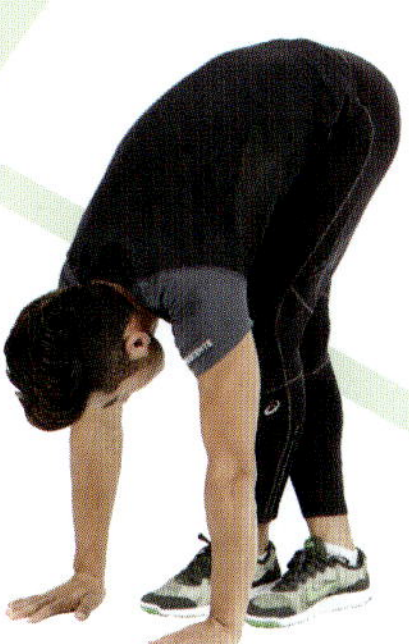

종아리07·08
발목 바깥쪽·안쪽 늘이기
좌우 각각 30초씩 X 1회

한쪽 다리의 새끼발가락 옆이 바닥에 닿도록 한쪽 발목을 체중으로 살짝 누르고 30초 동안 유지한다. 같은 방법으로 엄지발가락이 바닥에 닿도록 한쪽 발목을 기울인다. 반대쪽도 같은 방법으로 실시한다.

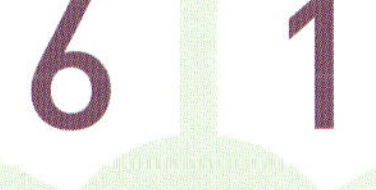

①

②

종아리02·03
종아리 늘이기
좌우 각각 30초씩 X 1회

① 다리를 앞뒤로 벌리고 앞다리를 굽히면서 체중을 앞으로 이동한다. 이때 뒷다리를 최대한 펴서 종아리를 늘인다. 이 자세를 30초 동안 유지한다. 반대쪽도 같은 방법으로 실시한다.

② 양손을 앞다리 허벅지에 올리고 두 무릎을 굽힌다. 체중을 앞으로 이동하여 뒷다리 종아리를 최대한 늘인다. 이 자세를 30초 동안 유지한다. 반대쪽도 같은 방법으로 실시한다.

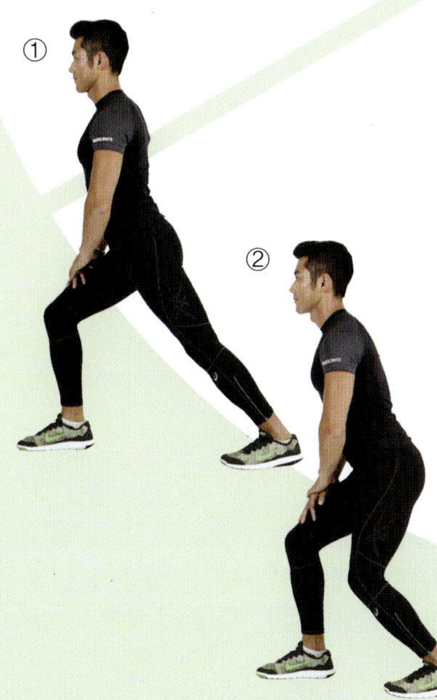

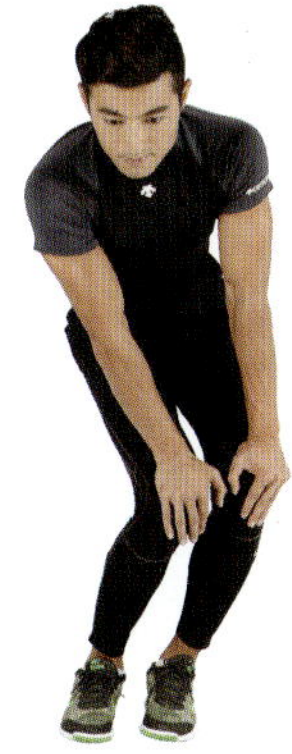

엉덩이01
무릎 돌리기
좌우 각각 30회씩 X 1회

양손을 무릎 위에 얹고 무릎을 살짝 굽혀 오른쪽으로 천천히 크게 돌린다. 반대쪽도 같은 방법으로 실시한다.

자전거 타기 전 스트레칭

자전거는 모든 연령층에 적합한 운동이며, 관절에 무리가 가는 운동이 힘든 사람들에게도 좋은 운동이다. 하지만 앉아서 타는 자전거의 특성상 목이나 허리, 골반, 손목에 문제가 있는 사람은 피하는 것이 좋고, 꼭 타야만 한다면 로드(경주용 자전거)나 MTB(산악용 자전거)보다는 허리를 곧게 펼 수 있는 일반 자전거를 택해야 한다. 무릎이나 아킬레스건이 좋지 않은 사람은 안장을 비교적 높게 하여 무릎과 발목이 많이 접히지 않도록 해야 한다. 무엇보다 자전거를 타기 전에 스트레칭으로 등, 엉덩이, 허벅지, 종아리 근육을 유연하게 풀어주는 것이 가장 중요하다.

스트레칭 순서
이 책의 자세 번호

복부	팔	엉덩이	엉덩이	엉덩이	종아리
03	05·06	04	06	13	02·03
72쪽	58쪽	92쪽	96쪽	110쪽	116쪽

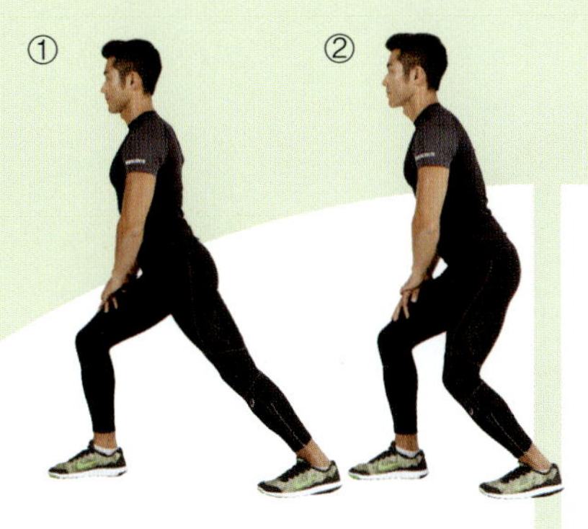

종아리02·03
종아리 늘이기
좌우 각각 30초씩 X 1회

① 다리를 앞뒤로 벌리고 앞다리를 굽히면서 체중을 앞으로 이동한다. 이때 뒷다리를 최대한 펴서 종아리를 늘인다. 이 자세를 30초 동안 유지한다. 반대쪽도 같은 방법으로 실시한다.

② 양손을 앞다리 허벅지에 올리고 두 무릎을 굽힌다. 체중을 앞으로 이동하여 뒷다리 종아리를 최대한 늘인다. 이 자세를 30초 동안 유지한다. 반대쪽도 같은 방법으로 실시한다.

엉덩이13
다리 앞뒤로 벌리기
좌우 각각 30초씩 X 1회

두 다리를 앞뒤로 넓게 벌린 후 뒷다리는 완전히 뻗고 앞다리는 직각으로 접어 뒷다리를 최대한 늘인다. 이 자세를 30초 동안 유지한다. 반대쪽도 같은 방법으로 실시한다.

엉덩이06
허벅지 뒤와 안쪽 늘이기
좌우 각각 30초씩 X 1회

한쪽 발꿈치를 바닥에 댄 채 완전히 뻗고 반대쪽 다리는 무릎을 굽혀 깊게 앉은 자세를 30초 동안 유지한다. 그다음 길게 뻗은 다리의 발을 안쪽으로 돌려 엄지발가락이 바닥에 닿도록 하여 30초 동안 버틴다. 반대쪽도 같은 방법으로 실시한다.

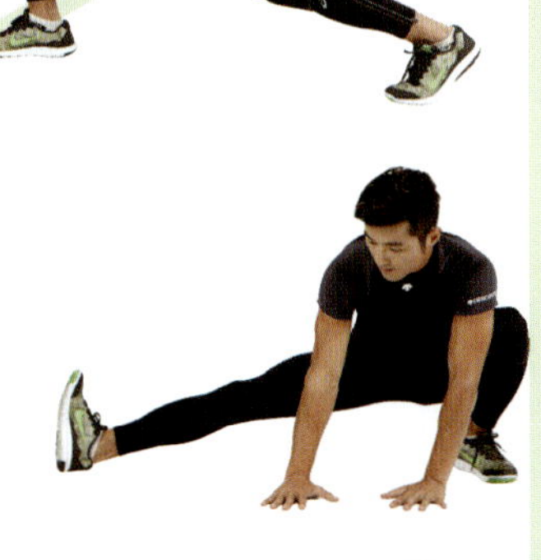

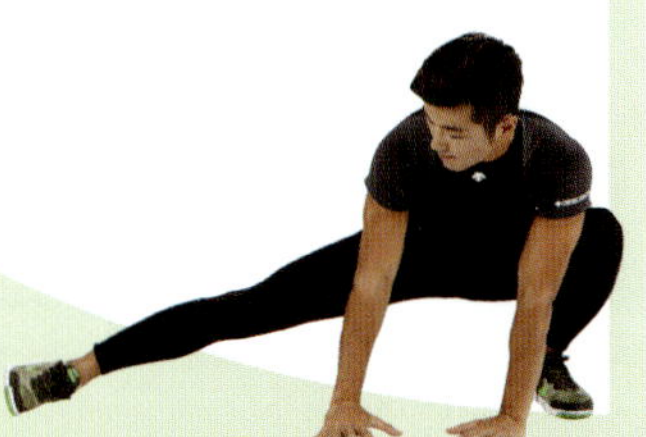

복부03
척추 늘이기
30초씩 X 1회

다리는 펴고 상체에 힘을 뺀 채 허리를 굽혀 내려갈 수 있는 지점까지 5초 동안 천천히 내려간다. 상체에 힘을 빼고 허리를 굽힌 상태를 10초 동안 유지한다. 양손으로 머리 뒤를 잡고 15초 동안 천천히 상체를 일으킨다.

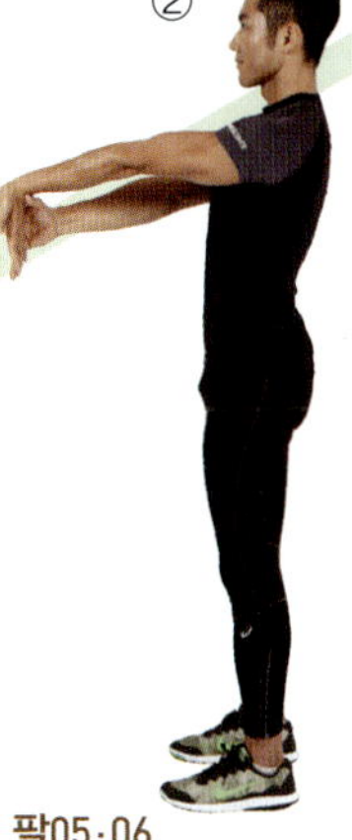

팔05·06
아래팔 바깥쪽·안쪽 늘이기
좌우 각각 30초씩 X 1회

① 양손을 모아 팔을 앞으로 뻗고 손끝이 아래를 향하게 한 다음 위 손으로 아래 손목을 안으로 당긴다. 이 동작을 30초 동안 유지한다. 반대쪽도 같은 방법으로 실시한다.

② 한쪽 손바닥이 밖을 향하게 팔을 직각으로 들어 올린다. 반대쪽 손으로 그 손바닥을 30초 동안 안으로 잡아당긴다. 반대쪽도 같은 방법으로 실시한다.

엉덩이04
스모 자세 엉덩이 늘이기
30초씩 X 1회

어깨너비보다 다리를 더 벌리고 바로 선다. 엉덩이를 뒤로 빼며 양손으로 바닥을 짚고 깊게 앉는다. 이 자세를 30초 동안 유지한다.

3

수영 전 스트레칭

유산소 운동 중 하나인 수영은 신체의 많은 근육을 사용하기 때문에 에너지 소비량이 크며 물의 부력으로 몸에 가해지는 체중 부담이 적다. 이로 인해 관절이 손상되었거나 과체중으로 다른 운동이 부담스러운 남자에게 효과적인 운동이다. 하지만 수영 역시 장시간 하거나 갑자기 무리할 경우 어깨나 무릎, 종아리, 발목에 손상을 입을 수 있다. 잘못된 스트로크stroke로 장시간 운동했을 경우 어깨 힘줄에 통증이 발생하며 평영으로 무릎 안쪽 인대에 통증이 나타나기도 한다. 또한 오리발을 사용할 때는 종아리와 발목 손상을 입을 수도 있다. 그러므로 수영을 하기 전에 어깨, 무릎, 종아리, 발목 주변 근육을 유연하게 풀어주어야 한다. 관절이 안 좋은 사람은 수영보다는 물에서 살살 걷는 것이 좋고, 척추협착증이 있는 사람에게는 배영을 추천한다.

스트레칭 순서
이 책의 자세 번호

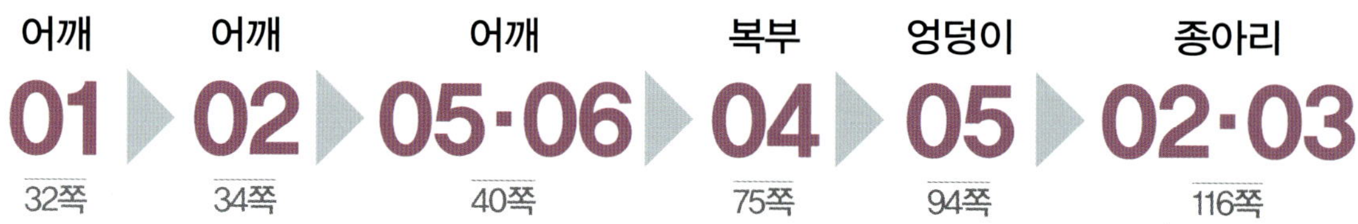

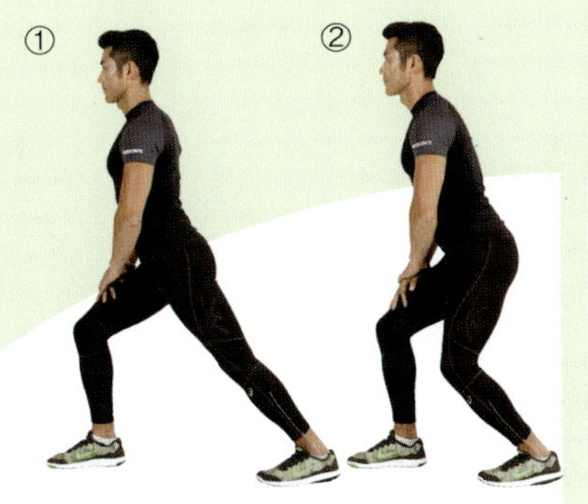

종아리02·03
종아리 늘이기
좌우 각각 30초씩 X 1회

① 다리를 앞뒤로 벌리고 앞다리를 굽히면서 체중을 앞으로 이동한다. 이때 뒷다리를 최대한 펴서 종아리를 늘인다. 이 자세를 30초 동안 유지한다. 반대쪽도 같은 방법으로 실시한다.

② 양손을 앞다리 허벅지에 올리고 두 무릎을 굽힌다. 체중을 앞으로 이동하여 뒷다리 종아리를 최대한 늘인다. 이 자세를 30초 동안 유지한다. 반대쪽도 같은 방법으로 실시한다.

엉덩이05
허벅지 뒤와 엉덩이 늘이기
좌우 각각 30초씩 X 1회

바로 서서 한 다리를 다른 다리 뒤로 교차한 상태에서 허리를 굽혀 바닥까지 내려간다. 이 상태를 30초 동안 유지한다. 반대쪽도 같은 방법으로 실시한다.

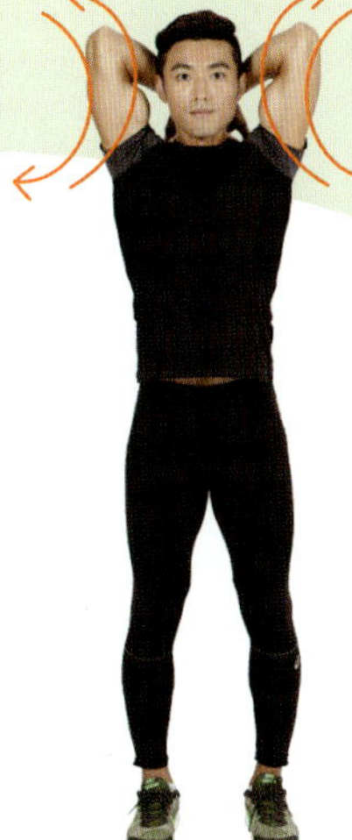

어깨01
양팔 굽혀 크게 돌리기
바깥쪽·안쪽 각각 30회

바로 서서 손끝을 어깨에 얹고 바깥쪽 방향과 안쪽 방향으로 각각 30회씩 크게 돌린다.

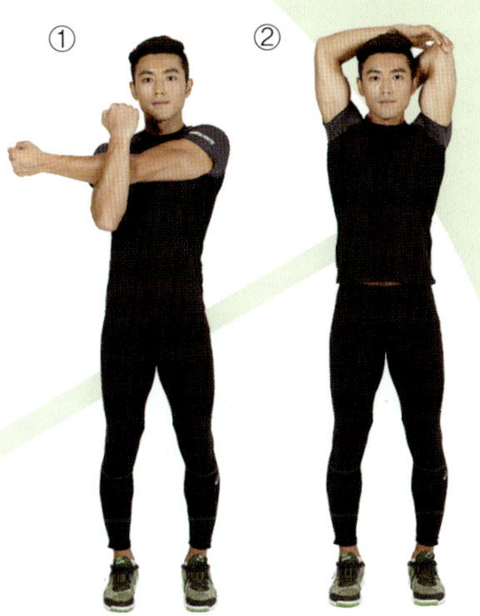

어깨02
어깨 뒤와 아래 늘이기
좌우 각각 30초씩 X 1회

① 한 팔을 안쪽으로 뻗고 반대 팔을 직각으로 굽혀 안쪽으로 뻗은 팔꿈치를 누른다. 반대쪽도 같은 방법으로 실시한다.

② 팔을 머리 뒤로 굽히고 다른 손으로 굽힌 팔꿈치를 당겨 30초 동안 유지한다. 반대쪽도 같은 방법으로 실시한다.

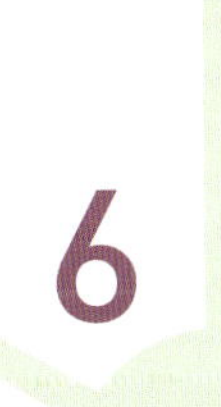

6 1

5 2

4 3

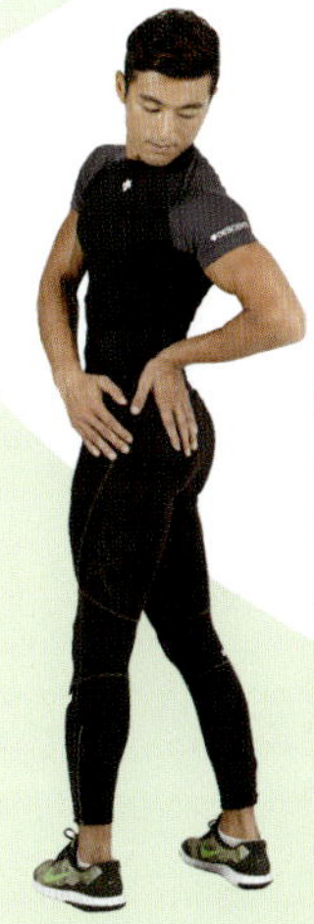

복부04 (응용)
서서 복부 늘이기
30초씩 X 1회

상체를 뒤로 살짝 젖히면서 왼쪽으로 돌린다. 이때 양손을 왼쪽 엉덩이에 대고 30초 동안 버틴다. 반대쪽도 같은 방법으로 실시한다.

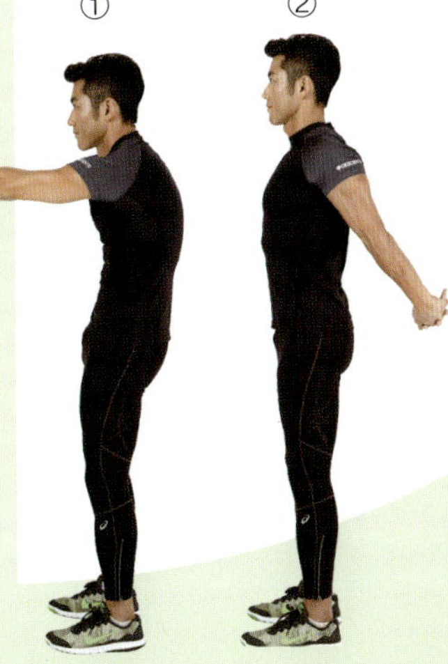

어깨05·06
등과 가슴 늘이기
각각 30초씩 X 1회

① 양손을 모아 어깨 높이까지 들어 양손은 앞으로 밀고 등은 뒤로 당긴 자세를 30초 동안 유지한다.

② 등 뒤로 깍지를 끼고 팔을 들어 올려 가슴을 늘인다. 이 자세를 30초 동안 유지한다.

축구 전 스트레칭

넓은 경기장을 뛰어다니며 전후좌우 다양한 움직임을 요구하는 축구는 전신 체력을 많이 향상시킬 수 있는 좋은 운동이다. 하지만 이 역시 과하면 공을 차는 다리와 몸을 지탱하는 다리가 불균형하게 발달하여 허리, 엉덩이, 무릎, 발목 관절에 큰 부담을 줄 수 있다. 축구를 하다 보면 주로 발목과 무릎 인대, 무릎 연골, 종아리와 허벅지 근육, 아킬레스건 부상이 많이 나타나며 한 번 다치면 큰 부상으로 이어지기 때문에 운동 전 스트레칭이 꼭 필요하다.

스트레칭 순서
이 책의 자세 번호

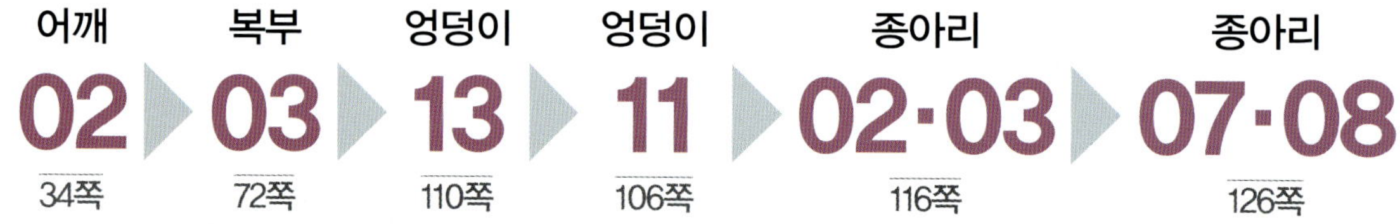

발목 바깥쪽·안쪽 늘이기
좌우 각각 30초씩 X 1회

한쪽 다리의 새끼발가락 옆이 바닥에 닿도록 한쪽 발목을 체중으로 살짝 누르고 30초 동안 유지한다. 같은 방법으로 엄지발가락이 바닥에 닿도록 한쪽 발목을 기울인다. 반대쪽도 같은 방법으로 실시한다.

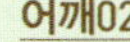

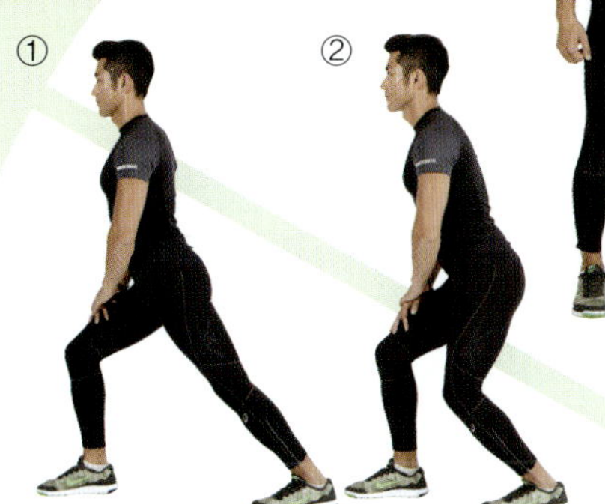

종아리02·03
종아리 늘이기
좌우 각각 30초씩 X 1회

① 다리를 앞뒤로 벌리고 앞다리를 굽히면서 체중을 앞으로 이동한다. 이때 뒷다리를 최대한 펴서 종아리를 늘인다. 이 자세를 30초 동안 유지한다. 반대쪽도 같은 방법으로 실시한다.

② 양손을 앞다리 허벅지에 올리고 두 무릎을 굽힌다. 체중을 앞으로 이동하여 뒷다리 종아리를 최대한 늘인다. 이 자세를 30초 동안 유지한다. 반대쪽도 같은 방법으로 실시한다.

어깨02
어깨 뒤와 아래 늘이기
좌우 각각 30초씩 X 1회

① 한 팔을 안쪽으로 뻗고 반대 팔을 직각으로 굽혀 안쪽으로 뻗은 팔꿈치를 누른다. 반대쪽도 같은 방법으로 실시한다.

② 한 팔을 머리 뒤로 굽히고 다른 손으로 굽힌 팔꿈치를 당겨 30초 동안 유지한다. 반대쪽도 같은 방법으로 실시한다.

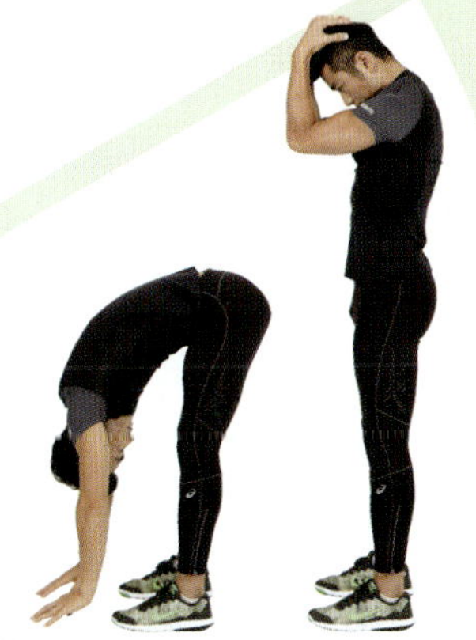

복부03
척추 늘이기
30초씩 X 1회

다리는 펴고 상체에 힘을 뺀 채 허리를 굽혀 내려갈 수 있는 지점까지 5초 동안 천천히 내려간다. 상체에 힘을 빼고 허리를 굽힌 상태를 10초 동안 유지한다. 양손으로 머리 뒤를 잡고 15초 동안 천천히 상체를 일으킨다.

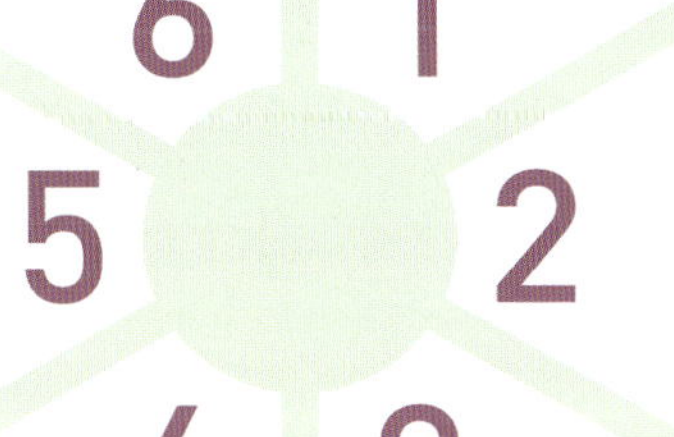

엉덩이11
누워서 다리 걸치고 엉덩이 늘이기
좌우 각각 30초씩 X 1회

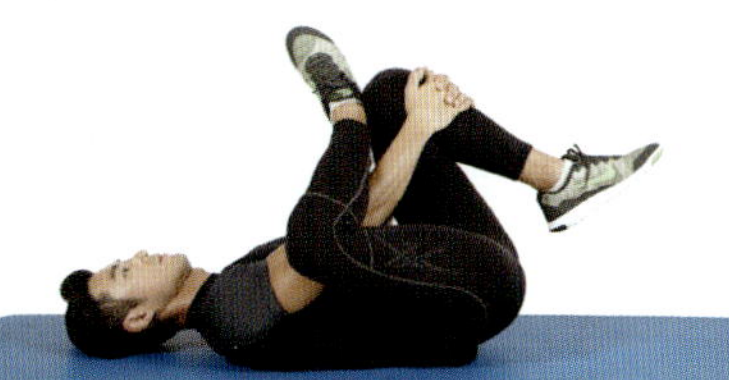

운동장 바닥에 누워 왼쪽 다리를 직각으로 접고 오른쪽 발목을 왼쪽 무릎에 걸쳐놓는다. 양손으로 무릎을 잡고 가슴 쪽으로 최대한 당긴다. 이 자세를 30초 동안 유지한다. 반대쪽도 같은 방법으로 실시한다.

엉덩이13
다리 앞뒤로 벌리기
좌우 각각 30초씩 X 1회

두 다리를 앞뒤로 넓게 벌린 후 뒷다리는 완전히 뻗고 앞다리는 직각으로 접어 뒷다리를 최대한 늘인다. 이 자세를 30초 동안 유지한다. 그다음 뒷다리 무릎을 바닥에 대고 30초 동안 유지한다. 반대쪽도 같은 방법으로 실시한다.

5

골프 전 스트레칭

자연 속에서 휴식을 즐기며 체력을 단련시킬 수 있다는 점에서 골프는 아주 이상적인 운동이다. 또한 사람들과 어울리며 집중력도 높일 수 있다는 점 역시 매력적이다. 하지만 한 방향으로 빠르게 몸통을 회전하는 동작의 특성상 척추와 골반에 손상을 입을 수 있고, 손과 어깨에 힘이 많이 들어가는 초보자는 손목, 팔꿈치, 어깨 관절로 이어지는 근육들에 무리가 가기도 한다. 그러므로 골프를 제대로 즐기기 위해서는 스윙을 할 때 사용하는 부위의 반대쪽 근력을 충분히 단련해야 하며, 운동 전에 어깨, 허리, 골반, 무릎으로 이어지는 근육을 스트레칭으로 풀어주어야 한다.

스트레칭 순서
이 책의 자세 번호

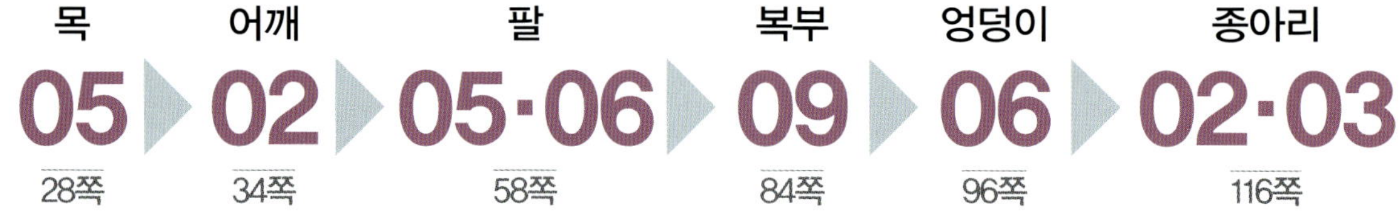

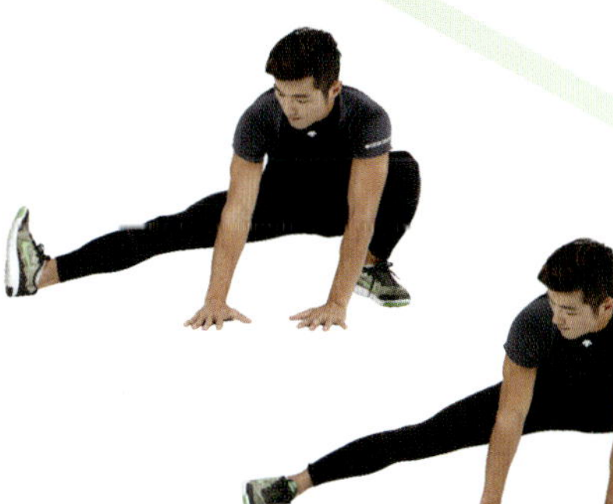

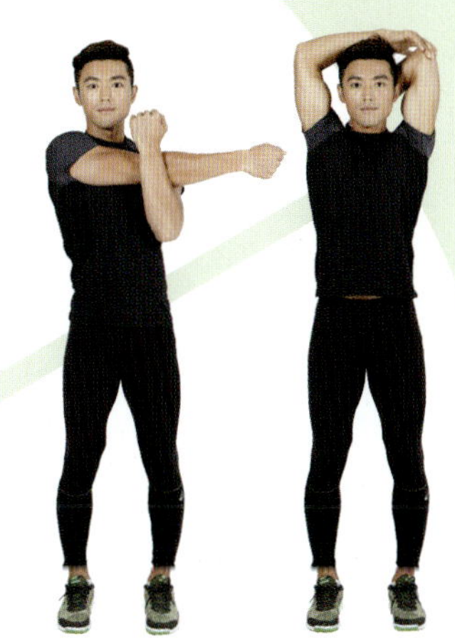

머리 대각선 방향으로 당기기
위아래 각각 30초씩 X 2회

한 손을 머리 위에 대고 턱을 당
겨 머리를 대각선 아래로 숙인다.
이 상태를 30초 동안 유지한 후
대각선 위로 머리를 젖혀 30초
동안 유지한다. 반대쪽도 같은 방
법으로 실시한다.

종아리02·03
종아리 늘이기
좌우 각각 30초씩 X 1회

① 다리를 앞뒤로 벌리고 앞다리를 굽히면서 체
중을 앞으로 이동한다. 이때 뒷다리를 최대한 펴
서 종아리를 늘인다. 이 자세를 30초 동안 유지
한다. 반대쪽도 같은 방법으로 실시한다.

② 양손을 앞다리 허벅지에 올리고 두 무릎을 굽
힌다. 체중을 앞으로 이동하여 뒷다리 종아리를
최대한 늘인다. 이 자세를 30초 동안 유지한다.
반대쪽도 같은 방법으로 실시한다.

어깨02
어깨 뒤와 아래 늘이기
좌우 각각 30초씩 X 1회

① 한 팔을 안쪽으로 뻗고 반대 팔을
직각으로 굽혀 안쪽으로 뻗은 팔꿈치
를 누른다. 반대쪽도 같은 방법으로
실시한다.

② 한 팔을 머리 뒤로 굽히고 다른 손
으로 굽힌 팔꿈치를 당겨 30초 동안
유지한다. 반대쪽도 같은 방법으로 실
시한다.

엉덩이06
허벅지 뒤와 안쪽 늘이기
좌우 각각 30초씩 X 1회

한쪽 발꿈치를 바닥에 댄 채
완전히 뻗고 반대쪽 다리는 무
릎을 굽혀 깊게 앉은 자세를
30초 동안 유지한다. 그다음
길게 뻗은 다리의 발을 안쪽
으로 돌려 엄지발가락이 바닥
에 닿도록 하여 30초 동안 버
틴다. 반대쪽도 같은 방법으로
실시한다.

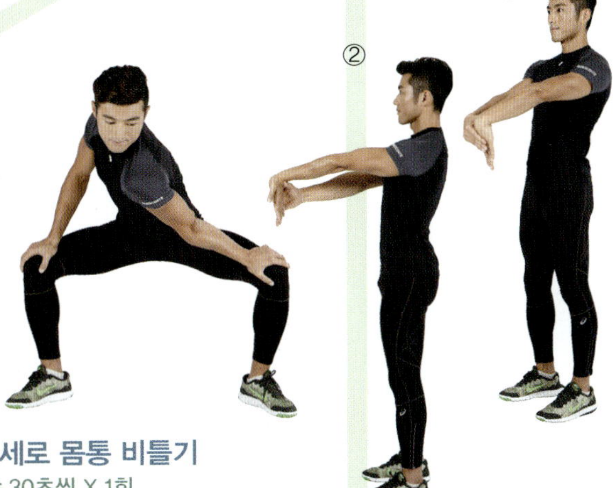

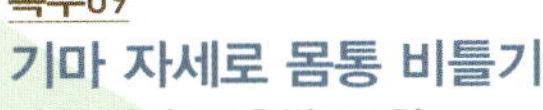

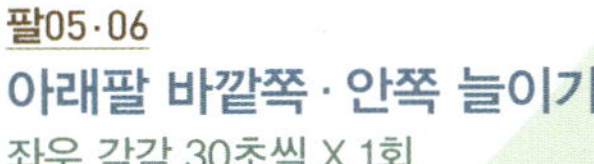

복부09
기마 자세로 몸통 비틀기
좌우 각각 30초씩 X 1회

다리를 어깨너비보다 더 많이 벌리고 선
다음 무릎을 굽혀 기마 자세를 만든다.
양손을 무릎 위에 걸치고 30초 동안 상체
를 오른쪽으로 비틀면서 왼쪽 무릎을 민
다. 반대쪽도 같은 방법으로 실시한다.

팔05·06
아래팔 바깥쪽·안쪽 늘이기
좌우 각각 30초씩 X 1회

① 양손을 모아 팔을 앞으로 뻗고 손끝이 아
래를 향하게 한 다음 위 손으로 아래 손목을
안으로 당긴다. 이 동작을 30초 동안 유지한
다. 반대쪽 같은 방법으로 실시한다.

② 한쪽 손바닥이 밖을 향하게 팔을 직각으
로 들어 올린다. 반대쪽 손으로 그 손바닥을
30초 동안 안으로 잡아당긴다. 반대쪽도 같
은 방법으로 실시한다.

6

야구 전 스트레칭

야구 역시 많은 남자들에게 인기 있는 운동이다. 동호인들이 많고 매일 캐치플레이catch play를 하며 야구를 즐기는 남자들도 많다. 하지만 야구 역시 충분히 근육을 풀지 않고 시작하면 공을 던질 때나 주루를 달릴 때 부상의 위험이 크다. 공을 빠르게 많이 던지기 때문에 어깨회전근과 팔꿈치 근육이 손상되기도 하고, 멈춰 있다가 갑자기 전력으로 질주해야 하는 특성상 허벅지 뒤쪽(햄스트링)과 종아리 근육에 부상을 입기도 한다. 그러므로 야구를 하기 전에는 스트레칭으로 어깨, 팔꿈치, 허벅지, 종아리 근육을 충분히 풀어주자.

스트레칭 순서
이 책의 자세 번호

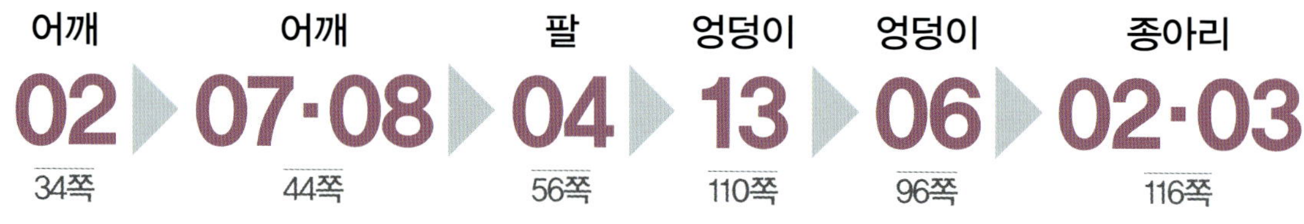

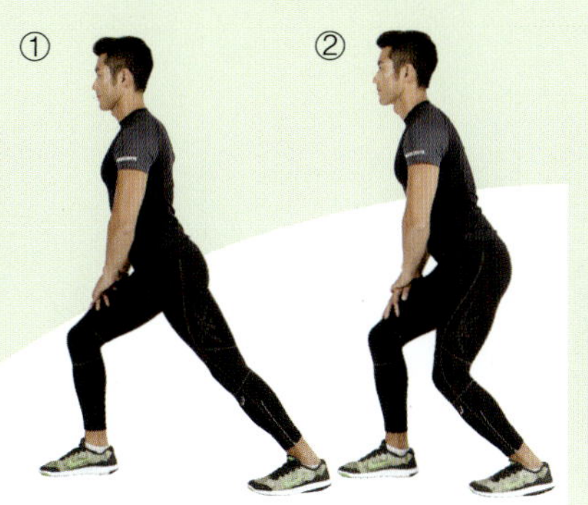

종아리02·03
종아리 늘이기
좌우 각각 30초씩 X 1회

① 다리를 앞뒤로 벌리고 앞다리를 굽히면서 체중을 앞으로 이동한다. 이때 뒷다리를 최대한 펴서 종아리를 늘인다. 이 자세를 30초 동안 유지한다. 반대쪽도 같은 방법으로 실시한다.

② 양손을 앞다리 허벅지에 올리고 두 무릎을 굽힌다. 체중을 앞으로 이동하여 뒷다리 종아리를 최대한 늘인다. 이 자세를 30초 동안 유지한다. 반대쪽도 같은 방법으로 실시한다.

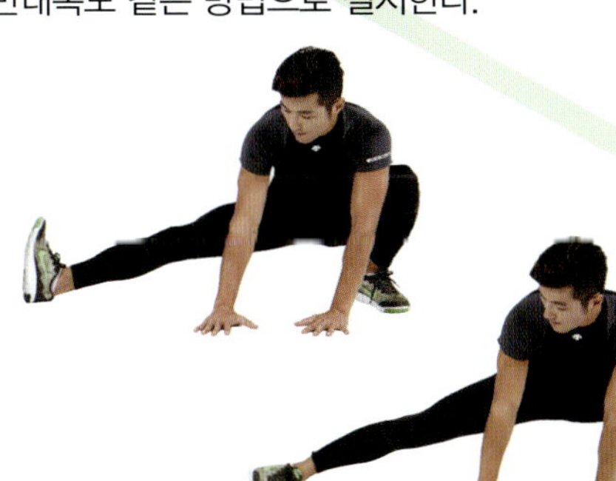

엉덩이06
허벅지 뒤와 안쪽 늘이기
좌우 각각 30초씩 X 1회

한쪽 발꿈치를 바닥에 댄 채 완전히 뻗고 반대쪽 다리는 무릎을 굽혀 깊게 앉은 자세를 30초 동안 유지한다. 그다음 길게 뻗은 다리의 발을 안쪽으로 돌려 엄지발가락이 바닥에 닿도록 하여 30초 동안 버틴다. 반대쪽도 같은 방법으로 실시한다.

엉덩이13
다리 앞뒤로 벌리기
좌우 각각 30초씩 X 1회

두 다리를 앞뒤로 넓게 벌린 후 뒷다리는 완전히 뻗고 앞다리는 직각으로 접어 뒷다리를 최대한 늘인다. 이 자세를 30초 동안 유지한다. 그다음 뒷다리 무릎을 바닥에 대고 30초 동안 유지한다. 반대쪽도 같은 방법으로 실시한다.

어깨02
어깨 뒤와 아래 늘이기
좌우 각각 30초씩 X 1회

① 한 팔을 안쪽으로 뻗고 반대 팔을 직각으로 굽혀 팔꿈치를 누른다. 반대쪽도 같은 방법으로 실시한다.

② 한 팔을 머리 뒤로 굽히고 다른 손으로 굽힌 팔꿈치를 당겨 30초 동안 유지한다. 반대쪽도 같은 방법으로 실시한다.

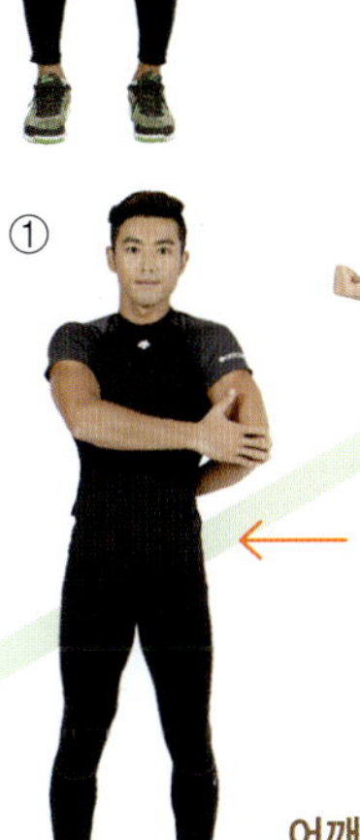

어깨07·08
팔 안쪽·바깥쪽 회전하여 늘이기
좌우 각각 30초씩 X 1회

① 한 손을 허리 뒤에 걸치고 반대 손으로 팔꿈치를 안으로 당겨 30초 동안 유지한다. 반대쪽도 같은 방법으로 실시한다.

② 양팔을 직각으로 접어서 가슴 옆에 붙이고 30초 동안 팔을 바깥쪽으로 돌린다.

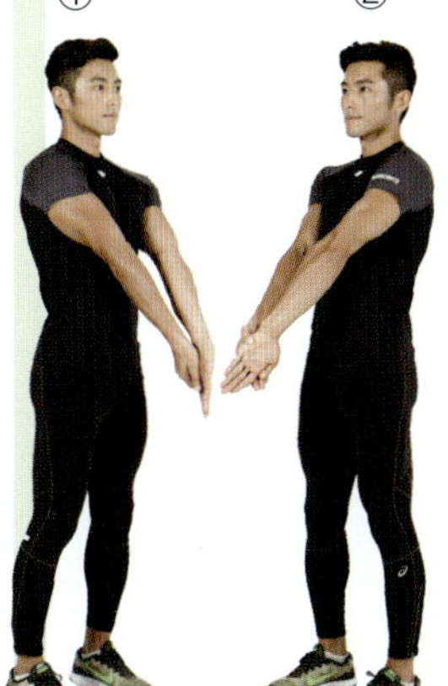

팔04
아래팔 바깥쪽과 안쪽 비틀기
바깥쪽·안쪽 각각 30초씩 X 2회

① 바로 서서 양손을 모아 팔을 앞으로 뻗고 손바닥이 위를 향하게 한 후 위쪽 손을 바깥쪽으로 돌리고, 아래쪽 손은 위쪽 손을 잡고 바깥으로 당긴다. 반대쪽도 같은 방법으로 실시한다.

② 손바닥이 아래를 향하게 한 후 아래쪽 손을 안쪽으로 돌리고, 위쪽 손은 아래쪽 손을 잡고 안으로 당긴다. 반대쪽도 같은 방법으로 실시한다.

7

테니스 · 배드민턴 전 스트레칭

테니스, 배드민턴과 같은 라켓으로 하는 운동은 전신을 사용하면서 순간적으로 강렬한 동작들이 많기 때문에 그만큼 부상의 위험도 높다. 특히 공을 치는 팔의 움직임이 머리 위부터 배 아래까지 다양한 각도로 나타나기 때문에 어깨와 팔꿈치, 손목이 손상될 위험이 높다. 또한 순간적으로 뛰었다가 갑자기 멈추고 자세를 낮추는 동작으로 무릎과 발목 부위가 다칠 위험도 있다. 그러므로 라켓 운동을 하기 전에는 적어도 어깨, 팔꿈치, 손목, 무릎, 발목 부위 근육들을 스트레칭으로 충분히 풀어주어야 한다.

스트레칭 순서
이 책의 자세 번호

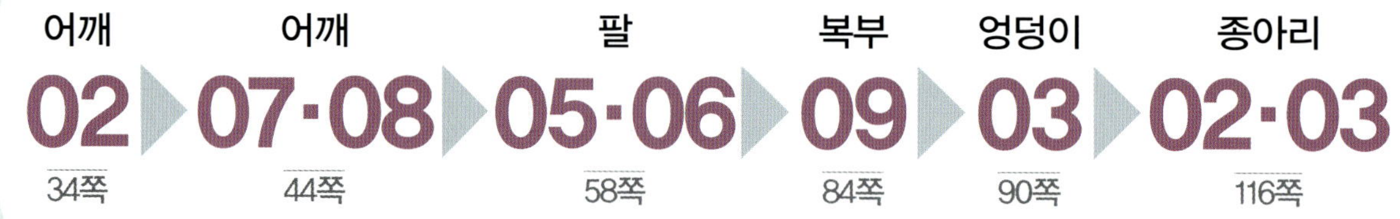

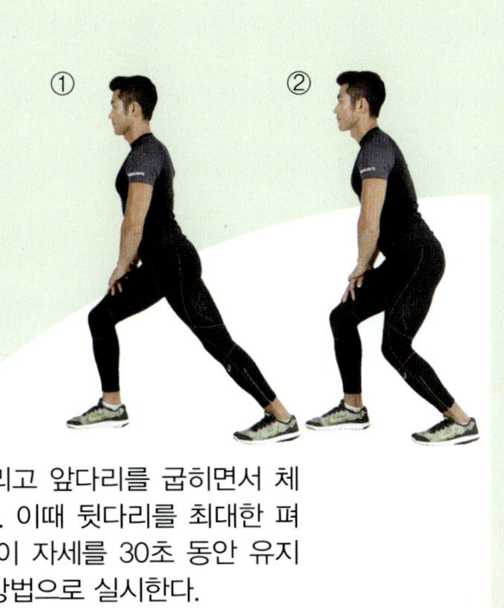

종아리02·03
종아리 늘이기
좌우 각각 30초씩 X 1회

① 다리를 앞뒤로 벌리고 앞다리를 굽히면서 체중을 앞으로 이동한다. 이때 뒷다리를 최대한 펴서 종아리를 늘인다. 이 자세를 30초 동안 유지한다. 반대쪽도 같은 방법으로 실시한다.

② 양손을 앞다리 허벅지에 올리고 두 무릎을 굽힌다. 체중을 앞으로 이동하여 뒷다리 종아리를 최대한 늘인다. 이 자세를 30초 동안 유지한다. 반대쪽도 같은 방법으로 실시한다.

엉덩이03
허벅지 앞 늘이기
좌우 각각 30초씩 X 1회

골반 너비로 다리를 벌리고 서서 왼쪽 무릎을 뒤로 접는다. 30초 동안 왼손으로 발등을 잡고 뒤로 당긴다. 반대쪽도 같은 방법으로 실시한다.

복부09
기마 자세로 몸통 비틀기
좌우 각각 30초씩 X 1회

다리를 어깨너비보다 더 많이 벌리고 선 다음 무릎을 굽혀 기마 자세를 만든다. 양손을 무릎 위에 걸치고 30초 동안 상체를 오른쪽으로 비틀면서 왼쪽 무릎을 민다. 반대쪽도 같은 방법으로 실시한다.

어깨02
어깨 뒤와 아래 늘이기
좌우 각각 30초씩 X 1회

① 한 팔을 안쪽으로 뻗고 반대 팔을 직각으로 굽혀 팔꿈치를 누른다. 반대쪽도 같은 방법으로 실시한다.

② 한 팔을 머리 뒤로 굽히고 다른 손으로 굽힌 팔꿈치를 당겨 30초 동안 유지한다. 반대쪽도 같은 방법으로 실시한다.

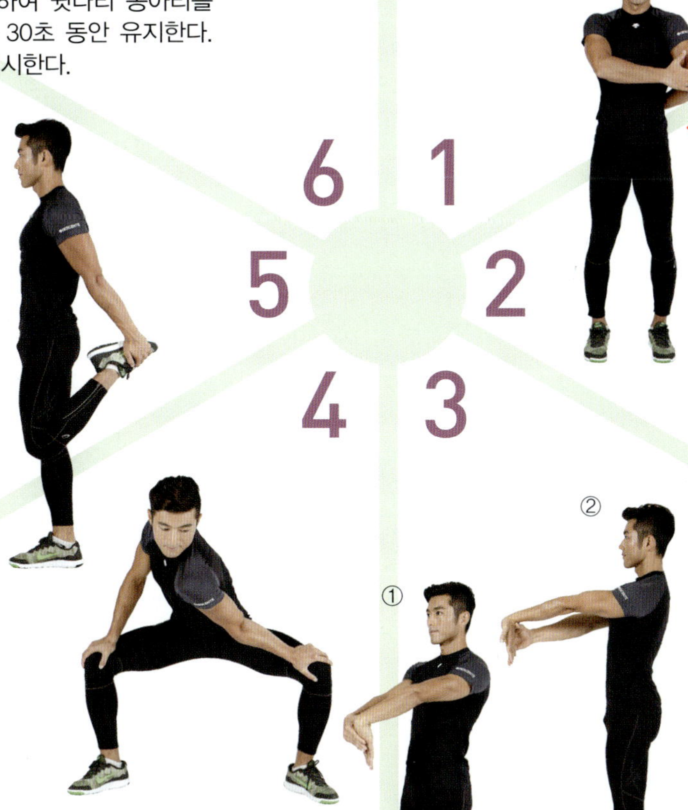

어깨07·08
팔 안쪽·바깥쪽 회전하여 늘이기
좌우 각각 30초씩 X 1회

① 한 손을 허리 뒤에 걸치고 반대 손으로 팔꿈치를 안으로 당겨 30초 동안 유지한다. 반대쪽도 같은 방법으로 실시한다.

② 양팔을 직각으로 접어서 가슴 옆에 붙이고 30초 동안 팔을 바깥쪽으로 돌린다.

팔05·06
아래팔 바깥쪽·안쪽 늘이기
좌우 각각 30초씩 X 1회

① 양손을 모아 팔을 앞으로 뻗고 손끝이 아래를 향하게 한 다음 위 손으로 아래 손목을 안으로 당긴다. 이 동작을 30초 동안 유지한다.

② 한쪽 손바닥이 밖을 향하게 팔을 직각으로 들어 올린다. 반대쪽 손으로 그 손바닥을 30초 동안 안으로 잡아당긴다. 반대쪽도 같은 방법으로 실시한다.

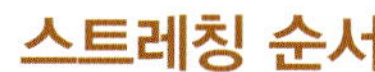

등산 전 스트레칭

등산은 자연의 맑은 공기와 식물로 정신 건강을 관리하며 심폐와 근력을 동시에 향상시켜주는 매우 좋은 운동이다. 하지만 등산을 하다가 넘어져 발목이나 엉덩이, 허리의 부상을 입는 경우가 종종 있으며 과체중인 사람이나 평소 관절이 좋지 않았던 사람은 오르내리는 동작으로 관절에 통증을 느끼기도 한다. 그러므로 등산 전에 허리와 허벅지, 종아리, 발목 부위 근육을 충분히 풀어주어야 한다.

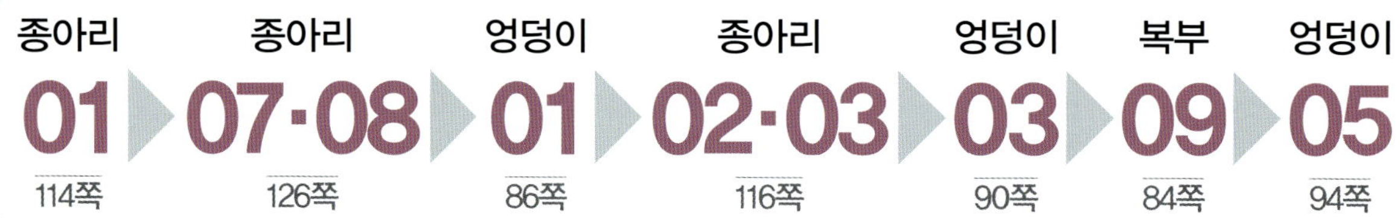

엉덩이05
허벅지 뒤와 엉덩이 늘이기
좌우 각각 30초씩 X 1회

바로 서서 한 다리를 다른 다리 뒤로
교차한 상태에서 허리를 굽혀 바닥까
지 내려간다. 이 상태를 30초 동안 유
지한다. 반대쪽도 같은 방법으로 실시
한다.

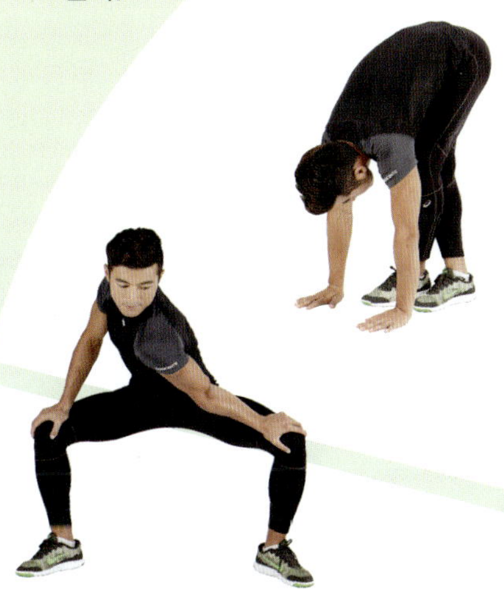

복부09
기마 자세로 몸통 비틀기
좌우 각각 30초씩 X 1회

다리를 어깨너비보다 더 많이 벌
린 후 무릎을 굽혀 기마 자세를
만든다. 양손을 무릎 위에 걸치고
30초 동안 상체를 오른쪽으로 비
틀면서 왼쪽 무릎을 민다. 반대쪽
도 같은 방법으로 실시한다.

엉덩이03
허벅지 앞 늘이기
좌우 각각 30초씩 X 1회

골반 너비로 다리를 벌리
고 서서 왼쪽 무릎을 뒤로
접는다. 30초 동안 왼손으
로 발등을 잡고 뒤로 당긴
다. 반대쪽도 같은 방법으
로 실시한다.

종아리01
발목 돌리기
좌우 각각 30회씩 X 1회

한쪽 발 앞을 바닥에 대고
발목으로 원을 그리듯 바깥
쪽으로 크게 천천히 돌린다.
반대쪽도 같은 방법으로 실
시한다.

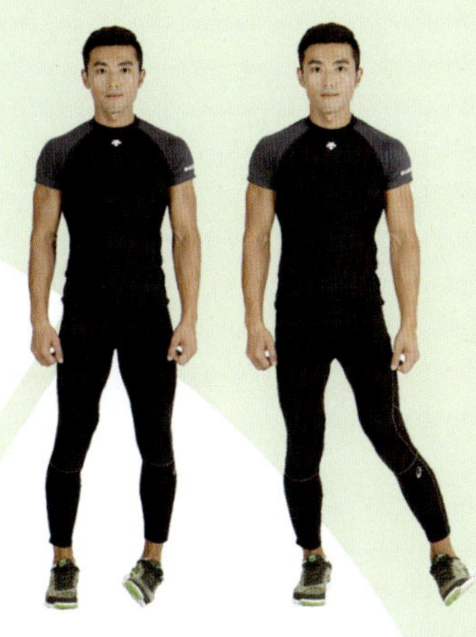

종아리07·08
발목 바깥쪽·안쪽 늘이기
좌우 각각 30초씩 X 1회

한쪽 다리의 새끼발가락 옆이 바닥에 닿도록
한쪽 발목을 체중으로 살짝 누르고 30초 동안
유지한다. 같은 방법으로 엄지발가락이 바닥
에 닿도록 한쪽 발목을 기울인다. 반대쪽도 같
은 방법으로 실시한다.

엉덩이01
무릎 돌리기
좌우 각각 30회씩 X 1회

양손을 무릎 위에 얹고 무릎
을 살짝 굽혀 오른쪽으로 천
천히 크게 돌린다. 반대쪽도
같은 방법으로 실시한다.

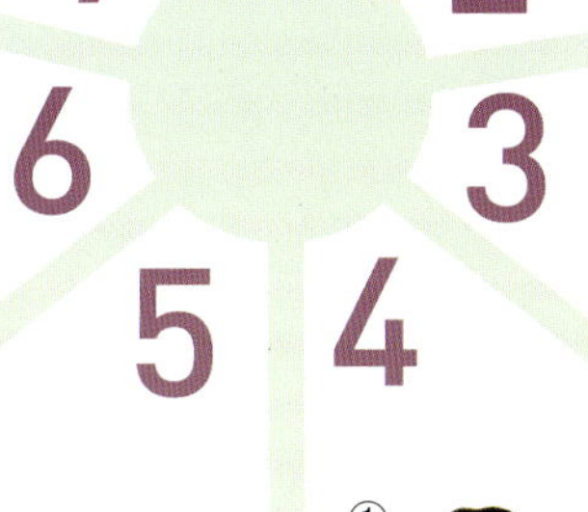

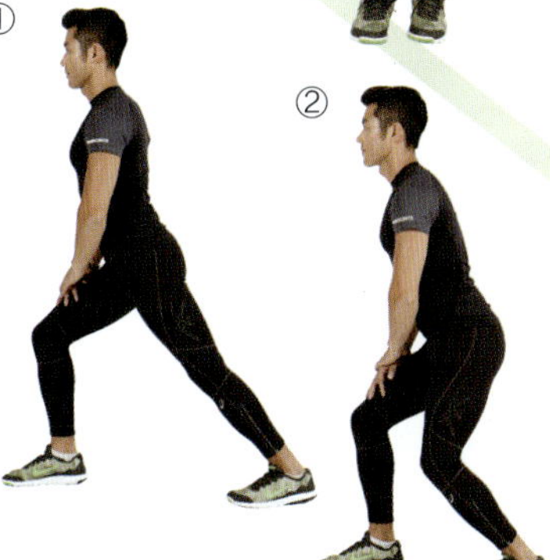

종아리02·03
종아리 늘이기
좌우 각각 30초씩 X 1회

① 다리를 앞뒤로 벌리고 앞다리를 굽히면서 체중을 앞으로 이
동한다. 이때 뒷다리를 최대한 펴서 종아리를 늘인다. 이 자세
를 30초 동안 유지한다. 반대쪽도 같은 방법으로 실시한다.

② 양손을 앞다리 허벅지에 올리고 두 무릎을 굽힌다. 체중을
앞으로 이동하여 뒷다리 종아리를 최대한 늘인다. 이 자세를 30
초 동안 유지한다. 반대쪽도 같은 방법으로 실시한다.

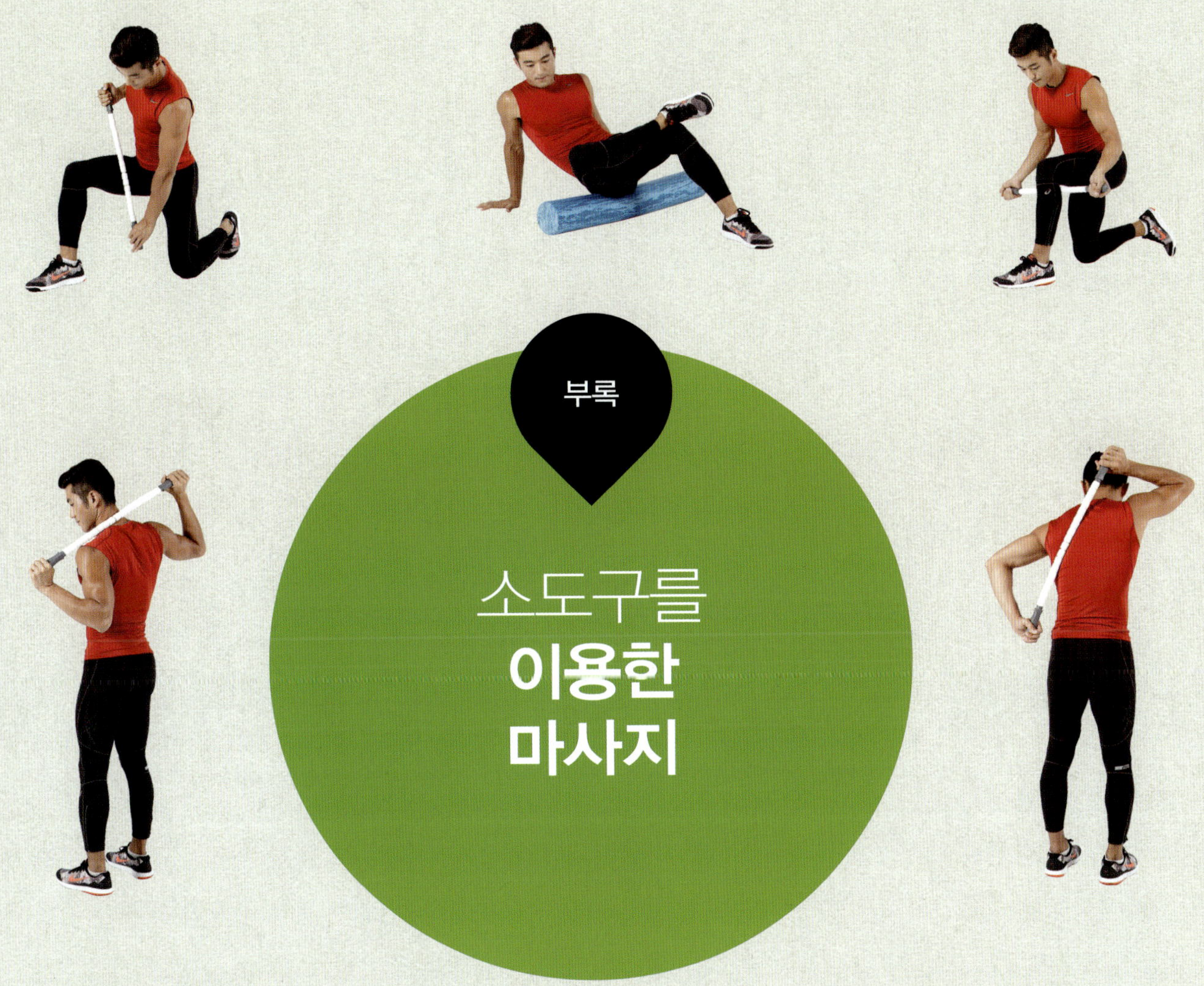

소도구를 이용한 마사지

스트레칭을 한 후에는 간단한 마사지로 마무리하는 것이 좋다. 손을 이용하여 마사지하는 것도 좋지만, 손이 닿지 않는 부분이나 손으로 마사지하기 힘든 상황에서는 소도구를 이용하여 마사지를 하도록 한다. 긴장된 근막, 근육, 힘줄, 인대와 같은 신체 조직을 쉽게 이완시켜주고 건강한 상태를 유지하여 신체 관절의 가동 범위가 넓어지는 효과가 있다. 부록에서는 마사지하기 편리한 폼 롤러(Foam Roller, 중량이 가볍고 충격 흡수력이 좋은 고급 스펀지로 만든 소도구)와 더 스틱(The Stick, 마사지 전용 스틱)을 이용한 마사지 방법을 소개한다.

폼 롤러 마사지

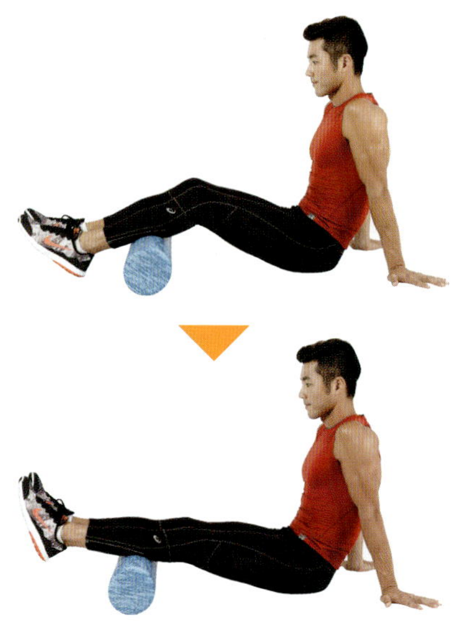

양쪽 종아리 마사지

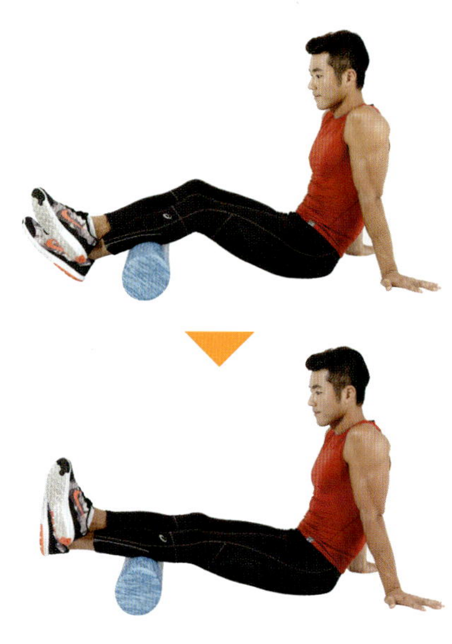

한쪽 종아리 마사지

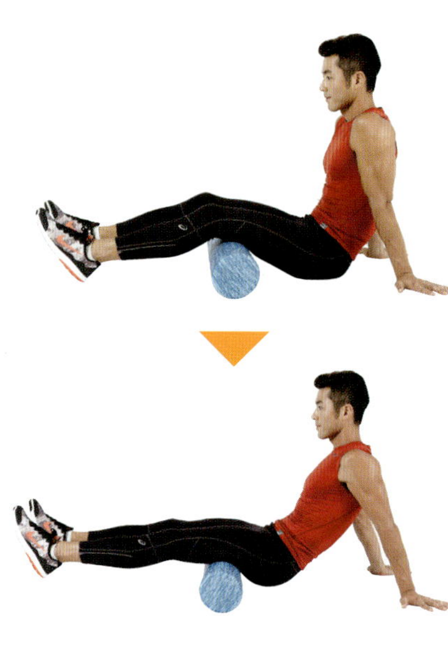

양쪽 허벅지 뒤 마사지

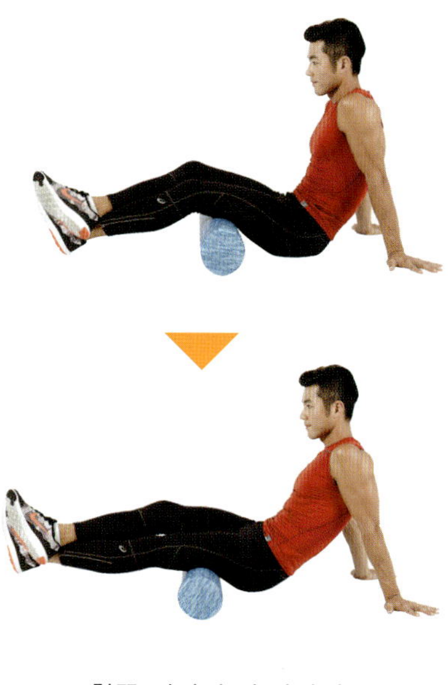

한쪽 허벅지 뒤 마사지

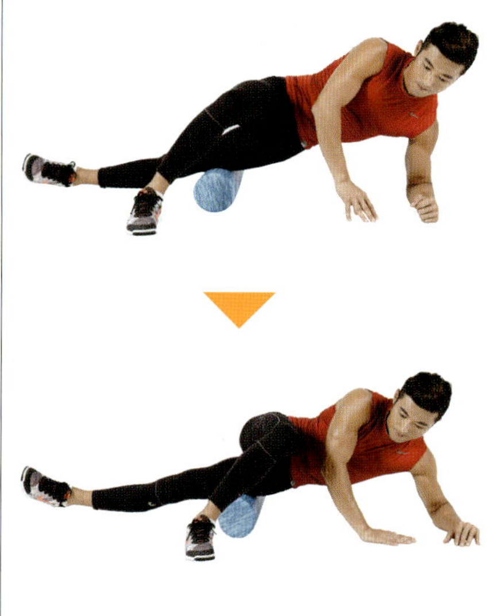

허벅지 옆 마사지

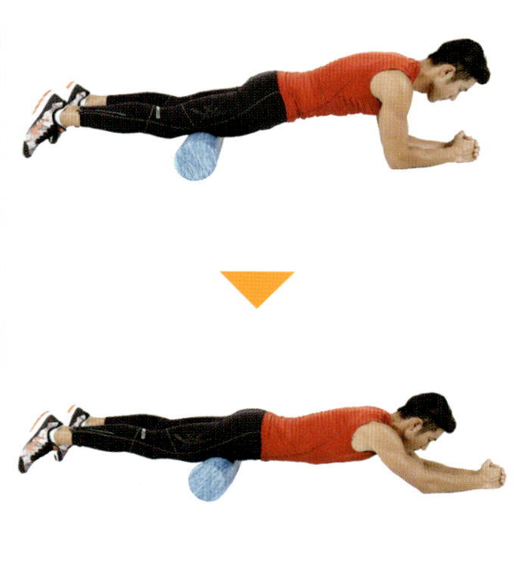

허벅지 앞 마사지

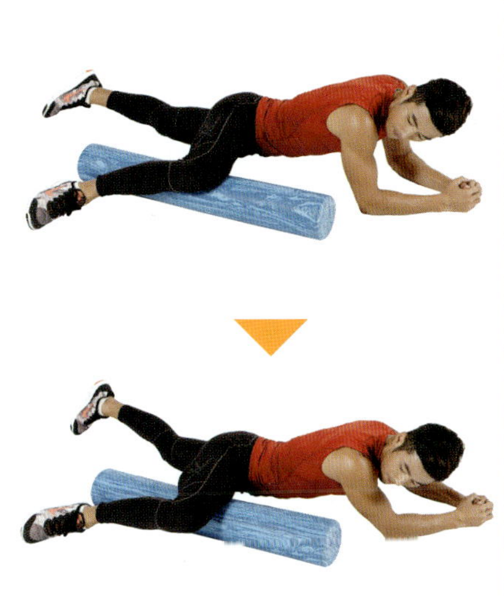
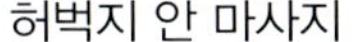

허벅지 안 마사지

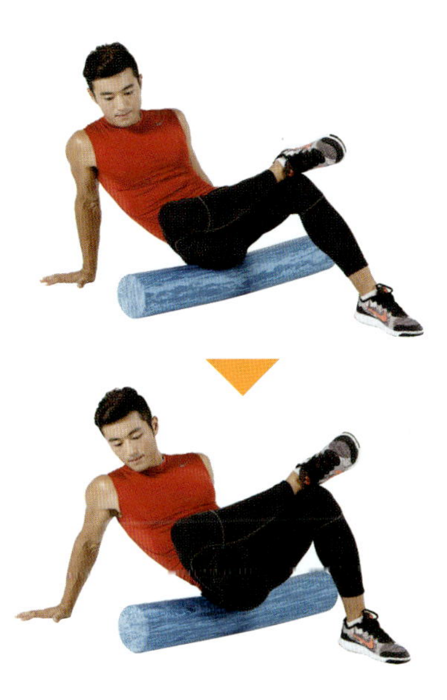

엉덩이 마사지

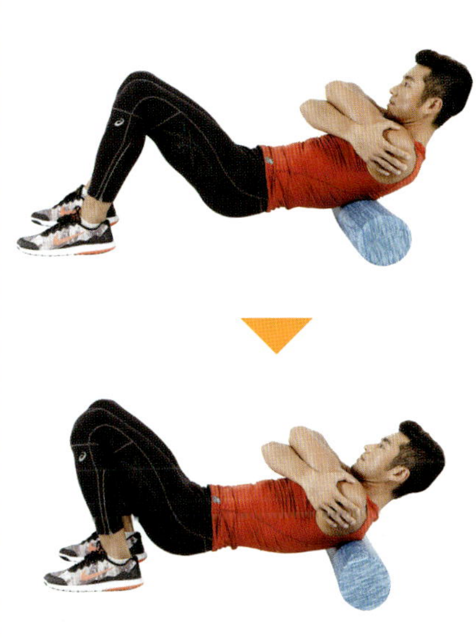

허리·등 마사지

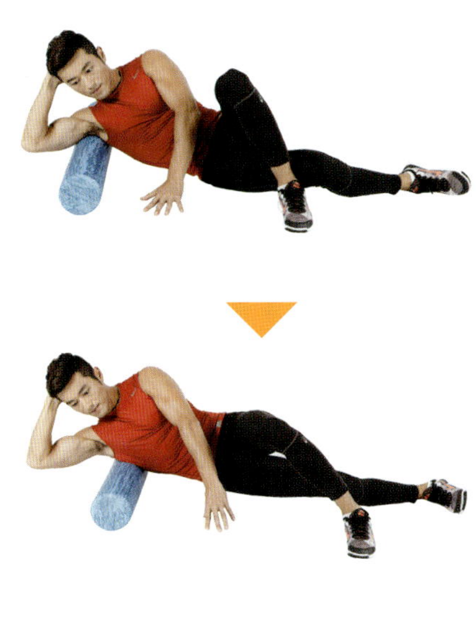

몸통 옆 마사지

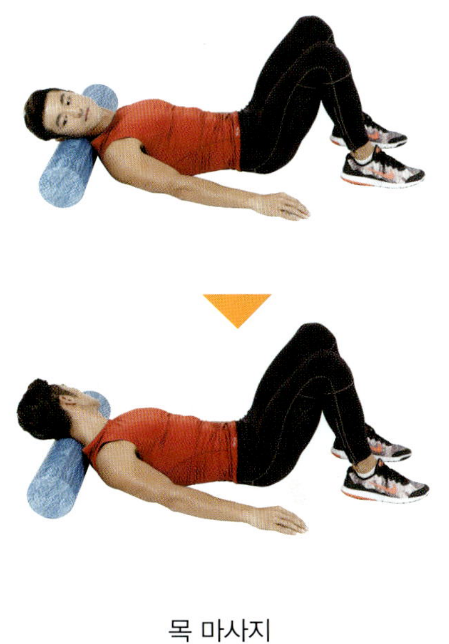

목 마사지

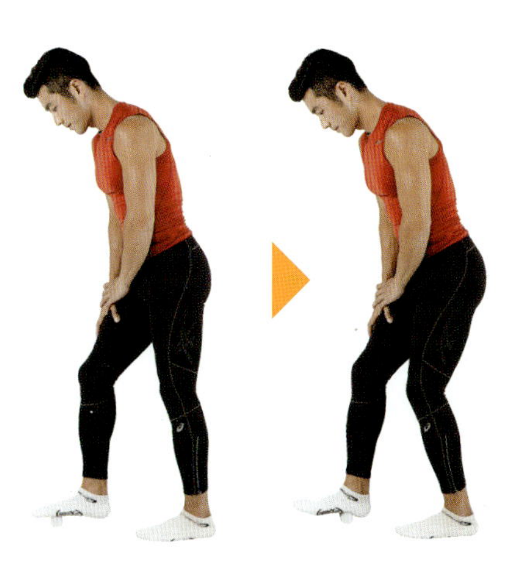

발바닥 마사지 (골프공 이용)

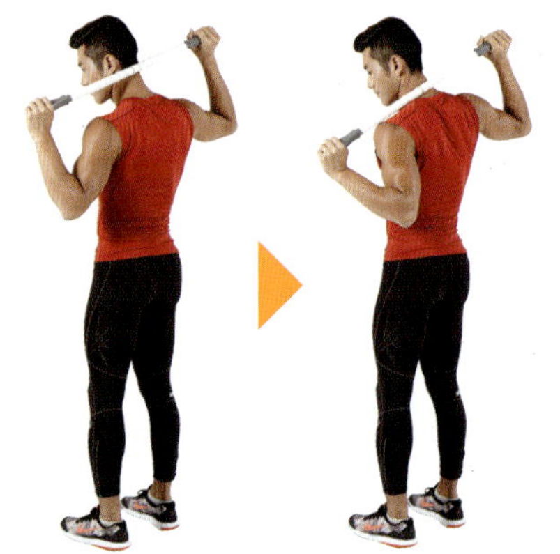

목 마사지

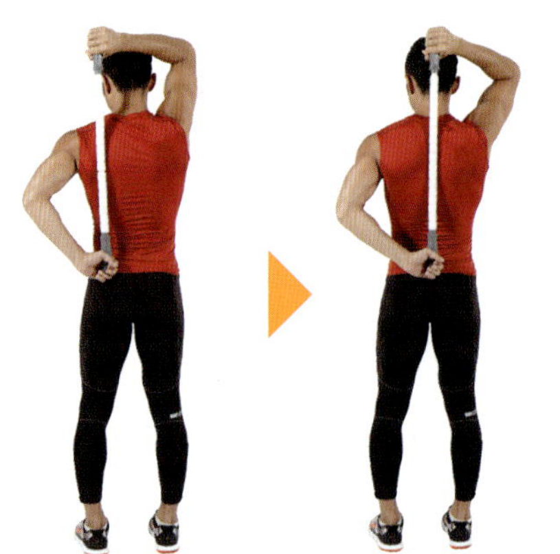

날개뼈 마사지

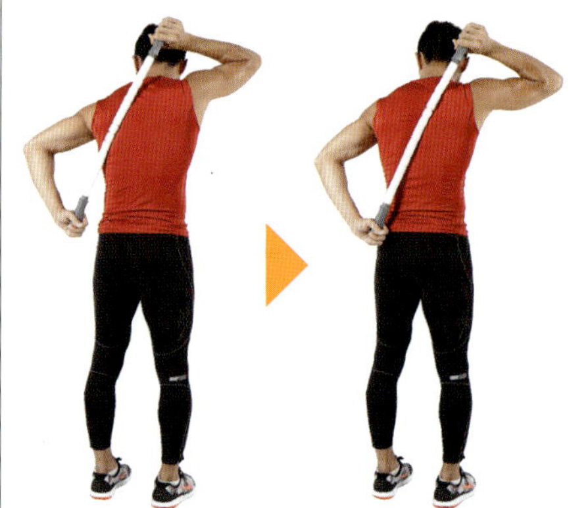

등 마사지

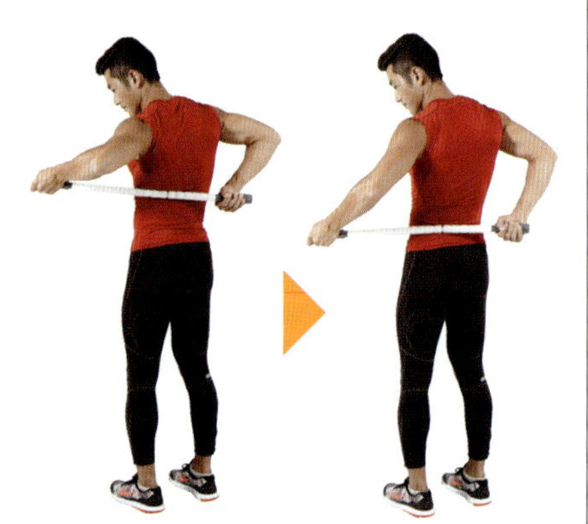

허리 마사지

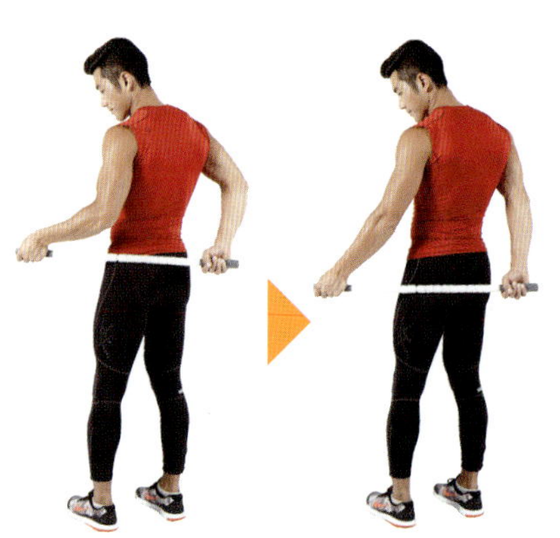

엉덩이 마사지

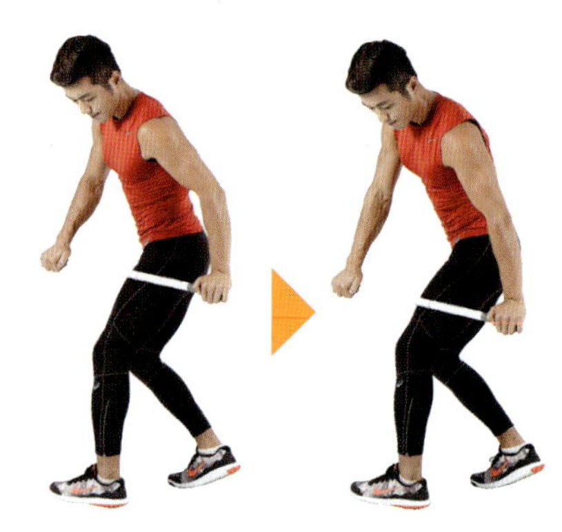

허벅지 앞·옆 마사지

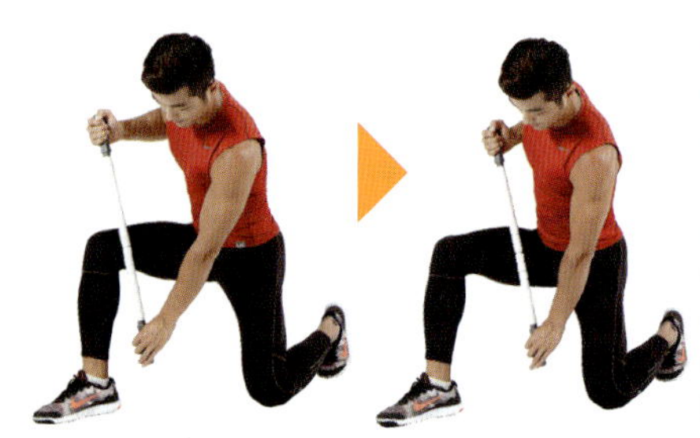

허벅지 안쪽 마사지

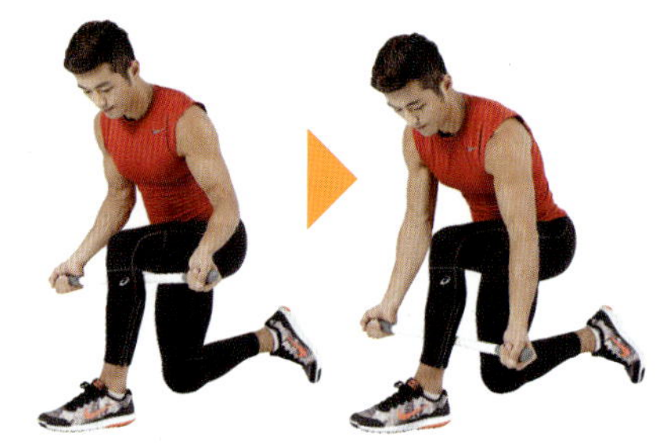

종아리 뒤 마사지

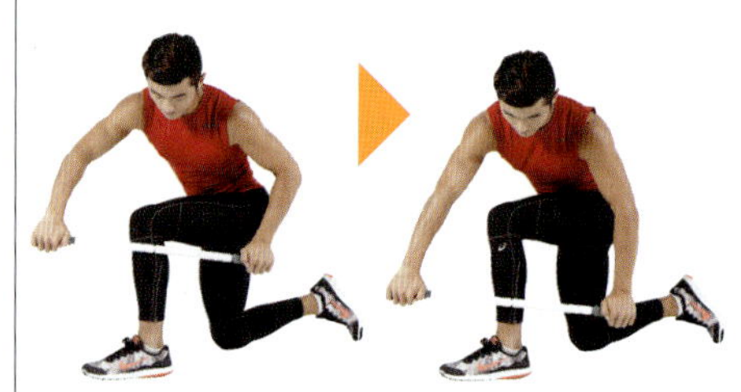

종아리 앞·옆 마사지

하루 6분,
남자의 힘은 스트레칭에서 나온다

초판 1쇄 발행 2015년 12월 3일 초판 3쇄 발행 2017년 8월 30일

지은이 나영무, 조영재, 임형태, 윤탁용, 정희성
펴낸이 연준혁

출판1본부 이사 김은주
출판1분사 분사장 한수미
책임편집 김민정
기획분사 박경아

펴낸곳 (주)위즈덤하우스 미디어그룹 **출판등록** 2000년 5월 23일 제13-1071호
주소 경기도 고양시 일산동구 정발산로 43-20 센트럴프라자 6층
전화 031)936-4000 **팩스** 031)903-3893 **홈페이지** www.wisdomhouse.co.kr

값 12,800원 ⓒ 나영무, 2015
ISBN 978-89-98010-42-3 13510

*잘못된 책은 바꿔드립니다.
*이 책의 전부 또는 일부 내용을 재사용하려면
  사전에 저작권자와 (주)위즈덤하우스 미디어그룹의 동의를 받아야 합니다

국립중앙도서관 출판시도서목록(CIP)

하루 6분, 남자의 힘은 스트레칭에서 나온다 / 지은이: 나영무, 조영재, 임형태, 윤탁용, 정희성. -- 고양 : 위즈덤하우스, 2015 p. ; cm ISBN 978-89-98010-42-3 13510 : ₩12800 스트레칭[--體操] 693.4-KDC6 796.44-DDC23　　　　　　　　CIP2015030805

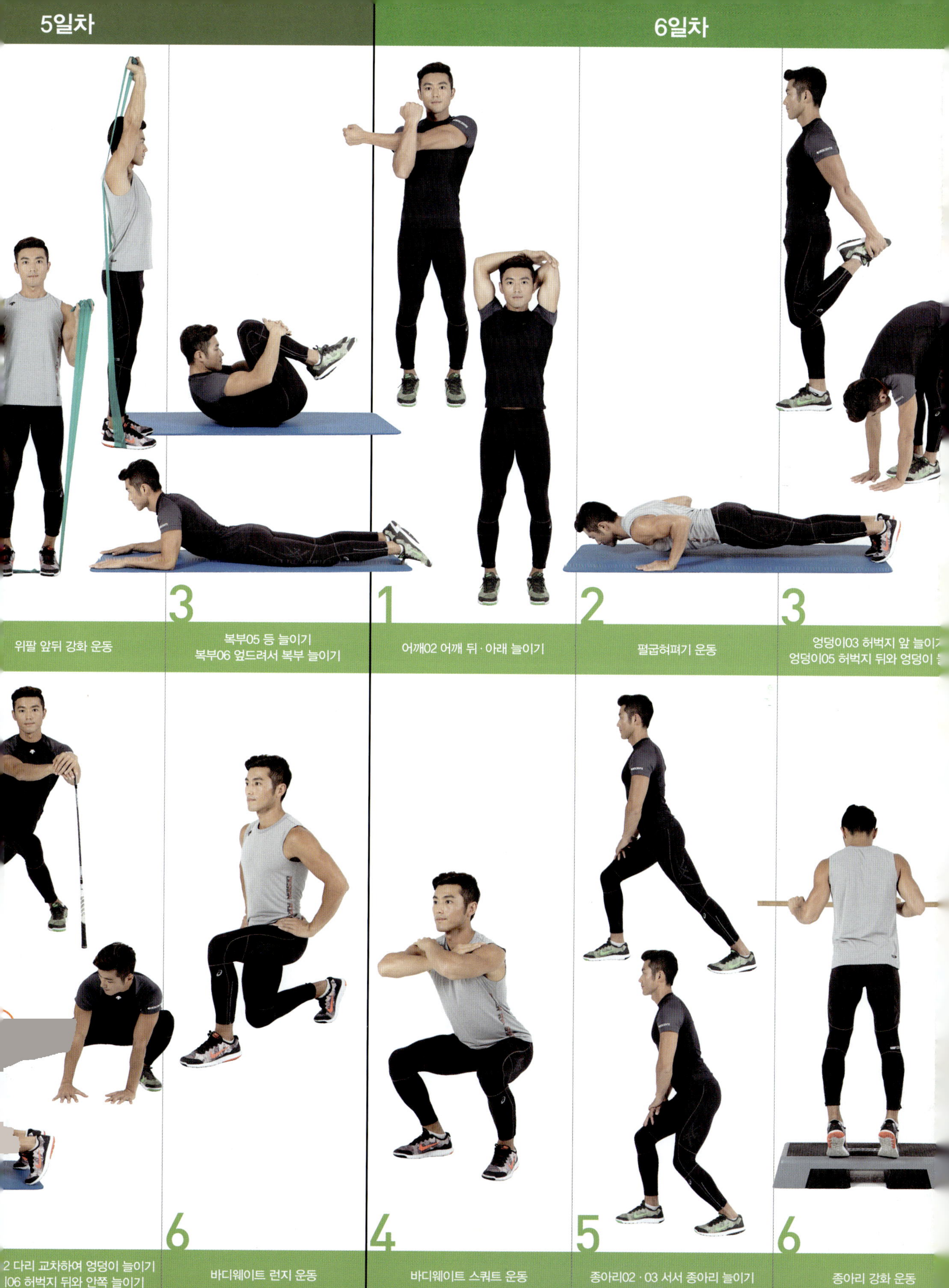

3
위팔 앞뒤 강화 운동

3
복부05 등 늘이기
복부06 엎드려서 복부 늘이기

1
어깨02 어깨 뒤·아래 늘이기

2
펼굽혀펴기 운동

3
엉덩이03 허벅지 앞 늘이기
엉덩이05 허벅지 뒤와 엉덩이

2 다리 교차하여 엉덩이 늘이기
I06 허벅지 뒤와 안쪽 늘이기

6
바디웨이트 런지 운동

4
바디웨이트 스쿼트 운동

5
종아리02 · 03 서서 종아리 늘이기

6
종아리 강화 운동

}한 남자가
l는 스트레칭
ᅡ주 플랜

3주

응용 컨디셔닝
스트레칭과
컨디셔닝
운동 하나

ᅡ루에 총 여섯 부
l를 스트레칭과 컨
l셔닝 운동을 혼합
ᅡ여 20~30분 내
l로 실시하며 점차
l간과 강도가 늘어
ᅡ는 프로그램

스트레칭은 한 동작
을 각각 양쪽으로
0초씩 총 1분 동안
실시한다.

컨디셔닝 운동은
5~20회 내외로 실
l하며 자세한 시간
은 본문을 참고한다.

순서대로 이어서 할
l요 없이 짬이 나
는 대로 수시로 스
트레칭을 한다.

주당 6일차로 구성
l어 있으며 하루는
l다.

1일차

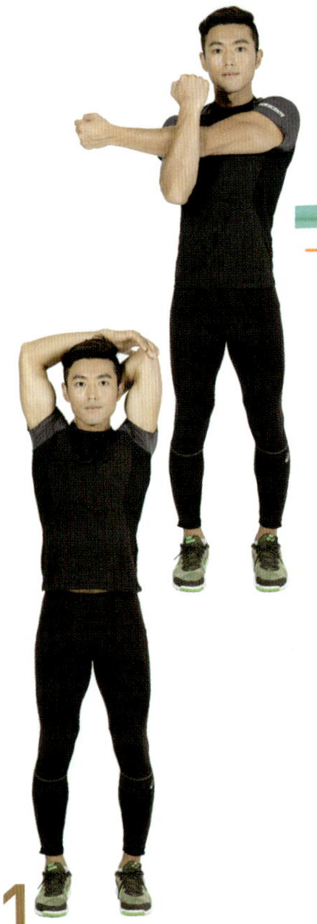

1

어깨02 어깨 뒤 · 아래 늘이기

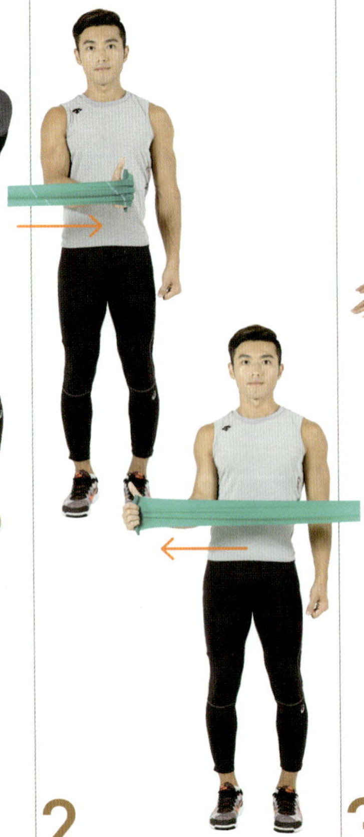

2

어깨 안쪽 및 바깥쪽 회전 운동

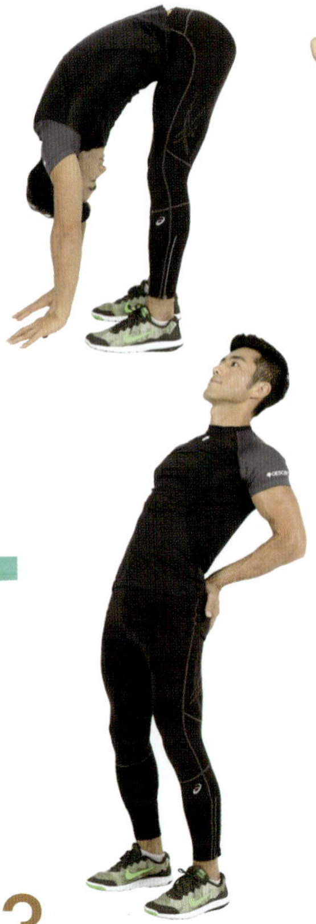

3

복부03 척추 늘이기
복부04 서서 복부 늘이기

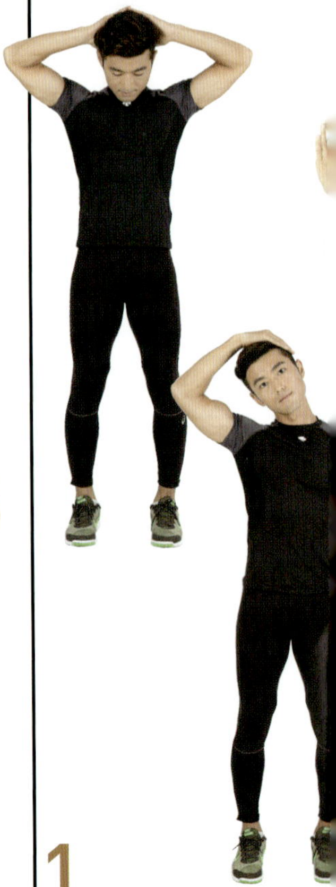

1

목02 머리 숙이고 젖히기
목03 머리 옆으로 굽혀 당기기

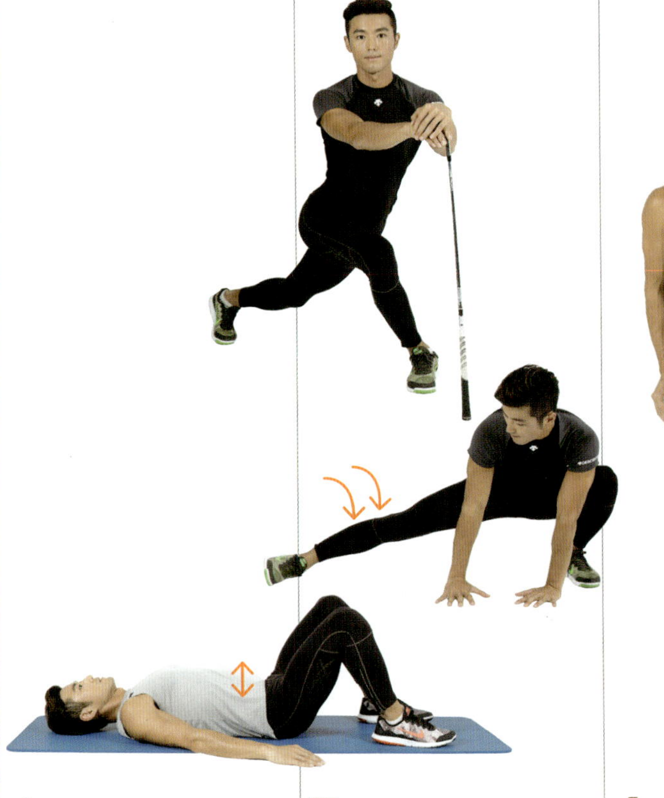

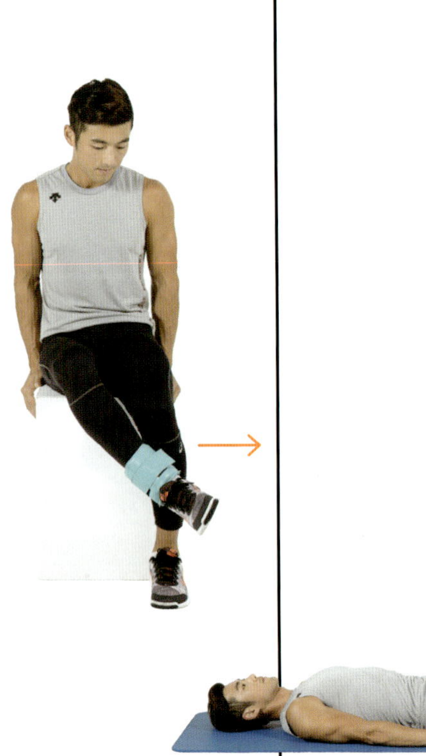

4

배꼽 당기기 운동

5

엉덩이02 다리 교차하여 엉덩이 늘이기
엉덩이06 허벅지 뒤와 안쪽 늘이기

6

다리 안쪽 및 바깥쪽 회전 운동

4

누워서 다리 펴 올리기 운동

5일차

벌렸다 모으기 운동

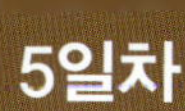

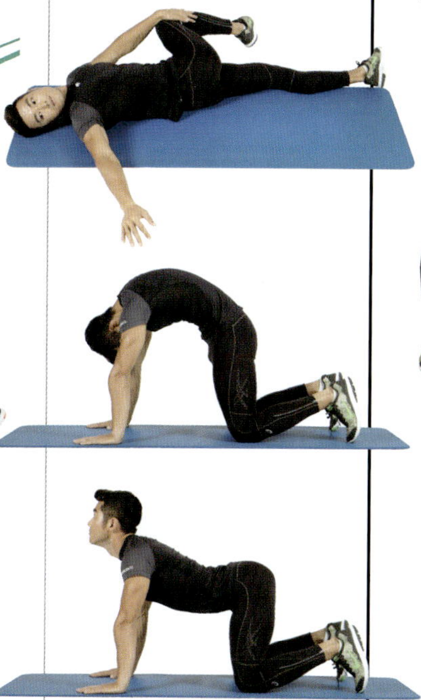

3

복부07 몸통과 엉덩이 비틀기
복부08 고양이와 낙타 자세

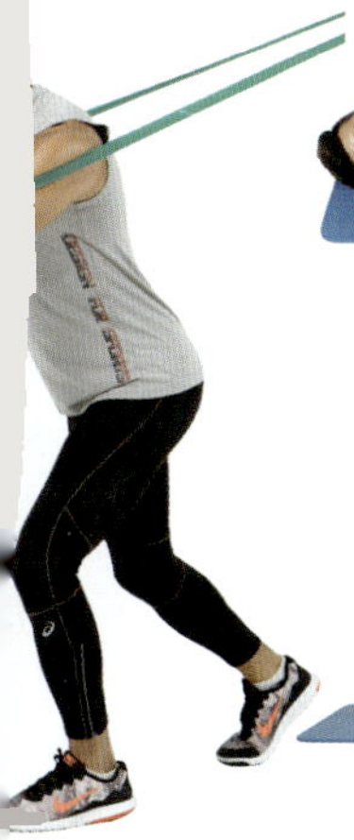

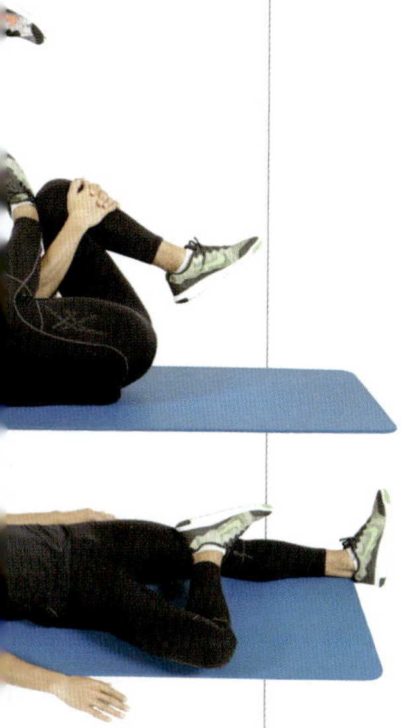

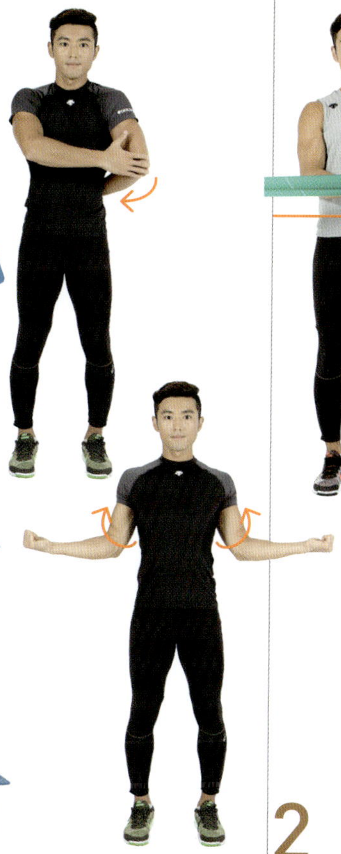

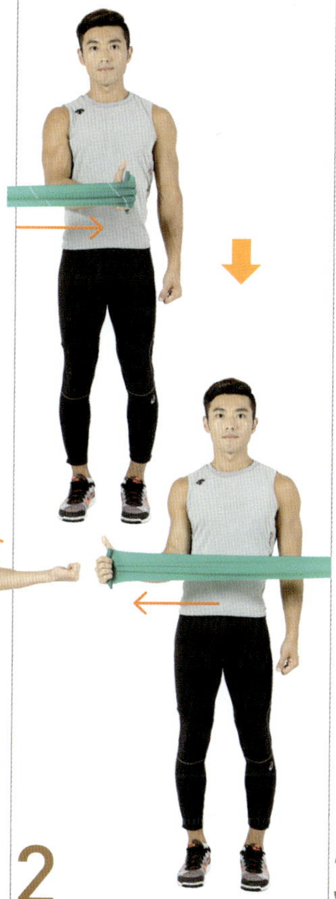

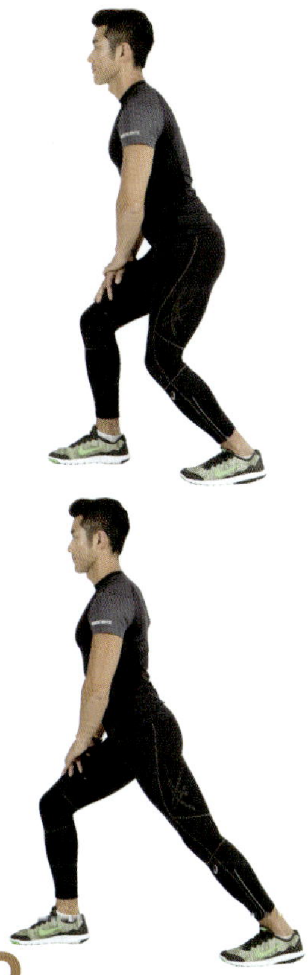

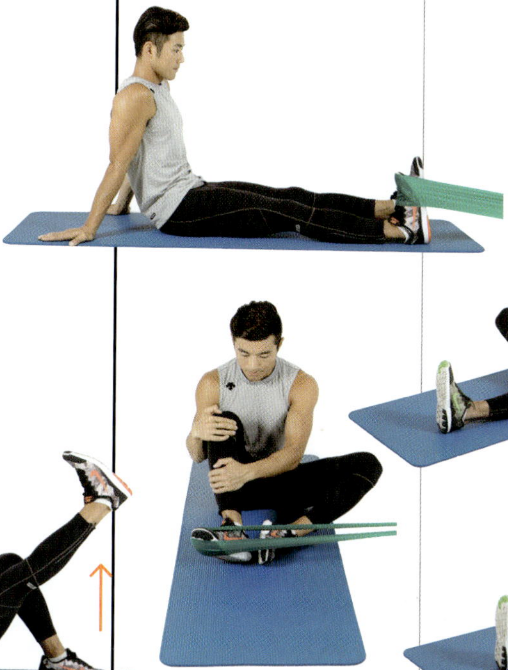

리 걸치고 엉덩이 늘이기
4자 모양 골반 늘이기

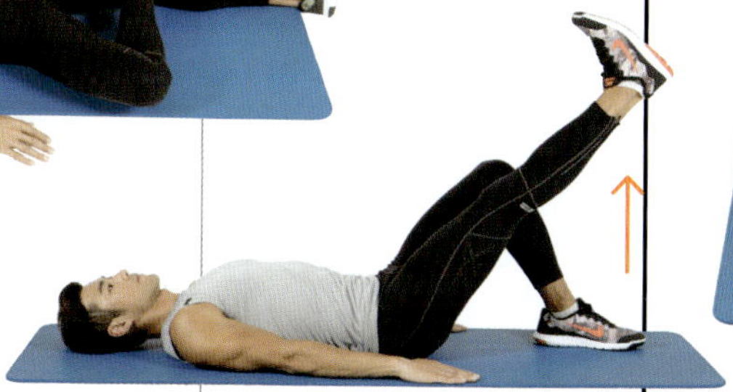

6

누워서 다리 펴 올리기 운동

6일차

1

어깨07 · 08
팔 안쪽 · 바깥쪽 회전하여 늘이기

2

어깨 안쪽 및 바깥쪽 회전운동

3

종아리02 · 03 서서 종아리 늘이기

4

발목 4방향 운동

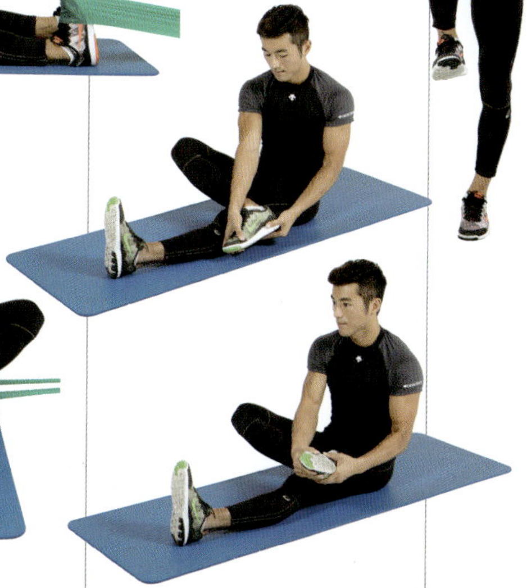

5

종아리07 · 08
발목 바깥쪽 · 안쪽 늘이기

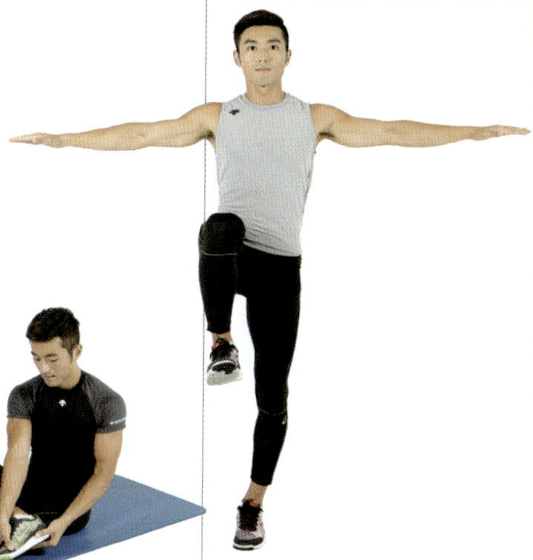

6

한 발 서기

강한 남자가 되는 스트레칭 4주 플랜

4주

강화 컨디셔닝

스트레칭과 컨디셔닝 운동 둘

하루에 총 여섯 부위를 스트레칭과 컨디셔닝 운동을 혼합하여 20~30분 내외로 실시하며 점차 시간과 강도가 늘어나는 프로그램

스트레칭은 한 동작을 각각 양쪽으로 30초씩 총 1분 동안 실시한다.

컨디셔닝 운동은 15~20회 내외로 실시하며 자세한 시간은 본문을 참고한다.

순서대로 이어서 할 필요 없이 짬이 나는 대로 수시로 스트레칭을 한다.

1주당 6일차로 구성되어 있으며 하루는 쉰다.

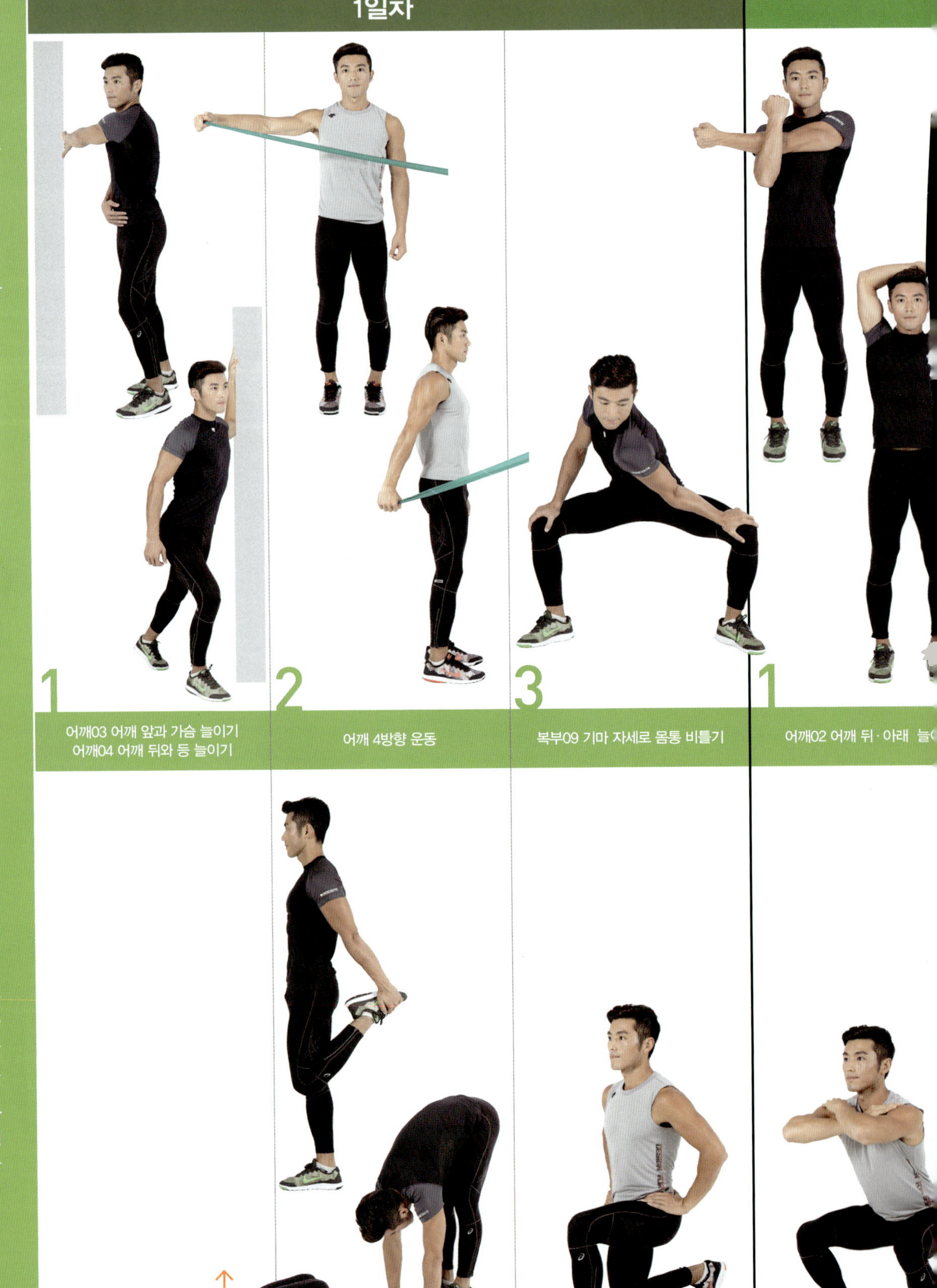

1 어깨03 어깨 앞과 가슴 늘이기
어깨04 어깨 뒤와 등 늘이기

2 어깨 4방향 운동

3 복부09 기마 자세로 몸통 비틀기

1 어깨02 어깨 뒤·아래 늘이기

4 누워서 교각 자세 만들기 운동

5 엉덩이03 허벅지 앞 늘이기
엉덩이05 허벅지 뒤와 엉덩이 늘이기

6 바디웨이트 런지 운동

4 바디웨이트 스쿼트 운동

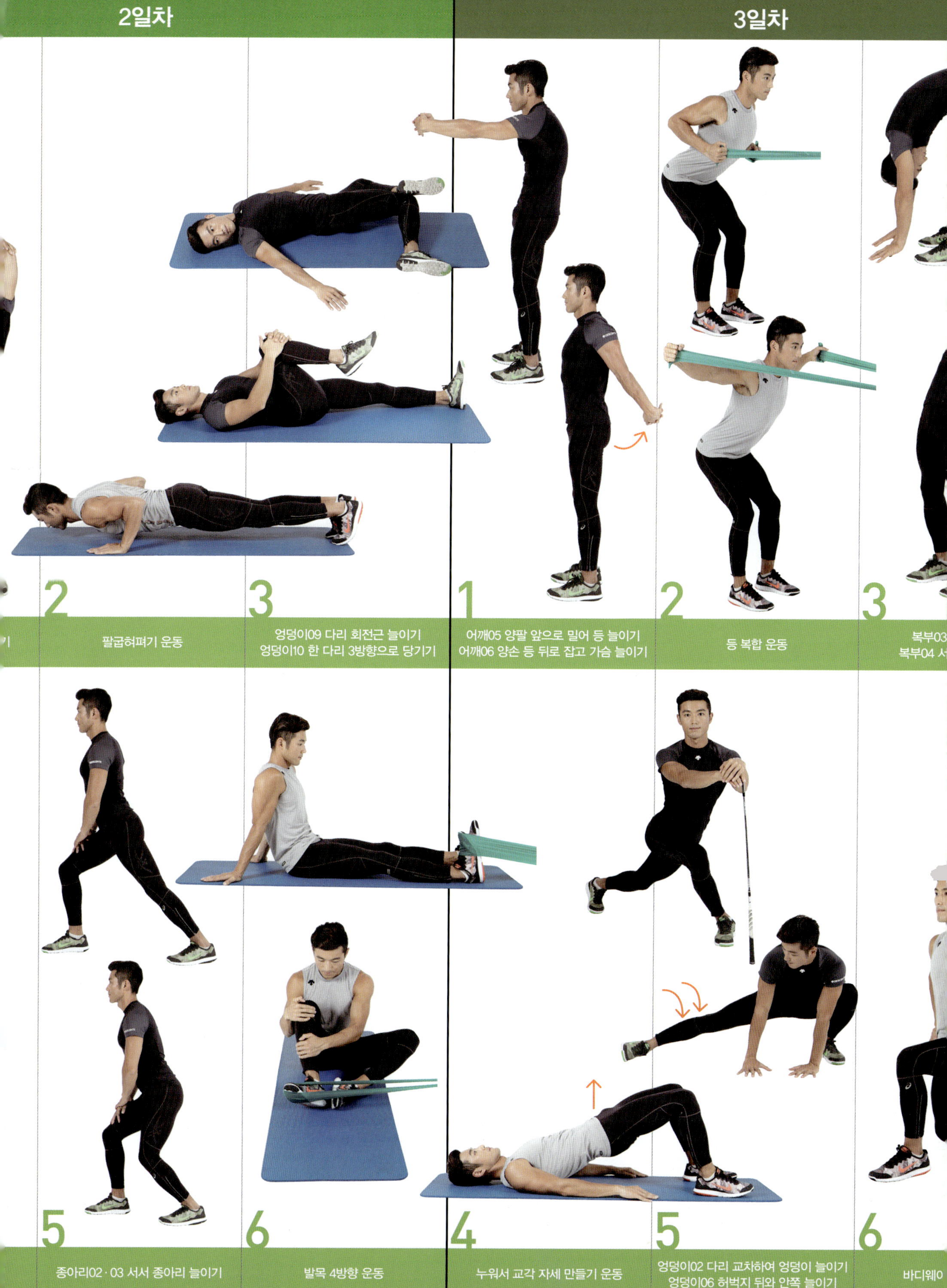

2일차
3일차
2
팔굽혀펴기 운동
3
엉덩이09 다리 회전근 늘이기
엉덩이10 한 다리 3방향으로 당기기
1
어깨05 양팔 앞으로 밀어 등 늘이기
어깨06 양손 등 뒤로 잡고 가슴 늘이기
2
등 복합 운동
3
복부03
복부04 서
5
종아리02·03 서서 종아리 늘이기
6
발목 4방향 운동
4
누워서 교각 자세 만들기 운동
5
엉덩이02 다리 교차하여 엉덩이 늘이기
엉덩이06 허벅지 뒤와 안쪽 늘이기
6
바디웨이

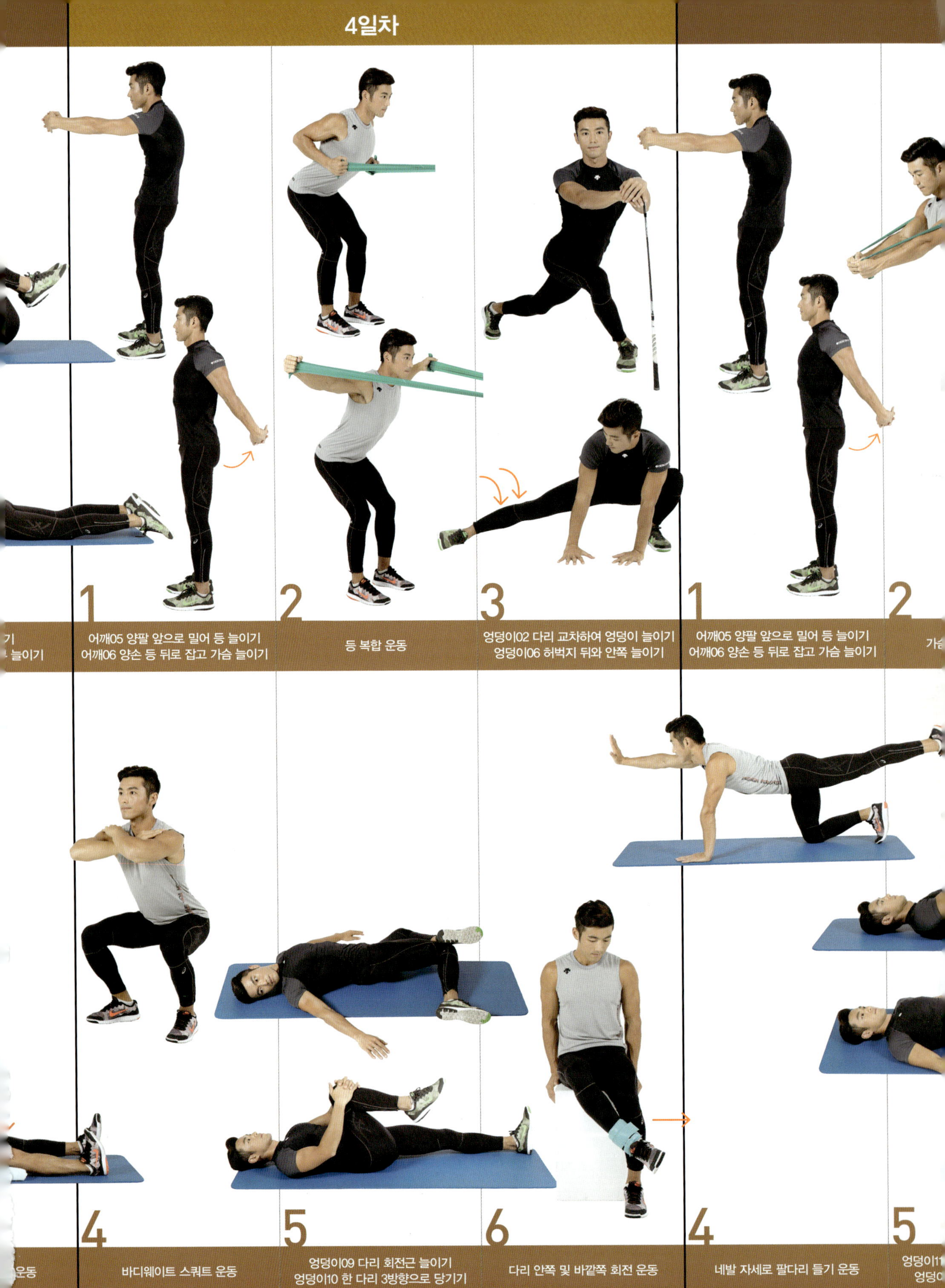
4일차

1
어깨05 양팔 앞으로 밀어 등 늘이기
어깨06 양손 등 뒤로 잡고 가슴 늘이기

2
등 복합 운동

3
엉덩이02 다리 교차하여 엉덩이 늘이기
엉덩이06 허벅지 뒤와 안쪽 늘이기

1
어깨05 양팔 앞으로 밀어 등 늘이기
어깨06 양손 등 뒤로 잡고 가슴 늘이기

2
가슴

4
바디웨이트 스쿼트 운동

5
엉덩이09 다리 회전근 늘이기
엉덩이10 한 다리 3방향으로 당기기

6
다리 안쪽 및 바깥쪽 회전 운동

4
네발 자세로 팔다리 들기 운동

5
엉덩이1
엉덩

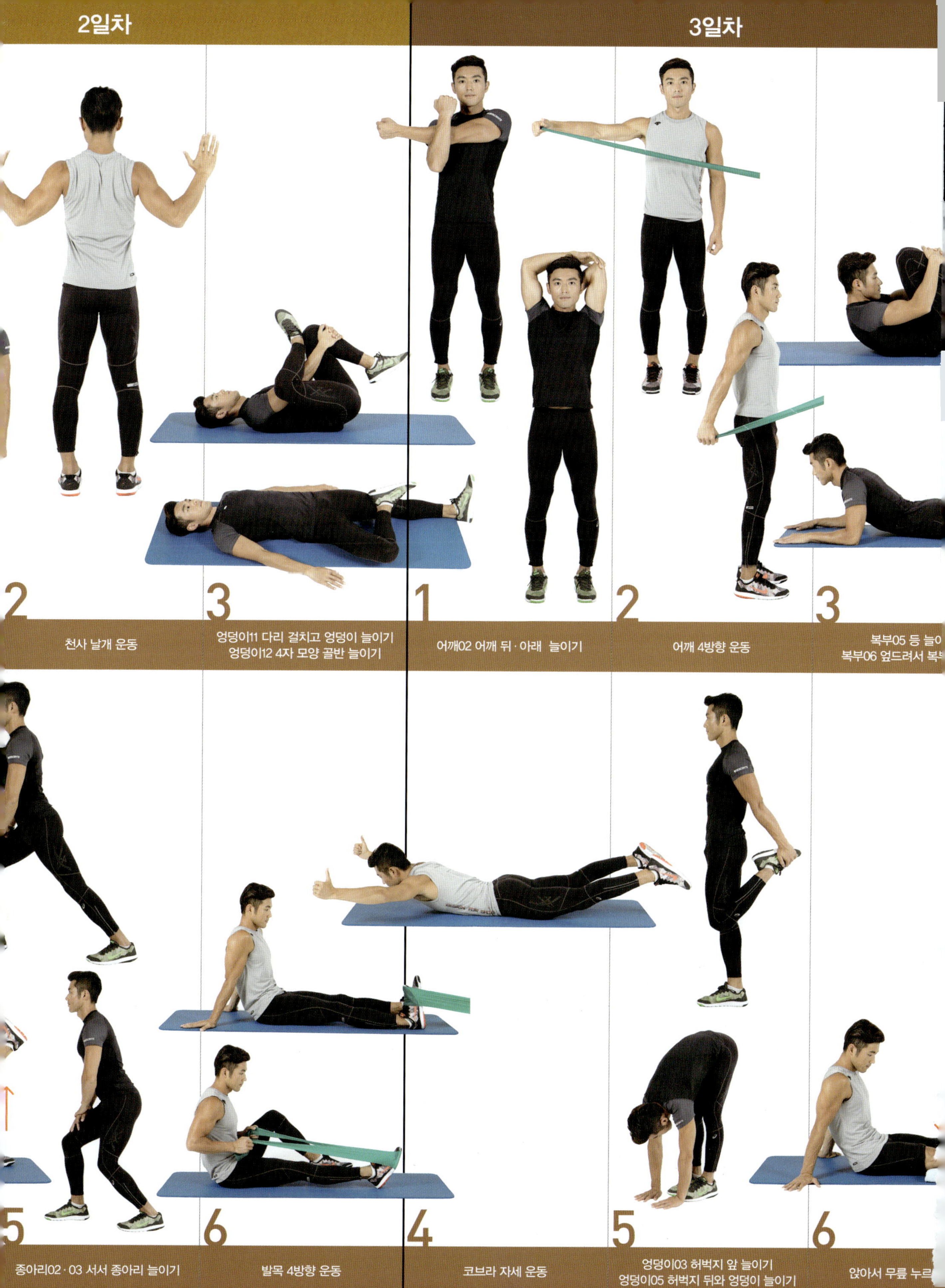

2일차
3일차
2
천사 날개 운동
3
엉덩이11 다리 걸치고 엉덩이 늘이기
엉덩이12 4자 모양 골반 늘이기
1
어깨02 어깨 뒤·아래 늘이기
2
어깨 4방향 운동
3
복부05 등 늘이
복부06 엎드려서 복부
5
종아리02·03 서서 종아리 늘이기
6
발목 4방향 운동
4
코브라 자세 운동
5
엉덩이03 허벅지 앞 늘이기
엉덩이05 허벅지 뒤와 엉덩이 늘이기
6
앉아서 무릎 누르

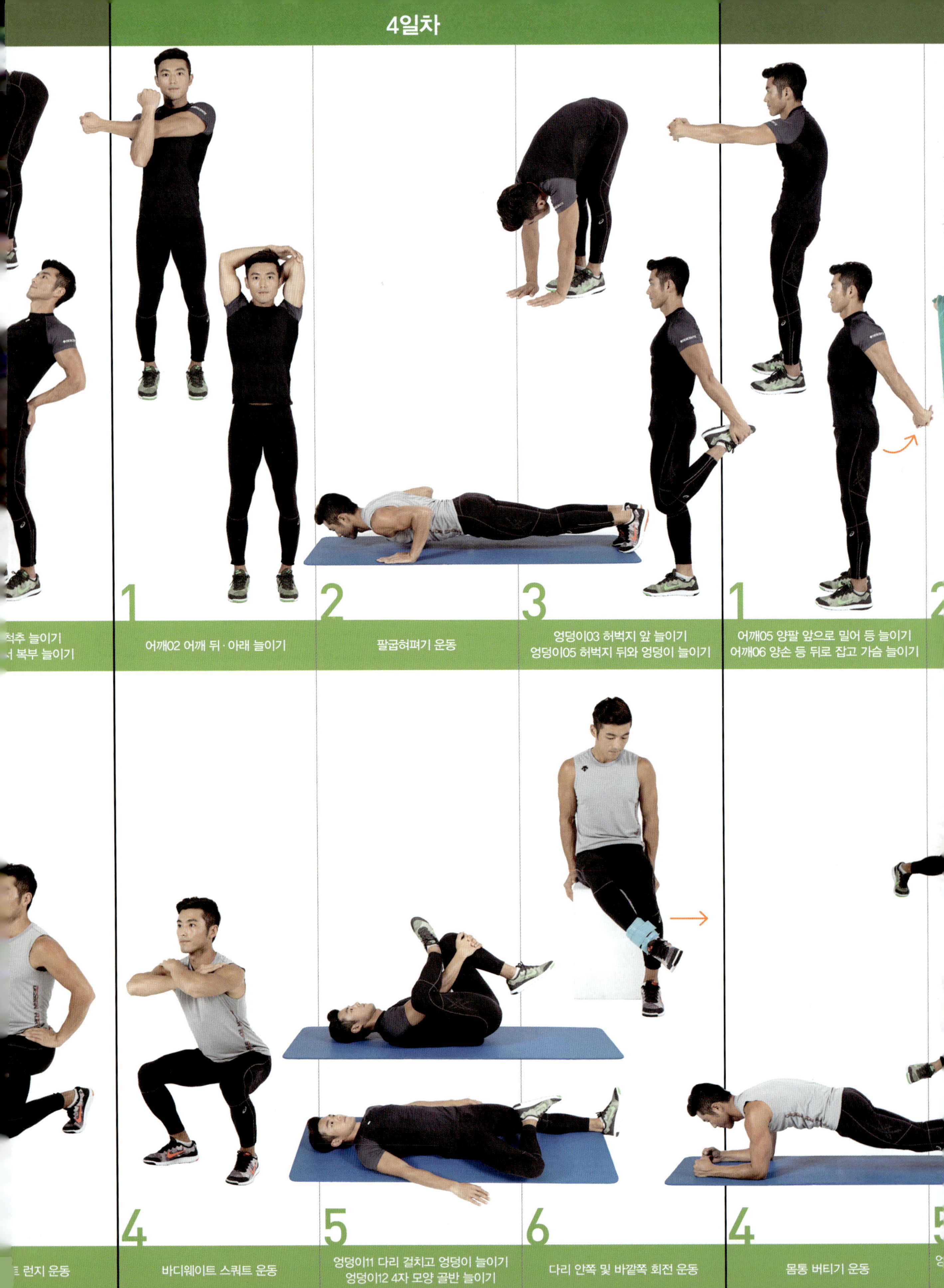

1 어깨02 어깨 뒤·아래 늘이기
2 팔굽혀펴기 운동
3 엉덩이03 허벅지 앞 늘이기
엉덩이05 허벅지 뒤와 엉덩이 늘이기
1 어깨05 양팔 앞으로 밀어 등 늘이기
어깨06 양손 등 뒤로 잡고 가슴 늘이기
척추 늘이기
복부 늘이기
4 바디웨이트 스쿼트 운동
5 엉덩이11 다리 걸치고 엉덩이 늘이기
엉덩이12 4자 모양 골반 늘이기
6 다리 안쪽 및 바깥쪽 회전 운동
4 몸통 버티기 운동
런지 운동

어깨07·08 팔 안쪽·바깥쪽
회전하여 늘이기

3

팔08 손가락 늘이기
팔09 손가락 접기

1

목05 머리 대각선 방향으로 당기기
목06 턱 당기기

2

어깨03 어깨 앞과 가슴 늘이기

3

팔04·05 아래팔 바깥쪽·안쪽 ㅂ

엉덩이11 다리 걸치고 엉덩이 늘이기
엉덩이12 4자 모양 골반 늘이기

6

종아리02·03 서서 종아리 늘이기

4

복부09 기마 자세로 몸통 비틀기

5

엉덩이13 다리 앞뒤로 벌리기
엉덩이04 스모 자세 엉덩이 늘이기

6

종아리07·08
발목 바깥쪽·안쪽 늘이기

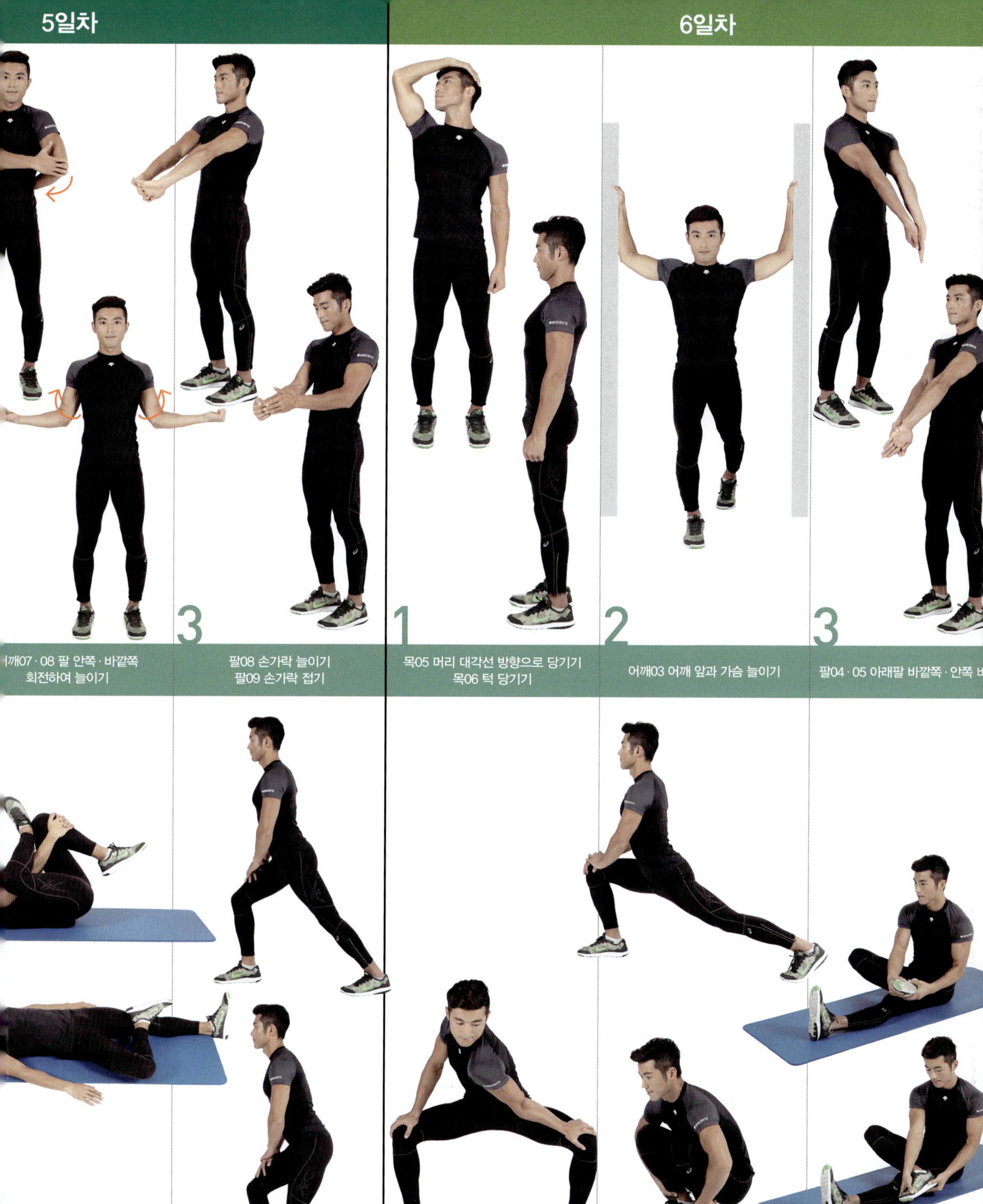

강한 남자가
되는 스트레칭
4주 플랜

1주

기본 스트레칭
한 부위에
한 동작씩

하루 한 부위를 1분
씩, 총 여섯 부위를
6분 동안 실시하며
점차 시간과 강도가
늘어나는 프로그램

한 동작을 각각 양
쪽으로 30초씩 총
분 동안 스트레칭
을 한다.

순서대로 이어서 할
필요 없이 짬이 나
는 대로 수시로 스
트레칭을 한다.

주당 6일차로 구성
되어 있으며 하루는
쉰다.

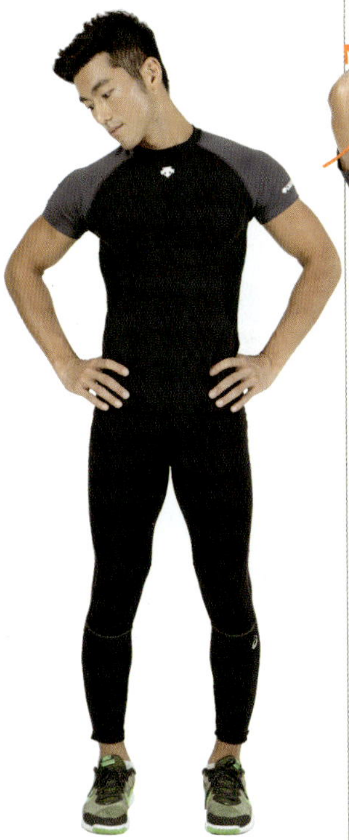

1

목01 머리 크게 돌리기

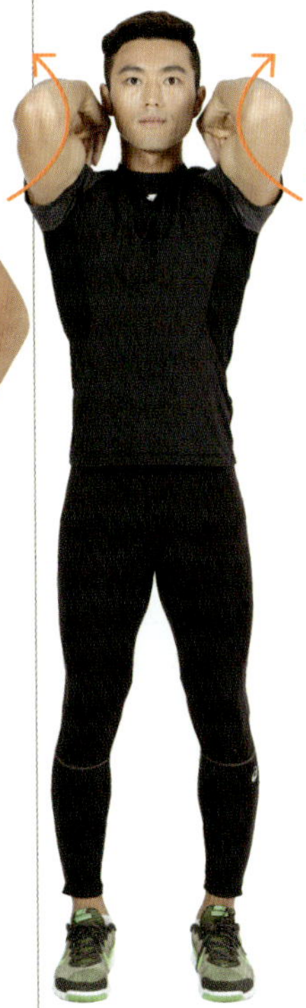

2

어깨01 양팔 굽혀 크게 돌리기

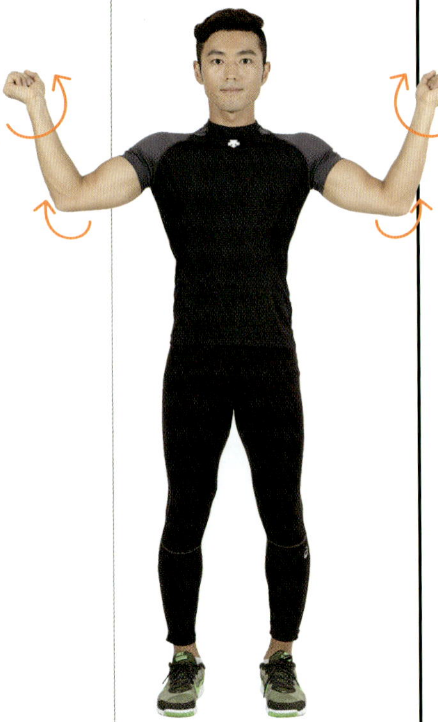

3

팔01 팔꿈치와 손목 돌리기

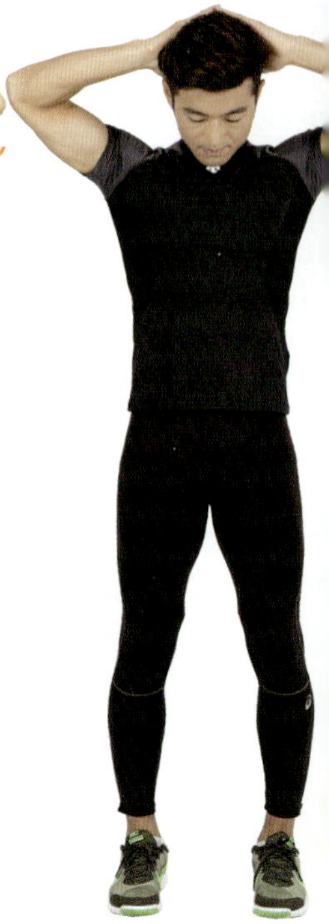

1

목02 머리 숙이고 젖히기

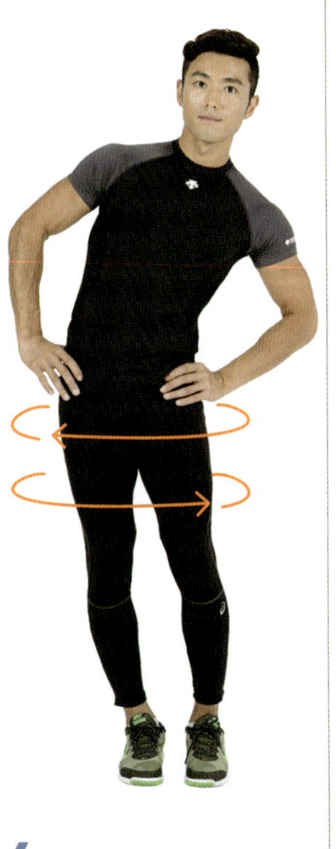

4

복부01 서서 허리 돌리기

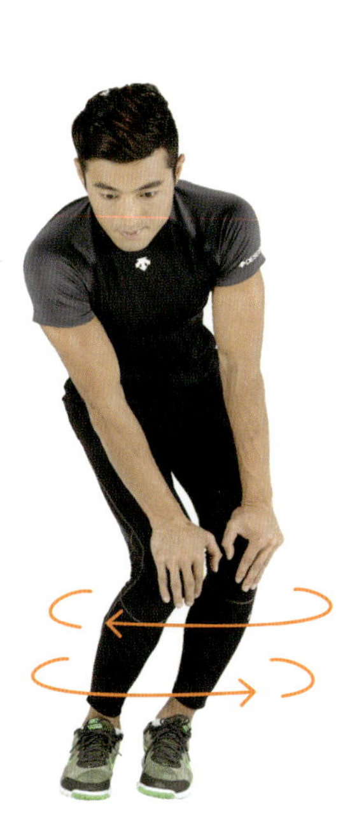

5

엉덩이01 서서 무릎 돌리기

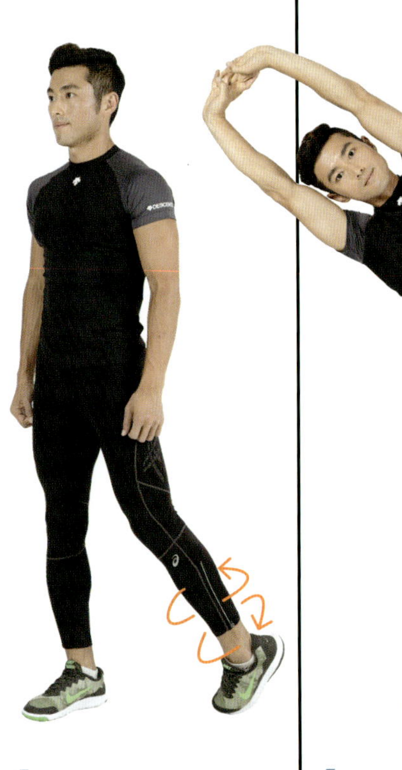

6

종아리01 발목 돌리기

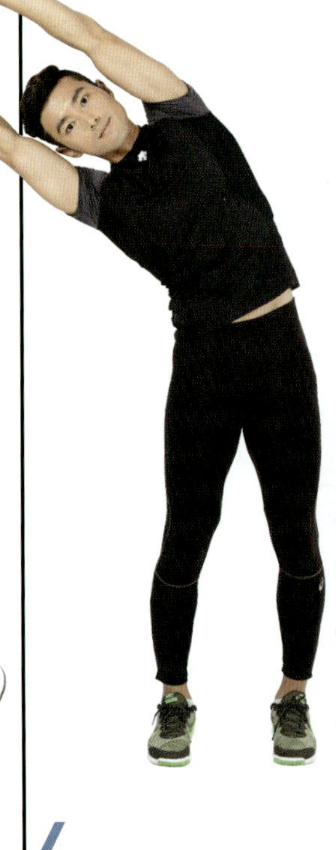

4

복부02 복부 옆 늘이기

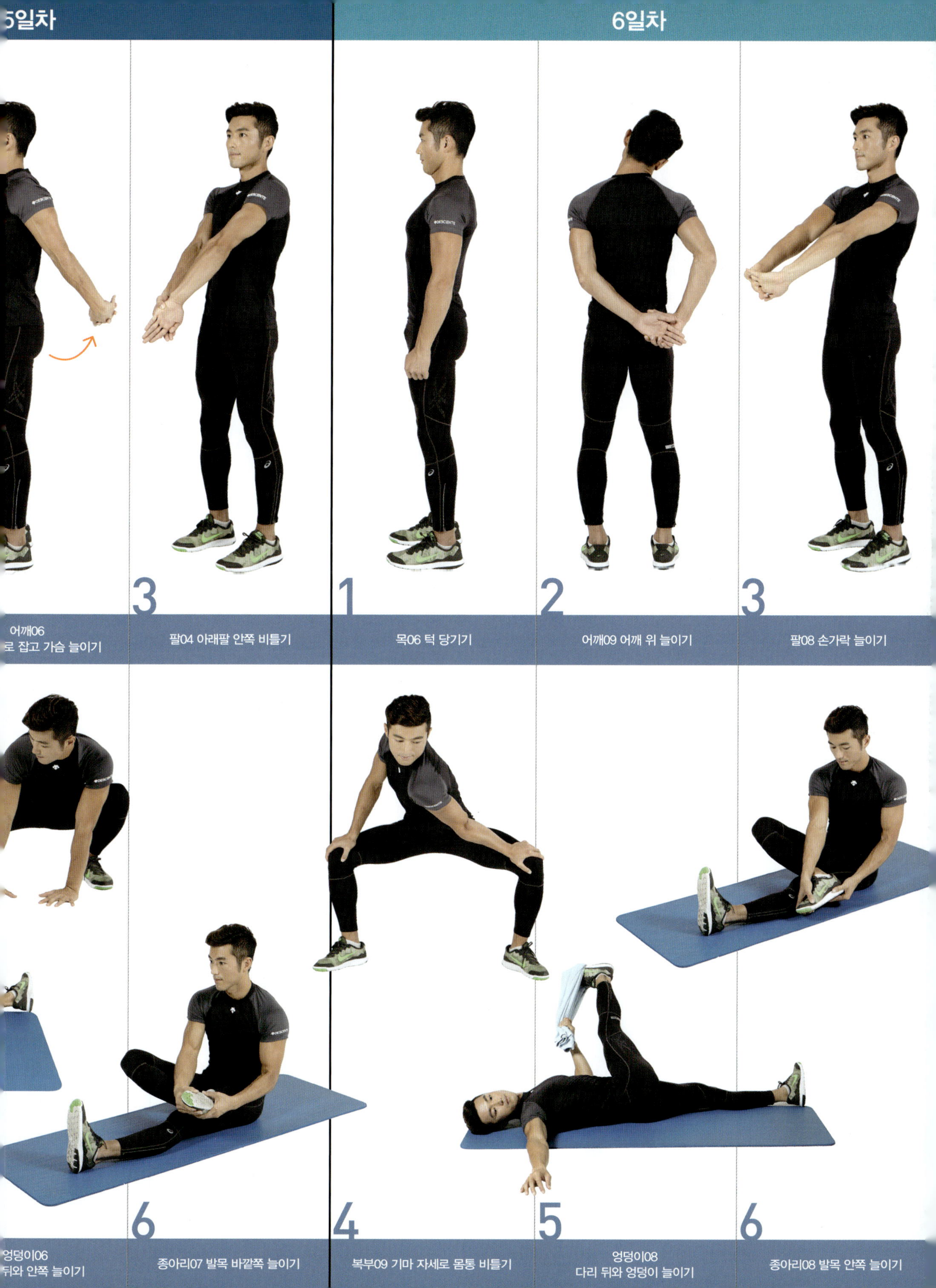

5일차
6일차
어깨06
로 잡고 가슴 늘이기
3
팔04 아래팔 안쪽 비틀기
1
목06 턱 당기기
2
어깨09 어깨 위 늘이기
3
팔08 손가락 늘이기
엉덩이06
뒤와 안쪽 늘이기
6
종아리07 발목 바깥쪽 늘이기
4
복부09 기마 자세로 몸통 비틀기
5
엉덩이08
다리 뒤와 엉덩이 늘이기
6
종아리08 발목 안쪽 늘이기

강한 남자가 되는 스트레칭 4주 플랜

2주

응용 스트레칭
한 부위에
두 동작씩

하루 한 부위를 1분씩, 총 여섯 부위를 두 동작씩 12분 동안 실시하며 점차 시간과 강도가 늘어나는 프로그램

한 동작을 각각 양쪽으로 30초씩 총 1분 동안 스트레칭을 한다.

순서대로 이어서 할 필요 없이 짬이 나는 대로 수시로 스트레칭을 한다.

1주당 6일차로 구성되어 있으며 하루는 쉰다.

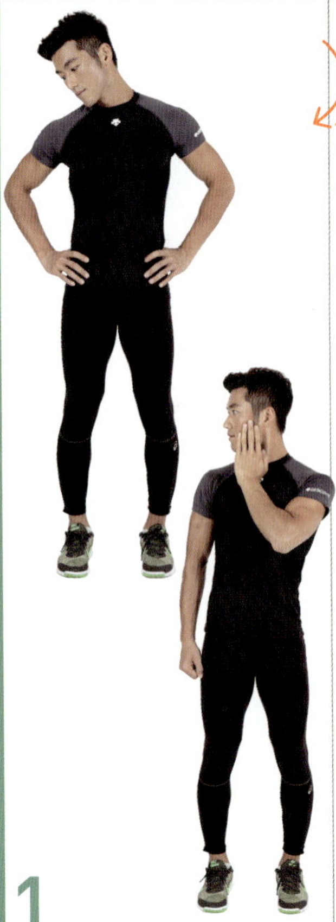

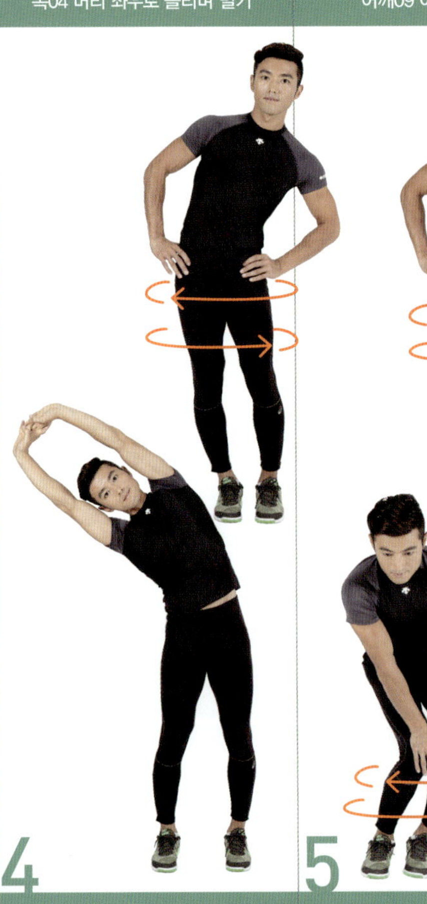

1
목01 머리 크게 돌리기
목04 머리 좌우로 돌리며 밀기

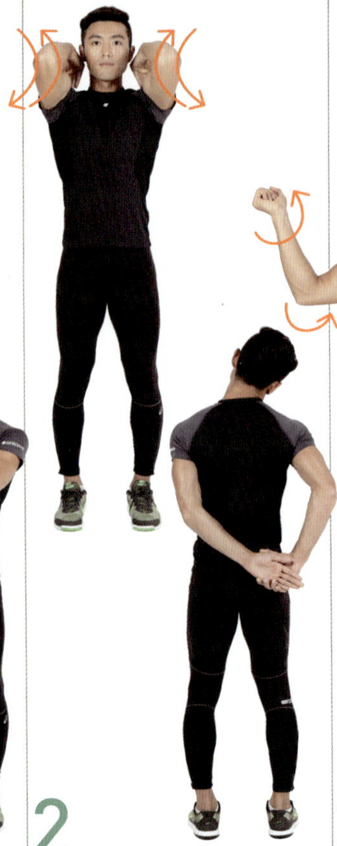

2
어깨01 양팔 굽혀 크게 돌리기
어깨09 어깨 위 늘이기

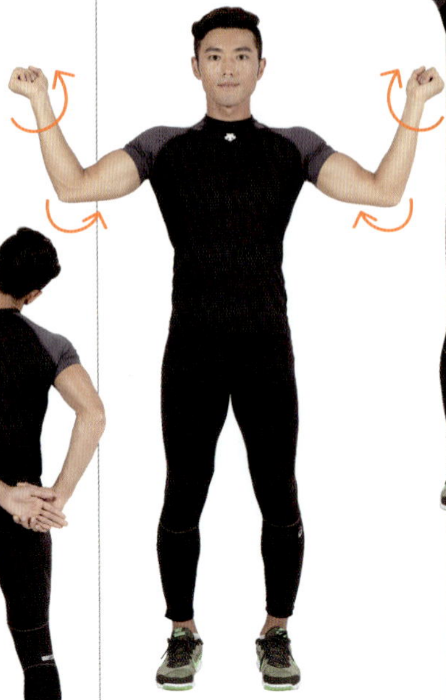

3
팔01 팔꿈치와 손목 돌리기

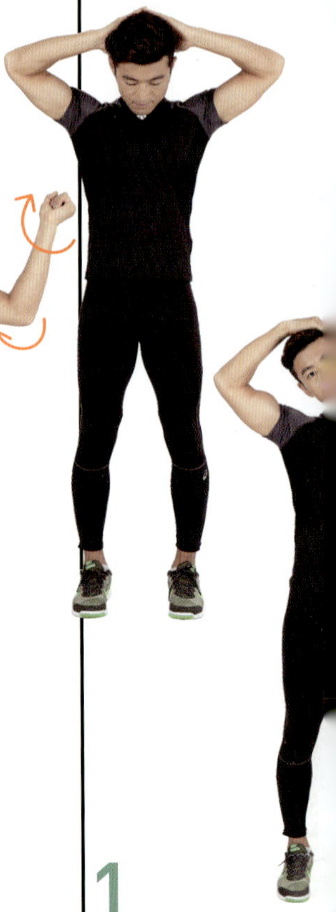

1
목02 머리 숙이고 젖히기
목03 머리 옆으로 굽혀 밀기

4
복부01 서서 허리 돌리기
복부02 복부 옆 늘이기

5
엉덩이 01
서서 골반과 무릎 돌리기

6
종아리01 발목 돌리기

4
복부03 척추 늘이기
복부04 서서 복부 늘이기

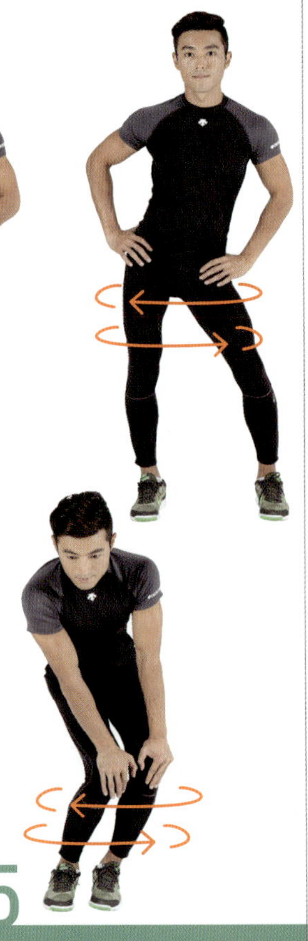
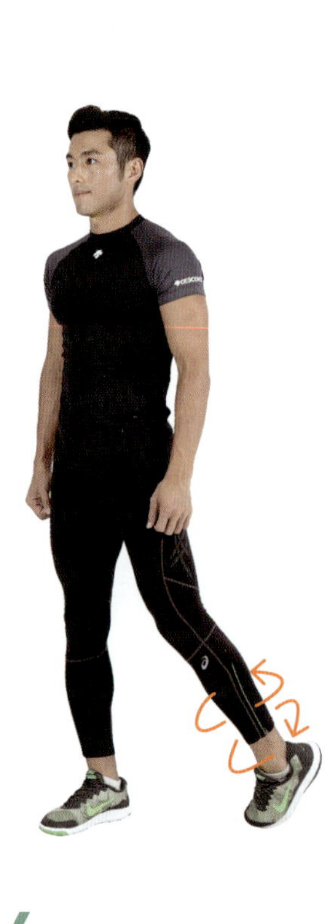
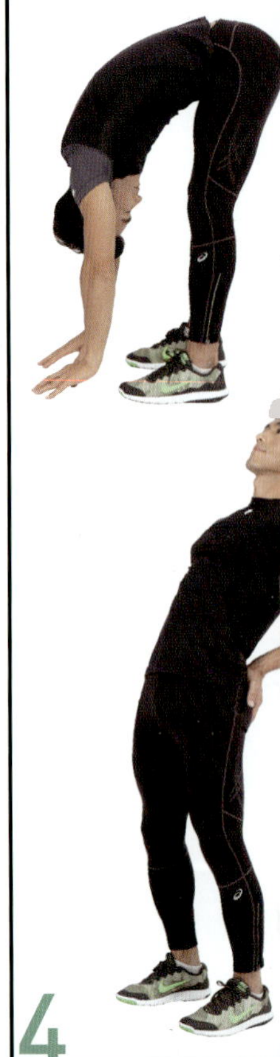

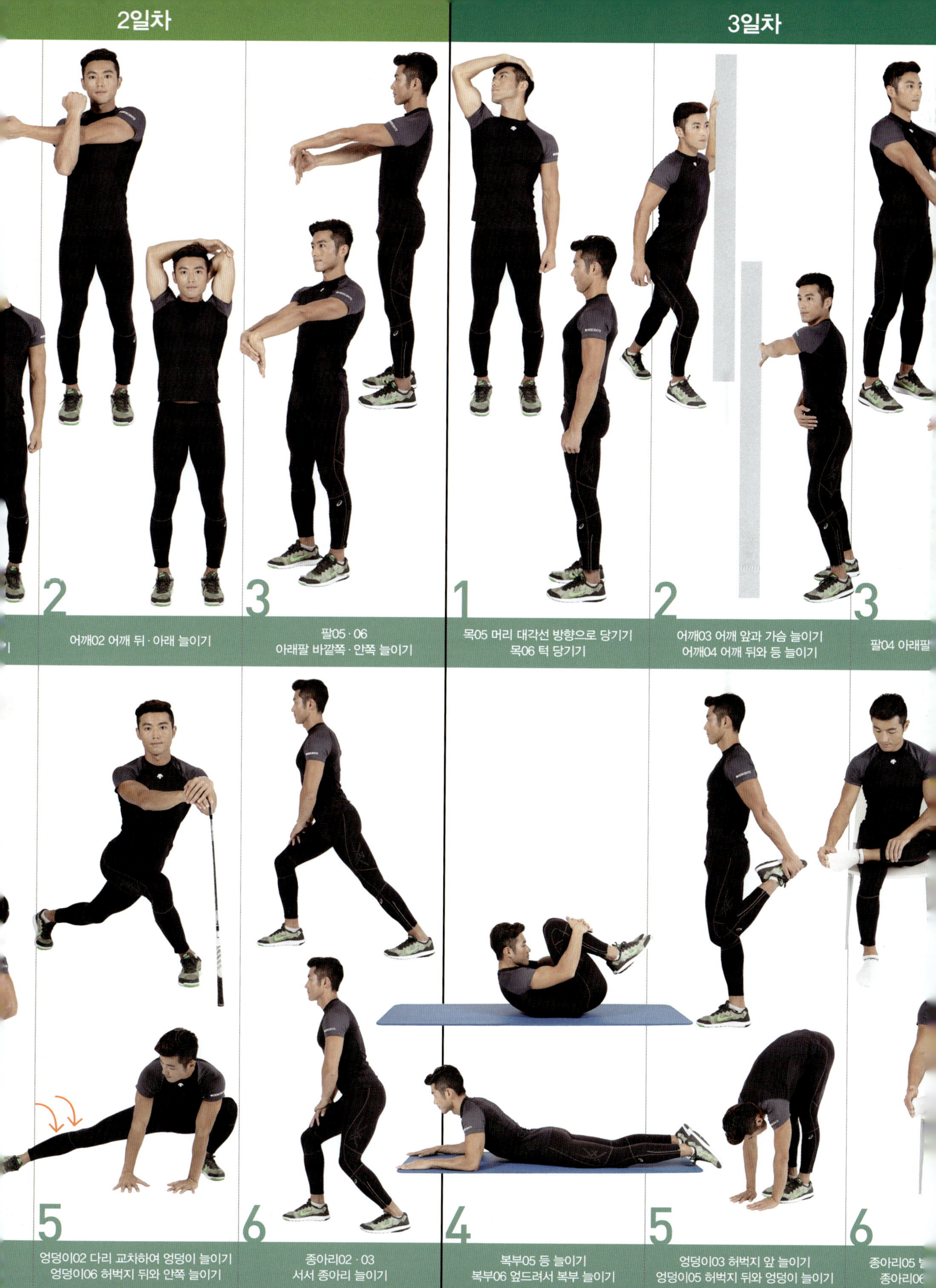

2일차
3일차
2 어깨02 어깨 뒤·아래 늘이기
3 팔05·06 아래팔 바깥쪽·안쪽 늘이기
1 목05 머리 대각선 방향으로 당기기 목06 턱 당기기
2 어깨03 어깨 앞과 가슴 늘이기 어깨04 어깨 뒤와 등 늘이기
3 팔04 아래팔
5 엉덩이02 다리 교차하여 엉덩이 늘이기 엉덩이06 허벅지 뒤와 안쪽 늘이기
6 종아리02·03 서서 종아리 늘이기
4 복부05 등 늘이기 복부06 엎드려서 복부 늘이기
5 엉덩이03 허벅지 앞 늘이기 엉덩이05 허벅지 뒤와 엉덩이 늘이기
6 종아리05 종아리0

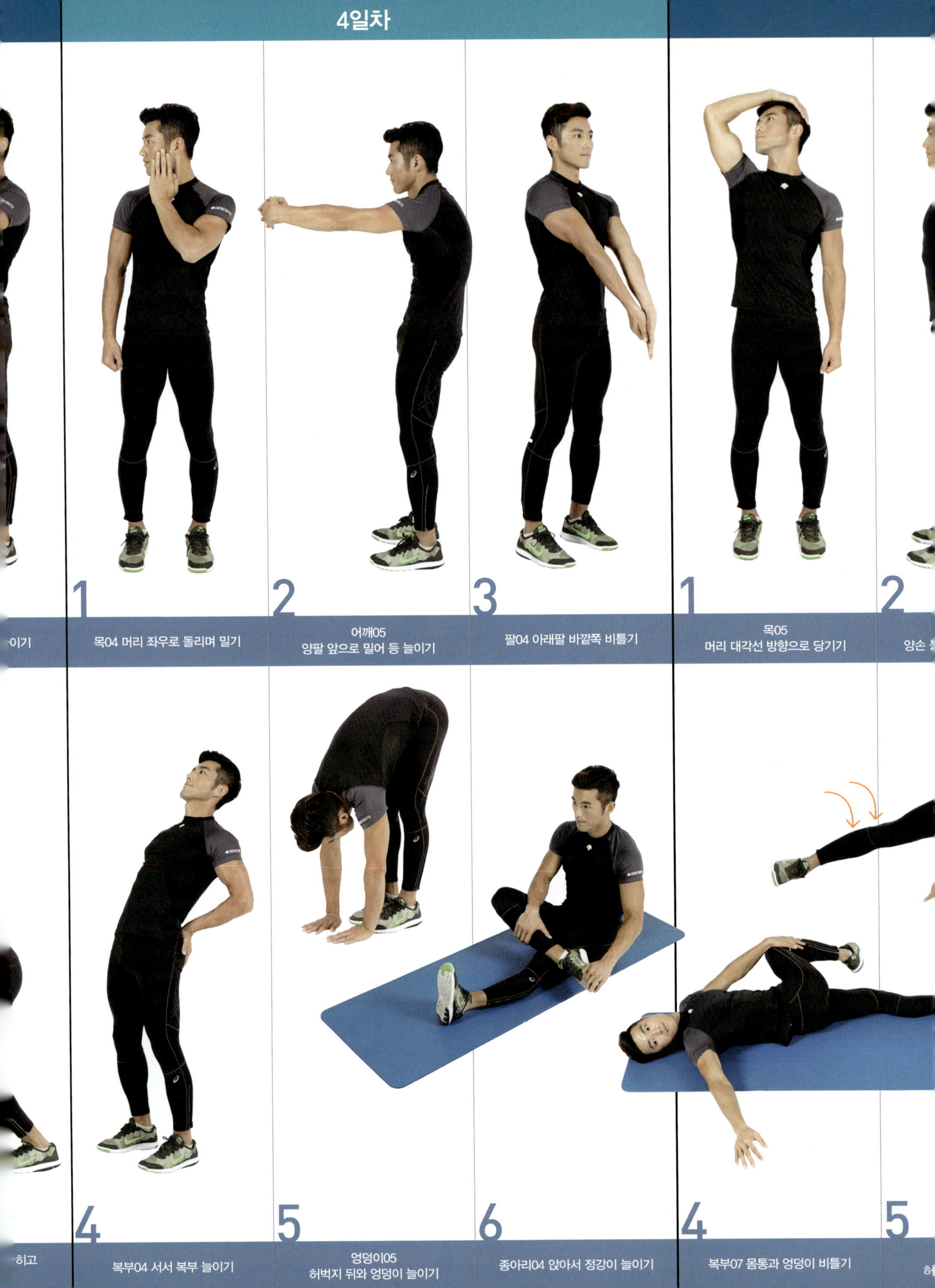

1
목04 머리 좌우로 돌리며 밀기
2
어깨05
양팔 앞으로 밀어 등 늘이기
3
팔04 아래팔 바깥쪽 비틀기
1
목05
머리 대각선 방향으로 당기기
2
양손
4
복부04 서서 복부 늘이기
5
엉덩이05
허벅지 뒤와 엉덩이 늘이기
6
종아리04 앉아서 정강이 늘이기
4
복부07 몸통과 엉덩이 비틀기
5

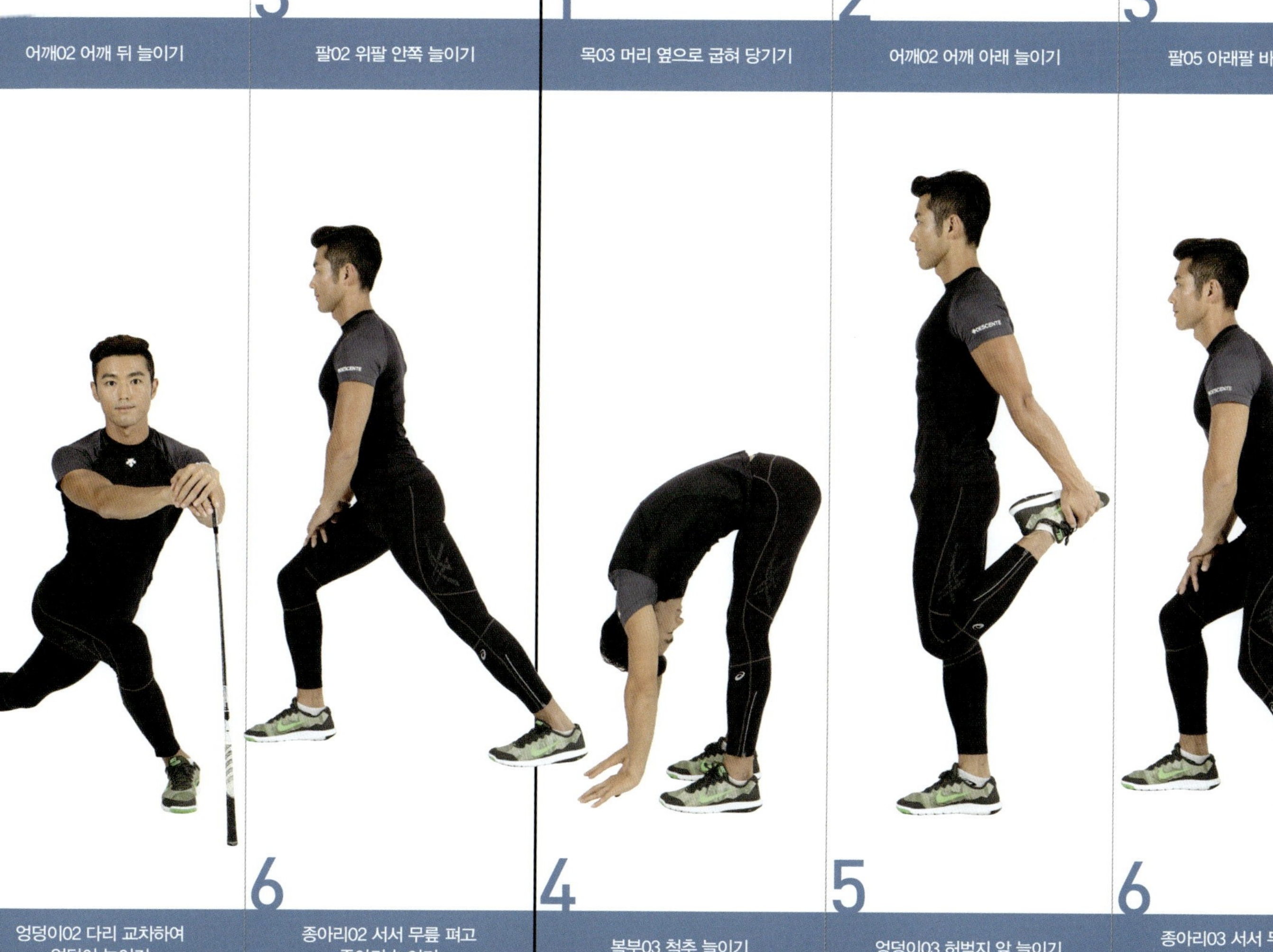

3 어깨02 어깨 뒤 늘이기

팔02 위팔 안쪽 늘이기

1 목03 머리 옆으로 굽혀 당기기

2 어깨02 어깨 아래 늘이기

3 팔05 아래팔 바깥

6 엉덩이02 다리 교차하여 엉덩이 늘이기

종아리02 서서 무릎 펴고 종아리 늘이기

4 복부03 척추 늘이기

5 엉덩이03 허벅지 앞 늘이기

6 종아리03 서서 무
종아리 늘

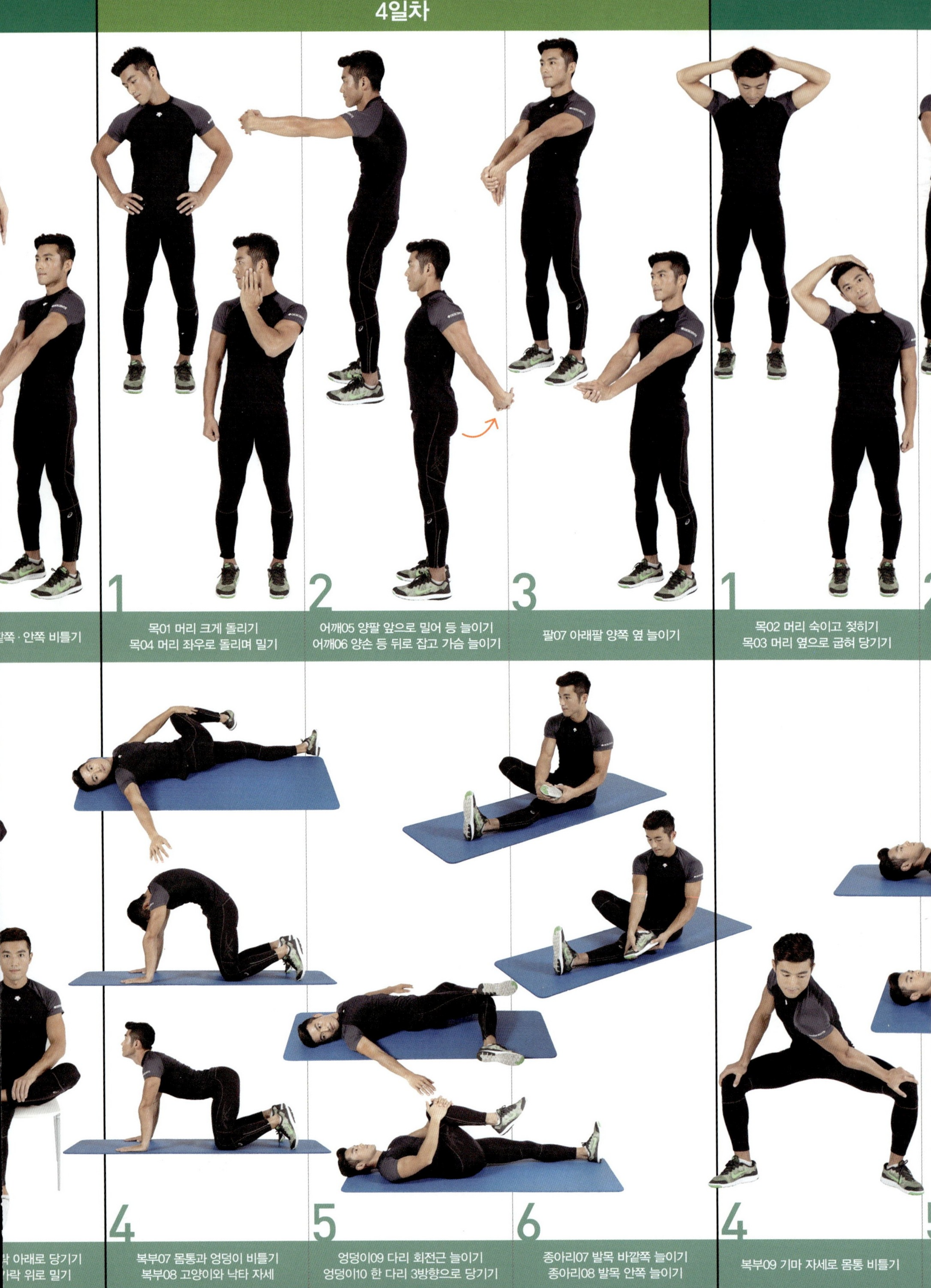
쪽·안쪽 비틀기
1 목01 머리 크게 돌리기
목04 머리 좌우로 돌리며 밀기
2 어깨05 양팔 앞으로 밀어 등 늘이기
어깨06 양손 등 뒤로 잡고 가슴 늘이기
3 팔07 아래팔 양쪽 옆 늘이기
1 목02 머리 숙이고 젖히기
목03 머리 옆으로 굽혀 당기기
락 아래로 당기기
가락 위로 밀기
4 복부07 몸통과 엉덩이 비틀기
복부08 고양이와 낙타 자세
5 엉덩이09 다리 회전근 늘이기
엉덩이10 한 다리 3방향으로 당기기
6 종아리07 발목 바깥쪽 늘이기
종아리08 발목 안쪽 늘이기
4 복부09 기마 자세로 몸통 비틀기